# 注射美容操作图谱

## COSMETIC INJECTABLES AND THERAPEUTICS


**主　编**　[美]丽莎·杰曼（Lisa Germain）
[英]本吉·迪隆（Benji Dhillon）

**主　审**　郭树忠
**主　译**　加晓东　柳　军　周　媛
**副主译**　谷晓红　何梦媛　邹克文



北方联合出版传媒（集团）股份有限公司
辽宁科学技术出版社

This edition of COSMETIC INJECTABLES AND THERAPEUTICS: The Ultimate Guide for the Dental Office is published by arrangement with EDRA Publishing.
Original edition first published 2024

ISBN: 978-19-572-6091-4
Authors: Lisa Germain, Benjeev Dillon
Editor: Paola Sammaritano, Edra S.p.a.
Cover design: Lisa Germain DDS, MScD
The translation is undertaken by Liaoning Science and Technology Publishing House.


著作权合同登记号：第06-2023-222号。



**图书在版编目（CIP）数据**

注射美容操作图谱 / (美) 丽莎 · 杰曼 (Lisa Germain), (英) 本吉 · 迪隆 (Benji Dhillon) 主编；加晓东，柳军，周媛主译. -- 沈阳：辽宁科学技术出版社，2025. 9. -- ISBN 978-7-5591-4142-2

Ⅰ. R622-64

中国国家版本馆 CIP 数据核字第 2025X7X997 号

---

出版发行：辽宁科学技术出版社
（地址：沈阳市和平区十一纬路25号 邮编：110003）
印 刷 者：河南瑞之光印刷股份有限公司
经 销 者：各地新华书店
幅面尺寸：210 mm × 285 mm
印 张：17.5
字 数：400 千字
出版时间：2025 年 9 月第 1 版
印刷时间：2025 年 9 月第 1 次印刷
出 品 人：陈 刚
责任编辑：凌 敏 于 倩
封面设计：郭芷夷
版式设计：袁 舒
责任校对：康 倩

---

书 号：ISBN 978-7-5591-4142-2
定 价：198.00元

联系电话：024—23284356
邮购热线：024—23284502
E-mail：lingmin19@163.com
http：//www.lnkj.com.cn

# 译者名单

## 主　审

郭树忠

## 主　译

加晓东　柳　军　周　媛

## 副主译

谷晓红　何梦媛　邹克文

## 译　者

加晓东　宁夏西京妇产医院整形美容院长
　　　　宁夏丽人妇产医院皮肤美容院长
柳　军　西安国际医学中心整形医院美容外科主任
周　媛　兰州华美整形美容医院院长
谷晓红　西安艺星医疗美容医院院长
何梦媛　南京河西美容医院技术院长
邹克文　钟祥市人民医院美容外科客座教授
白海荣　北京京城皮肤医院技术院长
陶　卫　重庆当代整形美容医院副院长
王逸彬　广东美恩整形美容医院院长

# 主审

## 郭树忠

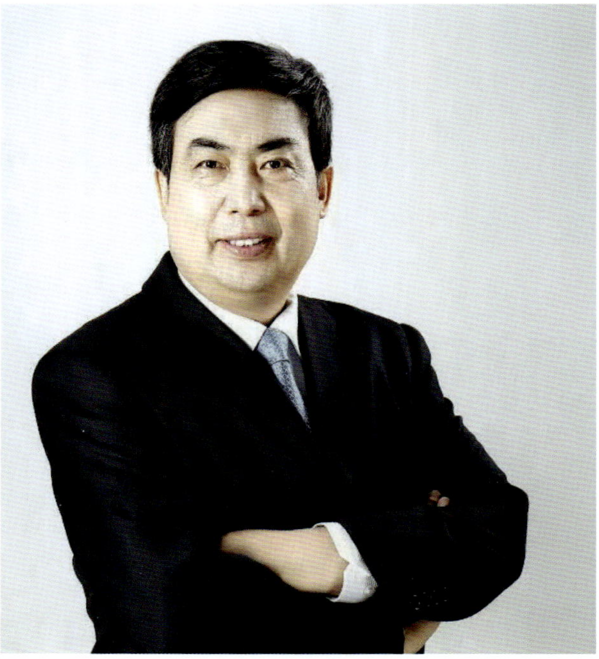

教授，主任医师，博士生导师，长江学者特聘教授，中华整形外科学会前任主任委员，现就职于深圳新风和睦家国际耳整形中心。

# 主译

## 加晓东

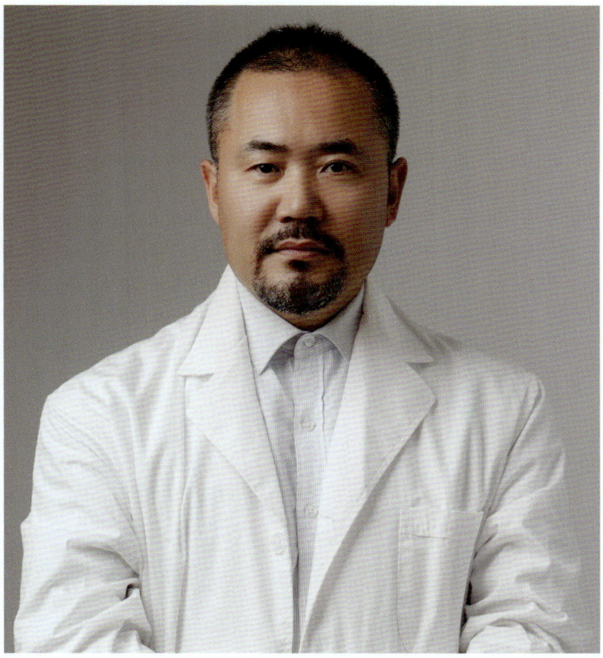

宁夏西京妇产医院整形美容院长
宁夏丽人妇产医院皮肤美容院长
芳华医学美容门诊部技术院长
WRG 祛斑抗衰联盟创始成员
中国整合年轻化学会副主任委员
亚洲医学美容协会激光分会第一届委员
亚洲医学美容协会注射分会第一届委员
中国非公立医疗机构学会皮肤激光美容专业委员会委员
中国中西医结合学会医学美容专业委员会青年委员
中国中西医结合学会医学美容西北专家委员会第一届副秘书长
西北医学美容联盟发起人

### 个人经历

从事皮肤美容临床工作 20 多年，多次在全国学术会议上发言，主译《激光美容与皮肤年轻化抗衰老方案》《肉毒毒素注射美容——理论与实践手册》《身体塑形的手术和非手术方法》《PRF在美容再生医学中的应用》《面部填充术——如何塑造完美的轮廓》《图解富血小板血浆（PRP）微针再生美容实用指南》《肉毒毒素美容效果优化》，参译《微整形注射指导手册肉毒素与填充剂的注射》《眼周整形修复及手术操作》《精雕吸脂技巧与移植填充术》，参编《微整形注射并发症》等 10 余部图书。

擅长项目：激光美容、注射微整美容、面部线雕复位、光纤溶脂塑形、童颜针、PRP、自体脂肪抗衰等。提倡采用多种技术联合进行美容及抗衰老。

技术交流微信：jiaxd19781207

## 柳军

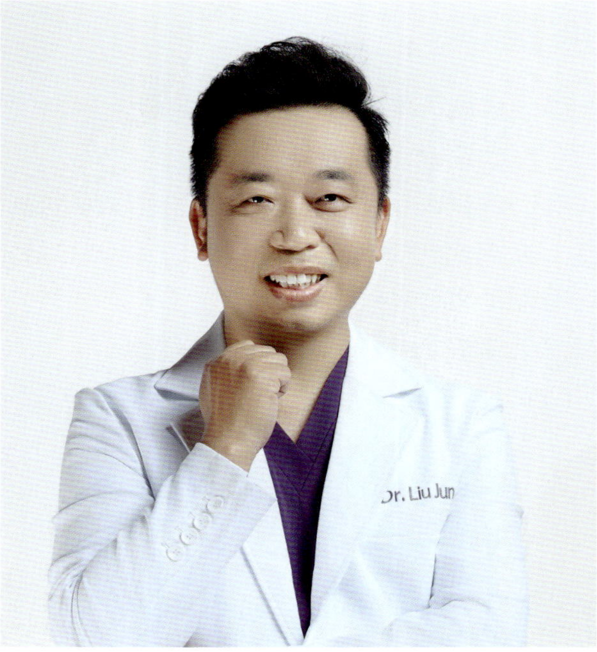

西安国际医学中心整形医院美容外科主任

中国整形美容协会会员

中国整形大典医学编委

中国医师协会美容与整形医师分会会员

中国整形美容协会医美线技术分会理事

中国整形美容协会医美线技术科普专家委员会委员

陕西省非公立医疗机构协会整形美容专业委员会委员

中国中西医结合学会医学美容专业委员会线雕美容分会委员

中国整形美容协会科研学术部科普教育办公室科普专家团成员

中国整形美容协会医学美学设计与咨询分会副主任委员秘书长

山东省生物医学工程学会整形外科专业委员会常务委员

国整青医学术委员会执行副主席

艾尔建美学特邀讲师

莫娜丽莎美学特邀导师

华熙生物特约专家

双美匠心医师

爱美客"妙手大师"培训导师

获意大利悦升线 SUTRON 终身名誉医师、指定操作医师

获意大利悦升线 SUTRON"匠心悦动"医技大赛银奖

《面部填充术——如何塑造完美的轮廓》主译

《肉毒毒素注射美容——理论与实践手册》副主译

乔雅登、伊妍仕、濡白天使、艾维岚、弗缦、保妥适、乐提堡、衡力、海魅、ART FILLMED、艾莉薇、瑞蓝、伊婉、莫娜丽莎、嗨体等注射认证医师

2024 美团司南医师榜"注射塑形"上榜医师

2024 新氧绿宝石"玻尿酸塑形"上榜医师

2024 ART FILLMED 医美创新风尚大赛西区亚军、全国 12 强

2018—2024 年整形大典讲者，2024 年和 2025 年微创注射论坛主席

### 个人经历

毕业于西安交通大学临床医学专业，从事临床疾病诊疗及医疗美容治疗 23 年，曾就职于中

国人民解放军第 202 医院，在沈阳军区总医院进修。数次参加国家级微整形技术交流会议，多次参加全国级医疗美容学术大会并参与大会发言，以第一作者和通讯作者的身份，发表中文医学核心期刊论文 5 篇。专注研究注射除皱抗衰塑形和线雕轮廓精塑与提升。以娴熟的整形技艺、精细的操作手法赢得业界广泛认可，深受爱美人士推崇。

擅长项目：面部精细抗衰管理，线技术轮廓提升美塑，肉毒毒素、玻尿酸等微整注射；乔雅登 MD Codes 情绪美学注射手法、LG D5 钻石注射技术和艾莉薇 CCTV 艺术精雕等。

# 周媛

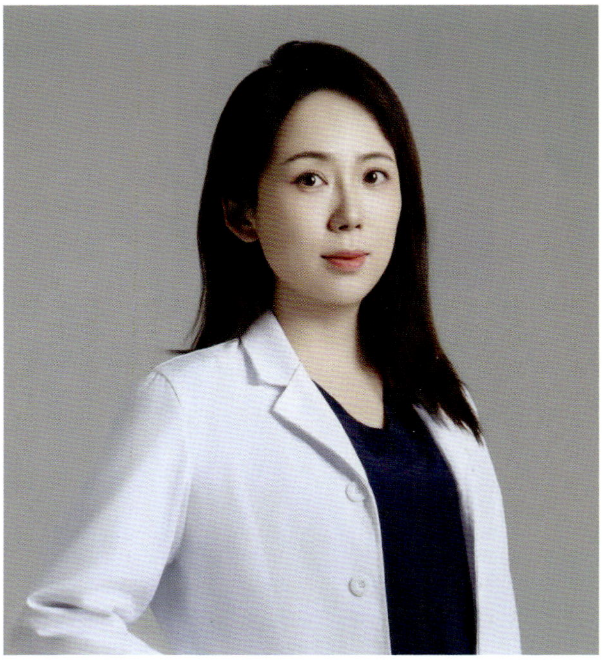

兰州华美整形美容医院皮肤院长

中国整形美容协会注射美容与微整形艺术委员会委员

中西医结合分会皮肤综合抗衰专业委员会委员

美学设计与咨询分会皮肤管理专业委员会委员

激光美容与皮肤年轻化酷塑指定临床操作认证

超皮秒指定临床操作认证

超声炮指定临床操作认证

欧洲之星 Fotona4D 指定临床操作认证

尖峰之星超声王指定操作医生

半岛白钻超声炮指定操作医生

超光子逐光之星医师

道趣芙琳官方认证医生

半岛超声炮三星认证医生

艾尔建美学乔雅登极雅认证医生

嗨体、润致、微美芙认证医生

## 个人经历

2008 年毕业于甘肃省中医药大学临床系，曾在沈阳陆军总医院美容中心和三爱堂光子美容中心工作，多次受邀参加全国会议演讲，参与《身体塑形的手术和非手术方法》《图解富血小板血浆（PRP）微针再生美容实用指南》《肉毒毒素注射美容——理论与实践手册》《激光美容与皮肤年轻化抗衰老方案》《肉毒毒素美容效果优化》等医美抗衰书籍翻译工作。

擅长项目：问题肌肤治疗、眶周 / 口周抗衰、色素性皮肤治疗、激光美肤抗衰、中胚层美塑疗法、面部年轻化等。

# 副主译

## 谷晓红

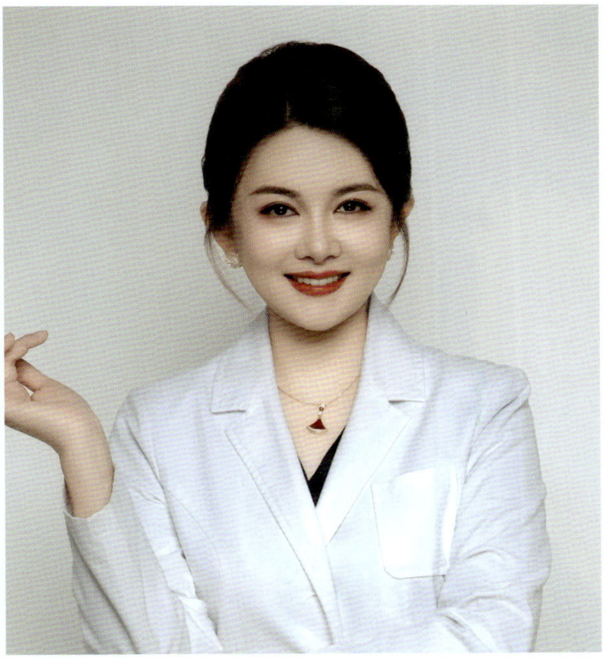

西安艺星医疗美容医院院长

整形外科副主任医师

美容外科主诊医师

中国整形大典医学编委

中国整形美容协会医美继续教育分会委员

中国整形美容协会第一届医美与艺术分会常务委员

中国整形美容协会医学美学设计与咨询分会中青年美学设计专业常务委员

欧亚国际微整形抗衰老医师联盟（香港）委员

爱美客濡白天使培训导师

爱美客“妙手大师”培训导师

华熙生物特约专家

2023 新氧绿宝石榜单医生

艾塑菲童颜针培训导师双美胶原蛋白臻选导师

伊妍士、塑妍真少女针指定注射医师

### 个人经历

南方医科大学（原第一军医大学）硕士研究生，从事医疗美容治疗十余年，曾在中国人民解放军广州军区广州总医院工作学习，先后在西京医院皮肤激光美容科和北京大学第三人民医院整形美容科进修学习，多次参加国家级微整形技术交流会议并参与发言，专注研究面部年轻化注射美容与线技术、轮廓提升技术多年。

## 何梦媛　硕士

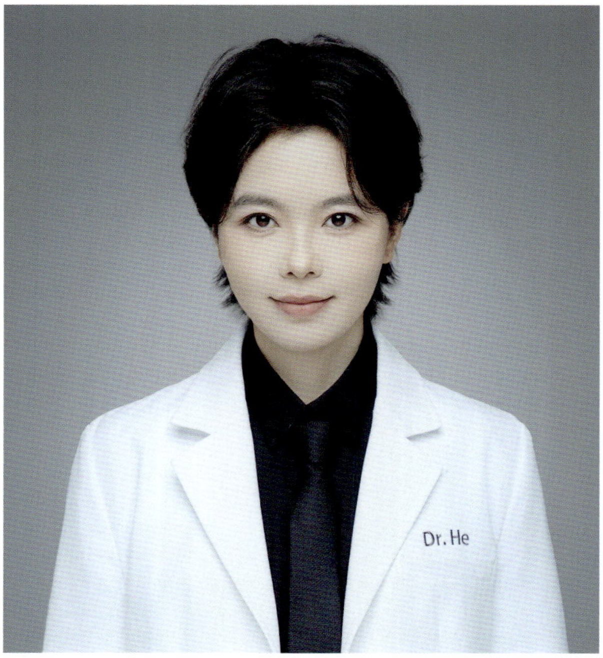

南京河西美容医院技术院长

美容外科主治医师

美容外科主诊医师

中华医学会医疗美容协会理事

中国整形美容协会会员

鲁脂道医生集团脂肪整形专业委员会第一届常务委员

中国整形美容协会中青年美学设计专委会秘书长

从业 10 余年，曾担任多家医疗连锁品牌机构抗衰微整形中心院长

韩国 Yonsei University、韩国半岛眼部整形外科医院交流专家

“高阶美商天龙八部”面部年轻态打造系统创始人

轻龄眼袋创始人

伊妍仕、艾维岚、艾塑菲等指定注射导师，美国强生鱼骨线、爱美客紧恋线指定操作医师

### 个人经历

她在皮肤管理、注射微整形、面部年轻化、私密抗衰等领域有着丰富的临床经验，《面部填充术——如何塑造完美的轮廓》副主译，业界公认的新生代“年龄管理专家”。

擅长项目：疑难杂症的修复，客户综合抗衰、面部年轻态管理，线技术提升紧致，五官精细化调整。

# 邹克文

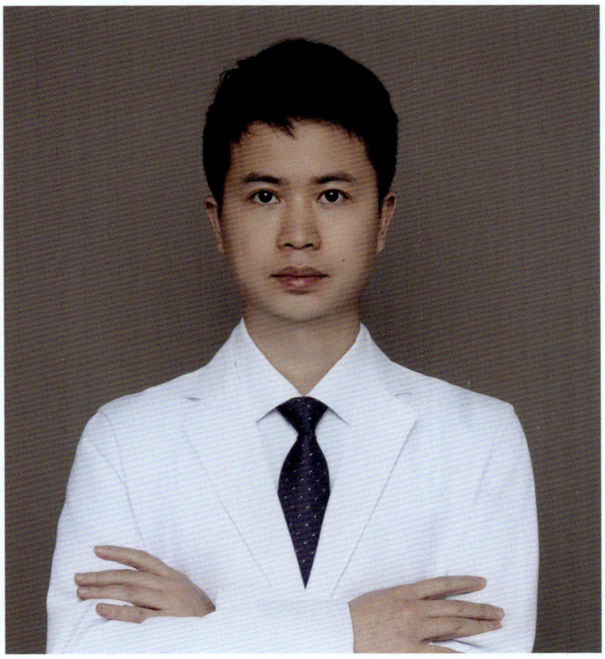

钟祥市人民医院美容外科客座教授
广州发光计划注射医生
天山学社注射培训导师
新思路解剖注射培训导师
菲林普利金牌注射培训导师

## 个人经历

毕业于南昌大学临床医学专业，从事临床医疗美容治疗 10 年，数次参加国家级微整形技术交流会议，多次参加全国级医疗美容学术大会并参与大会发言，多次联合医学院开展面部注射解剖班，专注研究新思路注射方法，面部年轻精细化注射，以娴熟的整形技艺、精细的操作手法赢得业界的广泛认可，深受爱美人士推崇。

# 译者序

由美国医生 丽莎·杰曼（Lisa Germain）和本吉·迪希隆（Benji Dhillon）主编，加晓东医生、柳军医生和周媛医生主译的《注射美容操作图谱》终于出版了，我以前在西安国际医学中心医院整形医院的同事柳军主任邀请我为本书写序。

浏览了这本书之后，我发现这是一本很实用的参考书，对从事注射美容的医生很有帮助。对于新入医美行业的年轻人来说，本书也是一本可使读者系统地学习注射美容的教科书；对于想接受注射美容的求美者来说，阅读此书也可以增长知识，以便能够做出科学和理性的选择。

如果单纯从患者数量看，注射美容是近年来发展最快、接受治疗的患者最多的医学项目。之所以如此，是因为人们在解决温饱问题之后，有更多的闲钱去追求更高质量的生活了。因为变美而更加自信，在高度内卷的社会里更具有竞争力，这实际上是人们生活质量提升的一种表现。

注射美容从技术操作层面看难度不大，所以有很多整形外科医生、皮肤科医生和五官科医生改行专职做注射美容，也有一些医生在完成本职工作的同时兼职做注射美容。虽然注射操作本身并不复杂，但塑形是一件极具挑战的工作，把肉毒毒素或者填充剂注射到组织内不难，但打得精准、剂量掌握得恰到好处并不容易，因为我们是通过注射材料来调节面部表情肌的功能并重塑面形，这更多考验的是医生的审美素养和美术能力，而后者与天赋有关，不是每个医生都能做好。这需要大量的经验和临床实践。从这个角度看，做好一名注射美容医生其实是很难的。

难就需要学习，自己一边干一边摸索也可以积累经验，但这个学习曲线会很长，不会有太多的求美者让医生练手，所以我们需要向审美素养好且经验丰富的医生们学习。

本书作者有丰富的注射美容实践经验，并且有扎实的理论基础，对求美者的心理也把握得比较到位，读他们的书，可以在学习的过程中做到事半功倍，快速进步。即使是有经验的注射美容医生，也可以借鉴作者的技巧和理念。

医学专著的翻译比普通文学作品难很多，因为要精准理解作者书中用外文表达的意思，再用中文呈现出来，做到“信、达、雅”，需要译者既具备很好的中外文功底，又具备扎实的专业知识。这本书翻译的质量较高，说明译者的专业水平也很好。

2025 年 3 月 18 日

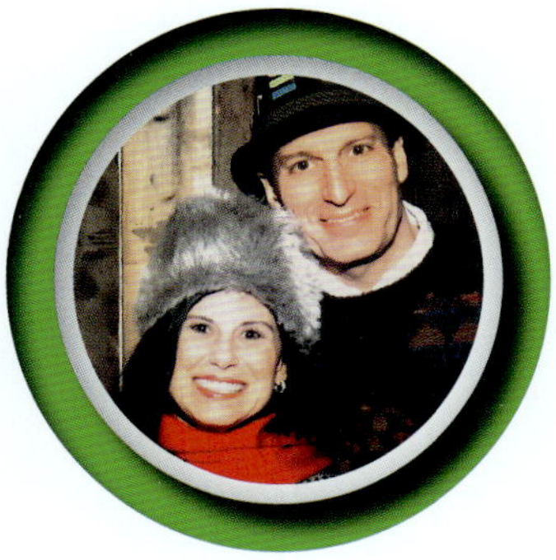

深切缅怀我的丈夫 Bennet，他一直都是我最好的朋友和最忠实的听众。致我们的孩子——Alex 和 Rachel，我以你们为荣。

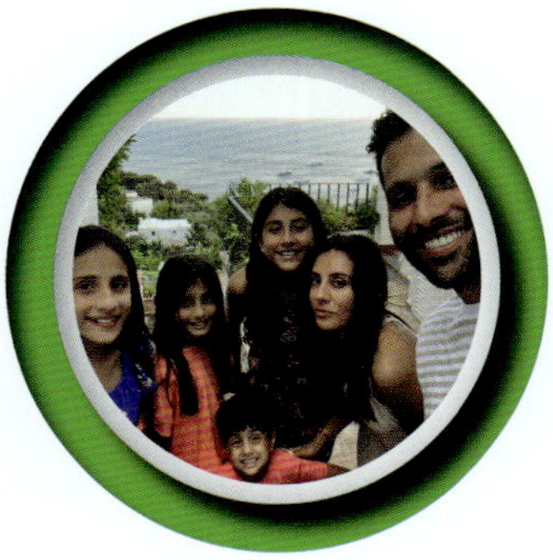

非常感谢我的妻子 Amrita 和我们的 4 个孩子，让我们继续努力创造不俗的成绩吧！

# 目录

# 引言

如果你正在阅读这本书，可能是因为你对微创美容手术感兴趣，并希望将其融入牙科实践中。你也许会认为，将美容医学和牙科结合是自然而然的事情；或者，你正在收集信息，以决定美容医学是否适合你自己。也许你会觉得，将美容医学引入牙科中有些牵强。其实不然，它的好处是你可以选择适合自己操作的美容手术，同时也能满足求美者的需求。此外，某些临床实践还为治疗颞下颌关节紊乱病（TMD）和其他头颈疼痛疾病提供了全新的治疗方案。

目前，因为人们对美容的需求持续增长。即使在新型冠状病毒疫情（SARS-CoV-2）期间，肉毒毒素注射和填充剂注射的市场需求依然呈上升趋势。美容注射市场规模已达47亿美元，注射肉毒毒素来治疗皱纹已成为最受欢迎的无创美容方式，其次是填充剂。在过去的20年里，肉毒毒素注射数量的增长超过了700%，年治疗次数超过600万次。随着全球越来越多的人了解并接受了这种年轻化的治疗技术，这一趋势将会继续增长。不仅婴儿潮一代（20世纪50年代出生的人）寻求年轻化的方式，千禧一代（1981—1996年出生的人）也对肉毒毒素注射表现出浓厚兴趣，他们希望通过这种方法预防皱纹，并在皱纹出现初期得到及时控制。尽管女性是肉毒毒素注射的主力军，但越来越多的男性也开始尝试，这一趋势被称为“男士除皱抗衰美容潮”。随着消费者对无创手术的需求不断增长，有市场分析表明，该行业在未来几年的复合年增长率将超过20%（图1）。在公众纷纷涌入美容诊所寻求注射治疗的同时，医疗人员也逐渐意识到，面部美容市场不仅能够满足广泛的市场需求，还能够带来丰厚的利润。

## 美即健康

健康和美丽之间存在内在联系。一个人的外表不仅直接影响其自信心，还会影响自我护理的积极性。这种联系是直观的：摄入营养丰富的食物、获得充足的休息和适度运动，都是保持个人健康的重要因素，而这些因素直接影响一个人的外貌、自信心和皮肤状态。

纵观历史，身体与精神之间的关系一直是哲学家、医学专家和其他思想家争论的话题。在过去的几十年里，身体与精神是不可分割的观点不仅获得了人们广泛的认同，还吸引了大量人士进行研究。虽然目前的研究证据还在不断积累，但已有研究表明，身体和精神之间的联系是真实存在的。

不仅如此，科学证据也表明，一个人的外表和自我感觉会直接影响身体健康。不少科学家通过核磁共振成像（MRI）研究发现，愉快的体验对人类的神经心理学有积极影响。当人们感受到美丽、快乐、欢笑和爱时，大脑的前额叶皮层会被激活并释放内啡肽，如血清素、去甲肾上腺素和多巴胺。这些“感觉良好”的大脑化学物质能

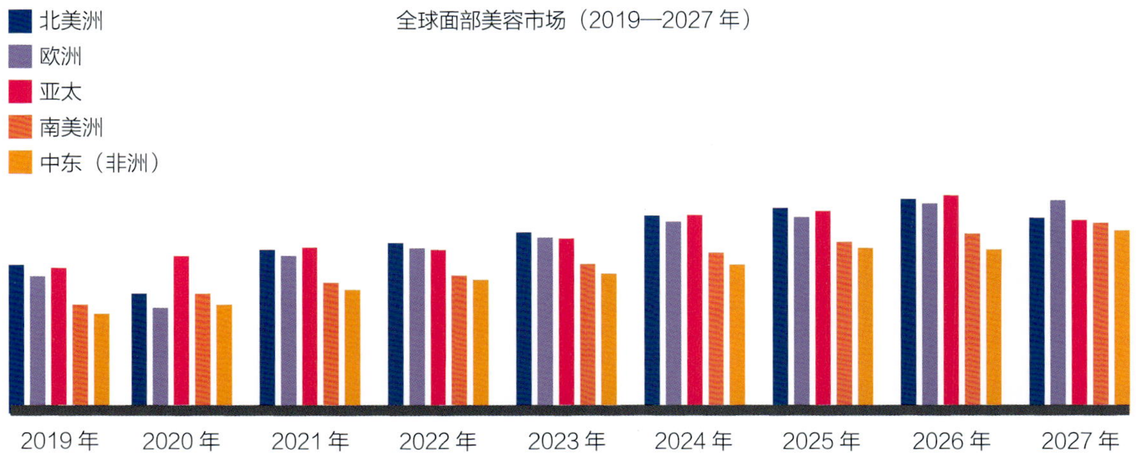


■图 1　非手术美容预计在未来几年在全球持续增长（图源于 MMR 市场研究机构）

够带来幸福感（图 2）。这也解释了为什么人们能从水疗、按摩、换发型或化妆中感到心情愉悦和精神振奋。尽管增强自信心的方法可能多种多样，但结果通常是相似的：当人们对自己的外貌感到满意时，他们不仅自我感觉更好，而且更愿意进行日常的自我护理。由此展现出的自信不仅使他们更具吸引力，而且还激励他们继续保持积极健康的生活习惯。

在心理学领域，这种积极的自我感觉被称为“主观幸福感（SWB）”。主观幸福感高的人，往

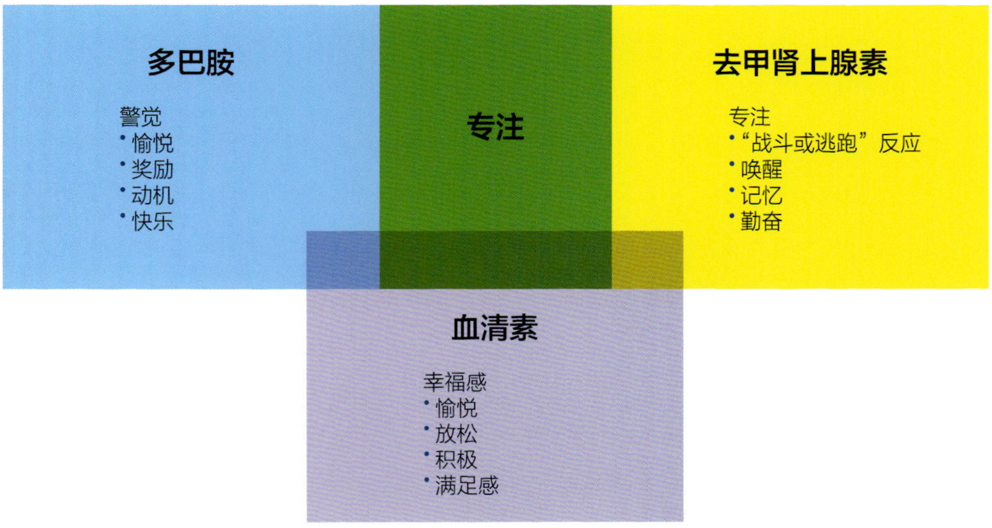


■图 2　感觉良好的大脑化学物质（如多巴胺、去甲肾上腺素和血清素）在自我护理时产生，并对身心健康以及继续保持这种状态的动机有直接的积极影响

往在饮食、睡眠和预防性医疗护理方面表现得更好，这对短期和长期的健康都有益。以自我护理、放松和积极自我肯定为目标的健康项目可以改善参与者的耗氧量、呼吸频率和血压水平，同时还能降低体内的皮质醇水平。皮质醇是一种压力荷尔蒙，它会对心血管系统和人体代谢脂肪、蛋白质和二氧化碳的能力产生重要影响。

## 牙医在美容中的角色

牙医在美容中的角色比较特殊，既要为求美者提供健康服务，也要为求美者提供美容服务。因此，求美者无须在牙齿美观和牙齿健康中做出选择。过去，镶牙技术不成熟、难以实现美观效果。和健康的牙齿相比，镶好的牙齿看起来较突兀，颜色要么太深要么太浅，周围还有一圈“蓝色牙龈”。现在，随着科技的快速发展，牙科手术不仅能实现功能上的修复，还能达到美观的效果。

如果你是牙医，并且你所在的诊所提供美容手术，那么你一定亲眼见过求美者在展现新笑容时的喜悦。然而，许多在牙科手术中取得成功的求美者发现，洁白的牙齿可能让他们的面部衰老看起来更加明显，因此他们有了进一步的需求。他们信任你，重视你的建议。此时，你面临 2 个选择：一是将他们转诊给专业的美容医生；二是你自己也可以掌握并提供这些美容手术。牙医在实操本书中提及的任何美容手术之前，必须遵循法律和牙科协会的规定，这一点至关重要。尽管越来越多的牙医能够为求美者提供选择性的美容服务，但并不是每次都能获得允许为求美者全程操作手术。牙医使用肉毒毒素和填充剂还面临很多阻碍，其中就包括公众对牙医的误解，相关的常见误解和真相见**表 1**。其实，牙医在进行基本的牙科手术中所需技能远远超过了注射肉毒毒素和填充剂所需技能。与此同时，牙医在学习这些美容技术时，教育背景和实际操作训练也非常重要。牙科手术的复杂程度和侵入性通常远超美容技术。

随着越来越多的牙医在非外科手术和无创美容技术中取得良好效果，将面部改善保守疗法纳入牙科领域的观点必将得到更广泛的认可。如果你所在的地区尚未批准上述疗法，你也可以自己了解，并和求美者讨论相关信息。对牙医来说，了解有哪些美容选择是非常有益的。当你具备了

**表 1** 人们对牙医进行非侵入式美容技术能力的常见误解和真相

| 误解 | 真相 |
| --- | --- |
| 1. 牙医未经培训采用非侵入式技术 | 1. 牙医接受培训后可完成该类手术 |
| 2. 牙医不应治疗皮肤 | 2. A 型肉毒毒素的作用部位是肌肉，而不是皮肤 |
| 3. 牙医未经面部注射培训 | 3. 和其他职业相比，牙医进行头颈部注射的经历更多 |
| 4. 牙医不了解解剖学 | 4. 牙医熟练掌握头颈部解剖知识 |
| 5. 牙医会伤害求美者 | 5. 牙医宣誓不会“伤害求美者”，尽可能提供高标准护理服务 |
| 6. 非侵入式技术不属于牙医学范畴 | 6. 牙医经培训后能够诊断和治疗颅面复合体所有部位，必要时会转诊给其他医生 |
| 7. 牙医不知道怎么处理不良反应 | 7. 牙医能够游刃有余地处理任何类型的紧急事件 |
| 8. 牙医不知道面部美容学 | 8. 牙医全身心投入面部美容手术，并且执行的每一项操作都符合审美标准 |

丰富的知识储备时，求美者对你的信任度也会随之提高。同时，无论你是否选择亲自操作这些手术，与相关美容专家建立转诊关系是十分必要的。与美容专家建立联系不仅可以扩大对求美者的服务范围，同时这些专家也是宝贵的资源，能够在你学习新技术时提供指导和支持。

## 求美者预期管理

在牙科护理工作中，求美者预期管理往往是最具挑战性的部分。牙医需要花费大量时间和耐心向求美者解释预期的治疗效果和药物的持续时间。求美者希望感受到医生及其团队的关心和理解，尽管他们自身可能并没有意识到这一点。一旦治疗结果未达到预期，他们可能会毫不犹豫地转向其他诊所寻求帮助。此外，由于人类的记忆具有选择性，求美者可能只记住了医生提供的小部分信息。因此，当医生告诉求美者需要更换已经使用了 10 年的牙冠时，他们可能会质疑你的技术，因为求美者记得医生曾说过牙冠是可以永久使用的。

医生在为新求美者进行检查时，可以通过 X 线和全面的口腔检查判断出求美者的需求。但是，这种专业的判断有时未必与求美者的期望一致。许多求美者在牙齿没有疼痛或明显损坏的情况下，不愿接受修复治疗。对于这些求美者，牙科医生的治疗计划通常是去除蛀牙和替换非功能性牙齿，从而为求美者创造一个更健康、更稳定的口腔环境。然而，求美者可能仅仅希望在正面的 6 颗上牙做贴面。如果你不满足他们的这种需求，他们可能会选择其他诊所。然而，你是否愿意看到求美者仅仅因为他们的选择最终导致贴面脱落，而实际上他们更需要牙齿矫正？或者，因为家庭护理不到位，导致牙龈萎缩严重，贴面无法保持？

即使求美者对治疗的功能性和美观性表示满意，他们也可能对最终效果感到不满意。虽然他们的牙齿更整齐、色泽更均匀、颜色也更白了，但是他们还是不满意。这可能是因为新笑容和美丽的牙齿让他们显得年轻，但与周围的面部区域不协调，如出现皱纹的嘴唇和眉间及凹陷的中面部。求美者的真实需求不仅仅是矫正牙齿，他们更希望看起来年轻且精神焕发。事实上，追求年轻和牙齿美观是健康的体现。对求美者来说，健康和美观不是二选一的关系。求美者想要看起来更年轻、更有精气神、更有活力——成为更好的自己。他们希望看起来自然，而不是面部僵化。

大多数牙医会认为，改善求美者的健康、快乐、幸福和自信对医生来说也是一种回报。为求美者提供非侵入式美容手术，不仅可以满足他们的实际需求，还能达到甚至超过他们的预期。这些手术所需的材料和技术，通常在牙科医生的掌握范围内。比如牙齿美白，无论通过单一材料还是结合直接树脂复合粘接，都能在不损伤牙齿的情况下满足多种求美者的需求。随着求美者年龄的增长，更多的美容材料也可以被引入。将其他美容操作融入治疗中，可以为求美者提供他们所需的资源，并创造更多的医生与求美者接触的机会，进而促使求美者向他们的朋友和家人推荐你的诊所。

牙科诊所的全体员工在推广美容操作时，也发挥着关键作用。通常，求美者在谈到美容需求时，更愿意与诊所的工作人员交流，因此诊所的每个成员都需要熟悉诊所提供的美容服务。让员工了解 A 型肉毒毒素注射和填充剂的相关知识是非常必要的。

本书旨在提供参考和指南，介绍 A 型肉毒毒素和填充剂的各种手术操作。然而，本书不能替代实际操作训练和经验。一旦你完全掌握了书中提及的美容技术，就可以探索如何将这些技巧应用于实际治疗中。■

## 参考文献


[1] Facial Injectable Market Size, Share & Trends Analysis Report By Product (Collagen, Hyaluronic Acid, Botulinum Toxin Type A, Calcium Hydroxylapatite, Polymer Fillers), By Application (Aesthetic, Therapeutic), By Region, And Segment Forecasts 2021–2028 Published Date: Aug, 2021.

[2] Littrell J. The mind–body connection: not just a theory anymore. Soc Work Health Care 2008; 46(4):17–37.

[3] National Research Council. Stone AA, Mackie C, editors. Subjective Well–Being: Measuring Happiness, Suffering, and Other Dimensions of Experience. Washington, DC: The National Academies Press (US). Dec 2013.

[4] Diener E, Oishi S, Tay L. Advances in subjective well–being research. *Nat Hum Behav* 2, 253–260 (2018).

[5] Thau L, Gandhi J, Sharma S. Physiology, Cortisol. 2021 Feb 9. In: StatPearls [Internet]. Treasure Island (FL): StatPearls Publishing; 2021 Jan–. PMID: 30855827.

[6] Lee DY, Kim E, Choi MH. Technical and clinical aspects of cortisol as a biochemical marker of chronic stress. *BMB Rep.* 2015; 48(4):209–216.

[7] Alani A, Kelleher B, et al. Balancing the risks and benefits associated with cosmetic dentistry–A joint statement by UK specialist dental societies. *British Dental Journal* 2015;218:543–8.

[8] Kim SH, Hwang S, Hong YJ, et al. Visual attention during the evaluation of facial attractiveness is influenced by facial angles and smile. *Angle Orthod.* 2018; 88(3):329–337.

[9] Nayyar P, Kumar P, Nayyar PV, et al. BOTOX: Broadening the Horizon of Dentistry. *J Clin Diagn Res.* 2014; 8(12):ZE25–ZE29.

[10] Okello DR, Gilson L. Exploring the influence of trust relationships on motivation in the health sector: a systematic review. *Hum Resour Health.* 2015; 13:16. Mar 31, 2015.

[11] Maisel A, Waldman A, Furlan K, et al. Self–reported Patient Motivations for Seeking Cosmetic Procedures. *JAMA Dermatol.* 2018; 154(10):1167–1174.

# 第一章

# 不同文化背景下的美学标准

公众普遍认为“美”是主观性的。美既是别人看你的样子，也是你每天在镜子里呈现的样子。有很多因素都会影响我们对美的看法，包括过往经历、个人交往和文化因素。标准美的存在，往往会让一个人开启他们的变美之路，如选择走进医美诊所。医美包括外科和非外科，也包括牙科手术。

不幸的是，通常这种带有主观性的个人审美，潜在风险可能会与“客观美”存在冲突。客观美基于大众已普遍接受的审美标准，有证据表明客观美可以是天生的。在美学设计行业，黄金比例长期以来一直被认为是客观美评估和应用的基础。黄金比例所反映的数学关系，也被称作“美”，存在于美的事物中。例如希腊的帕特农神庙、法国的巴黎圣母院均符合黄金比例。自然界中的花瓣、种穗和蜗牛壳也是如此。Stephen Marquardt 将黄金比例所反映的关系运用在人脸上，因此提出了马夸特面具（图 1-1）理论。马夸特面具理论利用了黄金比例中的比例分割关系构建了标准面部原型。事实证明，该面具可以分辨美丽的面孔和不那么美丽的面孔，面部有瘢痕或者创伤都被认为是不那么美丽的面孔。

不少优秀的医生已经对马夸特面具作了临床阐述，并将其应用在非外科干预领域中，包括 Arthur Swift 和 Kent Remington。除了严格的比例和测量外，我们还可以用简单的、可复制的方法评估美。

例如，我们可以通过分析面部特征和整体解剖特点来评估美。该方法重点关注某些脸部特征的普遍性，比如女性的脸颊和男性的下颏，这些部位可以打造更理想的面部特征，因此受到一些人士的偏爱。了解标准脸所具有的特征是每一位医美执业医师的职业要求和责任。如果他们要建议求美者采取适合的方案以提高颜值，那么了解

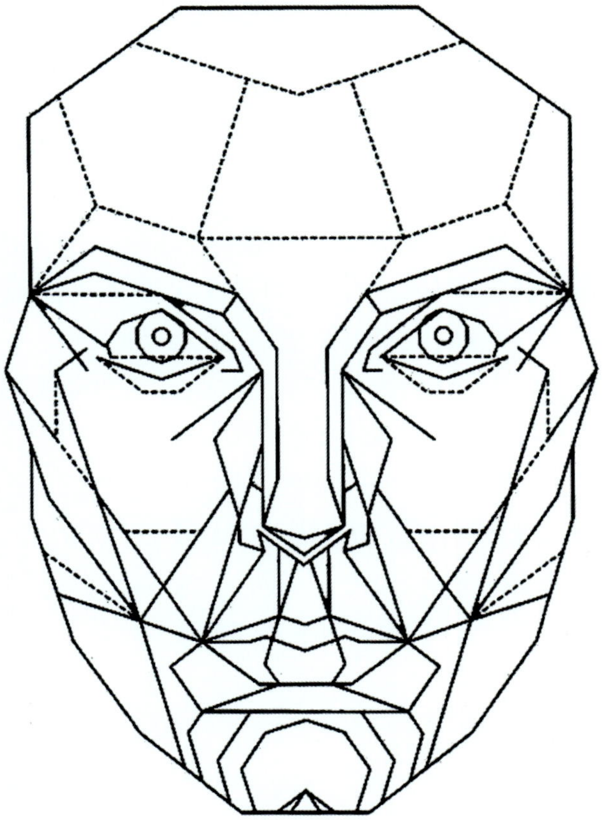

■图 1-1　马夸特面具

什么是标准的美就至关重要。不要跟随潮流，因为这样可能会带来负面影响。

给求美者提供建议以避免其出现并发症是我们每一位执业医师的责任，就像心脏科医生建议求美者避免不良的生活方式或治疗手段一样。医生熟悉客观美之后，也有助于在给求美者提供治疗方案的同时，达到普及知识的目的。

然而在临床场景中，医生和求美者对美的看法可能会存在明显的差异。求美者从镜子中看到的自己是主观美；而医生看求美者则是客观美。

从历史的角度看，种族和地域文化都会影响美的标准。但是近些年，由于受到社交媒体和旅行的影响，原本只存在于世界上某些地区的文化审美标准发生了变化，世界也因此变得越来越小了。反过来这也让人们对美的认知在不同的种族和文化中变得更加普遍。

如今，对美容注射从业人员来说，只有了解人们对美的看法，才能更好地理解他们并提供完美的治疗效果。我们应了解不同种族对标准美的看法，以便更好地理解不同文化审美标准及未来的变化趋势。

历史上对标准美的看法分类，一般分成亚洲黄种人、非洲黑人和欧洲白人进行讨论。亚洲黄种人女性往往面部宽、面部不够立体。从侧面部看，面部扁平或者上颌骨内侧凹陷。此外，眉毛、鼻子和下颏部位也不够突出。但是亚洲黄种人女性的眼眶下留白较多、嘴唇更饱满、皮肤也更光滑细腻。标准的亚洲女性长相为椭圆形脸，脸较窄，下颌轮廓分明。随着亚洲黄种人女性的审美逐渐趋于西方化，她们希望改善眉毛、面颊内部和鼻背等部位（图 1–2 和图 1–3）。

欧洲白人女性面部更加立体，脸形偏窄，上庭和中庭较为立体，尤其是眉毛、鼻子、上颌和下颌。侧面脸颊的轮廓立体通常被认为是一种较为理想的特征，应与饱满的前内侧脸颊融为一体。中面部向下颏部逐渐收窄，呈现出下颌轮廓优越和下颏尖的特点。标准的欧洲白人女性长相为心形脸、侧面轮廓清晰（图 1–4）。

与亚洲黄种人和欧洲白人女性相比，非洲黑人女性脸部脂肪更多、更厚，眉毛比亚洲黄种人女性更立体突出。亚洲黄种人女性和白人女性的上下嘴唇的比例是 1∶3，而非洲黑人女性因为下脸和唇周更饱满，使得这一比例达到了 1∶1。非洲黑人女性的鼻梁较平、鼻翼基底宽，所以非洲黑人女性眉毛突出，双唇饱满，上下唇比例为 1∶1（图 1–5）。

尽管有一些出版物从黄种人、白人和黑人 3 种类别来讨论标准脸形，但是这种分类被认为是过时的，而且也不准确。也有人将其细分成欧洲、亚洲、非洲、拉丁美洲和中东来进行讨论，但也是概括得过于简单了。亚洲大陆包括许多国家，日本女性和泰国、菲律宾（图 1–6a 和 1–6b）的女性相比面部特征也不一样。不同欧洲国家的女性面部特征也有所不同（图 1–7a 和 1–7b），非洲黑人女性也是如此（图 1–8a 和 1–8b）。

在过去的 20 年里，因为旅行次数的增加，提高了社会群体和地理空间的流动性，全球正在日益变小。不同文化、不同种族间日益增多的交流大大削弱了传统刻板审美模式。我们同样不能忽视数字革命对审美标准改变产生的影响，这其中社交媒体发挥了主导作用。

任何从事医学美容专业的人士，如果否认或忽略这一现实，对自身来说就是一种认知不足。文化中涉及的许多方面已经日渐全球化，如时尚、艺术和音乐等。美，至少是人们对标准美的看法，也正日益全球化。

审美的全球化是一个渐进的过程，不容置疑的是，它由非常具体的审美标准所推动，并且该审美标准会随时间和地域的变化而变化（图 1–9），呈现出每个阶段在全球范围内的审美趋势的地域扩散特点。在阶段一，审美仅局限于部分国家或地区。而在阶段四，由于社交媒体迅速普及，审美逐渐全球化。

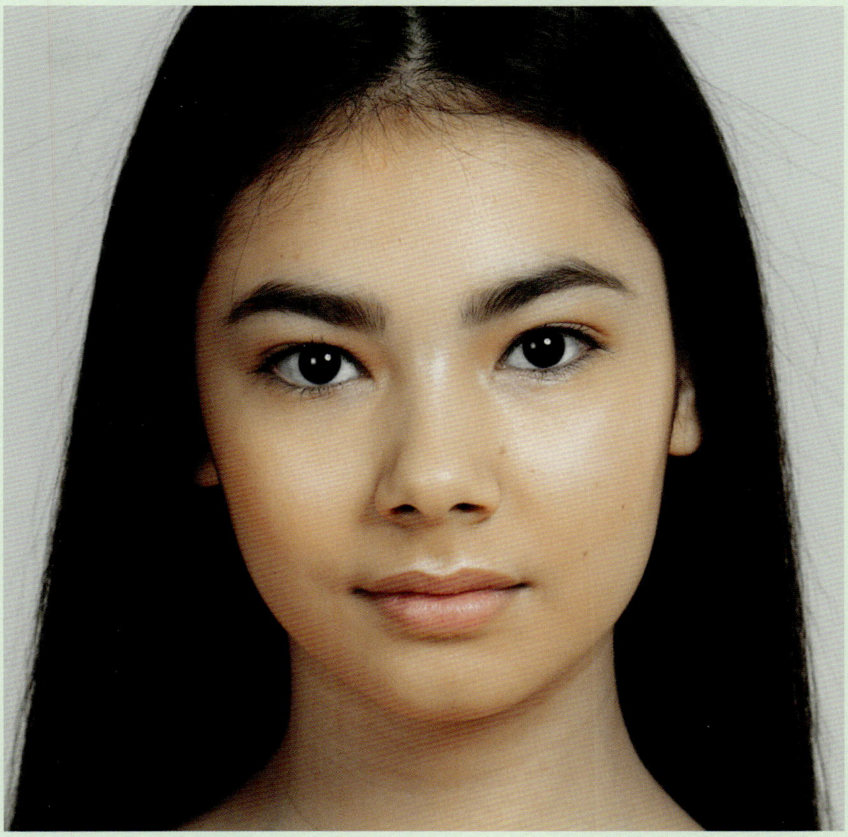

■图 1-2　亚洲女性面部较宽，和白人女性相比面部垂直高度短

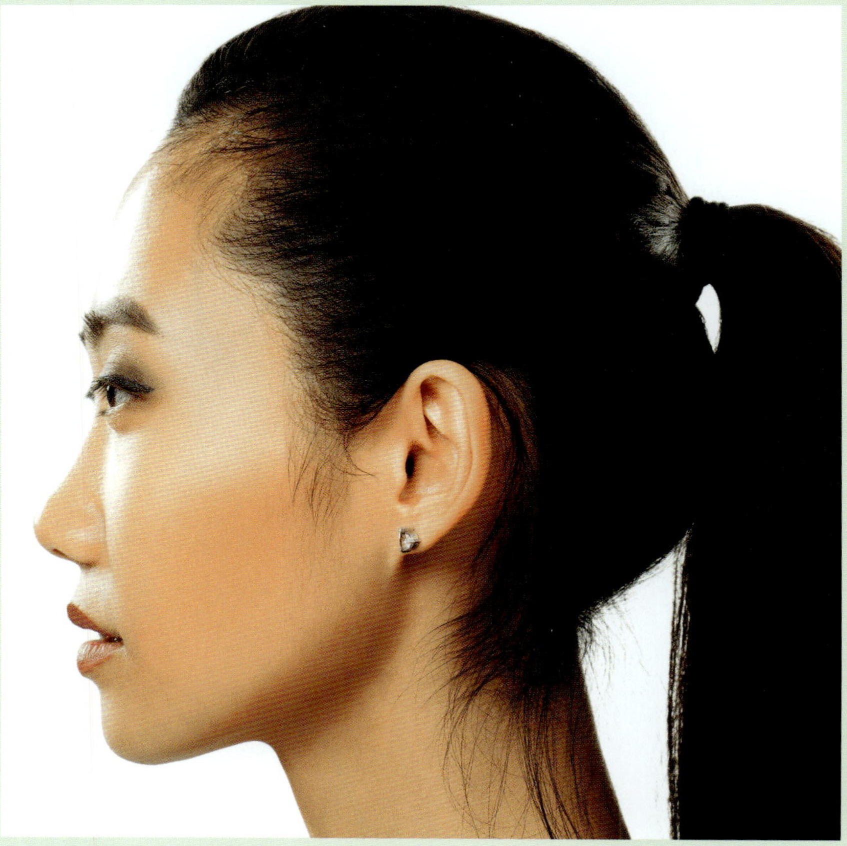

■图 1-3　亚洲女性还表现出前内侧面颊凹陷、鼻脊扁平的面部特征

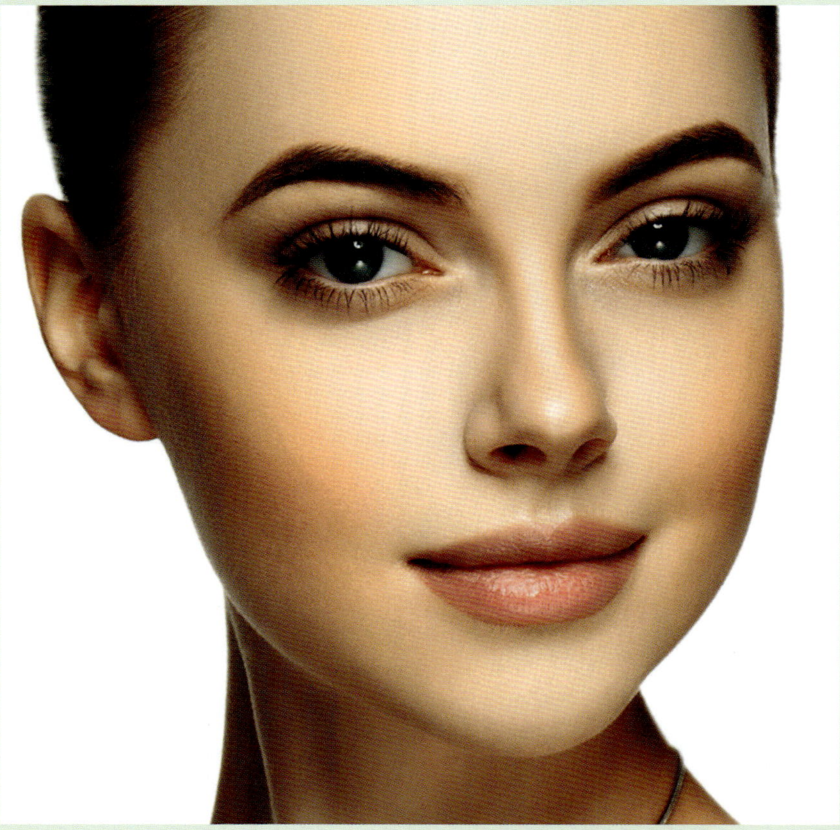

■图 1-4 欧洲白人女性面部颧骨侧面轮廓突出，下颏窄、轮廓分明

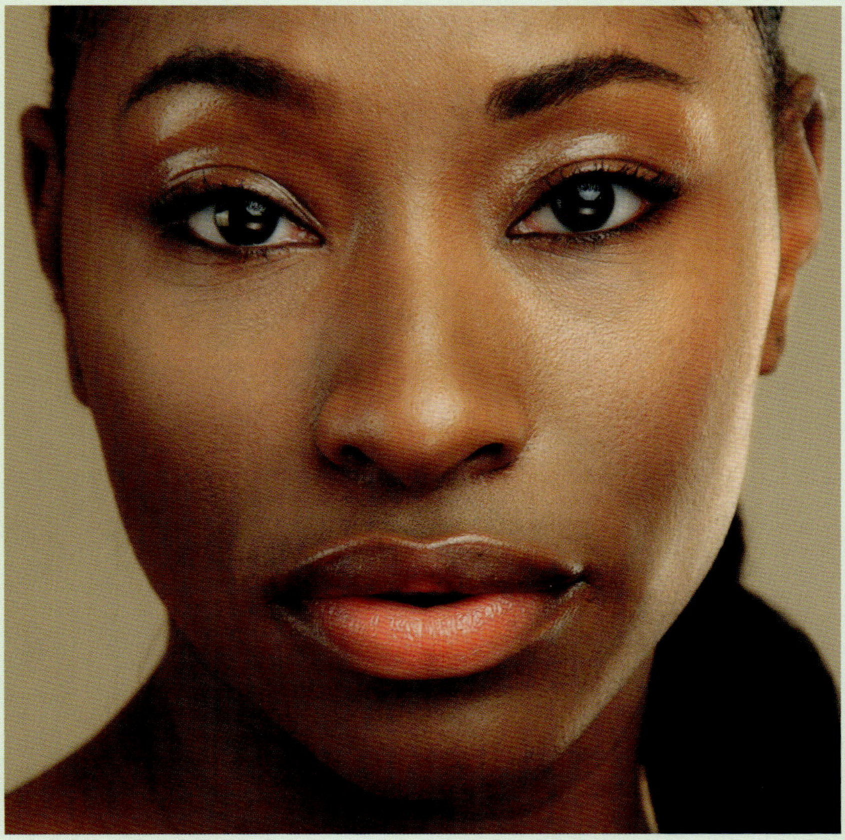

■图 1-5 非洲黑人女性面部眉毛突出，上下唇比例为 1 : 1

## 亚洲黄种人女性审美特征的多样性

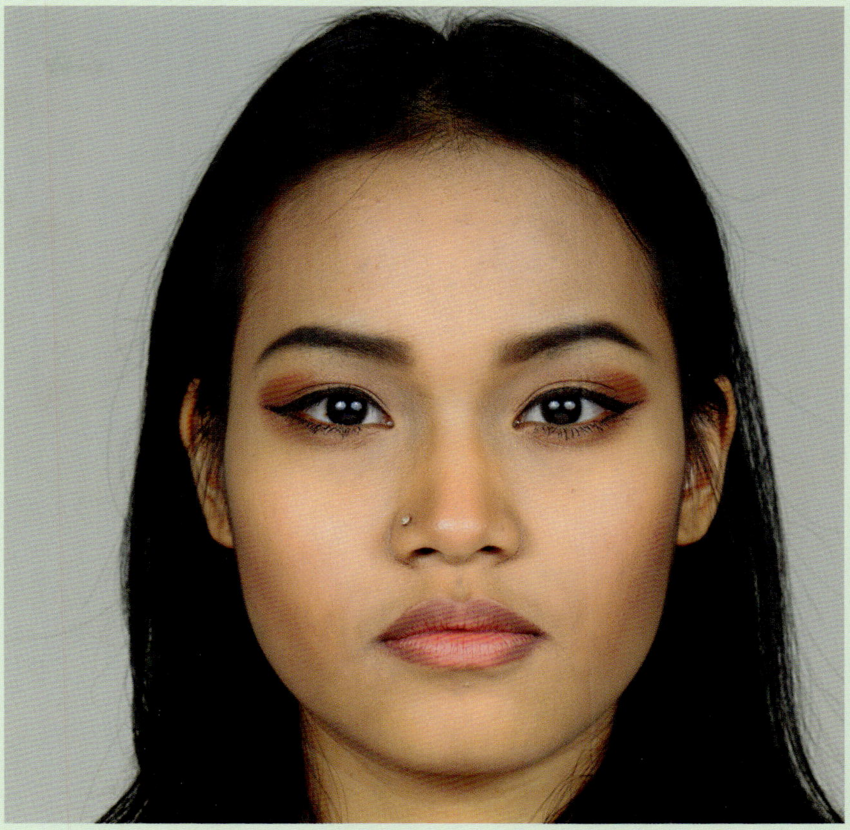

■图 1-6a　亚洲黄种人女性

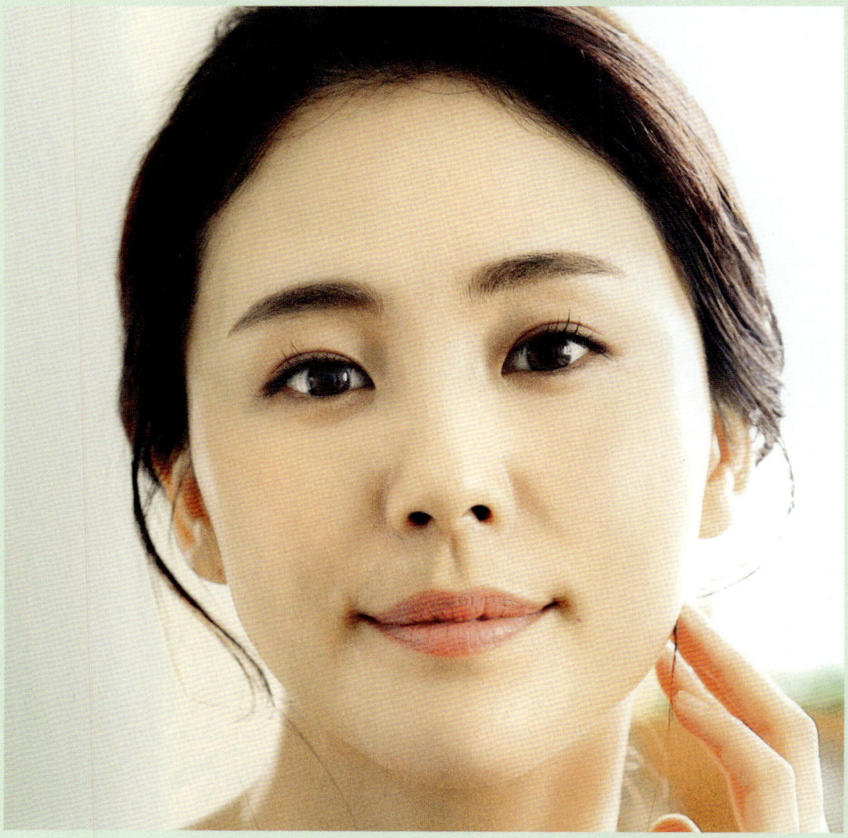

■图 1-6b　亚洲黄种人女性

# 欧洲白人女性审美特征的多样性

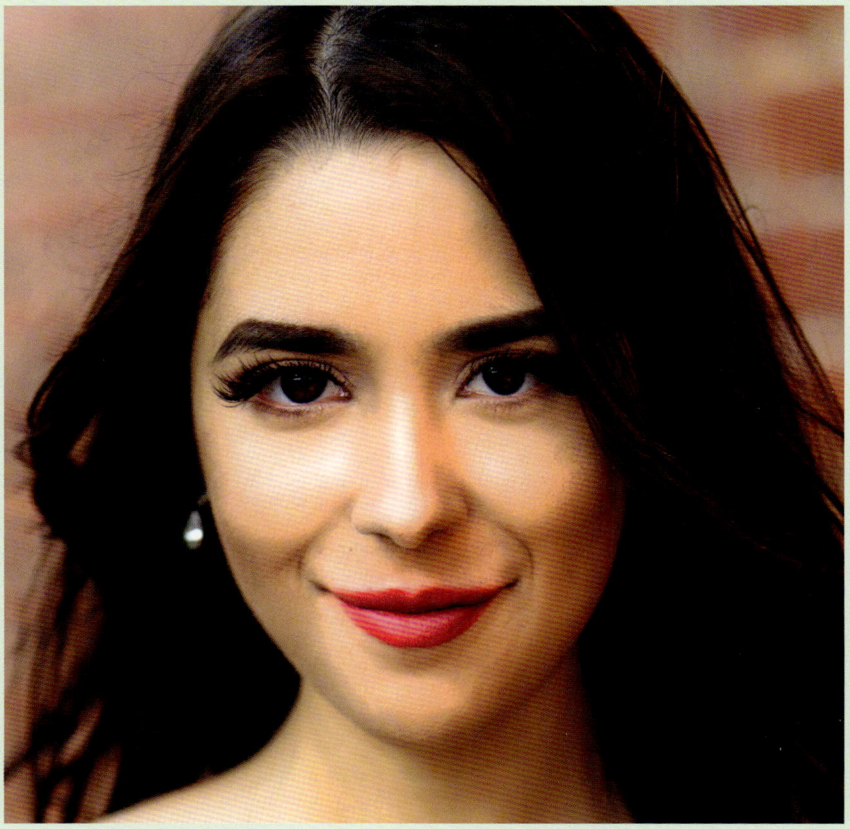

■图 1-7a　欧洲白人女性

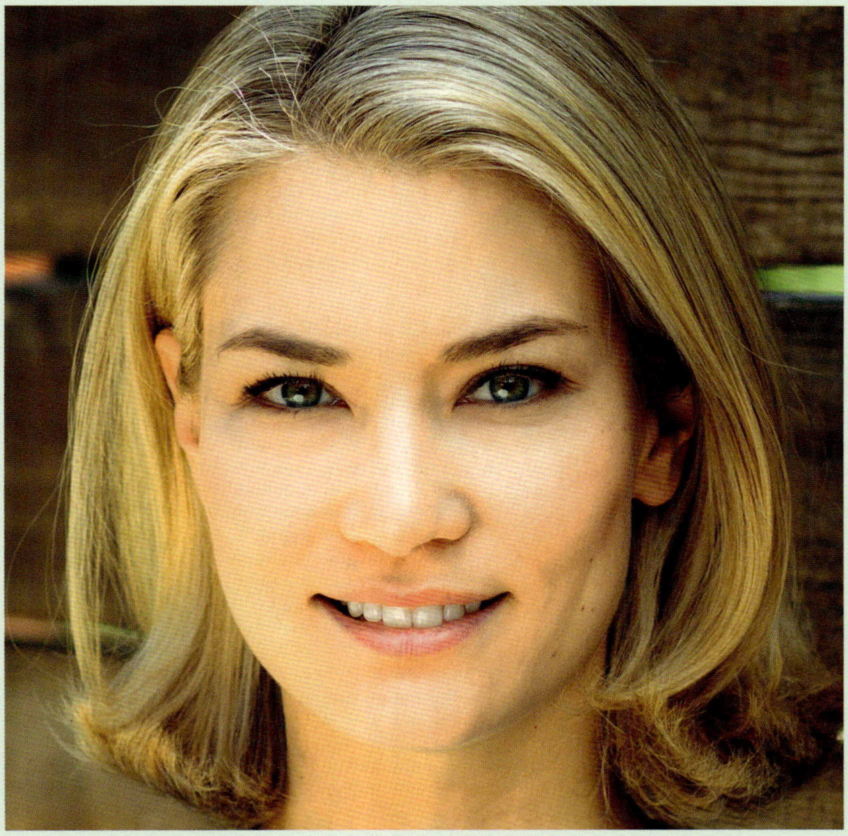

■图 1-7b　欧洲白人女性

## 非洲黑人女性审美特征的多样性

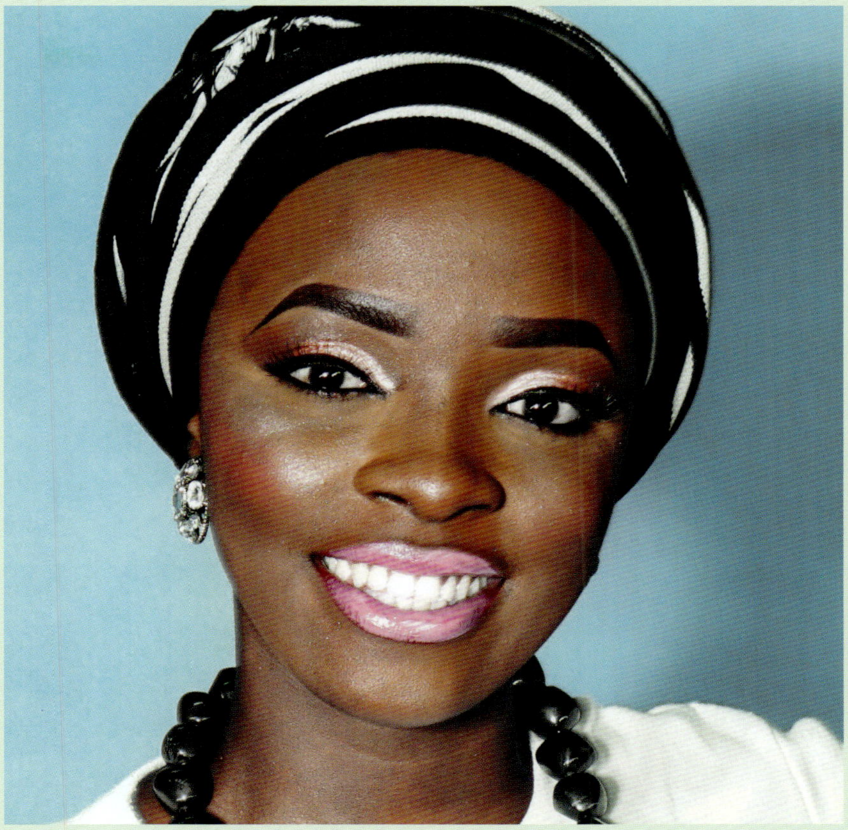

■图 1-8a　非洲黑人女性

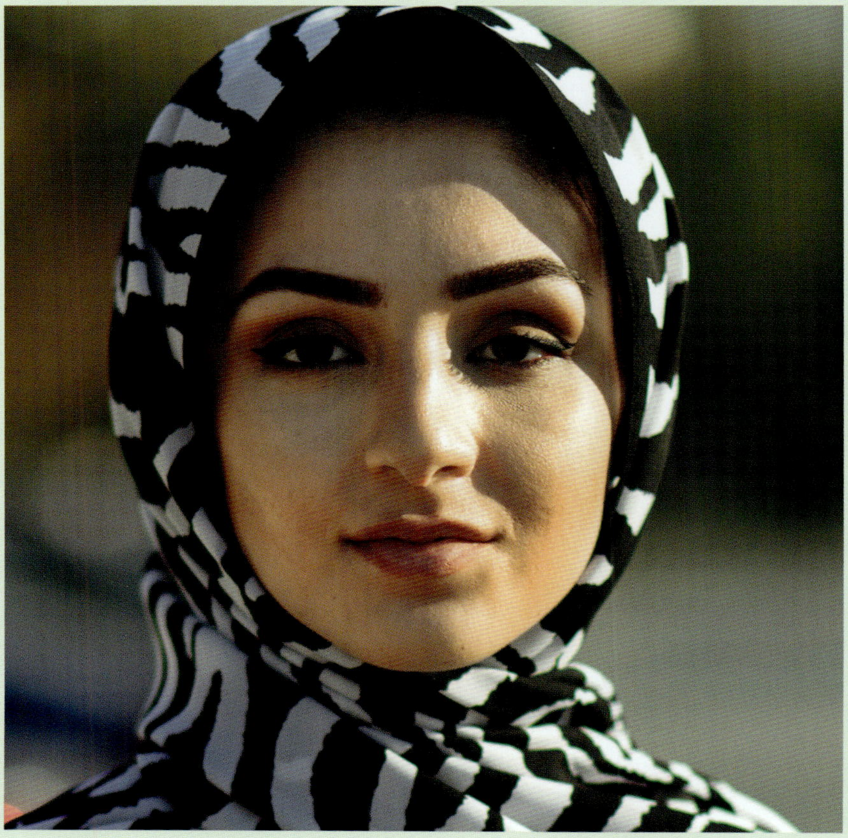

■图 1-8b　非洲黑人女性

## 阶段一

直到20世纪初，女性的美丽一直和其所在国家的文化标准相关，这种文化标准通常体现了健康或成功的形象。例如在中国，传统观点认为美丽的女性往往面部圆润饱满、皮肤干净白皙、轮廓柔和，呈现出一种健康的状态。而在尼日利亚，美丽的女性往往面部更为丰满、身体脂肪较多、皮肤颜色更深。

## 阶段二

从20世纪初到20年代，许多名人影响了面部审美，但是影响有限，因为电视还未问世，电影的普及率也不高。

## 阶段三

从20世纪50年代开始，由于现代电影院的出现和美国好莱坞影片走向世界，审美标准和时尚标准出现了重大变化。例如，我们可以从当时的两个女演员 Marilyn Monroe 和 Brigitte Bardot 身上窥知一二。她们两人的发型不仅在美国以外的国家流行起来，而且她们美丽的面部特征也受到了人们的追捧。Marilyn Monroe 嘴唇饱满、颧骨较高、眉毛呈拱形，Brigitte Bardot 鼻子精致、脸形椭圆，这些面部特征如今也没有过时。不足为奇的是，与她们同时代名人的面部特征都符合上述公认的客观美标准。客观美是她们生来就有的，再加上她们的表演天赋，使她们在世界范围内获得成功和认可。

## 阶段四

20世纪80年代，随着牛胶原蛋白的出现，求美者第一次接触到非手术美容疗法。但因为其成本高昂且普及率低，当时仅有一小部分人真正使用了非手术疗法。20世纪90年代后期至21世纪初期，市场中诞生了几种新的注射材料，大大增加了当时医生的选择范围。同时，随着医疗人员经验的不断积累和水平的不断提高，其对美

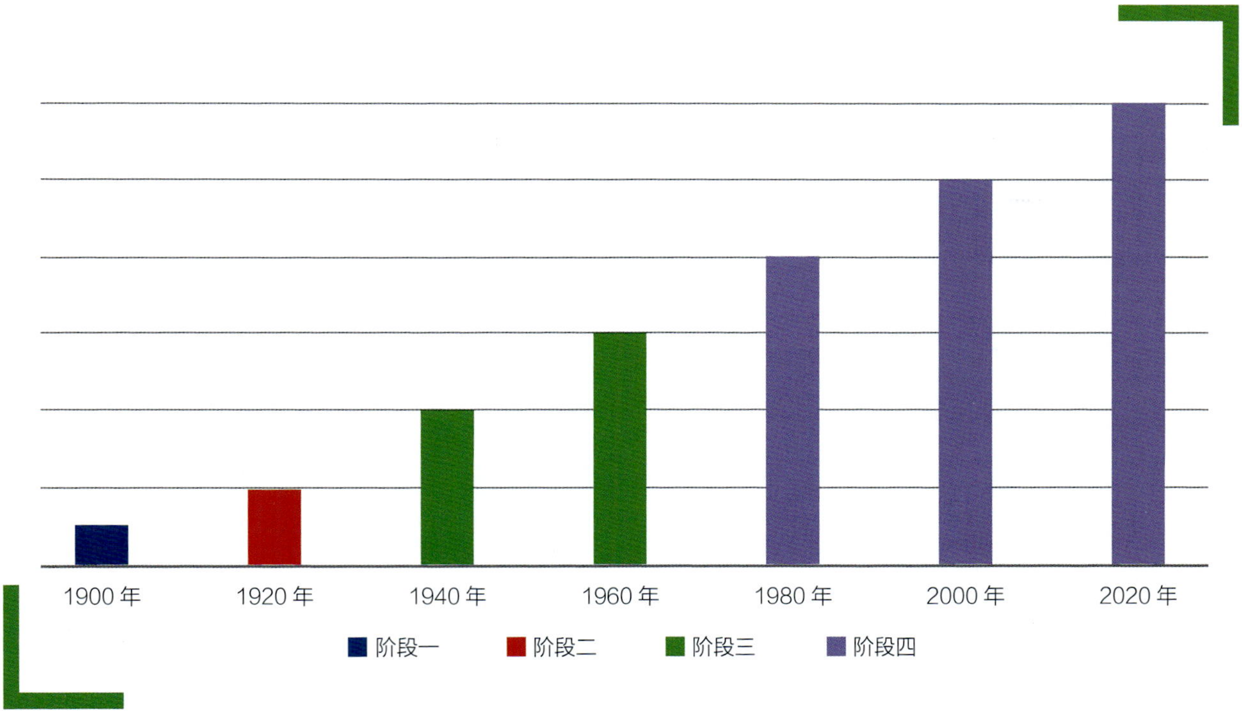


■图 1-9　美的全球化时间线

容注射教育也产生了深刻的积极影响。但是，直到2004年脸书（Facebook）的诞生和2010年照片墙（Instagram）的出现，再加上同时期注射产品数量的不断增长，才真正把美容医学推向了现代。随着地理边界被打破和信息共享的实时化，美容医疗市场也随之增长。同时，一些人的出现也为这一领域的发展注入了一剂强心剂，进一步加快了人们对美容治疗的接受程度和对特定美容效果的渴望。某些名人，如真人秀明星Kylie Jenner，通过照片墙向数百万粉丝承认自己接受过某种美容治疗后，新的注射产品无疑获得了更高的人气。凯莉家族的另一位成员Kim Kardashian成为首批社交媒体的超级明星之一，她的全球粉丝人数居于首位。很明显，来自世界各地的年长和年轻的女性都对Kim Kardashian的美丽和面部特征感兴趣。Kylie Jenner和Kim Kardashian的面部特征都符合客观美标准，与Marilyn Monroe和Brigitte Bardot的面部特征相似，但是又存在差异化。同样的道理，亚洲审美深受韩国流行文化的影响，韩国年轻女性流行明星的脸为椭圆形脸或心形脸，鼻子突出、双眼皮、下颏小巧精致。这导致世界各地的亚洲年轻女性寻求美容治疗时，都想使面部达到这种美学上的完美比例，从而摆脱遗传上的面部比例不佳。西方女性希望自己看起来像Jenner或Kardashian，而亚洲女性则渴望拥有韩国明星的五官。从这两类女性所希望的脸形来看，心形脸和椭圆形脸都是理想脸形，其脸颊饱满、轮廓分明，脸颊外侧到内侧过渡自然。嘴唇饱满、眼睛大和下颏精致也都是女性渴望的面部特征。这与中国等国家曾追求的圆脸呈现出鲜明的对比。在黑人女性身上也可以看到传统审美标准出现了变化。比较常见的是，现在的黑人模特和20年前相比更瘦了，这体现了在西方文化影响下体形标准的改变。同样地，黑人女性面部美与较低的脂肪量有关，这与阶段一提到的美的标准形成了鲜明的对比。有些人可能会认为极具民族特色的审美标准呈现出西化趋势。举个例子，亚洲人传统上面部垂直高度低、脸宽、鼻梁扁平，现在很多亚洲女性越来越希望通过注射肉毒毒素或外科手术达到瘦脸的目的，或借助填充物增强面部立体度。在亚洲的许多国家，无论借助手术还是非手术方式，隆鼻是一种非常普遍的手术，目的是为了缩窄鼻翼宽度和增加鼻梁高度立体感（图1-10）。

黑人女性同样也越来越追求鼻梁轮廓清晰和脸变瘦的效果。尽管这是新的趋势，为了避免面部明显西化，美容注射从业人员需要敏锐意识到，某些具备民族特色的面部特征需要被保留下来。例如，黑人女性的上下嘴唇比例为1∶1，而白人女性上下唇比例为1∶3；俄罗斯女性的嘴唇与欧洲其他国家相比要大一些；中国和日本女性不过分强调颧骨；中东女性下颌线轮廓分明。如今，美也真正实现了全球化。虽然每个民族都有其特点，但是可以明显发现全球女性的脸形变得更加相似，这与当前不同文化的客观审美标准相一致。医生有责任意识到和理解这些差异。

## 民族考虑

2019年，在接受软组织填充美容治疗的美国人中，非白人女性占比达20%。这带来的结果是，出于历史原因考虑，审美标准往往不包括但是应该包括参考所有种族的内容。随着越来越多的人开始对如填充剂这样的非手术美容抱有兴趣，美容执业人员必须意识到西方化的面孔并不是美的代表。从业人员还应该意识到不同肤色人种面部之间存在的差异。亚洲由多个民族组成，每个民族又有其独特的面部特征。相对于其他民族求美者，到美容诊所就诊的亚洲求美者往往希望变得更年轻，并希望改变脸形。比如，许多亚洲女性和亚洲变性女性追求光滑圆润的额头，因为这被认为是女性化的表现。亚洲求美者的治疗目标始终是优化其原生特征，或者矫正被视为缺陷的潜在面部结构。但不幸的是，东

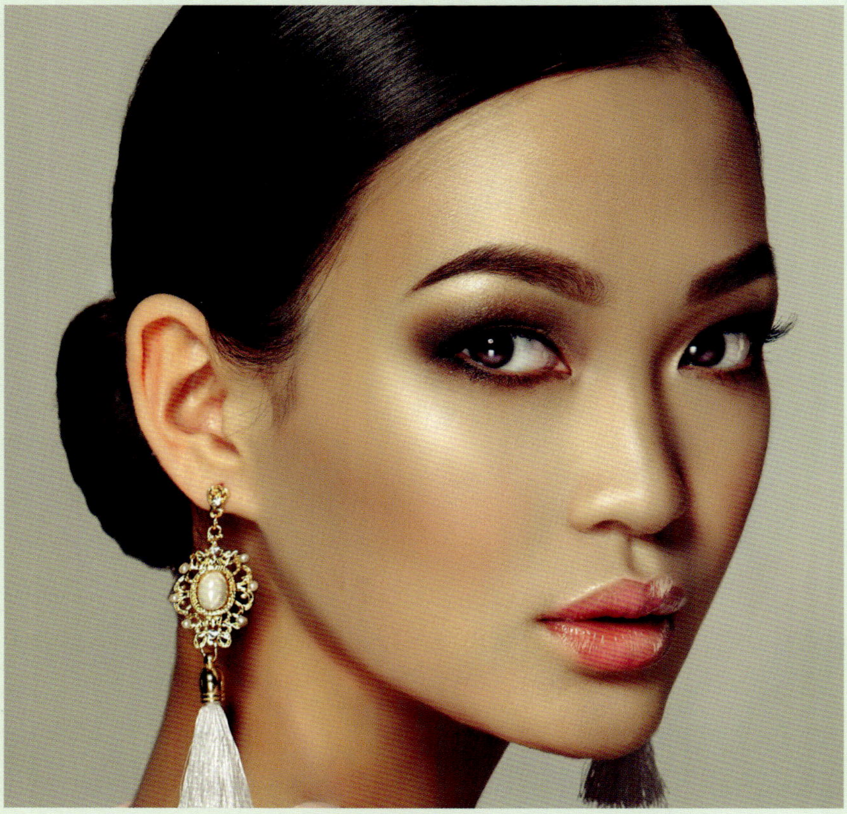

■图 1-10　现代东南亚女性的审美标准是脸颊内侧和鼻梁突出

亚求美者呈现出“过度填充综合征”。由于中国人、日本人，尤其是韩国人的真皮层和浅层脂肪相对较厚，为了达到美容效果而注射过量填充剂，结果让脸看起来有人工雕琢的痕迹，尤其是中面部填充过量。实际上，注射的重点区域有一两个就可以了。而中东女性常见的面部问题主要表现在年龄较大群体面部褶皱较重，而年轻群体则面部扁平，以及鼻子突出、下颌下垂或下颌轮廓不清晰，下颏较小或不够突出等方面。因此，医护人员对鼻子的任何潜在改善都必须注意嘴唇以及下颏的形状和突出度，以确保面部轮廓保持协调。黑人女性通常面部细纹和皱纹较少，因此治疗重点更偏向于脂肪流失和色素变化。黑人女性的耳后脂肪垫常会出现与年龄有关的、明显的脂肪堆积，如果对其进行治疗，可能会出现面部过度填充的情况。由于这类群体出现炎症后色素沉着的风险增加，因此，必须避免或尽量减少出现多个穿刺点并缓慢注射，这有助于降低注射导致的色素沉着风险。虽然黑人女性的皮肤容易形成瘢痕疙瘩，但目前还没有报道称，黑人女性因使用填充剂而形成瘢痕疙瘩。令西班牙裔求美者头疼的面部区域包括下颌、眶周和前额。因此，针对这类群体，医生应当评估求美者的基本面部结构和主要肤质以决定最佳的治疗方法，因为该群体的面部结构和主要肤质可能也存在差异。

## 总结

人们普遍认为，客观美以数学原理为基础。该比例可应用于人类面部，从而建立最佳面部美学参数。尽管存在既定的数学基本原理，但不同时期对女性审美标准却不尽相同，这在很大程度上受到地理和文化的影响。历史上，文化因素对美的传播仅限于口耳相传、印刷物品和电影等方式。到了近代，社交媒体模糊了文化影响的边界，实时影响着不同国家的人群。因此，在当今时代，美既蕴含数学原理，又受到媒体名人引发的潮流的影响。■

## 参考文献


[1] Rakover SS, Sam S. Is facial beauty an innate response to the Leonardian proportion? Empirical *Studies of the Arts*. 2008;26:155–179.

[2] Prokopakis EP, Vlastos IM, Picavet VA, et al. The golden ratio in facial symmetry. *Rhinology*. 2013;51(1):18–21.

[3] Swift A & Remington K. BeautiPHIcation™: a global approach to facial beauty. *Clinics in plastic surgery*. 2011; 38(3): 347–v.

[4] Liew S, Wu WT, Chan HH, et al. Consensus on Changing Trends, Attitudes, and Concepts of Asian Beauty. *Aesthetic plastic surgery*. 2016;40(2):193–201.

[5] de Maio M, Wu W, Goodman GJ, et al. Facial Assessment and Injection Guide for Botulinum Toxin and Injectable Hyaluronic Acid Fillers: Focus on the Lower Face. *Plastic and reconstructive surgery*. 2017;140(3), 393e–404e.

[6] Panfilov DE (ed.). Aesthetic Surgery of the Facial Mosaic. 2007 Springer Verlag.

[7] Wu WT. Botox facial slimming/facial sculpting: the role of botulinum toxin–A in the treatment of hypertrophic masseteric muscle and parotid enlargement to narrow the lower facial width. *Facial plastic surgery clinics of North America*. 2010;18(1):133–140.

[8] Wu WT. Botox facial slimming/facial sculpting: the role of botulinum toxin–A in the treatment of hypertrophic masseteric muscle and parotid enlargement to narrow the lower facial width. *Facial plastic surgery clinics of North America*. 2010;18(1):133–140.

[9] Connell B, Sundine M. (eds.) Aesthetic Rejuvenation of the Face and Neck. 1st Edition. New York: Thieme; 2016.

[10] Coetzee V, Faerber SJ, Greeff JM, et al. African perceptions of female attractiveness. *PloSone*. 2012;7(10):e48116.

[11] Kyo C. Selections from The Search for the Beautiful Woman: A Cultural History of Japanese and Chinese Beauty. *Review of Japanese Culture and Society*. 2015;27:184+.

[12] Cockerham K & Hsu V. Collagen–based dermal fillers: past, present, future. *Facial plastic surgery: FPS*. 2009;25(2):106–113.

[13] Plastic Surgery Statistics. 2019. www.plasticsurgery.org.

[14] Gutowski KA. Hyaluronic Acid Fillers: Science and Clinical Uses. *Clinics in plastic surgery*. 2016;43(3):489–496.

[15] Cotofana S, Gotkin RH, Frank K, et al. Anatomy Behind the Facial Overfilled Syndrome: The Transverse Facial Septum. *Dermatologic surgery: official publication for American Society for Dermatologic Surgery*. 2020;46(8):e16–e22.

[16] Kashmar M, Alsufyani MA, Ghalamkarpour F, et al. Consensus Opinions on Facial Beauty and Implications for Aesthetic Treatment in Middle Eastern Females. *Plastic and reconstructive surgery. Global open*. 2019;7(4):e2220.

[17] Alexis A, Boyd C, Callender V, et al. Understanding the Female African American Facial Aesthetic Patient. *Journal of drugs in dermatology: JDD*. 2019;18(9):858–866.

[18] Fabi S, Montex JR, Aguilera SB, et al. Understanding the Female Hispanic and Latino American Facial Aesthetic Patient. *Journal of drugs in dermatology: JDD*. 2019;18(7):623–632.

第二章

# 肉毒毒素和填充剂

## 肉毒毒素

你在生活中一定听说过“肉毒毒素”。你可能在手术中使用过它，或者你认识的人曾使用过它。那我们为什么要称其为肉毒杆菌毒素或肉毒毒素呢？这缘于保妥适（Botox®），它是肉毒毒素的一个品牌名，该产品由美国艾尔建公司生产，也是第1个经批准可用于人体的产品。除了保妥适，还有其他品牌的同类产品，其主要差异在于蛋白质序列不同。这些产品包括瑞士高德美制药公司生产的吉适（Dysport®）、德国默克制药公司生产的德国西玛（Xeomin®）和美国伊沃卢斯公司生产的吉欧韦（Jeuveau®）。这些产品被批准专门用于美容注射。此外，瑞凡斯医药公司（Revance）目前正在研发一种用于面部美容的类似制剂，但产品还处于审批阶段，尚未获得美国食品药品监督管理局（FDA）的批准。

肉毒毒素有7种不同的血清类型，分别为A、B、C、D、E、F和G型。上述提到的产品都是由应用最广泛的肉毒毒素制成的。米奥布洛克（Myobloc®）是由B型肉毒毒素制成的替代产品，已经获批可用于治疗目的。它通常被用来治疗颈部肌张力障碍，这种病由于颈部肌肉自主收缩导致扭头至另一侧时出现疼痛的情况。米奥布洛克通过放松紧张的肌肉，可以减轻该疾病导致的颈部疼痛和非异常头位所带来的不适，它也可以用于治疗成人慢性流涎症（流涎过多）。

肉毒毒素是一种从肉毒梭状芽孢杆菌中提取的纯化蛋白质。人们常常会把肉毒毒素和肉毒毒素中毒混为一谈。肉毒毒素中毒是由细菌繁殖导致感染的疾病，细菌会分泌一种化学物质，可以麻痹骨骼肌。随着细菌的繁殖，肌肉麻痹症状会因为毒素的作用而加重。然而，血清素中的肉毒毒素仅含有细菌分泌的化学物质，无活性成分。细菌本身也已被清除，分泌的物质仅限于出现在分泌区域附近，因此不会引发全身感染。这种将毒素限制在特定区域的能力也正是用它来放松肌肉的关键原因，因此，肉毒毒素也被用作神经调节剂。

## 肉毒毒素演变史

许多医学奇迹源自意外，但肉毒毒素的发展和普及是其中最令人惊叹的。在过去的50多年里，肉毒毒素得到了广泛应用，但最早意识到这种毒素潜力的是Justinus Kerner。他不仅是一位诗人和医生，而且还是一名科学家。19世纪初，德国南部开始零星地爆发一种致命疾病，引起了一系列异常症状，包括视力模糊、眼睑下垂、口齿不清、吞咽困难、呕吐和重症肌无力。不幸的是，大多数求美者因横膈膜瘫痪，继而因肌无力导致心脏骤停和呼吸衰竭。

Kerner博士首次发现这种疾病是由于食用了变质的熏制肉肠而引起的。他还首次对这种毒素的影响进行了临床描述。他推测这种毒素会阻断

■ 表 2-1　现有肉毒毒素品牌

| 肉毒毒素类型 | | 品牌名 | |
|---|---|---|---|
| 肉毒毒素 | onabotulinumtoxinA* | 保妥适<br>（Botox） | 产品类型：Vistabel、Vistabex、Vista<br>生厂商：美国艾尔建有限公司（Allergan，Inc.）<br>所在地：美国加利福利亚州尔湾市（Irvine，CA，USA） |
| | abobotulinumtoxinA* | 吉适<br>（Dysport） | 产品类型：Azzalure、Reloxin<br>生厂商：英国雷克瑟姆益普生生物制药有限公司（IpsenBiopharm Ltd.）<br>所在地：英国雷克瑟姆市（Wrexham，UK） |
| | incobotulinumtoxinA* | 德国西玛<br>（Xeomin） | 产品类型：Boucouture、Xeomeen<br>生厂商：德国默克制药公司（Merz Pharmaceuticals GmbH）<br>所在地：德国法兰克福市（Frankfurt，Germany） |
| | prabotulinumtoxinA-xvfs* | 吉欧韦<br>（Jeuveau） | 生产商：美国伊沃卢斯公司（Evolus）<br>所在地：美国加利福利亚州新港滩市（Newport Beach，CA，USA） |
| | letibotulinumtoxinA | 白毒<br>（Botulax） | 产品类型：Zentox、Regenox、Botulim、Reage、Botoshot<br>生产商：韩国 Hugel 有限公司（Hugel Inc.）<br>所在地：韩国春川市（Chuncheon，South Korea） |
| | prabotulinumtoxinA | 纳博妥<br>（Nabota） | 生产商：韩国大熊制药公司（Daewoong Pharmaceuticals Co.，Ltd.）<br>所在地：韩国首尔市（Seoul，South Korea） |
| | | 衡力<br>（Prosigne） | 产品类型：BTAX、Lantox、Liftox<br>生产商：中国生物兰州生物制品研究所（Lanzhou Institute of Biological Products Co.）<br>所在地：中国甘肃兰州 |
| | | 美多西素<br>（Medtoxin） | 产品类型：Neuronox、Botulift、Slax<br>生产商：韩国美迪妥思公司（Medytox，Inc.）<br>所在地：韩国首尔市（Seoul，South Korea） |
| B 型肉毒毒素 | rimabotulinumtoxinB* | 米奥布洛克<br>（Myobloc）<br>纽洛布洛克<br>（Neurobloc） | 生产商：美国世界医药公司（US WorldMeds，LLC）<br>所在地：美国肯塔基州路易斯维尔市（Louisville，KY，USA） |

* 目前已获得 FDA 批准。

外周交感神经系统的信号传递，但不会影响感觉传导。Kerner 将这种毒素称为“香肠毒素”，并猜测其来源是一种细菌。但让 Kerner 博士被人们记住的是他在自己身上进行了试验。他从香肠脂肪中提取了几滴液体滴在自己舌头上，他感觉到“喉部有收缩和窒息感、上颚和喉部非常干燥”，他注意到提取物尝起来发酸，很像香肠变质的味道。

幸运的是，Kerner 博士活了下来。他以近乎“千里眼”的预测，发现这种毒素能够抑制交感神经系统的过度活跃。1870 年，德国 John Muller 博士提出了“肉毒中毒”的概念，用以描述因食品卫生不良导致的致命性食物中毒。“肉毒中毒”这一名称源自拉丁词“botulus”，意为“香肠”。真正的病原体肉毒杆菌是由比利时根特大学的细菌学教授 Emile Pierre van Ermengem 博士于 1895 年分离并培养出来的。

肉毒毒素是人类已知的最具毒性的物质之一，曾有人考虑将其用作生物武器。将近一个世纪后，科学家们才研制出具有重要治疗价值的纯化型肉毒毒素。1978 年，Alan B. Scott 博士获得 FDA 批准，测试了这种药物对斜视的疗效。斜视是一种双眼无法同时朝同一方向看的疾病，也就是人们常说的“斗鸡眼”。在做人体试验之前，Scott 博士在实验室将肉毒毒素注射到猴的眼部肌肉中后，肉毒毒素被限制在目标肌肉中，直至最后药效完全消失其效果持久无副作用。他成功治疗了一名因斜视而接受过 3 次手术却均未奏效的求美者。在 Scott 的研究基础上，该肉毒毒素成了眼科治疗眼球震颤的主要方法。

1992 年，医学博士 Alastair Carruthers 和 Jean Carruthers 夫妇发表了第一份报告，提出肉毒毒素可用于美容。2002 年，FDA 宣布批准保妥适美容产品可用于暂时改善中度至重度的眉间皱纹。从那时起，肉毒毒素就成了面部皱纹治疗的代名词。

## 肉毒毒素的超说明书用药

1989 年，FDA 批准肉毒毒素可用于治疗两种眼部肌肉疾病，分别为眼睑痉挛（眨眼无法控制）和斜视（斗鸡眼）。2000 年 12 月，FDA 批准保妥适可用于治疗颈部肌张力障碍，这种疾病会导致颈部和肩部肌肉严重收缩。2002 年 4 月，FDA 批准肉毒毒素眉间纹注射适应证。眉间区也被叫作印堂，当降眉肌和皱眉肌收缩，将眉毛向下拉扯并并拢时，会形成皱眉时常见的川字纹。尽管肉毒毒素的多种用途获得了 FDA 的批准，在美容领域，FDA 仅批准了肉毒毒素用于眉间皱纹改善的治疗。因此，任何在这一范围之外的美容用途都被视为“超说明书用药”。

在临床实践中，超说明书用药或治疗是合法的，而且也比较常见。由于 FDA 已批准肉毒毒素可用于放松眉间肌肉，因而将其用于面部其他肌肉也是被广泛接受的做法。由于这些其他部位的肌肉有着类似的生理功能，因此可以将肉毒毒素用于面部多个肌肉群的美容治疗。肉毒毒素在面部最常见的超说明书用途包括用于上面部、下面部、颈部和胸部肌肉。它还可以用来调整面部不对称的问题，以及改善面部降肌上提肌肉。

## 肉毒毒素作用机制

肉毒毒素通过抑制神经肌肉接头处的乙酰胆碱释放来放松肌肉。每个肉毒毒素分子由一个重链和一个轻链蛋白质组成，两者之间通过二硫键相连（图 2-1）。

肉毒毒素注射后，在数小时内会被运至神经肌肉接头处。肉毒毒素的结合结构域（重链）与突触前受体结合，从而使该蛋白具有胆碱能特异性。肉毒毒素一旦与受体结合，会通过细胞介导的内吞作用进入神经细胞。随后，重链的易位结构域促使二硫键断裂，使轻链进入神经末梢。肌

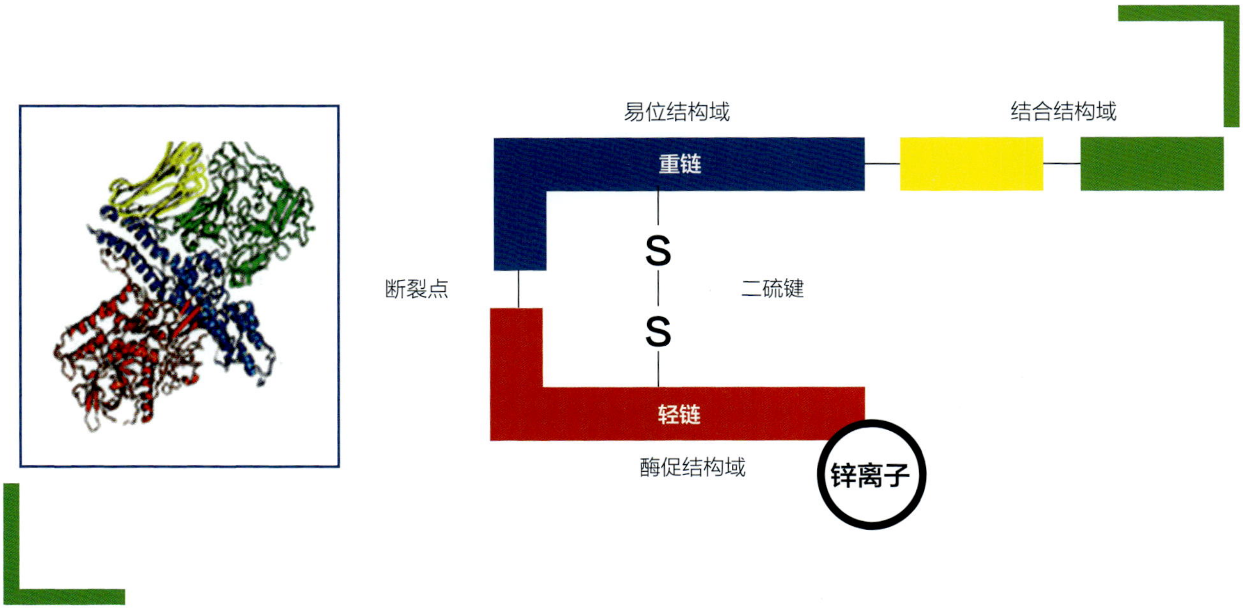


■图 2-1　肉毒毒素的晶体结构（插图）和分子结构

肉收缩时，SNARE 蛋白复合物通常会发出释放乙酰胆碱的信号。因此，神经和肌肉之间的信号传输被阻止，肌肉无法再收缩。肉毒毒素的效果通常在注射后 3 天内开始显现，但有时可能需要 7 ~ 10 天。由于注射的肉毒毒素剂量较小，其目的并不是干扰每一个神经元突触，而是有选择性地放松肌肉并降低其收缩能力，但不是使肌肉完全瘫痪。

尽管大剂量注射可能导致完全瘫痪，但在治疗剂量下，肉毒毒素能够减轻面部表情肌的过度活动，从而减少皱纹的形成和视觉上的深度柔和化。图 2-2 显示了正常情况下神经肌肉接头处乙酰胆碱释放的过程，以及注射肉毒毒素后抑制乙酰胆碱释放的机制，后者通过裂解 SNARE 蛋白发挥作用。新的神经突触末梢形成并开始允许乙酰胆碱再次释放时，目的是为了恢复肌肉的收缩能力，A 型肉毒毒素逐渐失效。这是因为新的神经末梢不再受到剩余肉毒毒素的影响，没有更多的游离肉毒毒素来干扰新形成的神经突触中乙酰胆碱的释放，因此，肌肉收缩能力得以完全恢复。

注射肉毒毒素后的效果通常是通过肌肉活动的减少和细纹与皱纹的平滑度来衡量的。肌肉收缩时绷紧肌肉会产生细纹和皱纹。由于注射后的肌肉不再以同样大小的力收缩，皮肤也不会随之形成皱纹。如果没有肌肉运动，那向某个区域注射更多的肉毒毒素则不会产生更好的美容效果。注射肉毒毒素后，效果可持续 4 个月，但它的效果不是永久性的。由于机体逐渐产生新的神经末梢，肌肉力量逐渐恢复，肉毒毒素效果就会逐渐消失。肉毒毒素注射效果是不可逆的，只有时间的推移才会减轻它的药效。尽管可以增加注射量，但是无法从体内移除肉毒毒素或阻止其发挥作用。

注射结果的有效期受多种因素影响，它们包括但不限于求美者本身的新陈代谢情况、皱纹的轻重程度、肉毒毒素注射量以及注射医生操作的熟练度和精确度。例如额头和眉间部位，在使用上不如其他功能性肌肉频繁，因此药效比其他部位持续更久。一般而言，求美者活动量越大，肌肉收缩越频繁，那么肉毒毒素失效就越快。例如，求美者在进行举重训练时绷紧面部肌肉，美容效

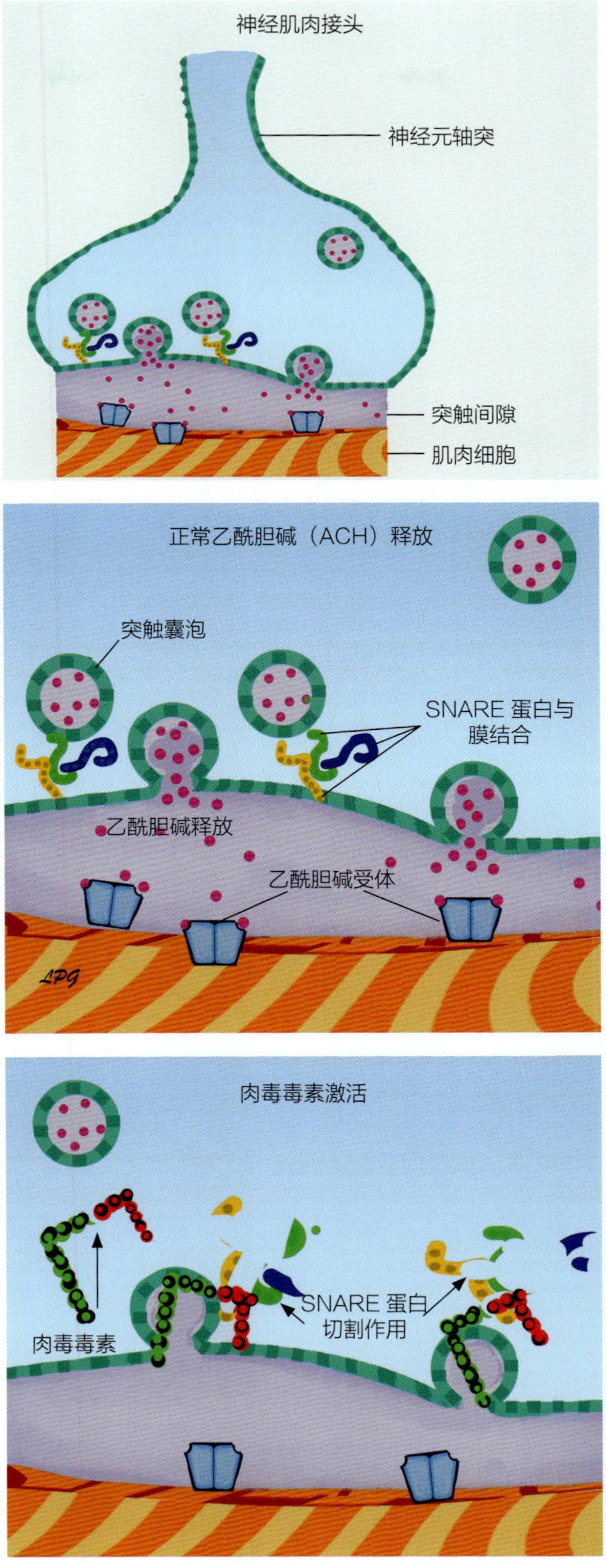


■图 2-2　乙酰胆碱于神经肌肉接头处正常释放时，细胞介导的内吞作用和 SNARE 蛋白切割对乙酰胆碱释放的抑制作用示意图

果就会大打折扣。注射频率也会影响美容效果的持续时间。一般而言，每隔 3 个月注射一次肉毒毒素可以避免之前注射的肉毒毒素完全失效，从而使美容效果更加持久。但是，也不推荐注射间隔小于 3 个月，因为这可能导致求美者对肉毒毒素产生抗药性。

## 皱纹类型

皱纹（皱褶）分为动态纹和静态纹两类。动态纹在肌肉收缩时产生，常出现在额头和面部眼周区域。静态纹则是由于皮肤失去弹性，在肌肉放松时呈现在皮肤上的皱纹。静态纹是面部表情肌肉长期反复收缩的结果。尽管大多数肌肉连接着骨骼或者软骨，但面部肌肉则是连接着颅骨和皮肤深层。当面部肌肉收缩时，面部皮肤收缩不足，这时就出现了皱纹。面部变化的程度与面部组织的黏膜或黏膜下组织的凹陷深度有关（图 2-3），由浅至深可分为细纹、皱纹和褶皱（图 2-4）。褶皱形成时，凹陷已穿过真皮层并接近皮下组织，这意味着皱纹从表皮层一直延伸至真皮层。而细纹仅存在于表皮层不会延伸至真皮层。细分这类现象的特定术语都基于皮肤的相对变化程度。

尽管皱纹和衰老似乎存在密不可分的关系，但是还有很多因素也会影响皱纹深度，包括皮肤结构、皮下脂肪量、皮肤含水量、胶原蛋白和弹性纤维的分布范围和所占比例，以及结缔组织和间隙的生化变化。然而，当胶原蛋白和弹性蛋白比例降低导致组织松弛时，动态纹会进一步发展成静态纹，而衰老过程正是造成这种变化的推动因素。这种变化通常先出现于鼻唇沟区。除此之外，其他因素也会加快形成静态纹，包括紫外线导致的光损伤、创伤、瘢痕和重力因素。紫外线辐射会产生超氧化物自由基，导致光化性皮肤损伤，主要表现为成熟 I 型胶原蛋白减少和未成熟 Ⅲ 型胶原蛋白增多。疾病也会改变真皮层中胶原

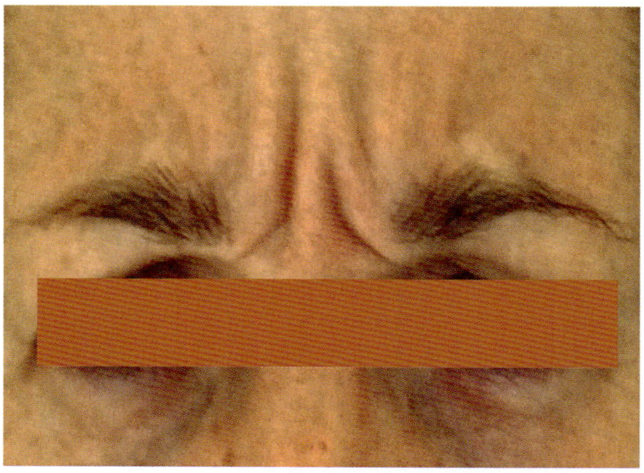

■图 2-3　面部表情肌肉收缩拉动皮肤，从而产生皱纹

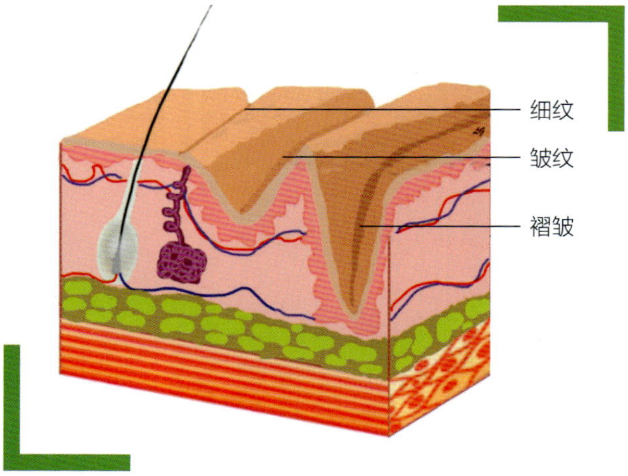


■图 2-4　细纹、皱纹和褶皱在皮肤结构中的分布示意图

蛋白的质量，造成皮肤过度松弛或早衰。此外，许多疾病也会加重面部皱纹，如早衰症、弹性纤维假黄瘤病（PXE）和埃莱尔·当洛综合征（先天性结缔组织发育不全综合征）。

## 填充剂

衰老会对皮肤产生严重的负面影响。过去只有在面部肌肉运动时才会出现的细纹，现在永久性地留在了脸上，而且会变得越来越深，鼻子和唇周部位都是重灾区。皮下脂肪垫体积的减小会导致脸颊和眼周出现凹陷，嘴唇变薄。面部填充剂被用来补充这些流失的部分，使嘴唇丰满。此外，虽然静态纹有时会在数月内注射数次肉毒毒素后得到改善，但面部填充剂可以加强皱纹改善效果，抚平顽固和更深的皱纹。一般来说，肉毒毒素对上面部作用最明显，而填充剂则在中面部和下面部发挥最佳作用。

## 填充剂的种类

用作填充剂的材料种类较多，既包括像脂肪移植和富血小板血浆（PRP）这样取之于求美者自体的材料，也包括自然材料和合成材料。在材料方面看似有很多选择，但是具体用什么材料取决于求美者自身情况、填充部位和已确定的填充方案。

### 自体填充剂

自体是指从求美者（供体）身上提取细胞或组织，再应用到同一求美者（受体）身上。这类填充剂除了注射部位局部发炎外，几乎不会产生排斥或不良反应，因此对一些人来说具有天然的吸引力。实际操作中，求美者可以用自身的细胞或组织来改善外表，而不用注射外部填充物，因此自体材料移植填充是一个不错的选择。

脂肪移植（脂肪转移或脂肪注射）是指从身体的一个部位取脂肪并注射到另一个部位的外科手术过程。手术的目的是为了让注射部位体积变大，以达到功能增强或治愈的效果。医生通过吸脂术从求美者身上取出脂肪组织，净化后将其注射到需改善的部位。

自 20 世纪 90 年代以来，临床医生已经将脂肪移植作为一种可靠手段，广泛用于改善和增强面部、胸部、手部、足部和臀部整形效果。最近，支持者记录了脂肪移植在瘢痕愈合方面的良好效果，并认为脂肪能够修复经放射治疗后乳房组织遭受的损伤。

支持脂肪移植的人认为，脂肪移植可以补充脸颊、眼部下缘和鼻唇沟等凹陷区流失的脂肪，而且效果自然。同时，还能抑制瘢痕增生，改善肤质和提高面部光滑度。

近10年来，富血小板血浆（PRP）被当作一种辅助疗法应用于伤口和软组织愈合的治疗。在这个过程中，医生从求美者身上抽取血液，然后在离心机中旋转以分离出富含生长因子的血小板。血小板重新悬浮在溶液中时，富血小板血浆呈凝胶状。接着，将其单独注射进皮肤可代替流失的部分，也可以与其他填充剂混合后注射进皮肤。富血小板血浆也可以与微针和激光治疗相结合，以恢复皮肤表面活力。富血小板血浆针对面部美容的临床应用还包括脱发、痤疮瘢痕、手术瘢痕、妊娠纹、色素沉着、容量损失、皱纹、细纹和皮肤纹理松弛。

## 透明质酸填充剂

透明质酸（HA）是一种天然存在的黏多糖，存在于人类和其他动物组织中，也存在于某些链球菌中。尤其是在人体的皮肤、眼部、关节和结缔组织这几个部位数量最多。由于其亲水特性，可以缓冲关节和润滑其他组织。透明质酸因为比较常见，加上具有较好的跨物种耐受性，在填充剂市场具有重要地位。

市面上有很多种透明质酸产品，使用预装注射器进行注射非常方便。这些产品的主要区别如下：透明质酸的来源或种类不一样，注射器中透明质酸浓度存在差异，透明质酸的颗粒大小不同，是否存在交联，交联剂的类型和透明质酸类型不同。此外，有些产品含有局部麻醉剂，可减轻注射时的疼痛感。

透明质酸填充剂并非永久有效，仅能持续6~12个月。透明质酸注射后可立刻见效，不像肉毒毒素注射后要数天后才能发挥最佳效果。同时，如果效果不满意还可以用透明质酸酶进行溶解。这种酶存在于体内，可以分解透明质酸，可长期用于增强药物吸收和减少药物外渗引起的组织损伤。透明质酸酶不会破坏求美者自身组织，并且注射到透明质酸填充剂上或附近时，可以完全水解透明质酸填充剂。除了透明质酸，其他填充剂无法被溶解。

因为透明质酸种类众多、使用方便且具有可溶解性，所以本书将在填充剂章节重点讨论透明质酸。同时，本书从历史观点出发，仍会介绍其他类型的填充剂。

## 羟基磷灰石填充剂

羟基磷灰石是一种类矿物化合物，天然存在于人体骨骼中。但是，羟基磷灰石填充剂是由生物合成的，无须使用动物或动物产品。这降低了过敏反应的风险，也无须进行皮肤测试。这种填充剂效果自然，不易发生扩散，副作用较少。作为牙医，我们需要熟悉它的用途。它也被广泛用于重建手术，并具有良好的安全记录。它不是永久性的，也没有逆转剂，在X线扫描中显示不透射线。此外，羟基磷灰石填充剂最好用于深层组织，因为其不透明性，若填充于皮下，可能会呈蓝灰色。因此，我们不建议把它用于嘴唇、细纹和凹陷的静态纹。市场上常见商标名为瑞得喜微晶瓷（Radiesse™），由德国默克制药公司生产。

羟基磷灰石填充剂应用于治疗中重度皱纹（包括鼻唇沟、木偶纹和皱眉纹）及改善脸颊饱满度和其他面部轮廓问题。该产品经常被用于改善面部组织流失问题，如艾滋病求美者面部出现的脂肪流失。

## 聚烷基酰亚胺填充剂

聚烷基酰亚胺是一种半永久填充剂，无法被人体吸收。它是一种聚合物，属于丙烯衍生物家族，其结构不含游离单体。其存在形式为生物相容性水凝胶，因此将其注射进人体组织时不会引起反应，无须过敏性测试。由于其放射透光性，在 X 线或扫描中不可见。它的作用机制如下：注射后 1 个月内，周围区域会形成一层薄薄的胶原蛋白。随着时间的推移，凝胶完全被胶原蛋白包裹。一次性可注射大剂量的聚烷基酰亚胺填充剂，其效果在长时间内保持稳定，且不会自行消失，如有必要，也可以将其去除。

该产品的商标名为阿夸美水凝胶（AquamidTM），由丹麦康特拉国际公司［Contura International A/S（Denmark）］制造生产。但目前该产品尚未获得 FDA 批准，无法在美国市场销售。聚烷基酰亚胺填充剂可能产生严重副作用，如自身免疫并发症，但它在治疗深层皱纹（鼻唇沟或凹陷瘢痕）、丰唇、改善颧骨和下颌线，以及面部脂肪流失方面有良好的应用前景，尤其适用于因艾滋病药物或疾病本身导致的面部萎缩。

### 聚乳酸填充剂

聚乳酸是一种无毒且可生物降解的材料，作为缝合材料使用已超过 40 年。聚乳酸用作填充剂时，能够刺激机体产生胶原蛋白。与其他填充剂不同的是，聚乳酸注射后填充效果不会立即出现，通常需要几个月才能看到逐渐显现的效果。

我们建议每个月注射 3 次，以便填充剂逐渐积累并达到预期效果。每次注射时，聚乳酸填充剂都会重新刺激求美者自身的胶原蛋白，需 4～6 个月才能显示全部的注射效果。尽管这种填充剂产生的效果是半永久性的，但仍需要定期进行注射维护。

聚乳酸填充剂对下面部效果较佳，可减轻笑纹、丰唇及较深的鼻唇沟。

该产品的商标名为童颜针（Sculptura™），由美瑞达（Merida）公司制造。

### 聚甲基丙烯酸甲酯微球（PMMA）填充剂

聚甲基丙烯酸甲酯微球常用于治疗中重度皱纹、褶皱和皮肤沟壑，尤其是鼻唇沟部位。它也可以用于填充凹陷性瘢痕和增加唇部的丰满度。作为一种半永久填充剂，它不可被人体组织吸收，适合需要永久性解决面部皱纹求美者。医生使用聚甲基丙烯酸甲酯微球填充剂时，先进行基础填充，评估效果后再决定是否需要更多的填充剂。

大概需要 3 个月以上才能看到聚甲基丙烯酸甲酯微球填充剂发挥的全部效果，并且需要多次注射来填充面部流失部分。由于该填充剂在皮下可见，注射时要求医生具备高超的技术，能够准确地将填充剂注射在真皮与皮下交界处，需要医生掌握钝针和线形退针注射技术。该产品的商标名为贝拉法（Bellafil™），由圣诺华医药（Suneva Medical）公司生产制造。与阿夸美水凝胶不同，该商标已获得 FDA 批准。

### 胶原蛋白填充剂

在 20 世纪 80 年代，胶原蛋白填充剂（如牛胶原蛋白 Zyderm™ 和 Zyplast™，人胶原蛋白产品 Cosmoplast™、Cosmoderm™ 和 Evolence™）曾是首选的填充剂。但最近几年，医生已大大减少使用胶原蛋白作为填充剂。

求美者注射胶原蛋白填充剂之前，需要进行过敏测试。即使测试结果呈阴性，注射后仍可能引起刺痛、心悸、灼热和其他皮肤炎症反应，此外求美者还可能出现皮肤感染、肿大和轮廓不规则的情况。由于这些原因，胶原蛋白填充剂逐渐退出市场，临床医生倾向于使用更安全的替代产品。

## 肉毒毒素和填充剂的综合应用

尽管肉毒毒素和填充剂是两种完全不同、各具特色的注射产品，但它们在美容治疗中相辅相成。肉毒毒素在理论上可以延长填充剂的有效期，因为被注射区域肌肉活动越多，填充剂吸收效果就越好。

单独使用肉毒毒素或填充剂来改善某个面部问题是比较常见的做法。如果同时使用，药效就会实现“1+1 > 2”的效果。

由于两者各有优缺点，医生在为求美者制订美容方案时，需要熟悉它们的作用机制和适用的面部区域，这是非常重要的。

## 总结

肉毒毒素是一种纯化蛋白，可减少肌肉力量。尽管有几种类型可供选择，但肉毒毒素由于效果较好，被广泛应用于美容治疗领域。为了达到预期效果，建议注射剂量不宜过多，因为它没有逆转剂。

注射型填充剂主要有四类，分别为脂肪、胶原蛋白、透明质酸和其他材料［如聚甲基丙烯酸甲酯微球（PMMA）］。透明质酸填充剂因其种类繁多，而且必要时可用透明质酸酶溶解，使其成为当前首选的填充剂。

一般来说，肉毒毒素在上面部效果最佳，填充剂在下面部效果最佳。临床医生通过将肉毒毒素和填充剂联合应用，为求美者提供了更多选择，从而获得了更好的效果。■

## 参考文献


[1] Nigam PK, Nigam A. Botulinum toxin. *Indian J Dermatol.* 2010;55(1):8–14.

[2] Duarte GS, Castelão M, Rodrigues FB, et al. Botulinum toxin type A versus botulinum toxin type B for cervical dystonia. *Cochrane Database Syst Rev.* 2016;10(10):CD004314. Published 2016 Oct 26.

[3] Segel HB. Travel Shadows by Justinus Kerner. Newcastle upon Tyne: Cambridge Scholars Publishing (2014) Erbguth FJ, Naumann M.

[4] Erbguth FJ & Naumann M. Historical aspects of botulinum toxin: Justinus Kerner (1786–1862) and the "sausage poison." *Neurology*. 1999;53(8): 1850.

[5] Pellett S. Learning from the past: historical aspects of bacterial toxins as pharmaceuticals. *Curr Opin Microbiol.* 2012;15(3): 292–299.

[6] Erbguth FJ. Historical notes on botulism, Clostridium botulinum, botulinum toxin, and the idea of the therapeutic use of the toxin. *Mov Disord.* 2004;19 Suppl 8: S2–6.

[7] Rowe FJ, Noonan CP. Botulinum toxin for the treatment of strabismus. Cochrane Database of Systematic Reviews 2017, Issue 3 Art. No.: CD006499.

[8] Ting PT, Freiman A. The story of Clostridium botulinum: from food poisoning to Botox. *Clin Med (Lond).* 2004;4(3):258–261.

[9] Klara K, Kim J, Ross JS. Direct–to–Consumer Broadcast Advertisements for Pharmaceuticals: Off–Label Promotion and Adherence to FDA Guidelines. *J Gen Intern Med.* 2018;33(5):651–658.

[10] Vilhelmsson A, Davis C, Mulinari S. Pharmaceutical Industry Off–label Promotion and Self–regulation: A Document Analysis of Off–label Promotion Rulings by the United Kingdom Prescription Medicines Code of Practice Authority 2003–2012. *PLoS Med.* 2016;13(1):e1001945. Published 2016 Jan 26.

[11] Satriyasa BK. Botulinum toxin (Botox) A for reducing the appearance of facial wrinkles: a literature review of clinical use and pharmacological aspect. *Clin Cosmet Investig Dermatol.* 2019;12:223–228. Published 2019 Apr 10.

[12] Fenske NA, Lober CW. Structural and functional changes of normal aging skin. *J Am Acad Dermatol.* 1986;15:571–585.

[13] Uitto J. Connective tissue biochemistry of the aging dermis. Age–related alterations in collagen and elastin. *Dermatol Clin.* 1986;4:433–446.

[14] Urdiales–Gálvez F, De Cabo–Francés FM, Bové I. Ultrasound patterns of different dermal filler materials used in aesthetics. *J Cosmet Dermatol.* 2021;20(5):1541–1548.

[15] Farolch–Prats L, Nome–Chamorro C. Facial Contouring by Using Dermal Fillers and Botulinum Toxin A: A Practical

Approach. *Aesthetic Plast Surg*. 2019;43(3):793–802.

[16] Simonacci F, Bertozzi N, Grieco MP, et al., Procedure, applications, and outcomes of autologous fat grafting. *Ann Med Surg (Lond)*. 2017;20:49–60. Published 2017 Jun 27.

[17] Gupta S, Borde Bisht P, Kannan C. Bio–Filler: An Effective Facial Rejuvenation Tool–Easy on Pocket. *J Cutan Aesthet Surg*. 2020;13(3):243–246.

[18] Kim JH, Kwon TR, Lee SE, et al. Comparative Evaluation of the Effectiveness of Novel Hyaluronic Acid–Polynucleotide Complex Dermal Filler. *Sci Rep*. 2020;10(1):5127. Published 2020 Mar 20.

[19] Tezel A, Fredrickson GH. The science of hyaluronic acid dermal fillers. *J Cosmet Laser Ther*. 2008 Mar;10(1):35–42.

[20] Greene JJ, Sidle DM. The Hyaluronic Acid Fillers: Current Understanding of the Tissue Device Interface. *Facial Plast Surg Clin North Am*. 2015 Nov;23(4):423–32.

[21] Fan Y, Choi TH, Chung JH, et al. Hyaluronic acid–cross–linked filler stimulates collagen type 1 and elastic fiber synthesis in skin through the TGF– β /Smad signaling pathway in a nude mouse model. *J Plast Reconstr Aesthet Surg*. 2019 Aug;72(8):1355–1362.

[22] Ryu HJ, Kwak SS, Rhee CH, et al. Model–Based Prediction to Evaluate Residence Time of Hyaluronic Acid Based Dermal Fillers. *Pharmaceutics*. 2021;13(2):133. Published 2021 Jan 21.

[23] Buhren BA, Schrumpf H, Bölke E, et al. Standardized in vitro analysis of the degradability of hyaluronic acid fillers by hyaluronidase. *Eur J Med Res*. 2018;23(1):37. Published 2018 Aug 20.

[24] Ferraz RM, Sandkvist U, Lundgren B. Degradation of Hylauronic Acid Fillers Using Hyaluronidase in an In Vivo Model. *J Drugs Dermatol*. 2018 May 1;17(5):548–553.

[25] Jacovella PF. Use of calcium hydroxylapatite (Radiesse) for facial augmentation. *Clin Interv Aging*. 2008;3(1):161–174.

[26] Mundada P, Kohler R, Boudabbous S, et al. Injectable facial fillers: imaging features, complications, and diagnostic pitfalls at MRI and PET CT. *Insights Imaging*. 2017;8(6):557–572.

[27] Christen MO, Vercesi F. Polycaprolactone: How a Well–Known and Futuristic Polymer Has Become an Innovative Collagen–Stimulator in Esthetics. *Clin Cosmet Investig Dermatol*. 2020;13:31–48. Published 2020 Jan 20.

[28] Nie F, Xie H, Wang G, et al. Risk Comparison of Filler Embolism Between Polymethyl Methacrylate (PMMA) and Hyaluronic Acid (HA). *Aesthetic Plast Surg*. 2019;43(3):853–860.

[29] Cohen SR, Berner CF, Busso M, et al. ArteFill: a long–lasting injectable wrinkle filler material–summary of the U.S. Food and Drug Administration trials and a progress report on 4– to 5–year outcomes. *Plast Reconstr Surg*. 2006 Sep;118(3 Suppl):64S–76S.

[30] Baumann L, Kaufman J, Saghari S. Collagen fillers. *Dermatol Ther*. 2006 May–Jun; 19(3):134–40.

[31] Sundaram H, Liew S, Signorini M, et al. Global Aesthetics Consensus: Hyaluronic Acid Fillers and Botulinum Toxin Type A–Recommendations for Combined Treatment and Optimizing Outcomes in Diverse Patient Populations. *Plast Reconstr Surg*. 2016;137(5):1410–1423.

# 第三章

# 美容咨询

美容效果的成功取决于以下 3 个因素：

- 提高求美者整体面部美感。
- 了解准确的解剖结构并治疗，同时预防并发症。
- 解决求美者的当务之急，并设定治疗预期。

在美容咨询中，第三个因素“解决求美者的当务之急，并设定治疗预期”常受到误解和低估。求美者在咨询医生时可能时间仓促，咨询流程也未必标准。医生要么一味满足求美者的所有要求，要么不加理由地向他们推荐其认为最适合的治疗方法。这两种极端情况都提高了治疗效果不佳或求美者不满意的风险，可能导致求美者转向其他诊所。仅按照求美者的要求提供治疗，可能无法提升他们的整体面部美感。求美者往往只关注自己面部的某个区域，难以客观评估整体面部特征和选择适合提升整体美感的治疗方案（图 3-1）。

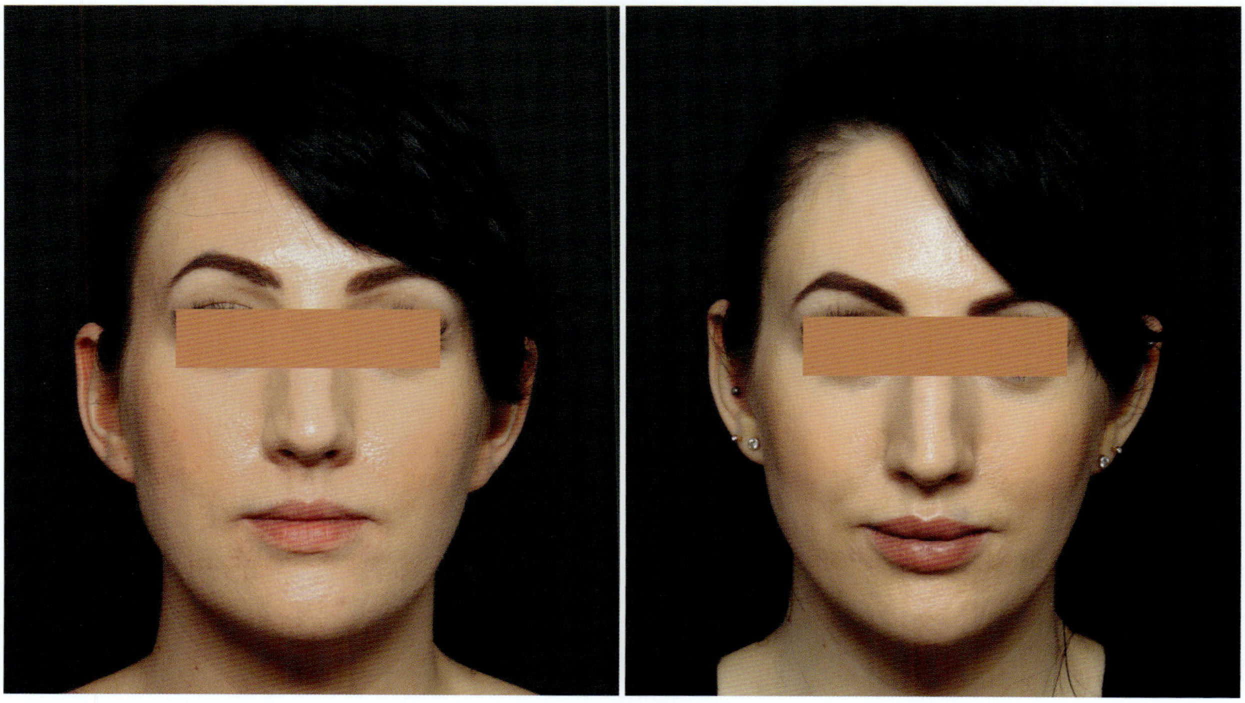

图 3-1　求美者（左图）要求改善鼻唇沟和下颏

求美者所提出的改善要求通常无法准确反映医生认为在生理学上需要改善的部位，这种情况非常常见。比如，在所给案例中，虽然求美者并没有明显的鼻唇沟或过宽的下颏，但在优化了嘴唇大小后，整个面部的比例得到了显著改善，整体美感提升了。时间紧张、流程不标准的咨询会提高求美者对结果不满意的风险。受过良好教育并充分了解信息的求美者，往往会对治疗效果有合理的预期，术后满意度也会更高。尽管这些医疗操作对求美者的心理健康有积极影响，但是其超出了保险的报销范围。因此，求美者在接受任何治疗前，必须对结果设置合理预期并充分理解。通过注射填充剂可改善软组织以达到美容效果的过程，但与牙科美容中的硬组织（牙齿）修复截然不同，软组织增加是不可以预测的。

这也解释了不管是外科手术还是非外科手术，用来预测面部美容效果的软件，其效果通常不如用于牙科手术的软件成功。

与美容外科手术或者牙科美容手术不同的是，非手术临床实践和商业模式想要取得成功，必须依赖求美者的定期和重复性就诊。如今，随着肉毒毒素的普及，治疗效果通常可持续 4 ~ 6 个月。如果求美者对注射效果满意，他们会回到诊所继续治疗。虽然市场上有大量品牌和类型的填充剂可供选择，但大多数填充剂的效果可以持续 9 ~ 15 个月，而大多数唇部填充剂的效果可持续 3 ~ 9 个月。以作者所在的诊所为例，接受面部填充治疗的求美者通常会在 12 个月后复诊，其中大多数会在 12 ~ 15 个月内再次接受治疗。求美者对首次填充治疗效果的满意程度，直接决定了他们是否会在同一家诊所进行后续治疗，这也是成功商业模式的关键。

医生还需决定如何向潜在求美者宣传自己的诊所。是选择只向牙科求美者推荐唇部填充，还是提供全面的面部改善计划，以弥补面部流失、优化脸形和实现面部和谐，从而为精致美容牙科治疗锦上添花？后者不仅需要可复制的评估体系和方案，还需要增加填充剂治疗的比重。例如对于牙科美容而言，A 诊所只提供牙齿替换和牙齿美白服务，而 B 诊所则能从整体面部评估方面入手，为求美者制订复杂的治疗计划。

目前市场上的填充剂通常以 1 mL 注射器为单位出售。一般情况下，唇部填充治疗需要 1 mL 的填充剂，而全面部治疗则可能需要 5 支或更多。这意味着如果使用更多注射量，治疗成本会显著增加。如果求美者缺乏相关知识，那么诊所的定价很可能会让他们望而却步。全球的大多数诊所通常按“1 mL”为单位宣传每支的注射价格。求美者经常会比较多家诊所的价格，以找到最适合自己的产品。然而这种做法也产生了负面影响，使填充剂市场趋于商品化。现在，求美者或消费者往往只关心填充剂的价格，而忽视了价格背后的因素，如医生的技术、其所具备的解剖学知识和制订治疗方案的经验。要想实现从一支填充剂转变为多支的目的，以及达到更好的治疗效果和更高的利润，关键在于求美者首次咨询的结果。诊所的接待人员应当准确识别求美者的诉求，一般来说，求美者主诉包括“看起来有疲态”“感觉不像自己”或“看起来邋遢或易怒”。上述提到的这些主诉都与面部特征的变化有关，都可以通过注射治疗来解决。接待人员还需询问求美者是否曾接受过注射治疗，并了解他们对之前治疗效果的满意度。这些信息可以帮助医生在咨询时更好地集中注意力，提高转化率。因此，在这个阶段，医生需要明确求美者的期望和当务之急。对于想要立即看到治疗效果、甚至愿意接受拉皮手术的求美者，推荐注射治疗来改善下颌线松弛是没有意义的。同时，医生需要花时间给求美者讲清楚为什么使用 2 mL 或 3 mL 的填充剂可以保持面部轮廓的完美，而不是只用 1 mL 填充唇部，因为这样可能会影响面部比例，如轮廓线。因此，美容咨询是一门需要平衡各方需求的艺术（图 3-2）。一方面，医生必须解决好求美者的当务之急。另一方面，医生必须认识到自己的业务职责

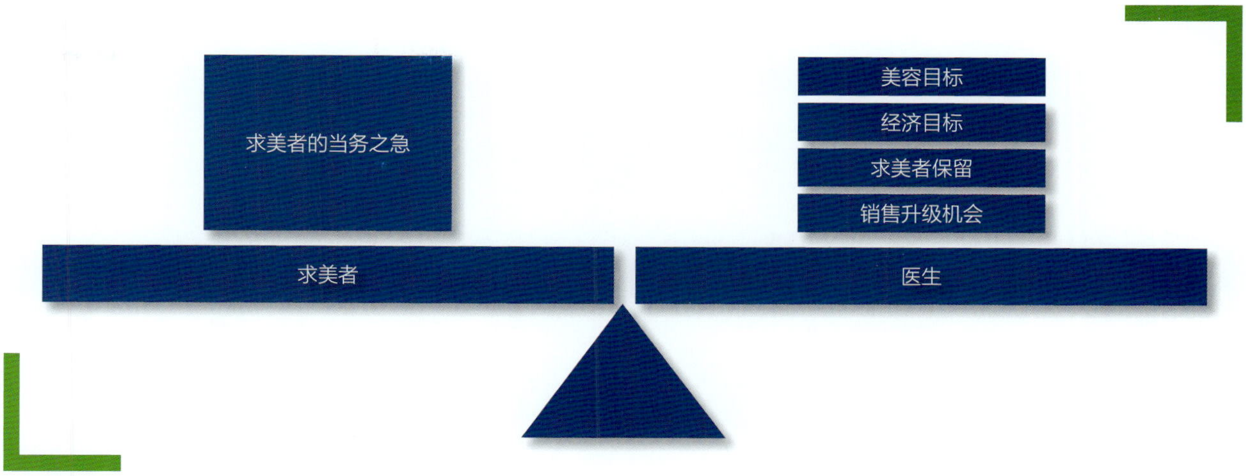


■图 3-2 美容咨询中的平衡艺术

和目标，即如何以安全、合理的方式客观提升每位求美者的美容效果，如何从每位求美者身上获得最大化的商业机会，以及如何提升转化率。

如果求美者对治疗效果满意，会每 3 ~ 4 个月到诊所注射肉毒毒素，或者每 6 ~ 12 个月到诊所注射填充剂。那么是否可以向这些求美者推销更高级别的其他相关服务呢？从长远来看，这类求美者对诊所来说是非常宝贵的资源。

在任何咨询中，美容从业者应该执行以下步骤：

- 评估和诊断与年龄相关的面部变化及其潜在的解剖学变化。
- 描述并解释应用于面部特定结构的技术操作，并确保其安全有效。
- 为达到解剖学目标选择合适的产品。

为了优化美容咨询并实现上述目标，必须制订一个系统流程。目前，已经有许多发表的流程可以为美容从业者在咨询期间获得指导。尽管如此，作者仍制订了一个系统的评估方案，以最大化有效咨询和成功治疗效果的可能性。

## TEOPLAN 美容评估体系

尽管不同种族和文化有着各自的审美标准，但面部轮廓在标准美中仍扮演着重要的角色。纵观不同文化背景，女性标准脸形往往介于椭圆形和心形之间。虽然不同种族和文化中的面部特征可能有所差异，但这种脸形通常被视为美的特征。具体而言，这种标准的女性脸形表现为双颧之间的距离大于双下颌角距离（图 3-3），从中面部至下面部逐渐收窄，线条柔和。眉毛的粗细和形状、上下嘴唇的比例和眼睛等特征差异可能随流行趋势和文化不同而变化。然而，公众一致认为，女性中面部侧面柔和过渡到丰满年轻的面中前内侧，是符合审美标准的，呈现出柔和的 S 形曲线（图 3-4 和图 3-5）。而男性的标准脸形则是方脸，双颧之间的距离等于双下颌角距离（图 3-6 和图 3-7）。从侧面看，男性面部轮廓更加分明清晰，从面中过渡到面中前内侧较为平缓，不呈 S 形曲线。男性面部的显著部位为下颏。一旦理解了美的标准，特别是脸形，那么医生制订和实施治疗方案就变得相对简单。美容医生需要迅速判断如何优化求美者的脸形，必要时可重新构建或提升符合性别特征的美学标准。

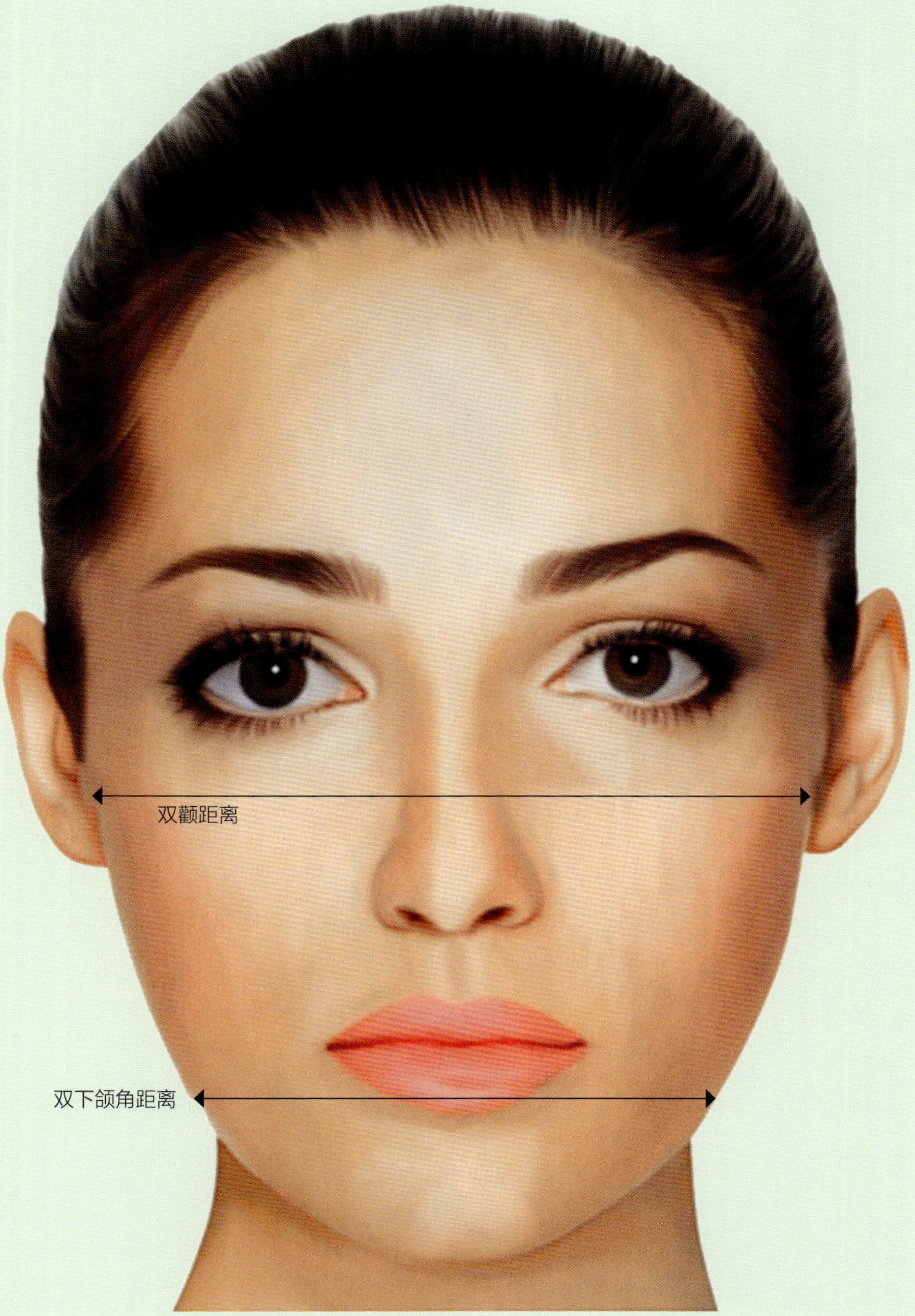


■图 3-3　标准的女性脸形应介于椭圆形和心形之间，且双颧距离大于双下颌角距离

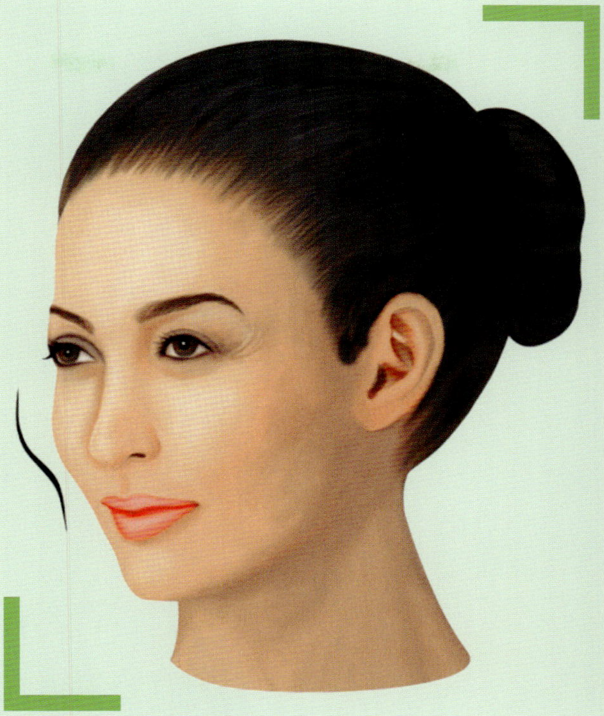

■图 3-4　标准女性面部应呈现出柔和的 S 形曲线

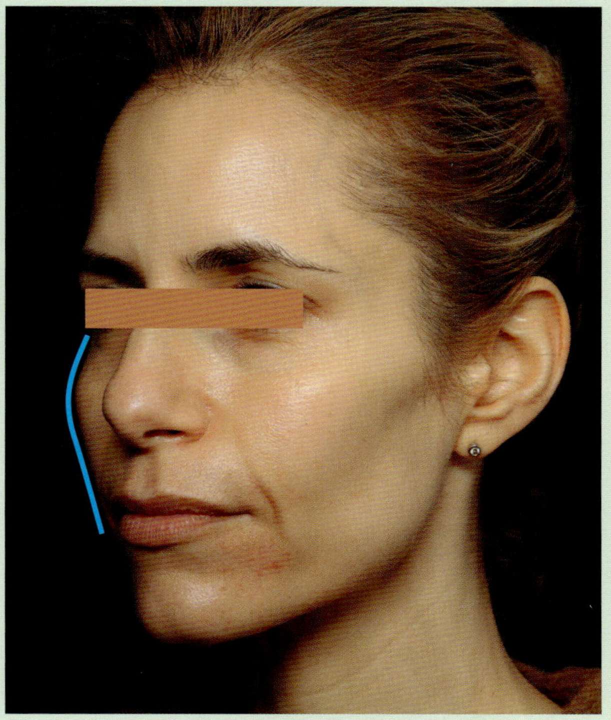

■图 3-5　S 形曲线可用于评估女性面部美

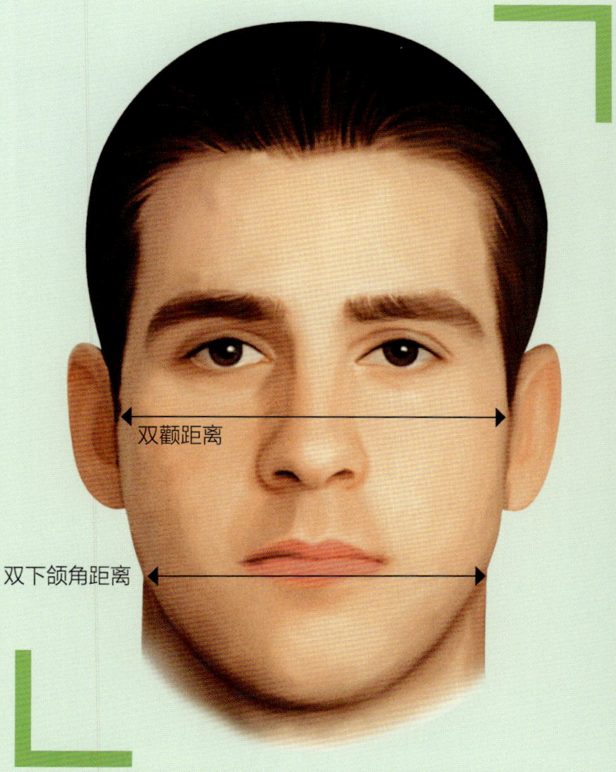


■图 3-6　标准的男性脸形为方形，且双颧距离等于双下颌角距离

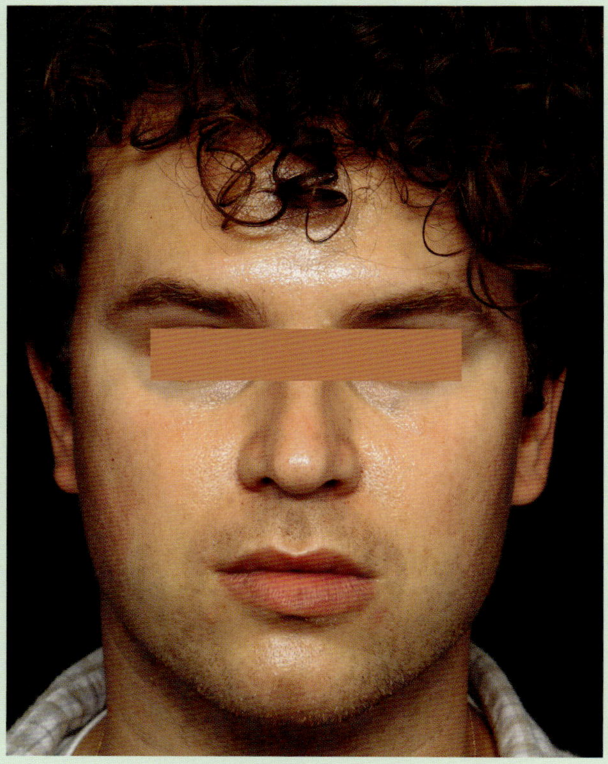

■图 3-7　该男性面部特征为双颧距离大于双下颌角距离，下颏强壮突出

为了帮助美容从业者，我们开发了一个可辅助评估需要治疗区域模板，并附有技巧提示建议（见第六章的技巧提示和附录 1）。

TEOPLAN™ 的构成要素如下：

- T 代表标准脸形。
- E 代表性别或种族特征检查。
- O 代表优先匹配。

Appendix IX provides a summary of the targets and techniques for the TEOPLAN™.

该体系（图 3-8）以评估某人（本书中以女性为例）是否拥有标准（椭圆形或心形）或非标准脸形为基础，确定不同性别或种族所认为的标准美。在该步骤中，作者建议对面部进行全面评估，将整个面部分为 3 个部分，并详细分析每个部分，列出需要改善的面部特征清单。示例如下：

**上面部**

- 颞部凹陷
- 前额凹陷
- 眉毛位置和形状
- 细纹

**中面部**

- 睑颊接合部
- 泪沟
- 外侧或内侧脸颊的突出和过渡
- Ogee 曲线
- 鼻唇沟
- 凹陷

**下面部**

- 下颌垂肉或下颌前沟
- 唇颏皱褶
- 侧面评估或美线评估
- 嘴唇丰满度和嘴形
- 下颏宽度
- 木偶纹

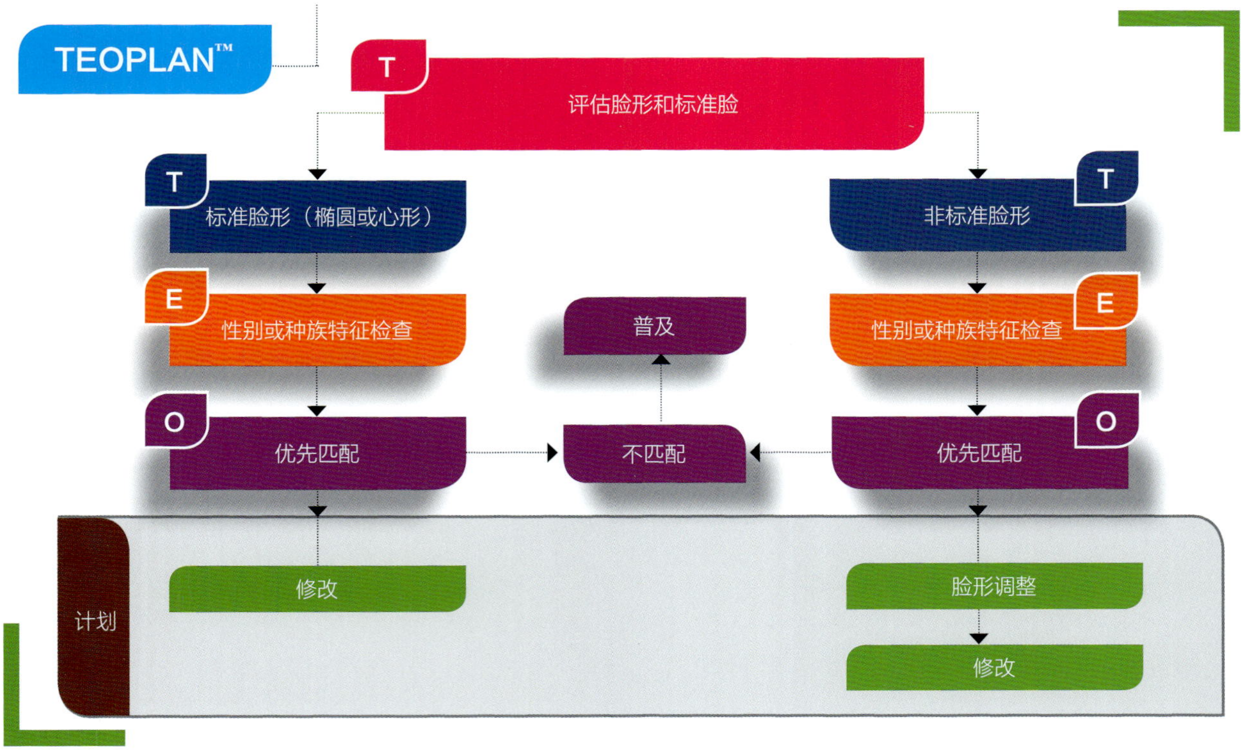


■ 图 3-8 TEOPLAN™ 是一种可复制的评估和咨询算法

医生详细评估求美者的面部后，应确定治疗的优先项。求美者最希望改善哪 3 个（或 5 个）方面？

这个阶段对医生决定治疗方案至关重要，应将初步评估确定的优先事项与求美者当前的优先事项相匹配。如果这两个阶段的优先事项不一致，医生应让求美者了解面部衰老的机制和原因，包括 3 个主要因素，分别为骨骼变化、脂肪变化和皮肤变化。

医生可以借助图片向求美者解读这些变化，这一步在咨询中也至关重要。例如，如果求美者仅要求治疗鼻唇沟，可能就无法理解医生为什么建议同时治疗中面部和鼻唇沟。

治疗步骤可以进一步细分为以下几步：

- 调整脸形。医生须调整求美者的面部结构和脸形。
- 精细治疗。医生须解决个性化问题或与年龄相关的面部问题，如泪沟、木偶纹和鼻唇沟。

## 标准脸形：椭圆脸或心形脸

若求美者的脸形为椭圆脸或心形脸（图 3-9），则无须进一步调整脸形。在脸形标准的情况下，医生需要识别出影响面部整体美感的区域，并对其进行优化。这一阶段的关键在于分析面部的各个区域，并明确注射部位。一旦完成这一步骤，医生应询问求美者希望治疗哪些部位，以及最需要解决的面部问题是什么。如果医生与求美者关注的观点不一致，应在咨询过程中向求美者普及相关知识。若求美者在了解和详细评估之后，仍坚持自己的观点，医生必须决定是否同意求美者的观点，因为如果妥协的话，很可能会降低求美者面部的整体美感。在这种情况下，医生应拒绝治疗并说明原因。

## 非标准脸形

针对非标准脸形，医生需要进行相应的调整，具体方法依脸形特征而定。

### 长脸

将长脸调整成近似椭圆形或心形（图 3-10），需要增加双颧距离。这就需要用到填充剂来填充口周外侧脂肪。在某些情况下，也可以在下颌角处注射填充剂以增宽双颧距离。但是必须保证双下颌角距离不会超过双颧距离，否则可能会导致女性面部呈现出男性化特征。

### 圆脸

圆脸由于皮下脂肪较多，再次注射填充剂会

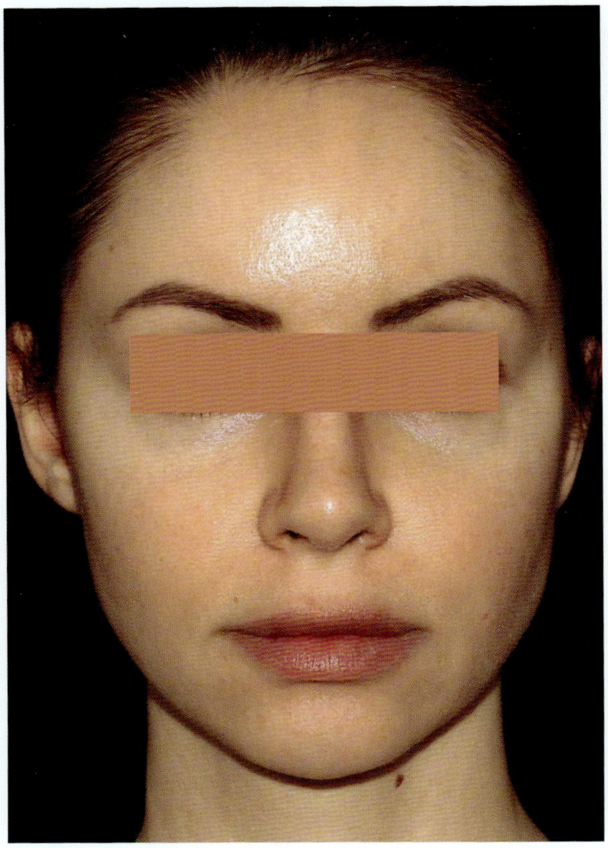

■ 图 3-9 心形脸

使皮下脂肪容量更多，使其成为最难治疗和调整的脸形之一（图 3-11）。通常来说，圆脸的调整方向是使其更加瘦削。

为了让圆脸更瘦，最直接的方法是在中面部增加容量以增加前凸度。丰唇、丰鼻背或延长下颏等方式都能让面部看起来更窄。此外，在前内侧脸颊注射填充剂也有助于使面部向前突出。使用该方法时，关键在于不会出现过度填充和动态畸形的风险。也可以在耳前区增强浅表肌腱膜系统（SMAS），有助于让侧面颊下部看起来更纤细，从而实现面颊下部凹陷。

### 方脸

一些缺乏经验的美容医生会认为侧面颊部注射填充剂可以改善方脸（图 3-12）。但实际上，这种方法很容易导致侧面过宽，使面部看起来不自然。方脸主要是由于双下颌角距离和双颧距离相等，这对男性来说是标准的面部特征。方脸的人往往咬肌肥大，注射肉毒毒素对其来说是一种有效的治疗方法，因为它可以收窄下面部，从而优化双颧距离与下面部的比例。然后再将皮肤填充剂注射于侧面脸颊，使面部轮廓更加清晰，恢复标准的女性脸部下颌曲线，或者填充下颏以实现拉长下颏的效果。

### 钻石脸

钻石脸的双下颌角间的距离非常窄（图 3-13），所以需要在下颌角处注射填充剂增加距离。同时，可能还需要在下颌线附近注射一些填充剂，使下颌线更加清晰，增加下面部的宽度。医生识别完求美者的面部特征后，应和求美者讨论优化方案。在评估面部各个区域的过程中，需要由求美者或医生确定需要改善的面部问题。

## 咨询过程

如前文所述，美容咨询需要一套一致性的、可重复使用的、针对所有求美者的评估方法。此外，面部评估过程中，还需要完成其他的步骤。在正式咨询前，建议为求美者的面部拍摄高质量的临床照片。借助照片可帮助求美者理解医生认为适合治疗的面部问题，仅靠一面镜子是不够的。求美者应素颜拍摄临床照片，遮瑕膏或粉底会掩盖面部衰老特征。

医生要确保求美者已经填写了基本的信息数据，如出生日期、病史和近亲属等。除此之外，医生还可以要求求美者填写问卷，明确他们的审美倾向，这有助于医生为其提供合适的治疗方案，包括牙科美容或牙齿矫正。

为了达到高效的咨询效果，求美者全程应保持放松。可以从求美者为什么来诊所及他们对现有治疗的看法等问题开始，重要的是，医生和求美者可以大方地讨论对治疗效果的担忧。求美者常常担心治疗效果不自然。现在越来越多的求美者开始追求自然的美容效果，他们不希望身边的人甚至家人注意到他们接受了美容治疗。医生还要了解求美者是否有即将到来的重要事件，如生日或婚礼，这是咨询过程中的另一个关键环节，有助于管理求美者的预期。随后，为求美者提供一面镜子，让他们想象一下其最想治疗的面部问题，了解他们最希望改善的面部问题。通过求美者的回答，医生可以快速了解哪些是可以实现的，并启动 TEOPLAN™ 评估体系。

给求美者普及相关知识也很重要。针对求美者对自己面部的观察，医生可以详细解释出现这些变化的原因，以便求美者理解治疗方案。求美者常见的主诉是眼睛疲劳，医生需要花时间用直观教具向他们演示为什么会注意到这些变化。在解释时，避免使用太多的解剖学术语，但也要提供足够的信息以获得求美者的信任。咨询过程中，医生也要确定求美者是否有身体畸形恐惧症（BDD）。患有身体畸形恐惧症的人，总是会认为自己存在生理缺陷，不管是真实存在的，还是主观臆想的。

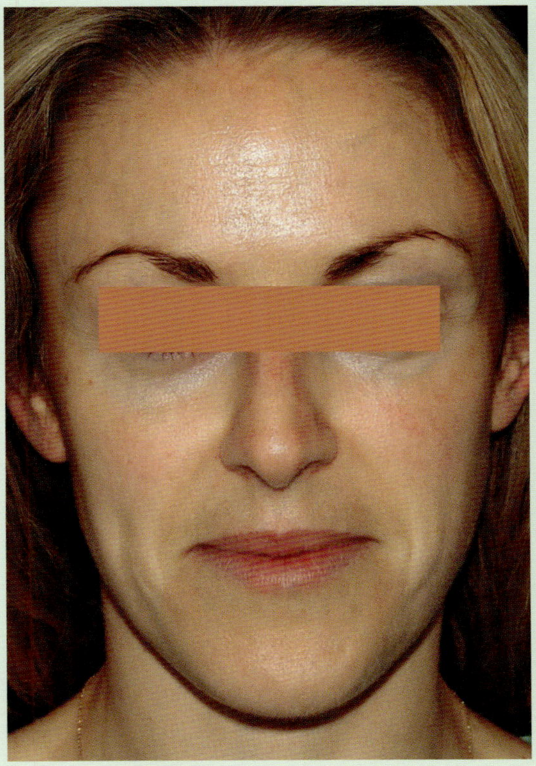

■图 3-10 长脸

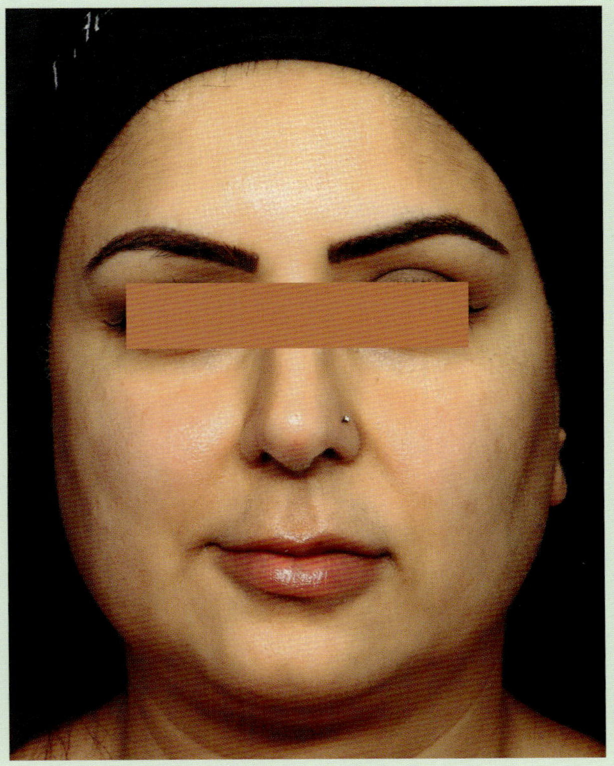

■图 3-11 圆脸

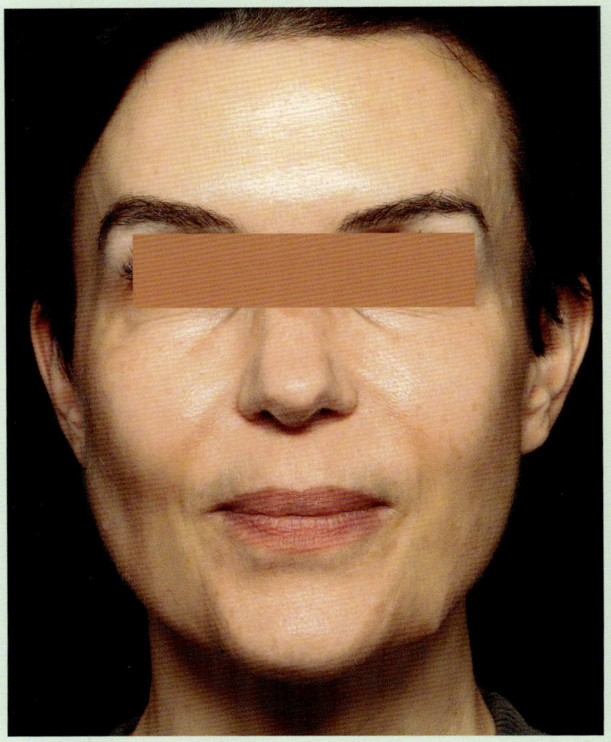

■图 3-12 方脸

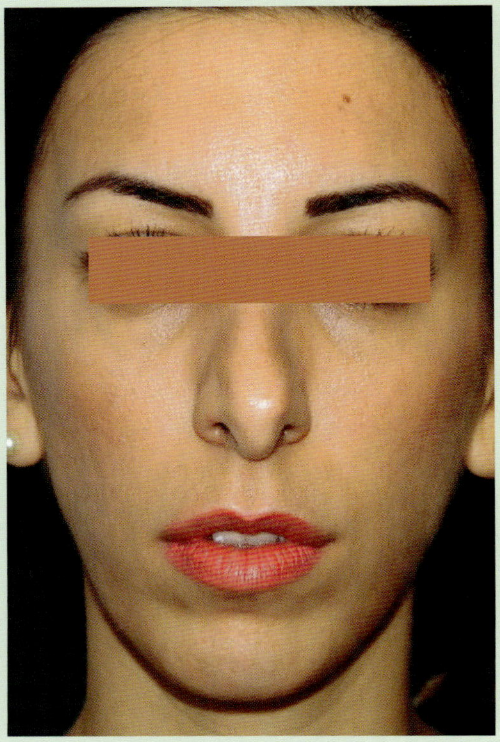

■图 3-13 钻石脸

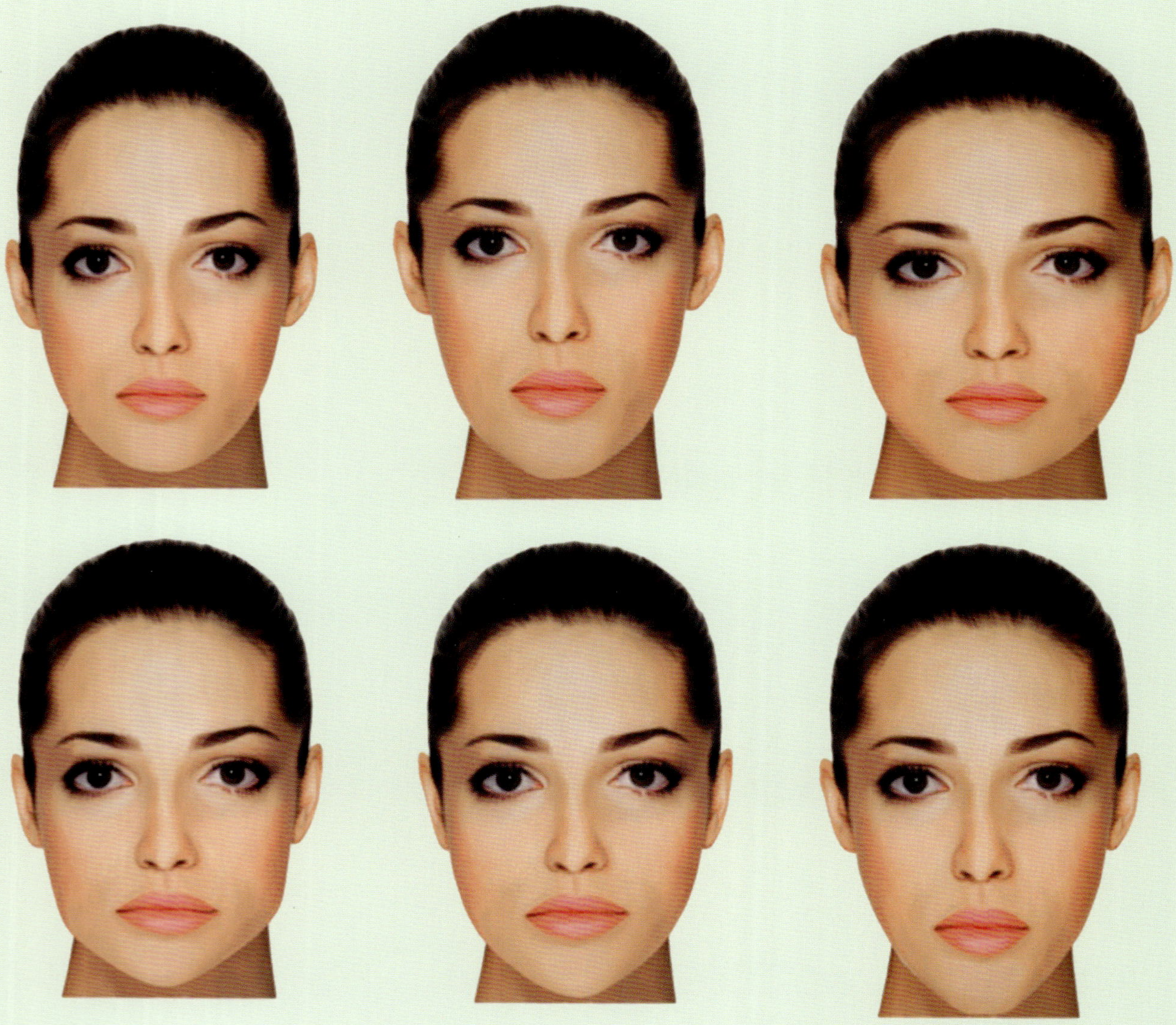

■图 3-14 女性脸形。第一排（从左到右）：椭圆脸、长脸、圆脸；第二排（从左到右）：方脸、心形脸、钻石脸

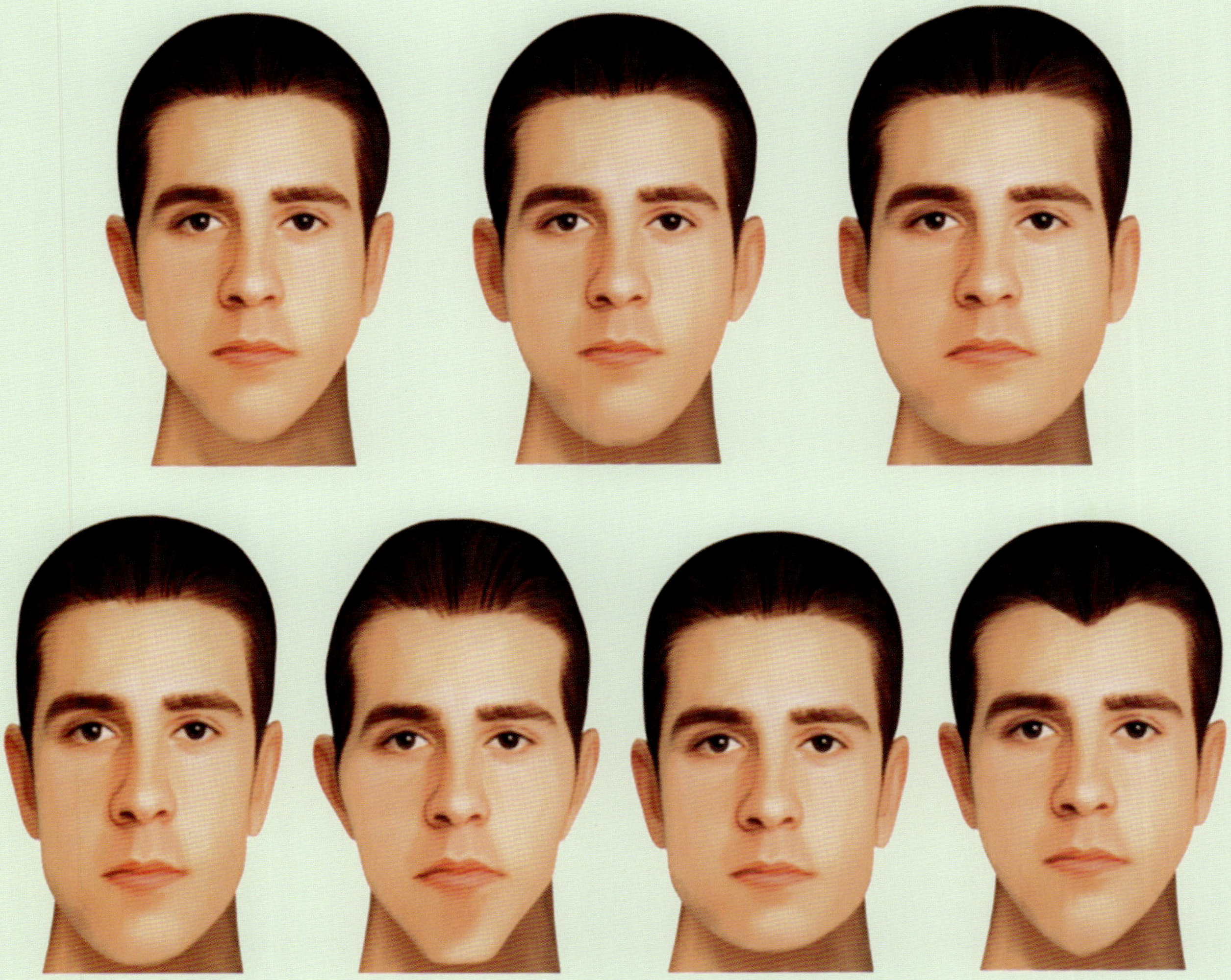

■图 3-15 男性脸形。第一排（从左到右）：长脸、椭圆脸、圆脸；第二排（从左到右）：长脸、钻石脸、方脸、心形脸

这类求美者不适合进行治疗，因为不管治疗结果如何，无论他们变得多么美，他们都会对治疗结果感到不满意。医生应注意识别这些特征，比如有一些缺陷和迹象无法被发现。在这种情况下，医生必须告诉求美者真相，找出任何不适合治疗的部位。咨询结束后，求美者应对治疗计划和费用有清晰的了解，否则他们可能不会接受治疗。

## 总结

基于黄金比例理论，面部宽度是评估美的有效指标。因此，脸形既是面部评估的内容之一，也是美容咨询的关键（图 3-14 和图 3-15）。医生在实践中利用 TEOPLAN™ 等可复制的评估工具，将有助于提高求美者满意度和转化率，并实现无缝治疗规划。■

## 参考文献


[1] Brennan C. The art of the aesthetic consultation. *Plastic surgical nursing: official journal of the American Society of Plastic and Reconstructive Surgical Nurses*. 2012;32(1):12–18. https://doi.org/10.1097/PSN.0b013e31824a6f74.

[2] Swift A & Remington K. BeautiPHIcation™: a global approach to facial beauty. *Clinics in plastic surgery*. 2011;38(3):347–v. https://doi.org/10.1016/j.cps.2011.03.012.

[3] de Maio M. Ethnic and Gender Considerations in the Use of Facial Injectables: Male Patients. Plastic and reconstructive surgery. 2015;136(Suppl 5):40S–43S. https://doi.org/10.1097/PRS.0000000000001729.

[4] Dhillon B, Patel T. A Retrospective Analysis of Full-face Dermal Filler Treatments: Product Choice, Volume Use, and Treatment Locations. *The Journal of Clinical and Aesthetic Dermatology*. 2020;13(9):33–40. https://www.nhs.uk/mental-health/conditions/body-dysmorphia/.

[5] Bjornsson AS, Didie ER & Phillips KA *Body dysmorphic disorder, Dialogues in Clinical Neuroscience*. 2010;12(2):221–232. DOI: 10.31887/DCNS.2010.12.2/abjornsson.

# 第四章

# 肉毒毒素注射基础理论

面部表情肌是大多数面部肉毒毒素美容术的目标区域。表情肌由第七颅神经支配，人体的大多数肌肉连接着骨和骨或者骨和软骨。而表情肌的独特之处在于它连接的是骨和皮肤，它源自颅骨表面，深入面部的结缔组织和真皮层。表情肌收缩时会被激活，肌肉的起点保持不变，肌肉运动发生在皮肤深层。因此，当这些肌肉收缩时，肌肉运动会拉扯皮肤形成细纹、皱纹或褶皱。随着年龄的增长，皮肤弹性降低、皮肤萎缩、淋巴流动减少、脂肪垫重新排列、皮下胶原蛋白流失、骨吸收和紫外线照射都会导致这些皱纹变得更多、更深，也更加明显。

大多数肉毒毒素美容术的基本目标是选择性放松面部表情肌，肌肉收缩时会拉扯皮肤形成细纹、皱纹或褶皱。为了提升治疗效果并确保求美者的安全，医生必须充分了解面部肌肉的起点和终点，了解面部每块肌肉是如何发挥提升、抑制和括约的功能的，以及了解肌肉之间的相互作用。尤其重要的是，医生要了解面部肌肉是如何朝相反的方向拉动，以保持肌肉间力量均衡的。同时，医生还必须了解注射区域与附近其他肌肉的距离，以避免相邻肌肉受到药效影响，从而导致不良的治疗结果（图 4–1）。

## 求美者病情记录

医生为求美者进行注射美容术时，应当秉持认真的态度，详细记录求美者的情况。在治疗前，求美者应填写完整病史，包括曾服用过的所有处方药、非处方药和营养添加剂信息。在经医生同意后，应嘱求美者停止使用阿司匹林、布洛芬、伊克赛锭、维生素 E 补充剂，以及鱼油、维生素 E、人参和银杏等易稀释血液的天然药物。此外，应嘱求美者在治疗前几天禁止饮酒。尽管上述做法可能不会影响长期治疗效果，但有助于降低注射部位出现暂时性并发症的风险。求美者应当向医生报告自己曾经做过的任何面部外科手术、面部植入，以及永久或半永久面部填充剂。任何肌肉或组织，如果它们的起点发生了改变，都会影响肉毒毒素的注射效果。医生应拍摄好计划治疗部位在放松和收缩状态下的照片，这是记录注射效果的唯一方法。有时，求美者习惯了治疗后的新面孔后，就会忘记注射前的样子，或者他们觉得注射后不如注射前好看。所以，在注射前拍摄照片有利于避免误解。医生可以利用拍摄的照片和求美者讨论面部对称的问题，这有利于探究其形成原因和潜在的治疗方法。

求美者还应阅读并签署一份详细的知情同意书，内容涉及注射的肉毒毒素的类型、预期疗程、再次注射的必要性、可能出现的术后并发症和副作用。

求美者每次就诊时，医生应为其填写一份表格，表中应记录注射部位、用药剂量、稀释比例和产品名称及批次号码。若求美者两周后再次就诊，应在表中记录注射后的面部变化、注射区

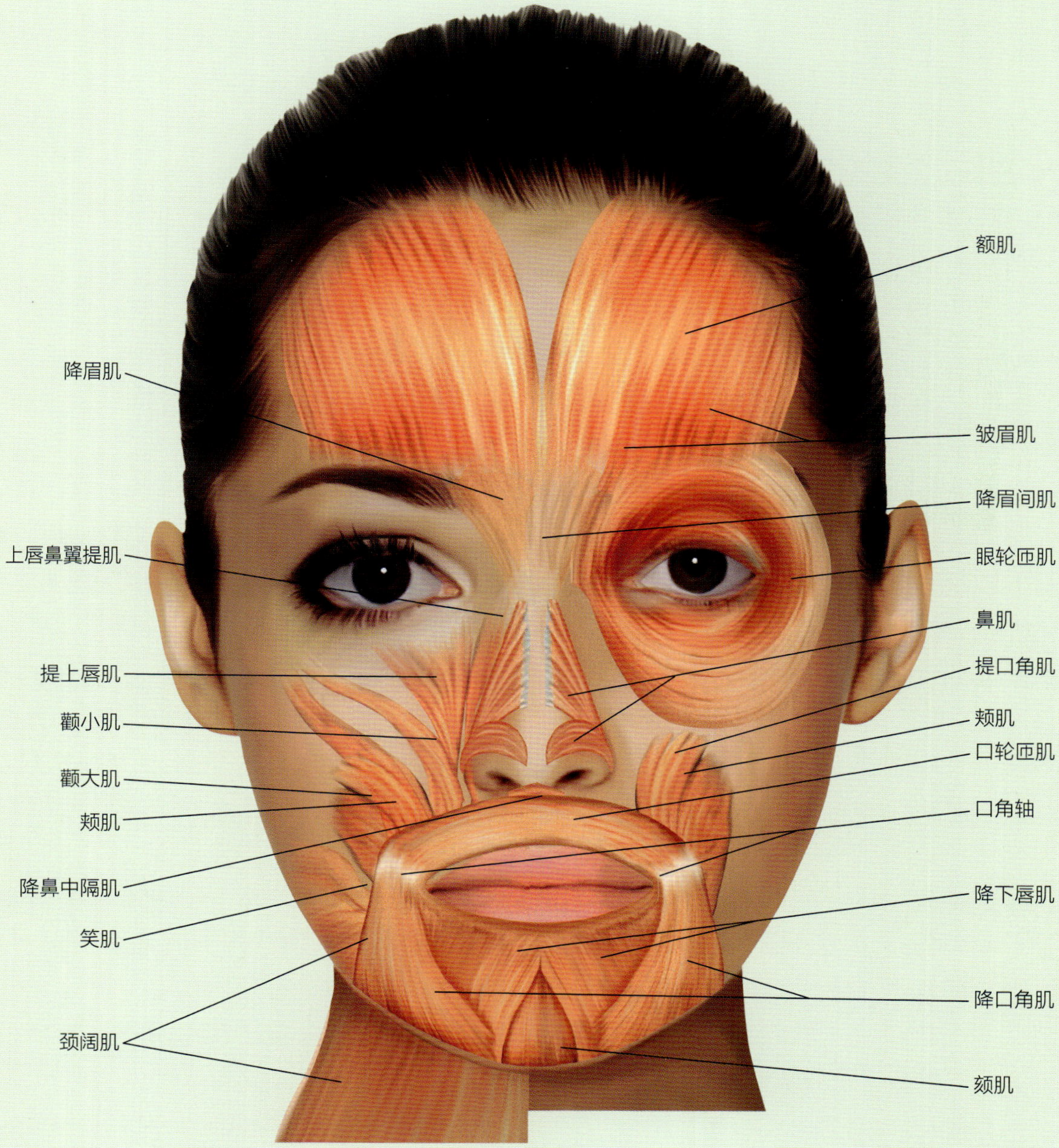

额肌
降眉肌
皱眉肌
降眉间肌
上唇鼻翼提肌
眼轮匝肌
鼻肌
提上唇肌
提口角肌
颧小肌
颊肌
口轮匝肌
颧大肌
颊肌
口角轴
降鼻中隔肌
降下唇肌
笑肌
颈阔肌
降口角肌
颏肌


■图 4-1 面部表情肌肉

域是否改变以及本次使用的药物剂量。若剂量增加，则须说明原因和指明给药区域。该表模板见图 4-2。这种记录方式有助于医生直观地了解注射点位和注射剂量，为下一次治疗提供参考，空白表格见附录 3。医生记录时，必须保持内容前后一致，一旦求美者达到最佳效果后，该记录可成为后续就诊的参考。此外，由于记录不会出现偏差，医生还可以在必要时增减剂量。如果有一个统一的记录系统，那么会大大方便诊所培训员工去解释和共同记录求美者的情况。

## 肉毒毒素禁忌证

### 绝对禁忌证

患有运动神经元疾病的求美者，如肌萎缩侧索硬化（ALS）、兰伯特·伊顿综合征（Lambert-Eaton）和重症肌无力，应禁止注射肉毒毒素。注射肉毒毒素会导致肌肉松弛，引发肌无力，而患有这些疾病的求美者若注射肉毒毒素会导致运动功能明显下降。在这些求美者的健康护理中，维持运动神经元功能正常是至关重要的。但是，也有例外。患有运动神经元疾病的求美者由于肌无力，通常无法控制吞咽反射。在这种情况下，使用肉毒毒素治疗可有效减少唾液分泌量（见第九章）。

处于妊娠和哺乳期的求美者应禁止注射肉毒毒素。尽管目前尚无临床证据表明肉毒毒素会危害孕妇健康。但谨慎起见，我们不建议给孕妇注射肉毒毒素。对于哺乳期求美者，虽然也缺乏临床证据，但同样建议不要进行注射。之前注射过肉毒毒素但出现严重不良反应的求美者，也不应再次注射。许多肉毒毒素产品中都含有人血清白蛋白，它可能会引发超敏反应，如发热、寒战、荨麻疹、不适、恶心、皮疹和（或）全身无力等。医生应在知情同意书写明药品信息。

严禁在感染活跃区注射肉毒毒素。若求美者出现发热、寒战、流感症状、面部肿胀或荨麻疹等症状，则应推迟治疗，直至症状消失为止。若求美者因以前的手术伤口或创伤而出现瘢痕疙瘩，则应先在耳后不显眼的部位进行试注射。若出现瘢痕疙瘩，则立即停止注射肉毒毒素。若未出现瘢痕疙瘩，仍不可忽视风险，应视为相对禁忌证。

### 相对禁忌证

拟注射区域出现组织炎症和目标肌肉过度虚弱或萎缩时，注射肉毒毒素要格外谨慎。因为注射肉毒毒素会加重这些体征和症状，建议求美者等问题痊愈后再进行注射。

肉毒毒素会和其他药物发生相互作用。在筛查阶段，要严格审核求美者现阶段的用药清单。如有疑问，应在注射前咨询求美者的主治医师，并获得医疗许可。像乙内酰脲这类抗惊厥药，包括磷苯妥英、狄兰汀、狄兰汀 125、乙妥英、磷苯妥英、皮加隆、苯妥英钠和苯妥英等，由于会抑制乙酰胆碱的释放，所以会加快肉毒毒素发挥药效。口服碳酸锂也会发挥类似作用，但是它的作用机制尚不清楚。氨基糖苷类药物，如链霉素和妥布霉素等也能增强肉毒毒素效果。

氟塞米和依克托非是滴眼液，通常用于治疗青光眼，可以加快神经递质乙酰胆碱的释放。使用这些滴眼液时，可能需要注射更多的肉毒毒素才能选择性地放松目标肌肉。他克林（治疗阿尔茨海默病的口服药物）、氯普胺（止吐药）和班布特罗（短效麻醉药）都可以抑制胆碱酯酶活性和延长神经肌肉的耐受时间。治疗期间，求美者在服用会降低神经肌肉传递的药物时，应获得医生许可。因为这些药物包括钙通道阻滞剂，可能会影响肉毒毒素发挥作用。华法林和阿司匹林等抗凝剂也会导致术后瘀伤增加。

一般来说，如果求美者正在服用任何可能会加快或降低神经递质乙酰胆碱新陈代谢的药物，医生应谨慎操作。尽管如此，药物相互作用导致的不良治疗结果较为少见。由于肉毒毒素治疗是

Name: Elle Bow

Date: 3/12/21

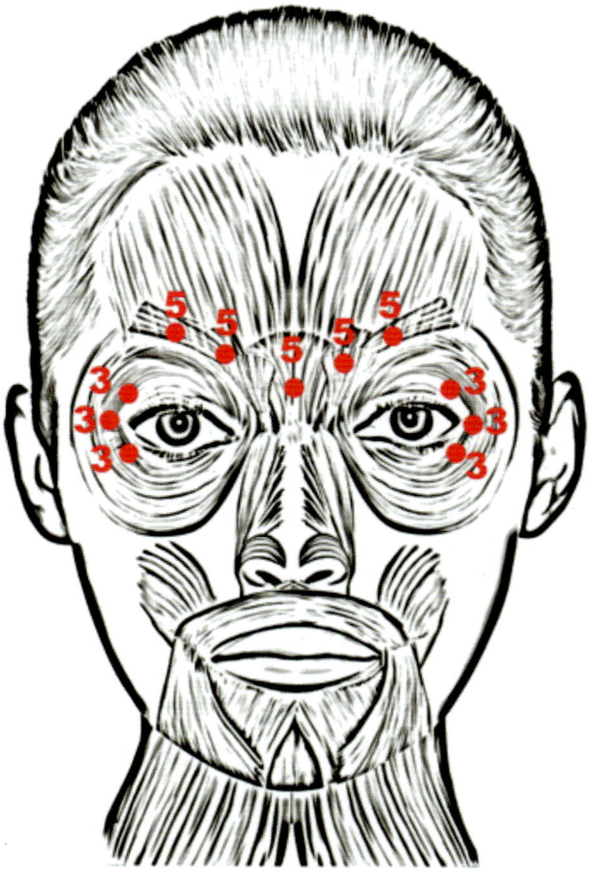


产品：保妥适™

稀释比例：1：1

批次号：c654bc4

有效期：07/23

总单位数：32

备注：

■图 4-2　求美者记录表模板（空白表格见附录 3）

一种美容注射术，因此必须对求美者的面部和身体畸形进行筛查。这种心理疾病的主要特征是因微小甚至不存在的面部缺陷而过分困扰。由于这类求美者不切实际的期望，所以很难获得满意的治疗效果。一般来说，他们不宜接受肉毒毒素治疗。

### 免疫风险

有些求美者可能对肉毒毒素产生免疫，从而降低疗效，但是这种情况非常罕见。该产品对产生免疫的求美者不再发挥药效。另外，还有一些求美者天生就对肉毒毒素免疫。血清中的蛋白质有时会刺激求美者的免疫系统产生中和抗体，使其在抑制乙酰胆碱释放之前失去活性。

在频繁注射肉毒毒素且注射剂量较大的情况下，会出现免疫。肉毒毒素注射应遵循一个关键原则，即尽可能使用最少量的有效剂量。每名求美者的最佳剂量存在差异。重要的是，医生需要为每位求美者制订个性化的治疗方案，记录最佳剂量和注射点位。此外，医生还需要向求美者说明频繁注射的危害，要重点关注那些经常来诊所频繁注射肉毒毒素的求美者，他们可能只是因为脸上出现一丝小细纹而来诊所，他们可能不会透露真实目的，但如果 3 个月后求美者来到你的诊所，且面部肌肉没有任何变化，你应该提醒他们注射太频繁可能会出现免疫风险。在解决免疫问题时，要记住肉毒毒素注射对操作人员的技术要求很高。随着求美者年龄的增长，肌肉运动情况也会发生变化，因此应每隔 3 个月重新评估求美者的面部肌肉。若求美者已出现对药品免疫的情况，可能与使用的产品有关。每家生产商的产品蛋白质序列不相同，所以问题可能出在产品上而不是肉毒毒素本身。

## 肉毒毒素注射

注射肉毒毒素在技术上并不难，但需要掌握一些基本技巧，尤其是在追求可预测的、一致的美容效果时。一般来说，肉毒毒素对上面部最有效，因为该区域相对于中面部和下面部来说，更有利于药物弥散，且不会造成功能障碍。由于肌纤维的扇形排列，面部肌肉根据功能不同可分为提肌、降肌和环形肌 3 种。注射的目的是在不引起功能障碍的情况下降低肌肉收缩能力。

如果注射肉毒毒素于降肌，那么该肌肉会上提。同样地，如果注射于提肌，该肌肉会下降。求美者注射肉毒毒素的最佳剂量受多种因素影响，包括皱纹深度、肌肉强度和求美者的个性化美容需求。因此，为了获得最佳美容效果，必须避免使某个区域过度僵硬，从而导致肌肉无法运动，使面部失去表情。皮肤皱纹、细纹和褶皱的方向通常与肌纤维垂直。例如，额肌呈垂直带状分布，肌肉收缩时，形成的皱纹呈水平分布（图 4-3）。

医生在治疗上面部肌肉前，应对 6 个不同的部位进行评估，分别为眉间、前额、鱼尾纹、眼下、鼻梁和眉毛。先进行整体评估，再分区域逐个评估。求美者收缩这些区域的肌肉时，可以借助手指触诊明确肌肉强度、大小和位置，并观察皱纹的长度和深度。这样可以确定其是动态纹还是静态纹。

动态纹在面部表情肌收缩时会出现。动态纹如果反复出现，再加上皮肤失去弹性和暴露于紫外线下，时间一久，就会发展成静态纹，永久留在面部。但是静态纹可能会随着时间的推移和定期注射而消失，肉毒毒素可以松弛肌肉，因此可以抚平动态纹。但存在一个误区，很多求美者认为肉毒毒素可以抚平所有皱纹。这也是医生在注射前要明确告知求美者的，同时还应管理好求美者的期望值（图 4-4）。医生可以告诉求美者用填充剂治疗静态纹。后续章节将进一步讨论填充剂技术。

确定不同肌肉区域的肉毒毒素的注射位置和注射剂量也至关重要。面部有些区域会相互影响，主要体现在眉间和前额这两个部位。眉间肌肉会降低眉毛，将其向下和向前拉。而额肌较大，主要是提升眉毛，所以注射额肌时，眉毛会相应下

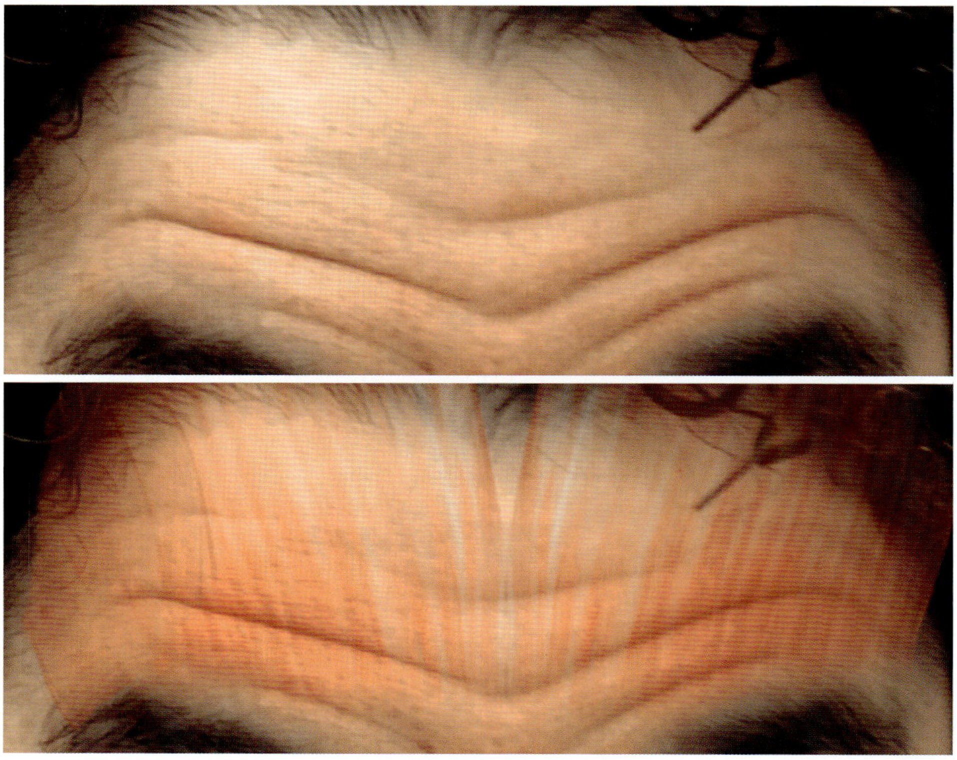

■图 4-3 求美者抬眉时会导致前额肌肉收缩，出现横向前额皱纹（上图）。面部表情肌收缩过程中产生的皱纹垂直于肌纤维方向，本例中的前额肌收缩也是如此（下图）

垂。如果注射的目的是抬升眉毛，那么肉毒毒素会放松眉间肌肉。在治疗前额横纹时，为了保持眉毛的抬升效果，剂量需要更加保守，注射位置也要更合适。药量必须在额肌区域发挥作用，这样才不会抵消眉毛抬升的效果。因为这块肌肉比较大，很容易抵消因放松眉间肌肉而产生的提眉效果。若出现这种情况，就会导致眉毛下垂。治疗目标应当是在提升眉毛和抚平前额皱纹两者之间实现平衡。后文会进一步讨论该内容，同时避免最常见的不良治疗效果。

每名求美者都有最合适自己的注射剂量。在接诊新求美者时，医生需要决定其最小注射量，以获得理想的美容效果。如果求美者从未注射过肉毒毒素，建议遵循以下方案，并要求求美者两周后复诊，以便评估效果并做出调整。若需要增加剂量，请务必向求美者解释原因。两周后进行评估时，医生可以确定需要增加剂量的部位，以达到预期的美容效果。要记录好对求美者进行的任何后续治疗，治疗所产生的的额外费用将被汇总到首次就诊的费用中。两周后，若求美者对注射结果满意，说明药量是合适的。3 个月后再注射时，可以参照该剂量进行注射。

**技巧提示**

### 求美者最佳注射频率

- 虽然肉毒毒素的药效可维持 4 个月左右，但再次注射的最佳间隔时间是 3 个月，因为这时肌肉放松状态还未完全消失。由于注射太过频繁会导致求美者对该蛋白质产生免疫，所以建议注射间隔时间不应小于 3 个月。

## 求美者评估

首先，让求美者放松所有面部肌肉，然后整

案例 1

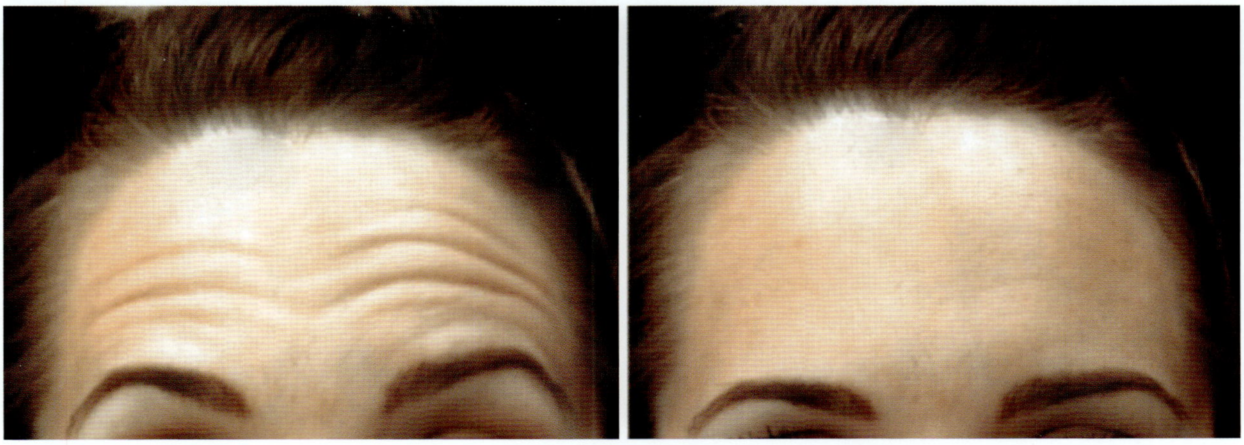

前额肌肉收缩

前额肌肉放松，无明显皱纹

案例 2

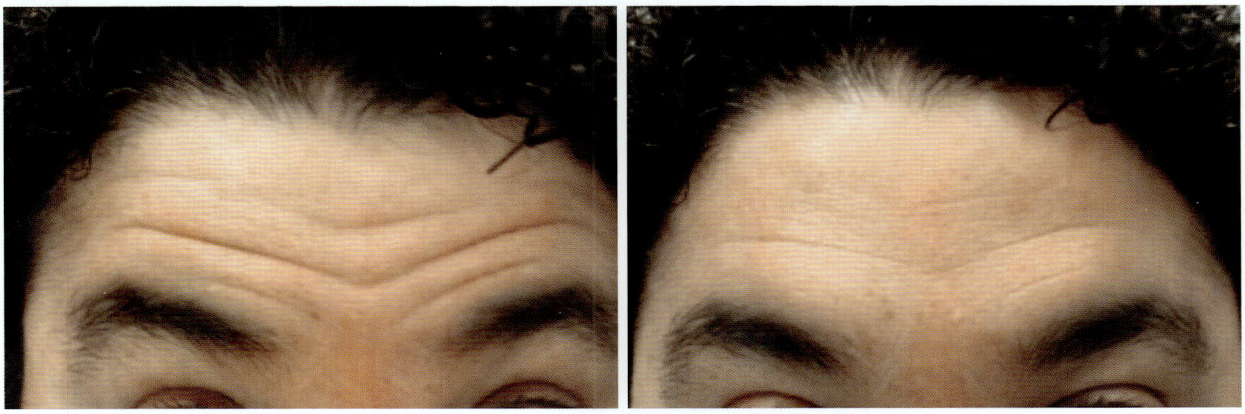

前额肌肉收缩

前额肌肉放松，皱纹明显

■图 4-4　在案例 1 中，前额肌肉收缩引起横纹，但一旦肌肉放松皱纹就会消失；这些是动态纹。在案例 2 中，肌肉放松时有些前额皱纹仍存在，这些是静态纹

体评估上面部的外观。通过这一步骤，医生可以明确注射肉毒毒素后会获得的最佳美容效果。求美者可以借助手镜参与到面部评估的过程中。接着，让求美者收缩每块肌肉群。求美者收缩肌肉时，用皮肤标记笔（图 4-5）标明收缩最强烈的部位，即皱纹最深的部分。由于肉毒毒素在常规配制的稀释液中（2.5 mL 稀释 100 U 的 BTX-A）的弥散区域为一枚五分硬币大小，因此医生可以根据皱纹的长度来估算标记点之间的距离。

在此过程中，医生可以和求美者讨论治疗的可能性以及达到最佳美容效果须做出的妥协。通过选择性地放松求美者的面部表情肌，可以使其看起来更有精神，眼睛变得有神、眉毛上扬、弧度适中。如果求美者要求去除所有皱纹，医生则须继续进行预期管理并向求美者解释如何变得更美。如果医生能适当做到低承诺、高回报，求美者的满意度就会显著提升。

面部和五官很少是完全对称的。求美者如果存在明显的不对称，应记录、拍照并与求美者讨论。如果不对称是由于某侧肌肉活跃程度超过了另一侧相应肌肉的活跃程度，那么可以根据肌肉抑制或提升的需要，将剂量略微调高或调低来改善面部不对称。但是，如果面部不对称的原因是瘢痕挛缩、皮肤过厚、异常解剖结构或其他原因

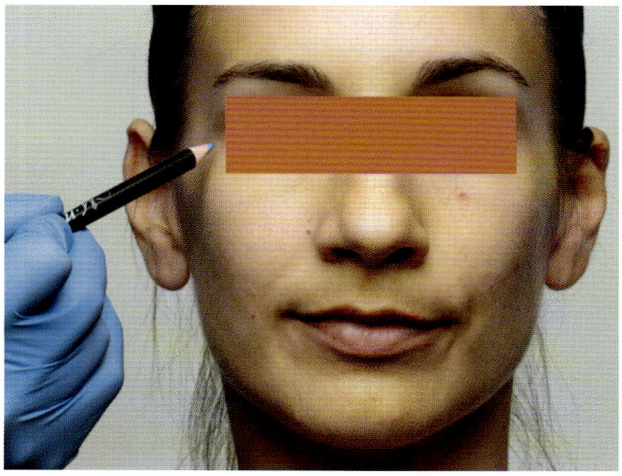

■图 4-5　用皮肤马克笔（马克笔不易清洁，最好使用白色或红色眼影笔）在预注射部位附近标记点位

造成的，则很难通过注射改善。

## 针头和注射器

注射时选用的针头对注射的舒适度影响较大。一些注射器是专为肉毒毒素注射设计的。31 号（G）和 32 号（G）一次性胰岛素的短款注射器容易获得，因此我们建议使用该注射器。但需要注意的是，这些注射器上的标记单位是胰岛素单位，而不是肉毒毒素单位。胰岛素注射器上的每一格代表 0.01 mL 溶液。

## 肉毒毒素配制

在储存、稀释、选择适当剂量和注射肉毒毒素时，必须要格外谨慎。虽然不同产品的稀释公式不一样，但是测量单位都是相同的。请参阅每个产品的说明书，以确定如何将该产品稀释。肉毒毒素会向周围弥散，肉毒毒素稀释度越高时，弥散半径越大。然而，明确多少容量等于 1 U 仍然很重要。我们可以通过一个简单的比喻来思考：往一杯水和一加仑水（1 加仑 ≈ 3.78 L）中各滴入一滴红色油漆，两者所含油漆量相同。1 mL 生理盐水中含有 1 U 的肉毒毒素与 2 mL 生理盐水中含有 1 U 的肉毒毒素，它们药物量都是 1 U，只是溶液的容量变大了。目前生产商推荐的稀释方法已列在表 4-1 中。

■表 4-1　生产商推荐的 A 型肉毒毒素稀释方法 *

| 公司 | 品牌名 | 药瓶规格 | 稀释（U） | 剂量（ML） |
|---|---|---|---|---|
| 艾尔健 | 保妥适（Botox） | 50 U | 1.25 mL | 1 U=0.025 mL |
| | | 100 U | 2.5 mL | 1 U=0.025 mL |
| | 维斯塔贝尔（欧盟）（Vestabel） | 50 U | 1.25 mL | 1 U=0.025 mL |
| 高德美 | 丽舒妥（Dysport） | 300 U | 1.5 mL | 10 s.U=0.05 mL |
| | | 500 U | 2.5 mL | 10 s.U=0.05 mL |
| | 阿扎鲁尔（Azzalure，欧盟） | 125 U | 0.63 mL | 10 s.U=0.05 mL |
| 默兹 | Xeomin | 100 U | 2.5 mL | 1 U=0.025 mL |
| | 珀珂特（Boucouture） | 50 U | 1.25 mL | 1 U=0.025 mL |
| | | 50 U | 2.0 mL | 1 U=0.04 mL |
| 伊沃卢斯 | 吉欧韦（Jeuveau） | 100 U | 2.5 mL | 1 U=0.025 mL |

* 该稀释比例由生厂商推荐

肉毒毒素以小玻璃瓶封装供应，真空密封、无菌保存。小瓶瓶底可以看到一个小环，乍一看以为是空的，实际上肉毒毒素是一种白色粉末。在注射前，每个小瓶都应加入适量的无菌生理盐水稀释。尽管我们建议使用浓度为 0.9% 的不含防腐剂的生理盐水次氯化钠进行配制，但稀释后的产品仅供一次性使用，无法长期储存。大多数医生选择使用含有防腐剂的生理盐水稀释肉毒毒素，以延长稀释液的有效期，并且因其含有苯甲醇，该物质会产生轻微的麻醉效果，可减少注射时的疼痛感。在准备注射肉毒毒素前，医生应当用酒精对药瓶顶部进行消毒，以确保在准备阶段酒精已完全蒸发。酒精若没有完全蒸发，则会进入装有肉毒毒素的药瓶。为了避免交叉感染，针头一旦开始注射，就不应再从药瓶中抽取液体。

在稀释肉毒毒素时，应使用 18 号（G）针头和容量为 5 mL 的注射器抽取适量生理盐水。由于肉毒毒素分子结构脆弱，因此必须谨慎处理该步骤，以避免二硫键断裂，导致肉毒毒素失效。配药时针头应斜插入瓶塞并紧贴瓶壁，瓶内的真空状态会立即产生吸力快速将生理盐水吸入瓶内，以免垂直产生泡沫影响生物活性。一旦生理盐水滴入小瓶，要将针管与针头分离以中和瓶内负压。10～20 s 后，将针头从瓶顶移除。注意不要摇晃小瓶，而是把它捏在手中轻轻地滚动或旋转，使粉末均匀混合成溶液（图 4-6）。若瓶内为非真空状态，则产品无法发挥作用，不应使用。若肉毒毒素失活，可以向生产商要求换取一瓶新的。真空密封可以证明药品处于纯净和无菌状态，表明未被污染。使用非真空产品不符合护理标准。

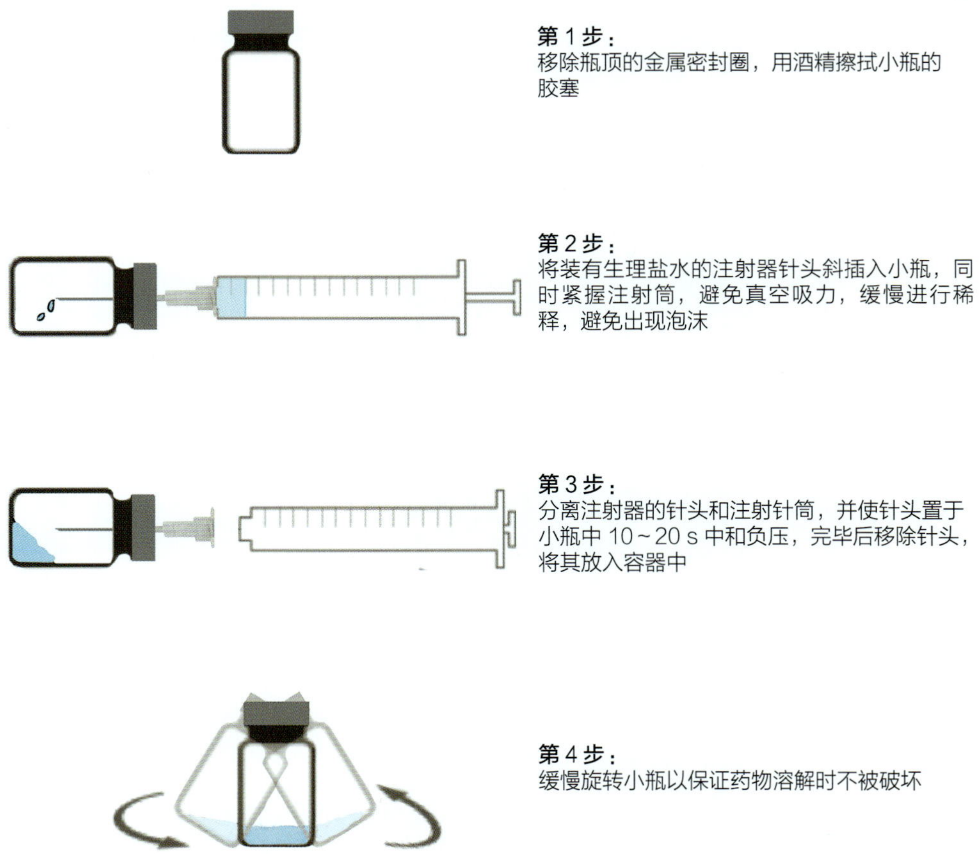


■ 图 4-6 混合溶液时必须小心谨慎，确保产品的无菌性和完整性

应当在瓶身的标签上记录复溶的日期和具体时间。稀释肉毒毒素时，若使用不含防腐剂的生理盐水，应在复溶后 24 ~ 48 h 内给药；若使用含防腐剂的生理盐水，冷藏可放置 1 个月。这两种稀释液都应储存于冰箱中（2℃ ~ 8℃或 35°F ~ 47°F）。建议提前准备好一个托盘，方便求美者到达时进行注射。托盘中应放置针头、纱布和皮肤标记笔。此外，托盘中应放一个开盖器，方便打开瓶盖。由于橡胶塞可以取下，有利于从小瓶中取出剩余部分，这样就更容易从小瓶中取出最后一滴溶液。

若求美者有单个或多个适应证，医生在治疗时应当记住 3 个月内的最大累积注射剂量一般不应超过 360 U。然而，我们的治疗目标是用最少的药量获得最佳效果。无论何时，肉毒毒素的复溶液应当无色透明，无任何颗粒物质。在注射前应当进行物理检查，确保溶液安全。

根据经验，1 U 的保妥适、德国肉毒毒素（西玛）或吉欧韦 ≈ 3 U 的吉适。若用 2 mL 的生理盐水稀释一瓶 300 U 的吉适，胰岛素注射器上的每一格将包含 3.75 U 的肉毒毒素，其药效是其他药物单位的 1/3。

技巧提示

### 产品稀释

- 用 2.5 mL 无菌生理盐水稀释一瓶 100 U 的保妥适、德国肉毒毒素（西玛）或吉欧韦时，胰岛素针管（以德国贝朗胰岛素针管为例）上的每格含有 1 U 的肉毒毒素。用 2 mL 无菌生理盐水稀释一瓶 100 U 的肉毒毒素时，胰岛素针管上每格含有 1.25 U 的肉毒毒素。如果用 1 mL 无菌生理盐水稀释 100 U 的肉毒毒素，胰岛素针管上每格含有 2.5 U 肉毒毒素。该公式可用于推断其他稀释方法。

在 1 U 的肉毒毒素中加入生理盐水，不会影响药效。这有助于药品在组织中弥散——也就是说，药品弥散度更广。稀释过程中处理每种产品的正确技巧应参阅产品说明，但是任何一个产品都不建议剧烈摇晃瓶子，应根据不同产品的要求进行检查，如药品的储存和活性。

技巧提示

### 如何控制组织弥散

- 如果治疗目标是确保肉毒毒素尽可能靠近注射点位，避免对周围的组织结构产生不良影响，那么稀释比例应为 1 : 1，对应的弥散范围约为 1cm。对于远离拮抗肌的扁平肌肉中，如额肌，肉毒毒素则需要弥散度更广。肉毒毒素弥散得越远，覆盖该区域所需的注射剂量越少，因此我们建议稀释度要更高。无论稀释度如何，药品需要在安全区域内保持稳定。在使用稀释度更高的配方时，要充分考虑其可能弥散的范围。

## 注射技巧

在注射肉毒毒素时，求美者应保持直立坐姿，这样有助于准确评估和施针，因为平躺会导致组织形态发生变化。注射时，保持水平姿势进行操作便于医生观察求美者。

针头应斜面朝上呈 45° ~ 90° 角，皮下或肌腹注射。一般不需要回抽。在注射比较薄的面部区域时，用拇指和食指轻轻捏住肌肉（图 4–7）或拉伸皮肤使其变平（图 4–8）。

技巧提示

### 如何处理血管损伤

- l 若不慎注射到静脉或动脉，虽然不会造成永久性损伤，但会降低注射舒适度。可能出血会更多，或迅速形成瘀青。此时，应立即在注射部位施加压力，以最大限度减少明显瘀青（图 4–9）

在注射眼周区域时，要确保针头远离眼睛。注意避开注射部位的浅层血管。虽然注射到血管中不会有生命危险，但会形成瘀青。如果用皮肤

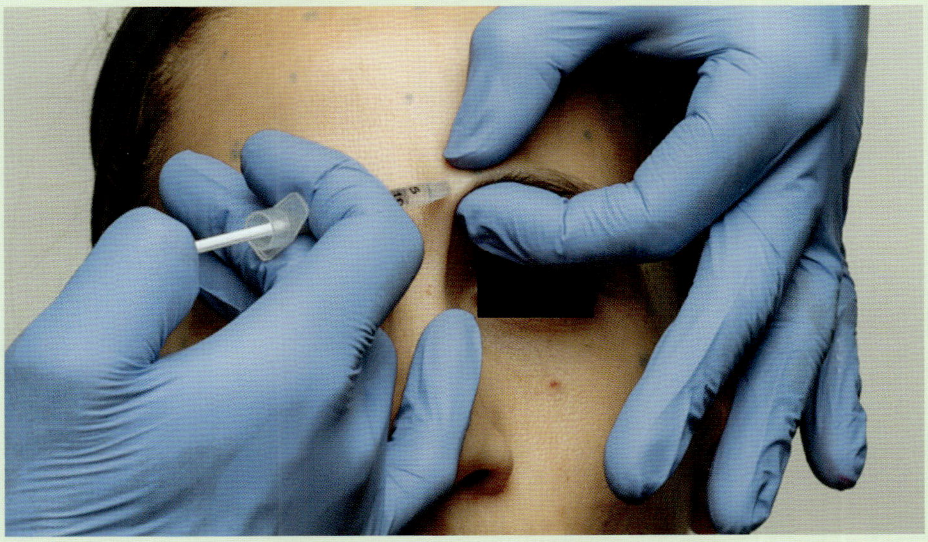

■图 4-7　分离拟注射区的肌腹以利于皮肤稳定

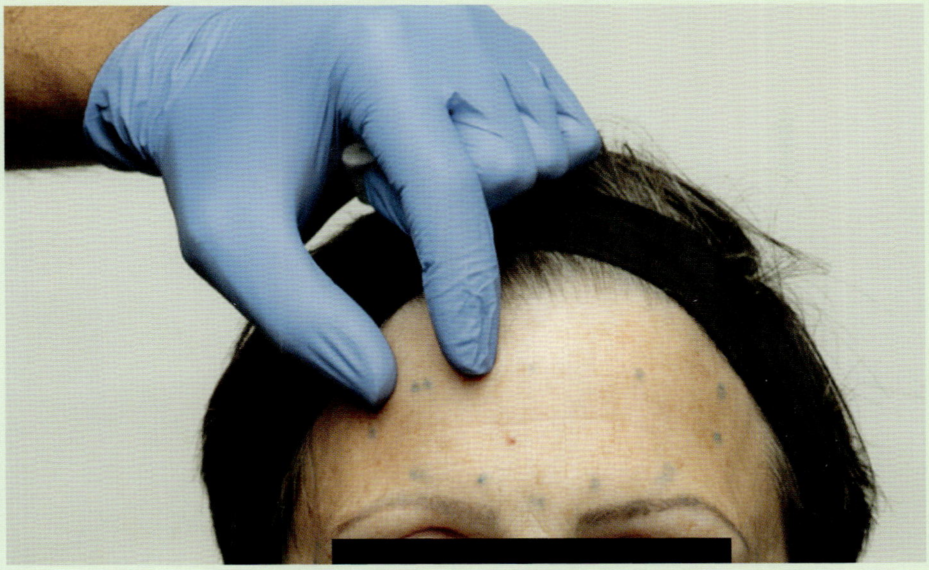

■图 4-8　舒展组织以便在注射某部位时组织平整，从而形成更稳定的皮肤表面，有助于医生观察及避开真皮下面的血管

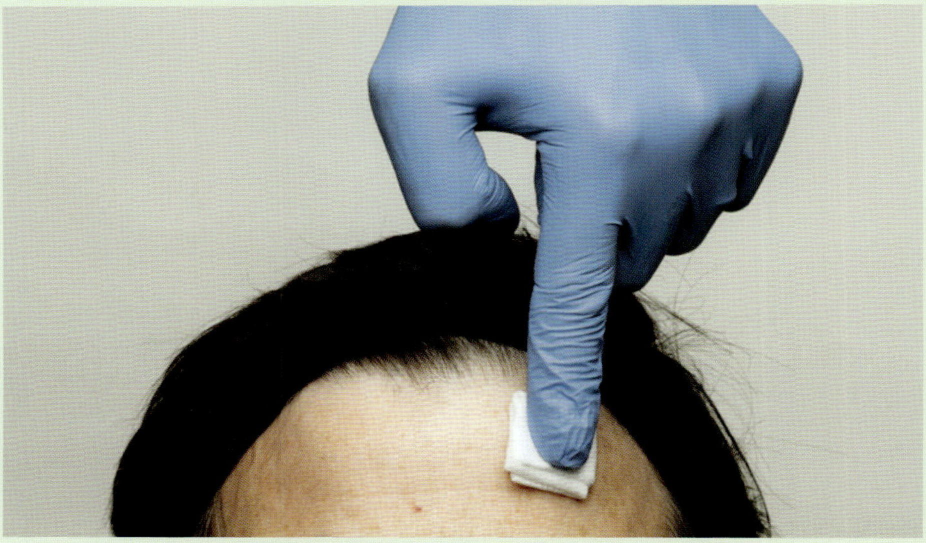

■图 4-9　在注射部位用手持续施加长达 60 s 或更长时间的稳定压力，可以减轻因无意中注射进血管而产生的瘀青

标记笔做了标记，不要直接注射到有墨水的区域，因为这样会形成永久性的印记。

注射深度应取决于肌肉的大小。对于浅表注射，最好将针头的斜面插入皮下。注射时，由于药物弥散到皮肤的真皮层，面部会出现圆圈状。中等深度的注射效果最佳，针头离皮肤的距离为 2 ~ 5 mm，药物通过真皮进入肌腹。深层注射的深度为 6 ~ 10 mm，穿过真皮层，进入肌肉腹部，接近骨膜的位置（图 4–10）。

和其他注射一样，针头会对人体组织产生创伤，所以注射完肉毒毒素后，通常会出现红肿和瘀青。大多数情况下，这些创伤持续时间短、伤口轻微，会自行愈合。然而，也有一些求美者进行颅面注射后数小时内会感到头痛。

**注射深度**

- 浅表注射（1 ~ 2 mm）
- 中等注射（2 ~ 5 mm）
- 深层注射（6 ~ 10 mm）

**图 4–10　注射深度根据目标肌肉的大小和位置而变化**

## 总结

肉毒毒素是一种独特的药剂，可以放松面部表情肌肉，从而减少面部皱纹。在给求美者注射肉毒毒素时，必须做好完整记录，以助于产生积极的治疗效果，及时解决潜在的不良反应和并发症。对于医生来说，全面了解面部解剖结构对预测治疗效果很有必要。

产品储存和复溶也很重要。每种产品对运输、稀释和储存都有独特的要求。由于肉毒毒素分子结构不稳定，所以配制时必须小心谨慎。建议采取足够的预防措施以确保产品的无菌性。■

## 参考文献


[1] Fagien S. Botox for the treatment of dynamic and hyperkinetic facial lines and furrows: adjunctive use in facial aesthetic surgery. *Plast Reconstr Surg*. 1999 Feb; 103(2):701–713.

[2] Zhang S, Duan E. Fighting against Skin Aging: The Way from Bench to Bedside. *Cell Transplant*. 2018;27(5):729–738.

[3] Niamtu J 3rd. Botulinum toxin A: a review of 1,085 oral and maxillofacial patient treatments. *J Oral Maxillofac Surg*. 2003 Mar. 61(3):317–24.

[4] KE, Nessel TA, Varacallo M. Anatomy, Head and Neck, Facial Muscles. [Updated 2020 Nov 3]. In: Treasure Island (FL): StatPearls Publishing; 2021 Jan–.

[5] Klein AW. Contraindications and complications with the use of botulinum toxin. *Clin Dermatol*. 2004; Jan–Feb 22(1):66–75.

[6] Conroy M, Menard W, Fleming–Ives K, et al. Prevalence and clinical characteristics of body dysmorphic disorder

in an adult inpatient setting. *Gen Hosp Psychiatry.* 2008;30:67–72

[7] Farid S, Habre M, Tomb R. Clinical resistance to three types of botulinum toxin type A in aesthetic medicine *J Cosmet Dermatol* 2014 Dec.;13(4):346–8.

[8] Dastoor SF, Misch CE, Wang HL. Botulinum toxin (Botox) to enhance facial macroesthetics: a literature review. *J Oral Implantol.* 2007;33(3):164–171.

[9] Smit R, Gubanova E, Kaufman J, et al. Patient Satisfaction with AbobotulinumtoxinA for Aesthetic Use in the Upper Face: A Systematic Literature Review and Post-hoc Analysis of the APPEAL Study. *J Clin Aesthet Dermatol.* 2021;Feb;14(2): E69–E88.

[10] Glogau RG. Review of the use of botulinum toxin for hyperhidrosis and cosmetic purposes. *Clin J Pain.* 2002 Nov–Dec;8(6 Suppl):S191–7.

[11] Satriyasa BK. Botulinum toxin (Botox) A for reducing the appearance of facial wrinkles: a literature review of clinical use and pharmacological aspect. *Clin Cosmet Investig Dermatol.* 2019;12:223–228. Published 2019 Apr 10.

[12] Pribitkin EA, Greco TM, Goode RL, et al. Patient selection in the treatment of glabellar wrinkles with botulinum toxin type A injection. *Arch Otolaryngol Head Neck Surg.* 1997 Mar.;123(3):321–326.

[13] de Maio M, Swift A, Signorini M, Fagien S. Aesthetic Leaders in Facial Aesthetics Consensus Committee. Facial Assessment and Injection Guide for Botulinum Toxin and Injectable Hyaluronic Acid Fillers: Focus on the Upper Face. *Plast Reconstr Surg.* 2017 Aug.;140(2):265e–276e.

[14] Small R. Botulinum toxin injection for facial wrinkles. *Am Fam Physician.* 2014 Aug 1; 90(3):168–175.

[15] Güvenç U, Kutlu Ö, Prof ÜT. Effects of the abobotulinumtoxinA with different dilution on the treatment of the upper face. *Dermatol Ther.* 2020 Nov.;33(6):e13850.

[16] Nestor M, Ablon G, Pickett A. Key Parameters for the Use of AbobotulinumtoxinA in Aesthetics: Onset and Duration. *Aesthet Surg J.* 2017 May 1;37(suppl_1): S20–S31.

[17] Niamtu J 3rd. Neurotoxin waste from drawing product through the vial stopper. *J Clin Aesthet Dermatol.* 2014; 7(6):33–37.

[18] Calvani F, Santini S, Bartoletti E, Alhadeff A. Personal Technique of Microinfiltration With Botulin Toxin: The SINB Technique (Superficial Injection Needling Botulinum). *Plast Surg* (Oakv). 2019 May;27(2):156–161.

# 第五章

# 肉毒毒素在上面部的应用

上面部肌肉群通常被称为颅面肌群。其中一个肌肉亚群为眉间区，包括降眉间肌、皱眉肌和降眉肌。上面部还包括额肌（枕额肌）、眼轮匝肌和鼻肌（图 5-1）这些面部表情肌肉。上面部对肉毒毒素的反应相当良好。为了获得理想的美容效果，充分理解这些肌肉间的拮抗关系至关重要。

医生在为求美者制订上面部的治疗计划时，首先要明确整体的美容目标。本章的后续内容将分别讨论上面部注射部位和肌肉，以减轻皱纹，但是美容成功的关键始终取决于注射后眉毛的位置。

想要达到标准的眉毛位置，需要精确分析颅面肌群并谨慎给药。由于该区域的任何注射都会影响眉毛的最终位置，因此在评估求美者时，应主要考虑每种注射对眉毛位置的影响。当然，了解不同肌肉的大小和力量、肌肉收缩时皱纹的特点及皮肤弹性也非常重要。然而，由于该区域的肌纤维相互交织，注射时要在不同肌肉间保持平衡，避免眉毛位置过高或过低、部分区域放松或两侧不对称。不要单纯把注射肉毒毒素视为治疗皱纹的手段，而是将其视为选择性放松产生皱纹的肌肉的一种治疗方法。理想的眉毛位置主要由求美者的喜好和解剖结构决定。尽管美的标准因人而异，但可以参考一些既定的美学参数。对于女性而言，眉毛的起点应和鼻翼外侧点、眼角内侧点处于同一垂直平面上。而眉毛的末端则位于鼻翼最外侧点与外侧眼角点所连成的斜线上。眉毛的起点和末端应大致位于同一水平线上。眉毛的最高点位于外侧缘线上方的垂直线上（图 5-2)。女性的眉毛通常位于眶缘上方，男性则相对更低，刚好与眶缘平行。同时，男性面部的眉毛弧度不如女性明显。一般来说，男性眉毛更浓（图 5-3)。

## 眉间皱纹（皱眉纹）

肉毒毒素可有效治疗眉间出现的深横纹和深纵纹。这些皱纹主要是由外侧皱眉肌、降眉间肌和降眉肌的过度活跃导致的。这块区域的肌肉是颅面肌肉的细分肌群，也被称为眉间肌群。这些肌肉共同作用时，眉毛会向内和向下运动，形成愤怒、沮丧或悲伤的表情。这些肌肉过度活跃形成的皱纹也叫做皱眉纹。

### 外侧皱眉肌

外侧皱眉肌面积小、呈金字塔形，位于眉毛上方的内侧较深区域。该肌肉有两个头，即一个较大的斜肌腹和一个较小的横头。皱眉肌起自眉弓内侧端与眼轮匝肌的交界处，并移行到眶上缘中部的皮肤中附着。皱眉肌内侧的两个肌腹起点较外侧肌腹深。皱眉肌的拮抗肌是额肌，它们常常交织在一起，额肌内侧位于皱眉肌上方，外侧位于皱眉肌下方。因此，为了避免无意中注射到额肌，外侧皱眉肌应采取皮下浅表注射，而内侧皱眉肌注射点更深，应位于肌腹部。由于肌纤维

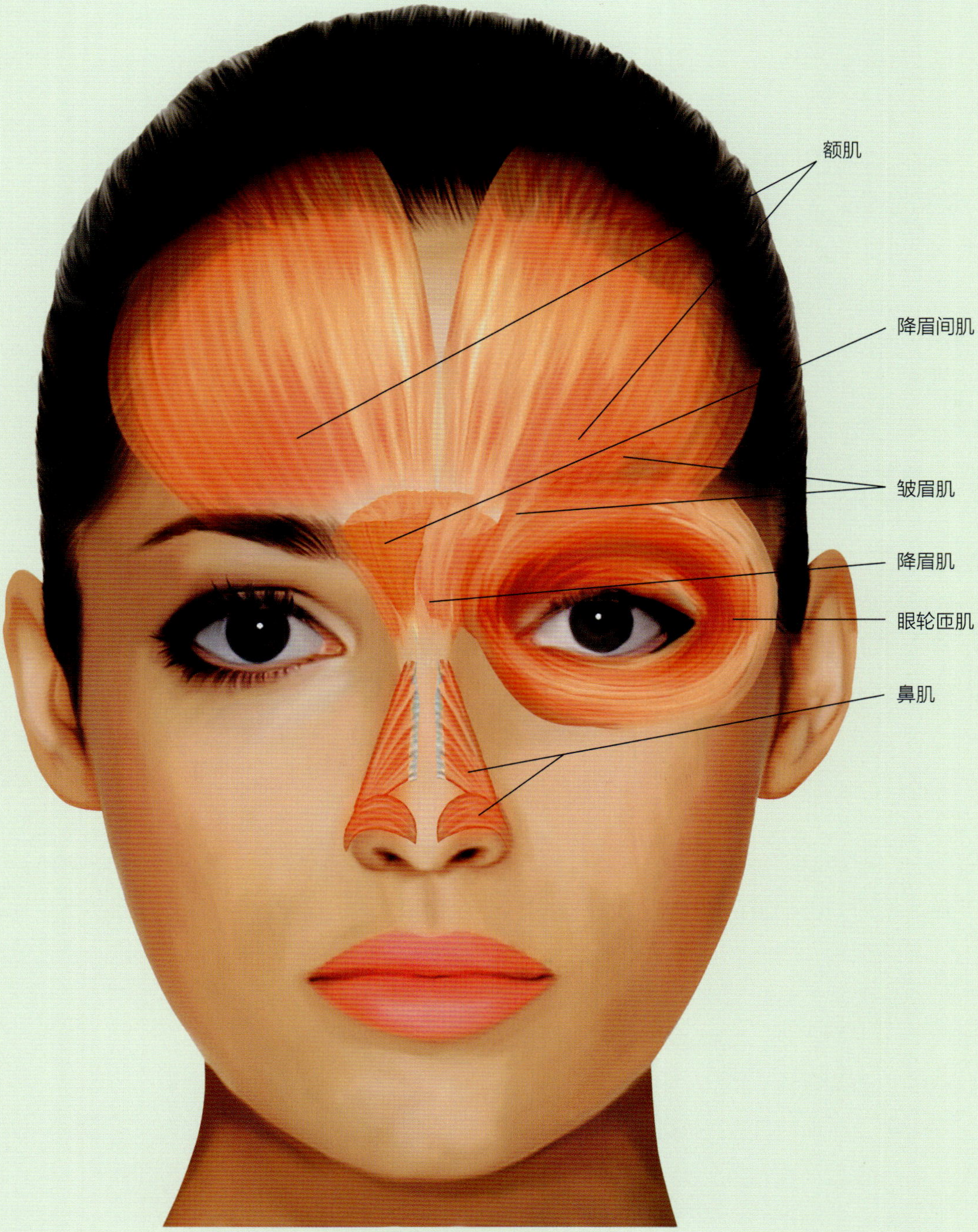


■图 5-1　颅面肌群中包含的面部表情肌

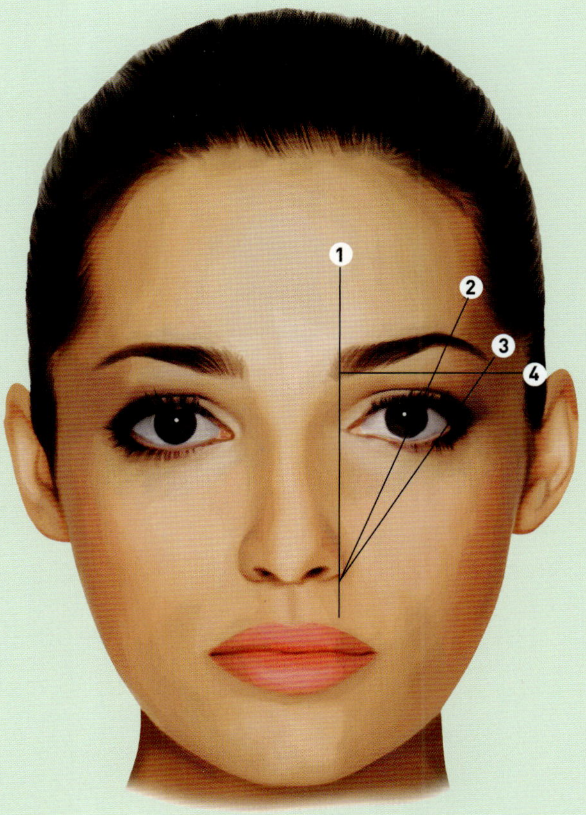


1. 鼻翼到眼角内侧
2. 鼻翼到外侧唇缘线的最高点
3. 鼻翼到外侧眼角
4. 眼眶边缘

■ 图 5-2 决定女性面部标准眉毛位置的参数

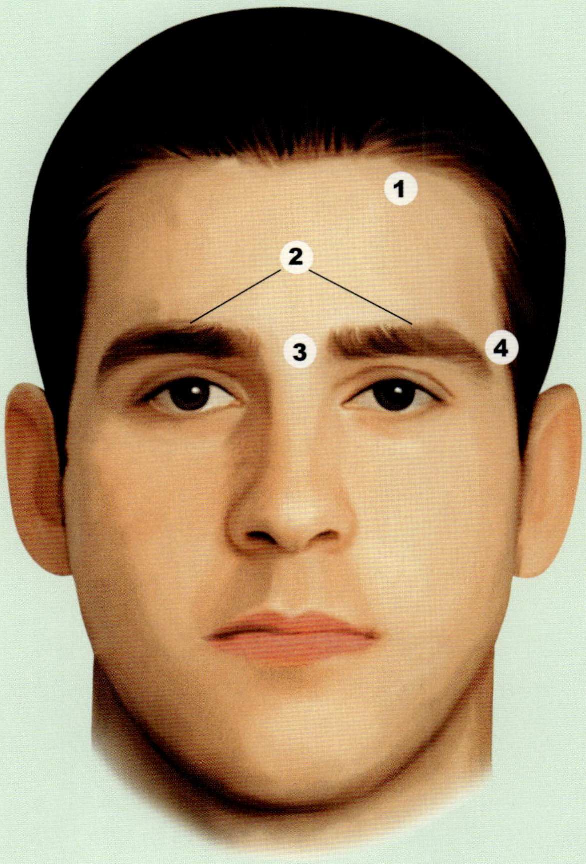


1. 前额光滑无静态纹
2. 眉形笔直，拱形幅度小
3. 眉毛两边对称
4. 眼眶边缘眉

■ 图 5-3 决定男性面部标准眉毛位置的参数

呈水平方向，皱眉肌收缩产生的皱纹是垂直的或略呈横向的，具体的皱纹方向因求美者的面部解剖结构而异。

### 技巧提示
## 定位皱眉肌

- 定位眉间复合体肌群，医生可以让求美者做皱眉动作，用力将眉毛挤在一起。这样可以看到皱眉肌内侧起点，然后用拇指和食指捏住这块肌肉，并注射于骨膜周围的肌腹部深处。而对于皱眉肌外侧，浅表注射对注射点的位置要求更加准确，因此医生应注意眉心上方皮肤皱缩形成的皱纹，浅表注射点应位于该皱纹的内侧。医生通过关注注射深度这一细节，可以避免将肉毒毒素不慎注射进额肌，从而避免出现眉毛下垂（图5-4）

## 降眉间肌

降眉间肌起自鼻骨下部的筋膜，深入到眉间肌肉的下部分皮肤。该肌肉收缩时，会带动眉毛向下运动。

与此同时，皱眉肌的水平纤维会导致纵向皱纹，而降眉间肌的垂直纤维则会在鼻梁上产生水平皱纹。注射点应根据求美者皱眉时肌肉的运动量来确定。

若横纹不深，建议在皱纹上方注射1针；若肌肉较为活跃且形成较深的横纹，则建议注射两针（图5-5）。由于该肌肉位于额肌上方，注射时应选择浅表注射，以避免注射至深层肌肉。

## 降眉肌

降眉肌起自眶缘内侧，靠近泪骨，并深入眼眶内，位于外侧皱眉肌内侧下方。许多解剖学教科书不单独介绍这块肌肉，而是将其作为眼轮匝肌的一部分。但对于肉毒毒素注射来说，我们需要将其视为眉间肌群的一部分，因为它收缩时可以降低眉毛的位置，使眉间出现不必要的水平皱眉纹。因此在进行降眉间肌注射时，考虑到这两块肌肉距离较近，也需要充分地选择性地放松到降眉肌。求美者接受初次治疗两周后，评估结果表明水平皱纹和肌肉运动同时出现，可以在降眉肌中注射少量肉毒毒素以减轻其余皱纹。由于该肌肉靠近眼眶，注射时针头应笔直向上，以避免不慎将肉毒毒素注入眼球和眼部肌肉（图5-6）。

## 眉间安全区

为避免肉毒毒素弥散至相邻的拮抗肌肉，医生务必在眉间安全区内注射。不同求美者的眉间安全区可能有所差异，但通常可根据以下解剖标志定义：眼眶上缘上方1 cm，瞳孔中线内侧，向下至由降眉间肌激活产生的水平皱纹上的点（图5-7）。

## 眉间区域用药剂量

为有效治疗眉间肌群皱纹，我们建议女性的初始注射剂量为20 U。通常来说，男性眉毛区域面积大、肌肉多，往往需要更多的起始注射剂量，即25 U。注射位置通常需要3～5个注射点，每个注射点使用2～5 U的保妥适、德国肉毒毒素（西玛）或吉欧韦（吉适则需要6～15 U）（图5-8）。用药剂量由肌肉收缩的强度决定，并按强度的不同逐一给药。肌肉越强壮，注射剂量越多。预期的注射效果包括眉间水平和垂直皱纹得到减轻、眉毛位置提升和眉间距离恢复正常（图5-9至图5-12）。

## 副反应

尽管医生已经尽了最大努力，但有时仍会出现副反应。为尽可能减少眉间区域眉毛位置出现异常，应避免在侧缘线外侧进行注射。因为该区域主要由额肌控制皮肤运动，注射该区域可能会导致眉尾下垂（图5-13）。

此外，在皱眉肌内侧进行浅表注射时要特别

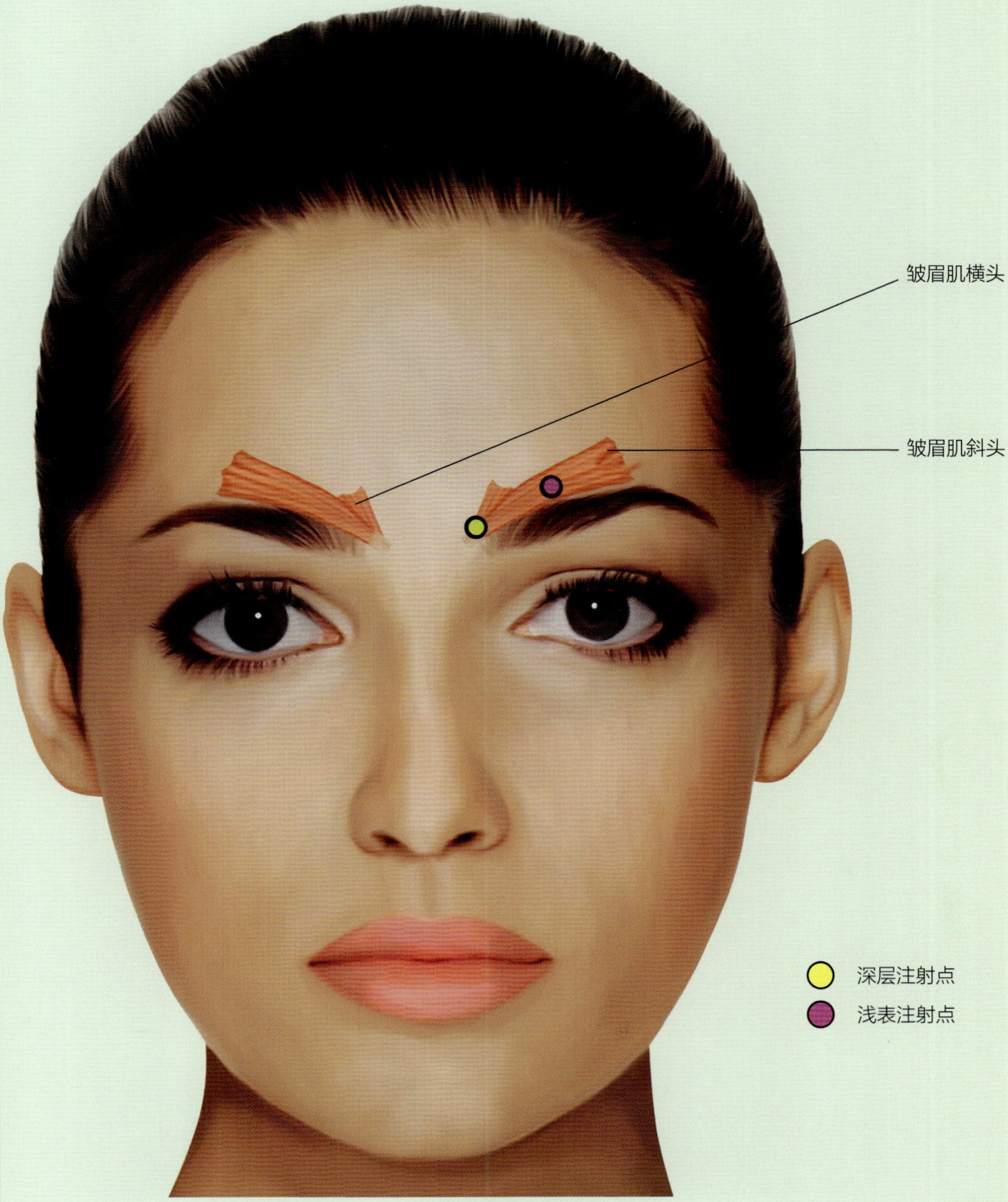


■ 图 5-4　外侧皱眉肌的内侧部分较外侧深，因此应调整注射深度，以尽量减少肉毒毒素意外弥散到交织的额肌中

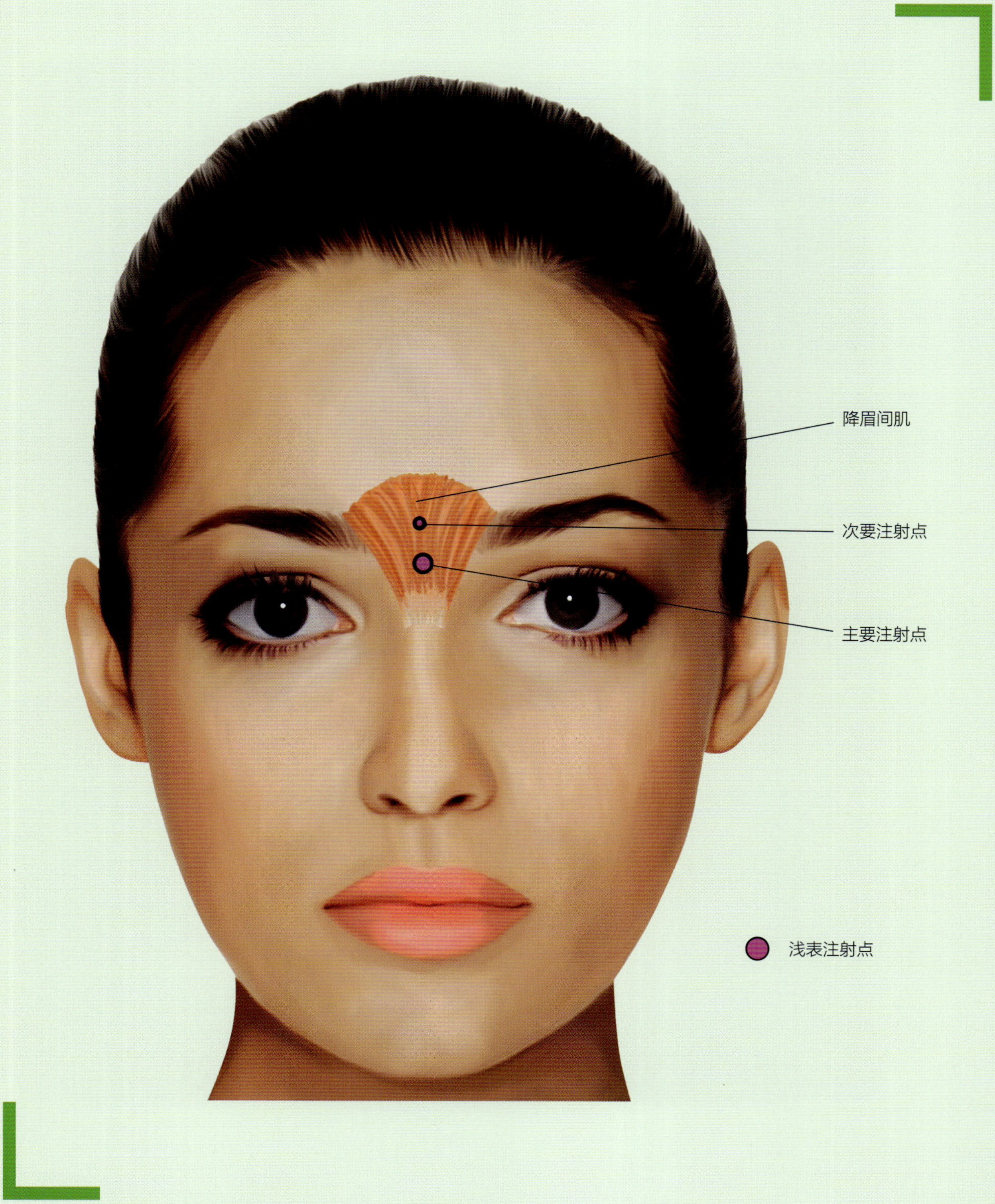


■图 5-5　降眉间肌采用浅表注射，根据肌肉强度和皱纹深度确定 1 个或 2 个注射点

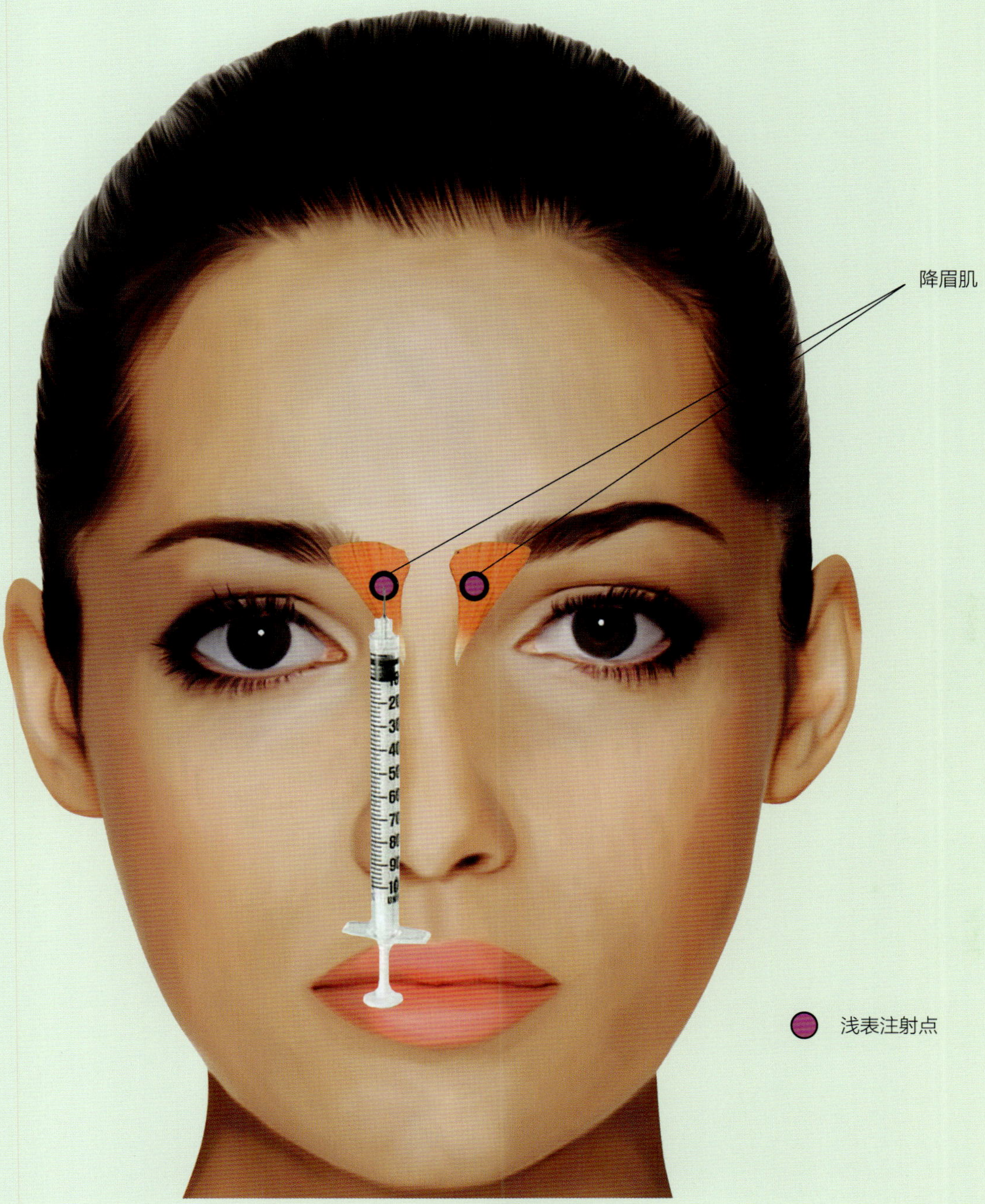


■图 5-6　降眉肌收缩会导致鼻横纹。若降眉间肌在注射肉毒毒素后未得到完全放松，则需要另外注射降眉肌区。注意避开眼眶区

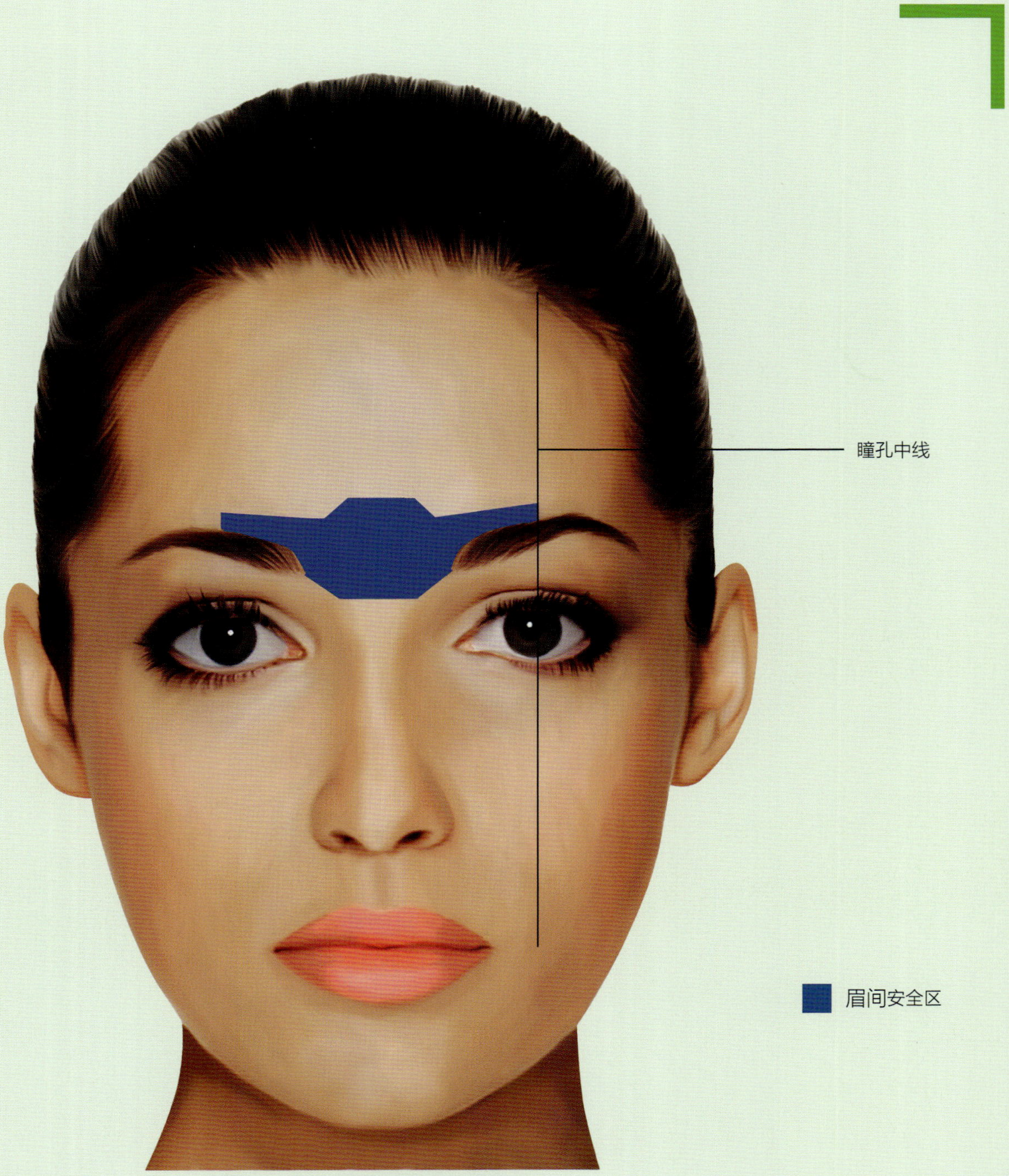


■图 5-7　眉间安全区为眼眶上缘上方 1 cm、瞳孔中线内侧和额肌收缩产生横纹的下方

谨慎，以防出现眉毛下垂。

不良反应还包括上睑下垂，也被称作眼睑下垂。若肉毒毒素不慎通过眶隔弥散到上睑筋膜中的提上睑肌，则会导致该肌肉功能减弱，即提上睑肌的收缩能力降低，并导致眼睑下垂（图5-14）。医生可以通过在眶上缘上方注射皱眉肌来避免出现该问题。

幸运的是，上睑下垂不会持续很久，也不常见，通常在6周内可自行缓解。求美者若出现上睑下垂，可以使用非处方肾上腺素滴眼液进行治疗，如萘唑啉或苯海拉明。这些药物会引起米勒氏肌收缩，该肌肉的功能是提升眼睑。非处方药物常见品牌有纳普康（Naphcon-A®）。求美者只须在出现下垂的眼睛滴1滴，每日4次。此外，求美者还可以用0.5%的处方药阿普拉可乐定溶液治疗上睑下垂，洛普定（Iopidine®）就是该类药物中较常见品牌。使用此药物时，求美者应在出现下垂的眼睛中滴1~2滴，频率为每日3次。医生在开具洛普定时应特别谨慎，因为它可能加剧或诱发青光眼，所以只有在其他治疗方法都没有效果的情况下，才推荐使用洛普定。

## 额纹

额肌起自帽状腱膜。额肌下方与降眉间肌的肌纤维相互交错，而额肌侧下方则附着眼轮匝肌和皱眉肌（图5-15）。额肌的主要功能是提升眉毛及眼睛上方和鼻子上方的皮肤。降眉间肌、皱眉肌和眼轮匝肌是额肌的拮抗肌肉。这些眉间肌和眼轮匝肌都走行至皮肤，汇合于眉间和眶缘处。这些肌肉激活时会出现各种皱纹，如皱眉纹、微笑纹、前额皱纹和鼻横纹。由于额肌与眉间肌肉相互交错，在额肌内侧下方注射时可能会出现肉毒毒素弥散到眉间区。所以在治疗额纹时，确定剂量和注射部位时要充分考虑到这一点。达到面部和谐是治疗的目的，因为它们决定了眉毛的位置和形状。

由于不同求美者的面部解剖结构存在差异，确定前额的肉毒毒素给药量存在一定的难度。额肌扁平宽阔，由腱膜分隔成左右两块肌腹，皮下肌纤维呈垂直方向，并覆盖前额大部分区域。额肌在解剖学上存在显著变异，常见类型为肌腹无分隔、肌肉狭窄未延伸至额侧和肌腹向两侧扇形展开。额肌收缩时，不同的变异类型所形成的皱纹也不同。较小、较窄的额肌收缩时，皱纹仅出现于前额中部。而面积较大、扇形展开的额肌收缩形成的皱纹则会延伸至耳旋甚至发际线，并在眉毛上方形成弧度。这种面积较大的额肌会出现向下弯曲的皱纹，并一直延伸至耳旋处。额肌最厚的部分位于眉毛正上方，并插入眉毛的真皮层，而两侧部分较薄，是皮肤衰老时最先出现下垂的区域。

额肌纤维未穿过颞上线。在无肌肉纤维区域注射不会带来问题，但是无法发挥肉毒毒素效果。求美者收缩额肌上挑眉毛，皮肤绷紧而形成皱纹，此时可清楚看到肌肉纤维区域和非肌肉纤维区域。确定注射位置的关键是要了解额肌和其他面部表情肌一样，肌肉收缩时，皱纹总是

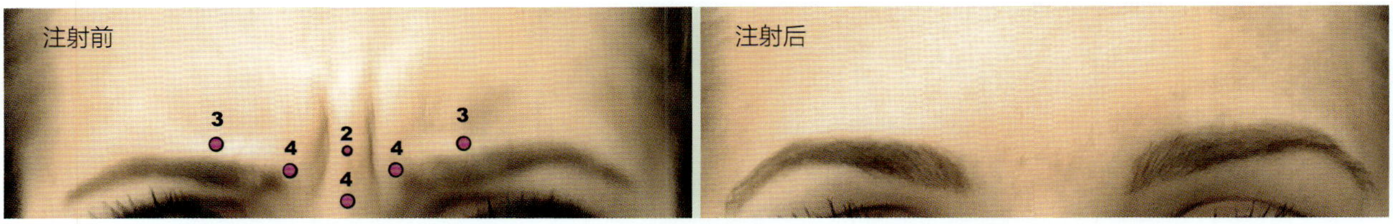


■图5-8 肉毒毒素注射前和注射两周后的对比图。根据肌肉强度、肌肉位置和皱纹深度，注射剂量为20 U的保妥适

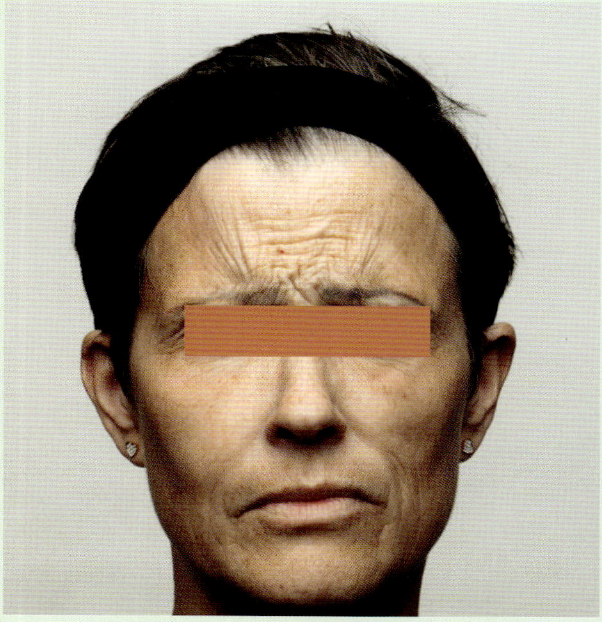

■图 5-9　求美者皱眉收缩眉间肌群，可以看到眉间皱纹的类型

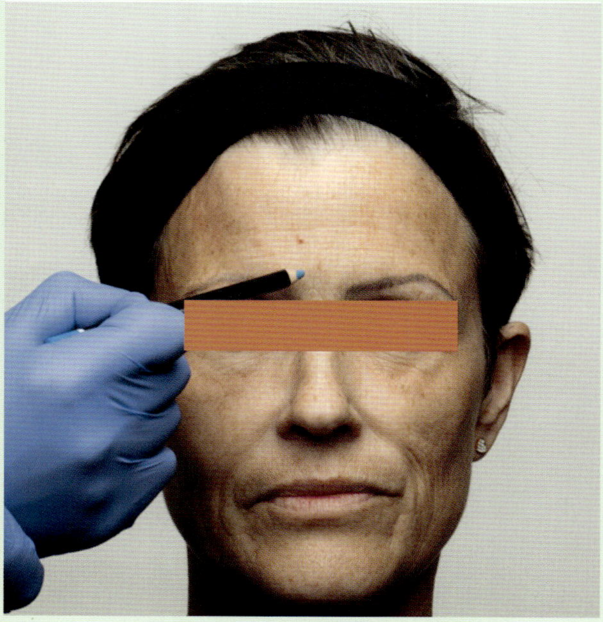

■图 5-10　用皮肤标记笔标记注射点

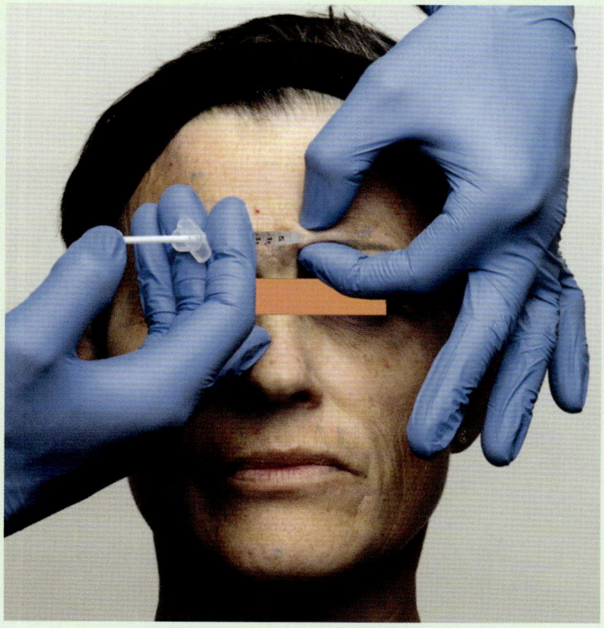

■图 5-11　可以用拇指和食指夹住眉间区的皱眉肌以稳定肌肉组织，向其注射肉毒毒素

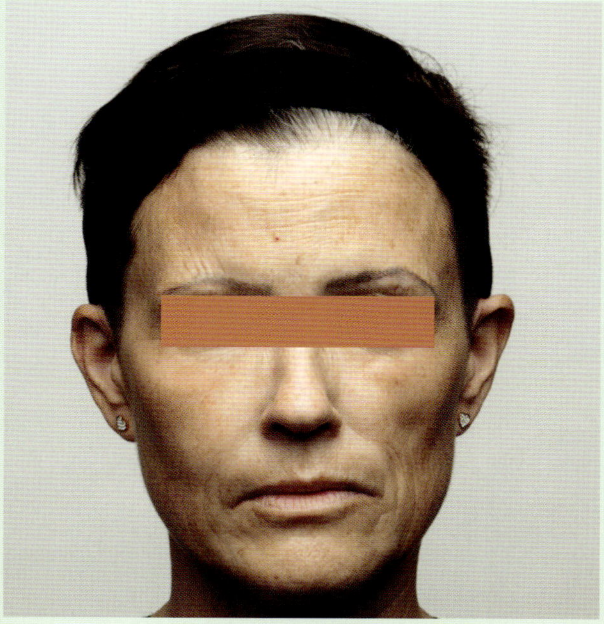

■图 5-12　注射两周后的照片，求美者尽力皱眉激活眉间肌肉。结果显示眉间区的皱纹明显减少

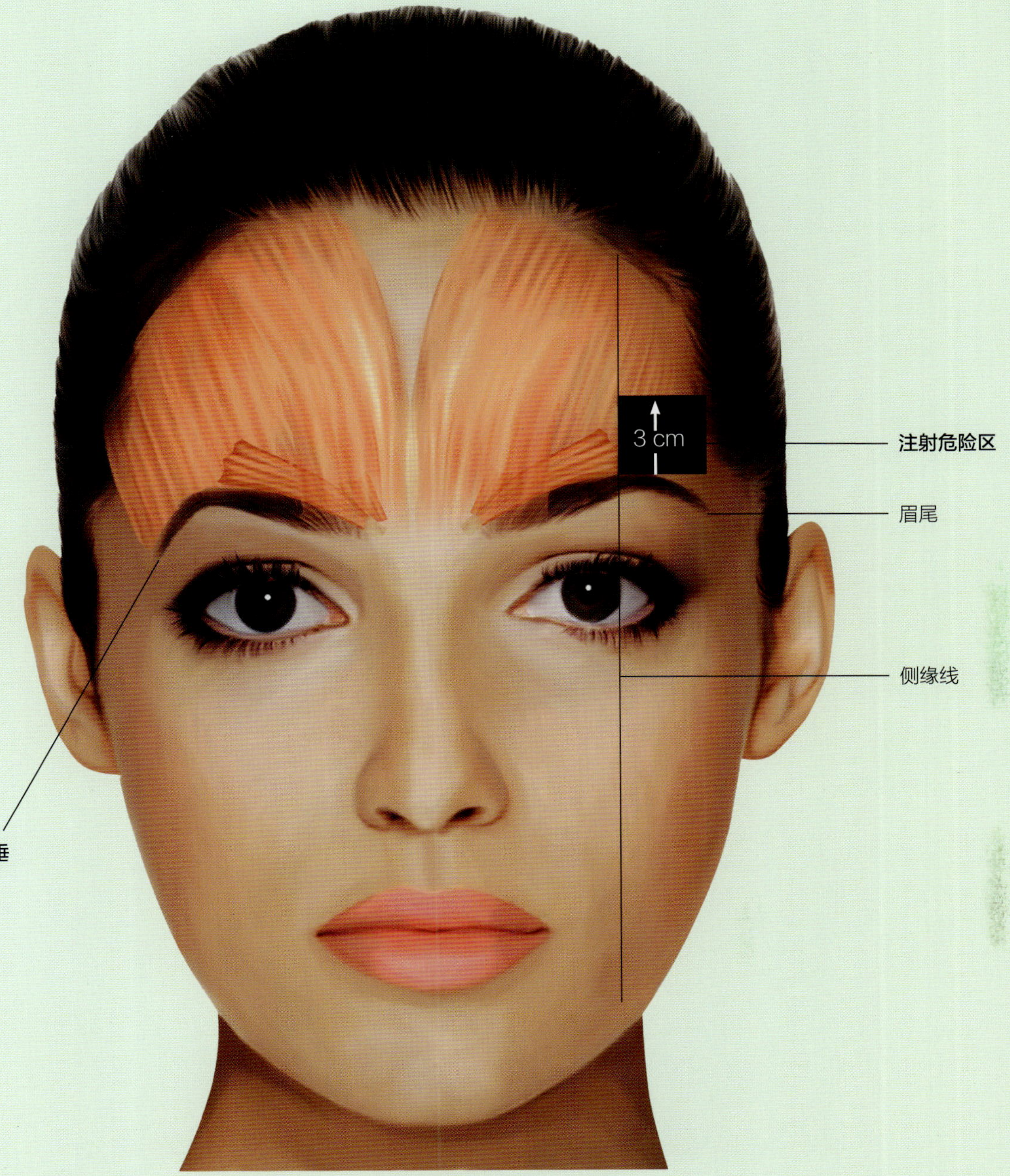


■图 5-13　应避免注射于侧缘线的外侧，减少该区域上方额肌松弛风险，避免造成眉尾下垂

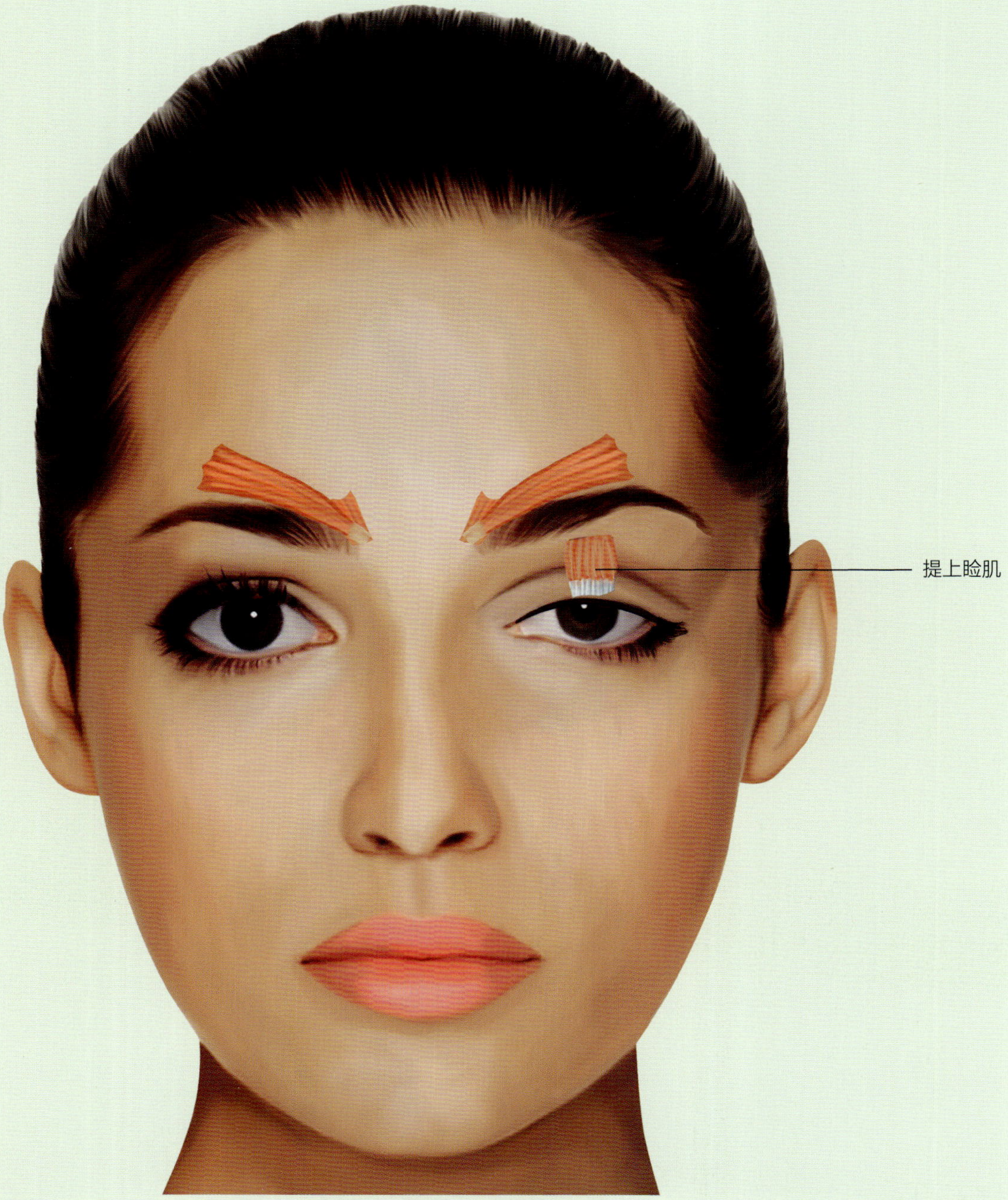


■**图 5-14** 提上睑肌的作用是提升眼睑。在注射皱眉肌时，通过注射眶上缘上方来避免肉毒毒素意外弥散而引起上睑下垂（眼睑下垂）

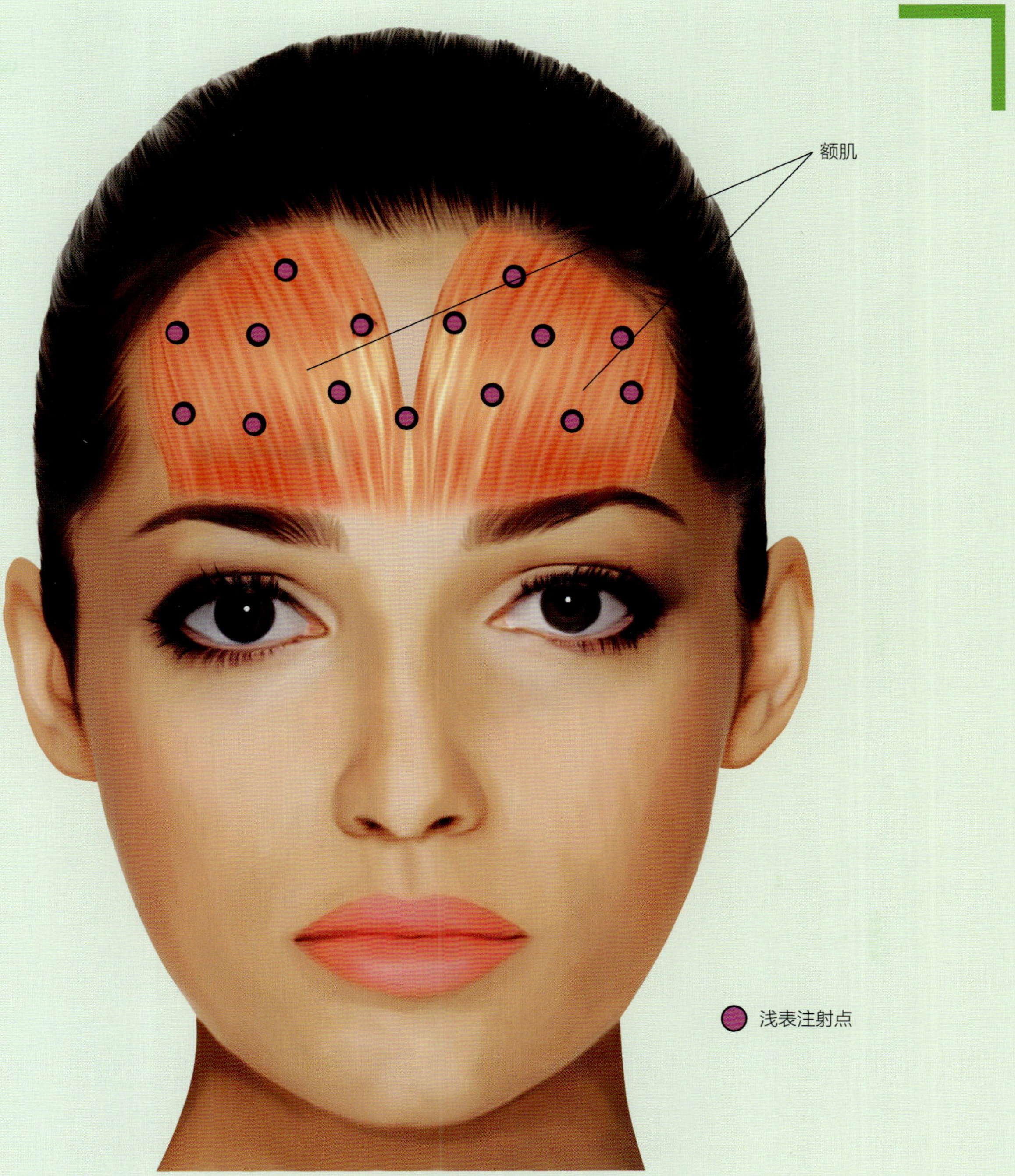


■图 5-15　额肌是提升眉毛的主要肌肉，注射时建议采用保守剂量，以避免眉毛下垂。此图中的额肌宽阔、轮廓分明，覆盖了大部分前额，并且很可能在该区域产生皱纹。为了使整个肌肉上分散较多的药量，应进一步稀释以增加溶液容量，使每个注射点都能分布少量肉毒毒素

垂直于肌纤维。若求美者上挑眉毛带动皮肤运动，那么额肌的下方纤维则被激活。这对制订额肌的注射治疗方案具有指导作用。因为额肌较大，很容易抵消眉间复合体肌群注射所产生的眉毛上提效果，所以应谨慎选择注射点和确定用药剂量。额肌最常见的 4 种解剖变异**如图 5-16** 所示。

Ⅰ型变异的特点是肌肉完全成形，两侧肌腹在前额中线处汇合，面积覆盖整个前额直至颞上线。这种类型会导致整个前额出现皱纹。Ⅱ型变异的特点是肌腹呈“V”形，两侧肌腹交汇处存在“V”形腱膜区。这种类型形成的皱纹会穿过前额中部，向下蔓延至眉毛。Ⅲ型变异的特点是肌腹较小，尚未延伸至颞上线，因此皱纹呈直线型，不会延伸至两侧，而是集中于前额中部。Ⅳ型变异和Ⅲ型变异一样，肌腹较小，但中线处为不含肌纤维的腱膜。这种类型形成的皱纹呈直线型，分布于两侧肌腹，但前额中部无皱纹。

## 前额安全区

为避免肉毒毒素弥散至相邻肌肉和拮抗肌肉群，医生应在安全区进行注射。额肌安全区延伸至侧缘线外侧、下至眶缘上方 2 cm 处，上至发际线。若求美者发际线后移，则安全区的上限取决于肌肉收缩程度和皱纹深度。若皱纹出现在侧缘线外侧，则女性注射的下限应调整为眉上缘上方 3 cm 以保持理想的眉弓形状，男性注射的下限应为眉上缘上方 2 cm 以保持较平的眉形（图 5-17）。由于仅额肌能提升眉毛，若肌肉活动完全消失，则会导致求美者面部僵硬，以及出现其他副作用。额肌可以上提眉毛和显露眼睛，这也是需要保持一定肌肉活动的另一个原因。面部表情肌在传达情绪时具有重要作用，尤其在处于非语言交流情况下。尽管如此，仍有一些求美者希望消除前额所有皱纹，这可能是求美者的一种个人偏好，但并不符合实际。医生应基于求美者的解剖结构、肌肉力量和皱纹的深度，预测和规划治疗的最终效果。这种能力源于对面部表情肌的解剖结构的深刻理解，并通过不断的经验积累得到提升。

## 前额用药剂量

在治疗额肌时，最大的困难在于确定合适的用药剂量。用药剂量很大程度上因人而异，因为每个人的解剖结构、肌肉力量，以及皱纹的深度和范围都存在差异。通常来说，男性所需要的剂量高于女性。用药剂量须根据前额的大小、动态纹的深度、延展范围和皮肤深度来进行调整。

**技巧提示**

### 注射额肌应少量多点

- 为了使药效覆盖额肌这样的大块肌肉，医生可以在配药时加入较多的生理盐水，多点微量注射肉毒毒素。在图 5-15 中，作者在额肌上标注了 15 个注射点，涵盖了会产生皱纹的所有区域。前额面积较大，图中显示了两排分散的注射点，其中有两个点靠近发际线。针对该例，在保守治疗的情况下，初始剂量应为 3 U。将装有肉毒毒素的小瓶用 2.5 mL 生理盐水稀释（100 U 的肉毒毒素配 2.5 mL 的生理盐水稀释）。若使用的是胰岛素注射器，按此稀释公式，1 格代表 1 U。
  - 准备 3 支胰岛素注射器，每支吸取 5U 的肉毒毒素。
  - 因为共有 15 个注射点，所以每支注射器应注射 5 个点。
  - 每支注射器轻轻抽取生理盐水至第 10 格，确保从药瓶中抽取生理盐水，不要将肉毒毒素推入其中。
  - 禁止摇晃注射器。抽吸生理盐水时产生的吸力足以混合溶液。
  - 从注射器中往每个注射点注入 2 格的剂量。
- 虽然添加生理盐水会降低每个注射点肉毒毒素的浓度，但不会改变总单位数。该方法有助于在面积较大的肌肉内分散少量肉毒毒素（图 5-18）。该方法适用于任何数量的注射点和单位。
- 使用多个注射器有益于在多次注射后更换新针头，上述案例最多注射 5 次后应及时更换针头，这样可以减少组织损伤并提高求美者舒适度。

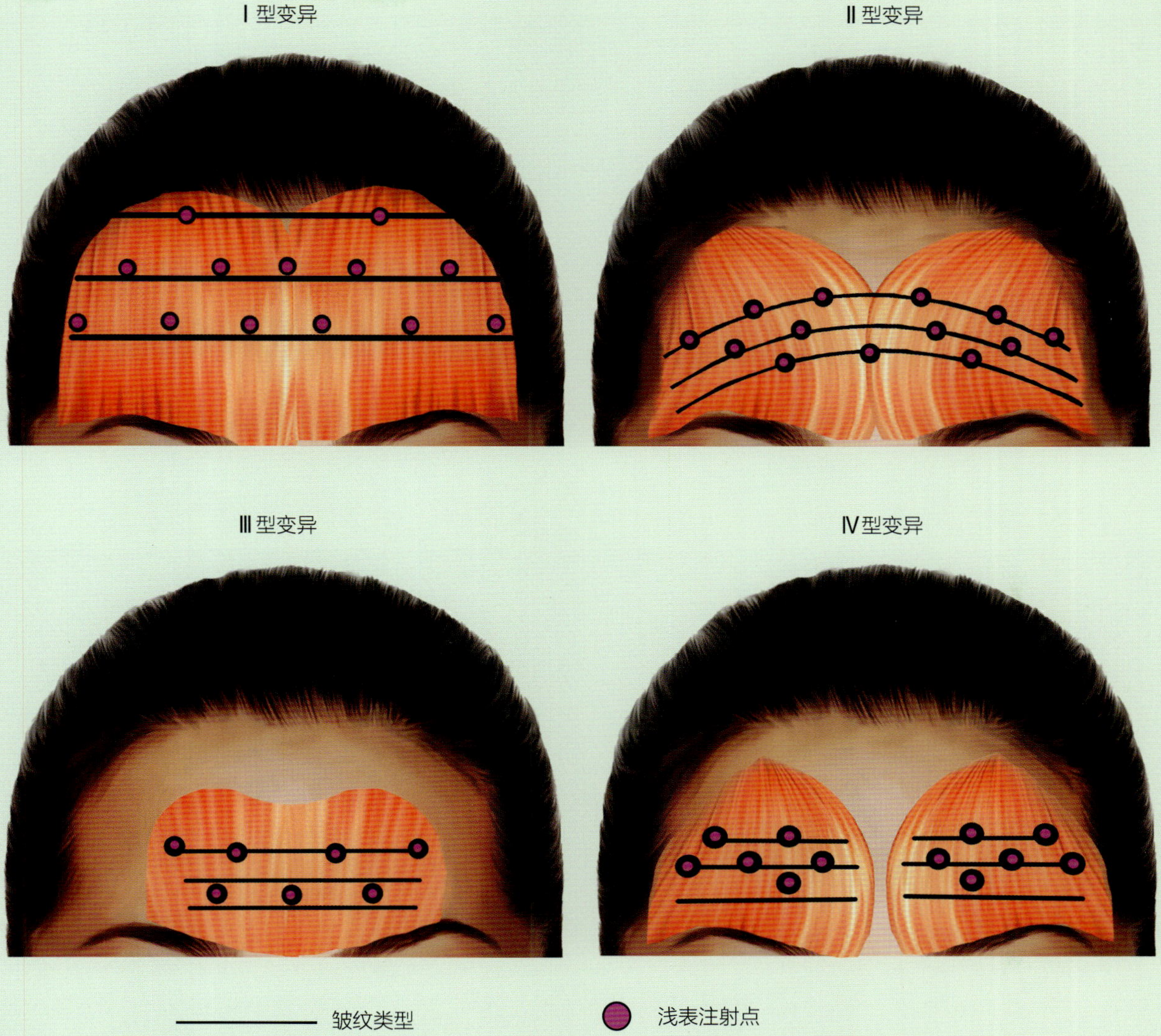


■图 5-16　4 种最常见的额肌形态在肌肉收缩时形成不同类型的皱纹。推荐注射点已标记

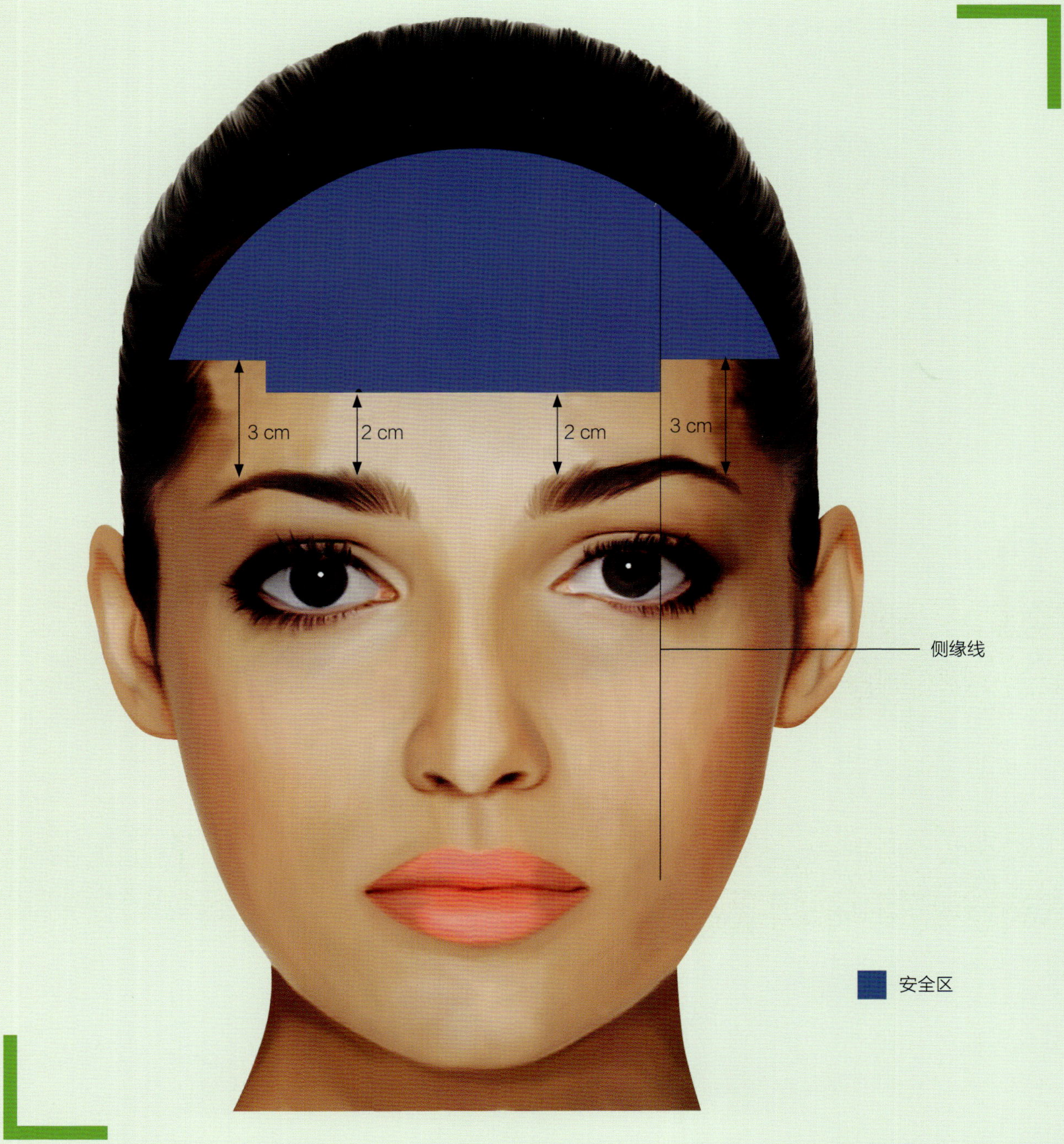


■图 5-17　额肌注射的安全区位于眉上缘上方 2 cm 处，该区域在侧缘线范围内，并向上延伸至求美者的发际线。若需要在侧缘线外侧注射，安全区则位于眉上缘上方 3 cm 处

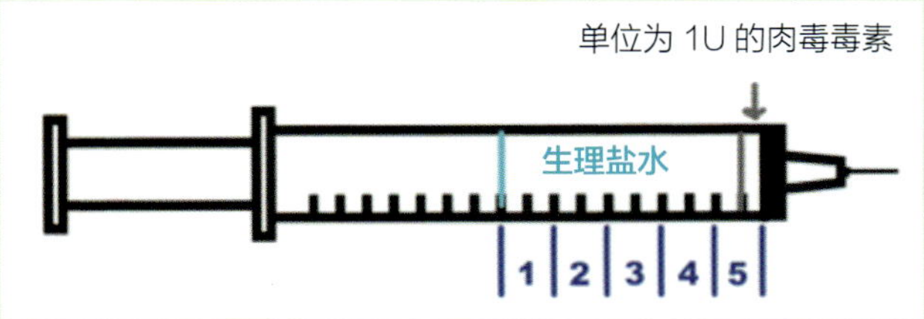


■图 5-18　在注射器中稀释 A 型肉毒毒素，以达到将 10 U 的肉毒毒素分配到 5 个注射点。抽取 10 U 肉毒毒素加生理盐水稀释液至 1 mL(含 10 U 肉毒毒素)。稀释好之后可用于 5 个注射点，每个注射点推注两格，相当于 2 U

对于前额较窄者，我们建议从较少的剂量开始注射，注射点呈一排分布，起始注射点至少位于眉上缘上方 2 cm 处。对于前额较宽者，需要从眉上缘上方 2 cm 处进行注射，注射点呈 2 ~ 3 排，保证溶液充分覆盖整个目标区域。额肌的注射位置因人而异，变化较大，且取决于皮肤对肌肉收缩的反应。同时，用药剂量过多会抵消眉间区治疗所产生的眉毛提升效果。若眉间区肌肉无活动，那么增加眉间区剂量也不能抵消额肌用药过量导致的眉毛下垂。因为肉毒毒素剂量功效短时间内无法逆转，首次注射时就要谨慎给药。虽然大部分医生推荐 4 ~ 10 U 的保妥适、德国肉毒毒素或吉欧韦（12 ~ 30 U 的吉适）作为保守剂量，但我们认为这一剂量设置过高。对于前额较窄者，建议每点位初始注射剂量为 2 U。若求美者前额较宽，则需要设置两排注射点，相应地每点位初始注射剂量为 3 ~ 4 U，注射两周后再根据评估的结果进行调整。这是一种比较合理的保守剂量方法，有助于确定求美者的最少有效剂量。

从较少剂量开始注射，并在两周后告知求美者再次注射的好处，比造成眉毛变粗的后果要好得多。求美者应了解肉毒毒素的剂量可以随意增加，但无法消除，这有助于医生管理求美者预期。同时求美者必须明白，想要消除所有前额横纹而在前额区域注射过量的肉毒毒素，会造成额肌过度放松，超出眉间肌群提升眉毛的最大限度，引起功能缺陷。相反，最理想的注射效果不是消除所有皱纹，而是抚平皱纹的同时不会造成眉毛下垂（图 5-19 至图 5-21）。

## 副反应

仅针对额肌进行治疗而忽略眉间肌群是不可取的。如果不能同时减弱降肌功能（皱眉肌和降眉间肌），则会导致眉毛变粗，增加眉毛下垂的风险（图 5-22 和图 5-23）。降肌放松时，其提升作用会与前额肌肉的失活效应相抵消，同时导致该区域下垂。若求美者在注射几天后称涂抹眼妆和阅读时需要抬眉才能完成，则很可能是额肌注射药量过多，或者注射点离眉毛太近（小于我们推荐的眉上 2 cm）。若眉间肌在收缩时仍存在肌肉运动，则往该区域加大注射剂量可以降低眉毛下垂风险。反之，若无肌肉运动，则加大剂量也不会发生作用。唯一可以改善眉毛下垂的方法就是等待肉毒毒素随着时间的推移逐渐失去效果。因此，我们建议在进行额肌注射时，坚持“少即是多”的原则。若求美者初次注射剂量较多，可以在 3 个月后的注射中对剂量和注射点进行调整，并适当减少剂量。

在某些面部解剖结构中，就算消除所有前额皱纹也不会带来负面影响。例如，眼窝深的求美者不易受到额肌大量注射的影响，出现眉毛下垂的风险也较低。较为常见的注射误区是未能将肉毒毒素充分注射至肌肉外侧，这会引起眉尾位置发生改变，但肌肉内侧失去运动能力，出现像斯波克（Mr. Spock）一样的奇怪表情。针对该问题，可以在求美者激活前额肌肉时，往具有运动能力的皱纹区注射少量肉毒毒素，达到改善的目的（图 5-24 和图 5-25）。

对于额肌来说，眉尾上方 1 ~ 3 cm 处是危险区。虽然注射该区域可减少前额肌注射后剩余的顽固皱纹，但会引起眉尾下垂（图 5-13）。作为肉毒毒素注射的危险区之一，可能需要注射填充剂来治疗该区域的皱纹。

若求美者出现上睑皮肤松弛或眼睑下垂，建议于眶缘上方约 3 cm（高于推荐的 2 cm）处标记内侧注射点，以防止眉毛进一步下垂。肉毒毒素无法将松弛的皮肤变得紧致，如果医生没有仔细评估求美者是否适合注射，注射后求美者皮肤状态可能会更差。如果额肌是保持皮肤位置不变的主要原因，那么注射该区域的肌肉会使其变得松弛下垂，让眼睛看起来松弛且给人以疲惫感（图 5-26）。重要的是，医生要了解肌肉注射后会对其上方皮肤产生的影响，以便将并发症的发生率

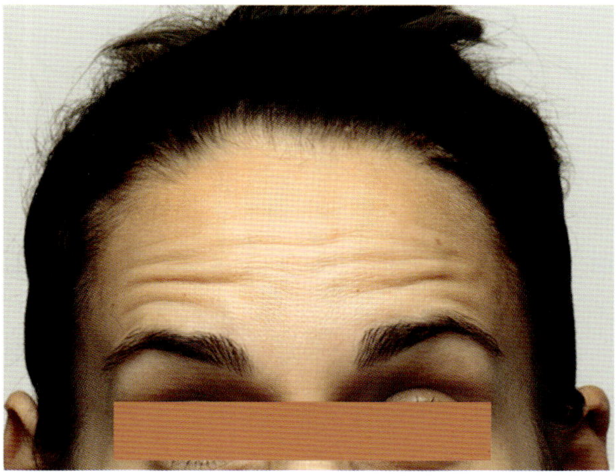

■图 5-19 求美者抬起眉毛激活额肌

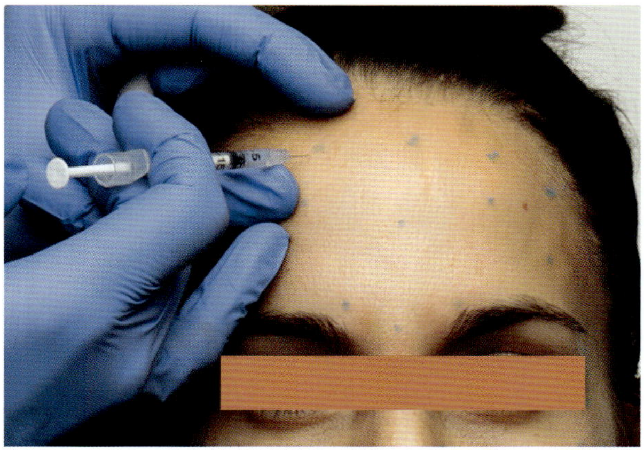

■图 5-20 该区域已用皮肤标记笔标注。稀释后的肉毒毒素以小皮丘的形式注射于表皮区域，使溶液均匀分布于安全区内

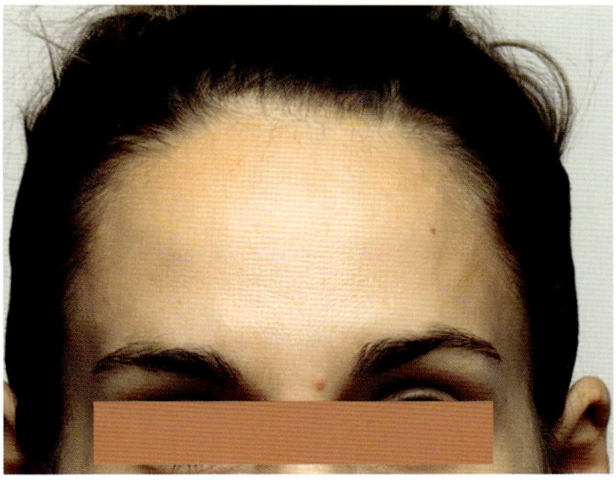

■图 5-21 注射两周后让求美者尽力收缩放松肌肉，前额皱纹变得光滑

降到最低。由于衰老也会导致皮肤失去弹性，所以还应考虑求美者的年龄因素。

在求美者因上睑严重松弛、只能依赖额肌提起眉毛以睁开眼睛看东西的情况下，应禁止在额肌注射肉毒毒素（图 5-27）。在这种情况下，求美者应咨询整形外科医生，了解侵入式手术，如眼睑成形术（通过手术去除眼睛周围的多余皮肤）。如果医生已经与其他专家建立了联系，现在是时候给求美者提出建议，以展示其所在诊所的优质服务。

## 眼轮匝肌皱纹

眼轮匝肌位于眼眶周围，形状扁平、宽阔。它起自额骨的鼻侧部、上颌骨的前突部、内侧睑板和泪骨，并深入眼眶区域的皮肤、外侧睑板皱襞和上下睑板。眼轮匝肌的主要功能是闭合眼睛。若使用肉毒毒素进行治疗，肌纤维松弛会放大眼睛，使求美者的眼睛看起来更有神采。

眼轮匝肌由两部分组成，即眼眶和睑板。眶部环绕眼睛形成椭圆形，其外侧纤维放松时可减轻鱼尾纹。睑板部分则和下睑皱纹相关。然而，在使用肉毒毒素治疗这块肌肉时，位于眼眶上方但低于眶缘的这块肌肉发挥了作用。最上部的肌纤维与额肌和皱眉肌交织在一起，并在治疗时能够提升眉毛（图 5-28）。

### 鱼尾纹

外眦皱纹也被称作“鸡爪纹”，因其形似鸟足而得名，也是我们常说的鱼尾纹。外眦皱纹是一种由眼角向外辐射的细纹。通常来说，该区域出现皱纹是面部衰老的迹象，因为该区域的真皮层比其他部位薄 40%，且极易受紫外线损伤。眼角区域的皮肤较为娇嫩，人们在微笑、大笑、打哈欠和哭泣时都会收缩眼轮匝肌，导致皱纹形成。再加上人们每分钟眨眼 15 ~ 20 次，所以这

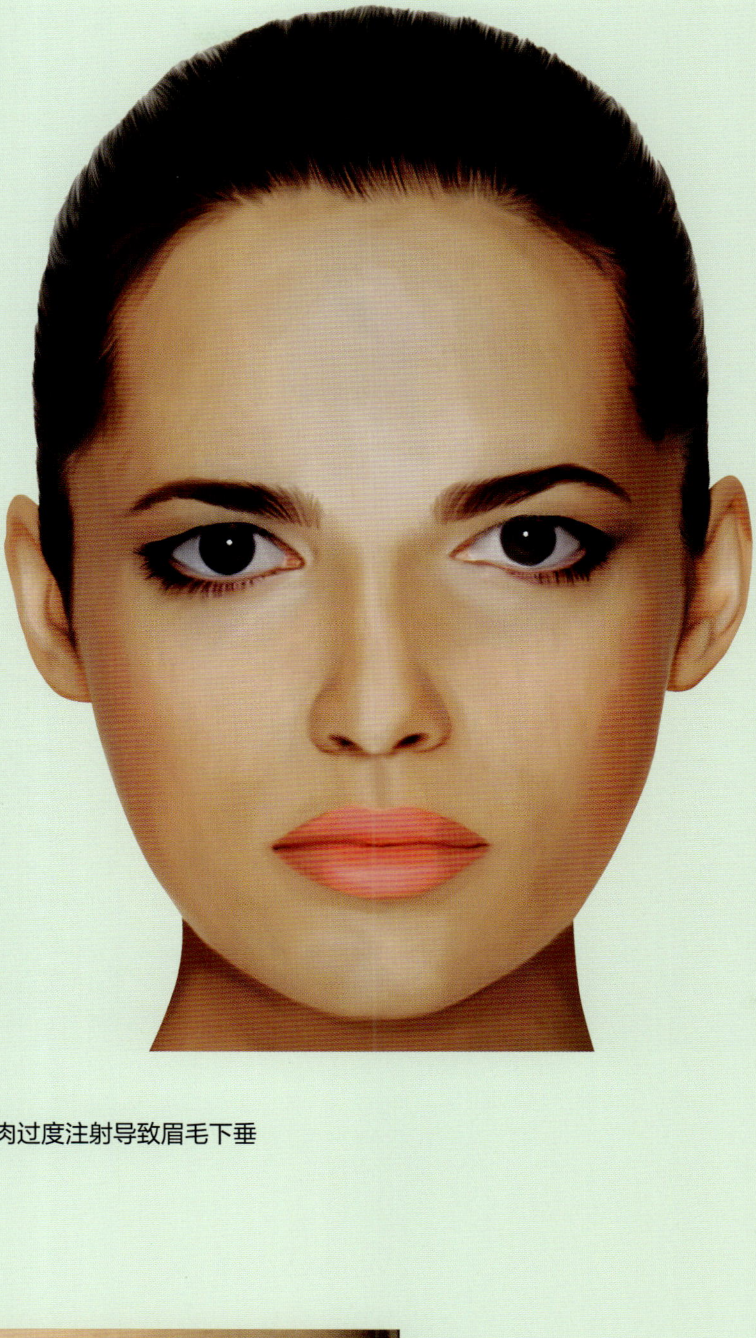

■图 5-22　前额肌肉过度注射导致眉毛下垂

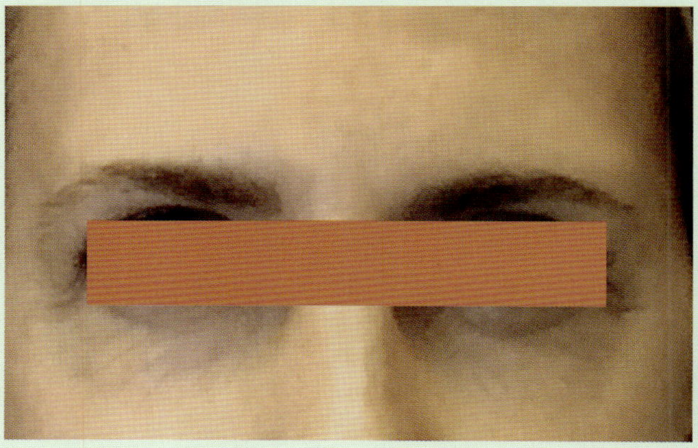

■图 5-23　注射 A 型肉毒毒素是为了完全抚平前额皱纹，但会造成眉毛严重下垂。眉毛会下垂至上睑褶皱的正上方，尤其是中线附近

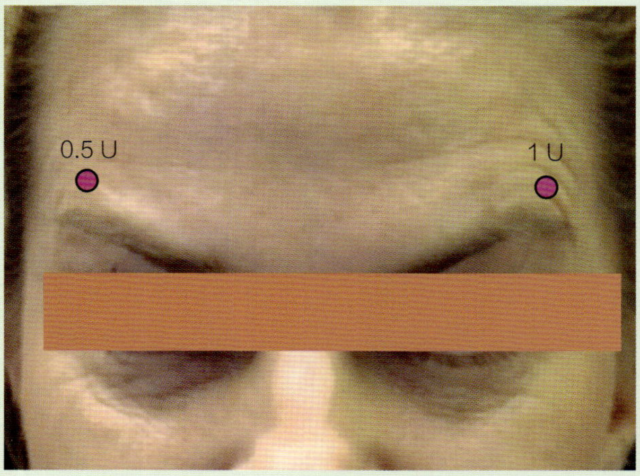


■图 5-24　若第 1 次注射未包括肌肉侧面部分，可注射少量肉毒毒素于额肌过度活跃的部位

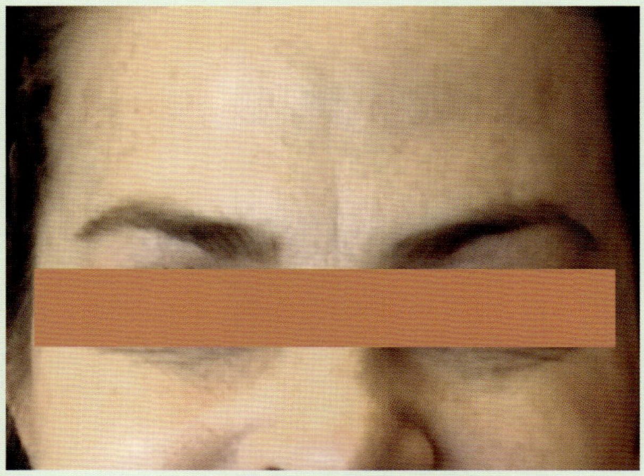

■图 5-25　将肉毒毒素注射到眉毛上方仍保持活跃的部分前额肌肉中，可以减轻眉尾出现上扬和移位的问题，有助于使眉毛的位置更加自然和具有美感

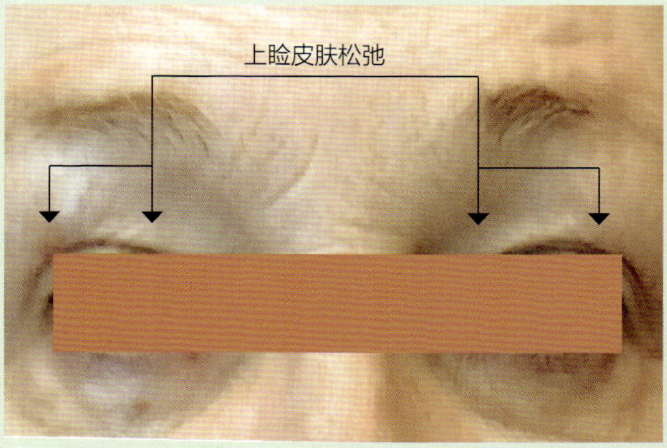


■图 5-26　对于出现上睑皮肤松弛的求美者，如果额肌的注射部位离眼部太近，可能会出现更严重的眼睑下垂问题。若出现该情况，建议注射点至少位于眶缘上方 3 cm 处、危险区上方眶缘外侧线上方至少 4 cm 处

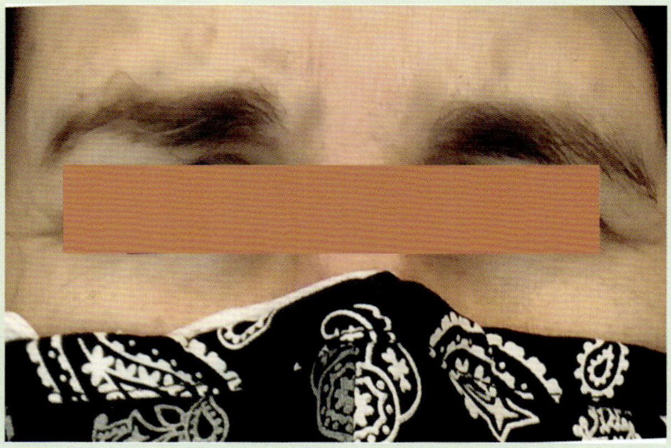

■图 5-27　对于只能依靠额肌抬起眉毛看东西的求美者，不应于额肌注射肉毒毒素。在这种情况下，需要外科手术治疗

块肌肉很少处于休息状态。幸运的是，眼轮匝肌对肉毒毒素治疗反应良好。

为避免肉毒毒素弥散到相邻拮抗肌群，必须在安全区内进行注射（图 5-29 和图 5-30）。外侧眼轮匝肌的安全区为眶缘外 1 cm、颧骨上缘以上的区域。安全区的上限位于眉尾，而下限必须在颧弓上方，并位于图 5-31 所示的范围内。若眼部出现明显的肌肉运动，且求美者眯眼时有皱纹，安全区则可以延伸至眉毛下方的侧缘线。

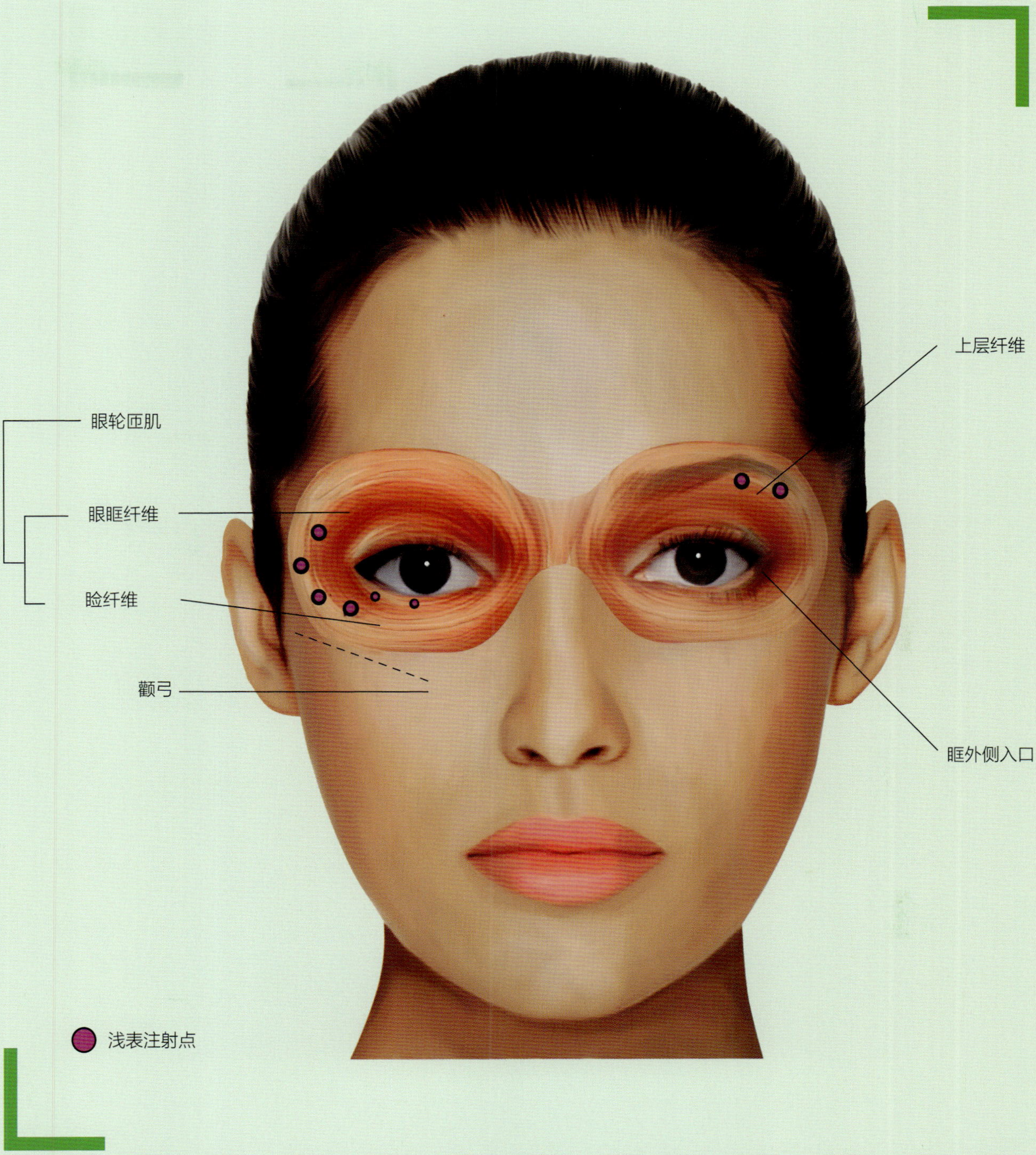


■图 5-28 图示为眼轮匝肌的解剖结构和重要标志，旨在为治疗提供参考。图中展示了两个不同的解剖区域和三个潜在的肉毒素注射区

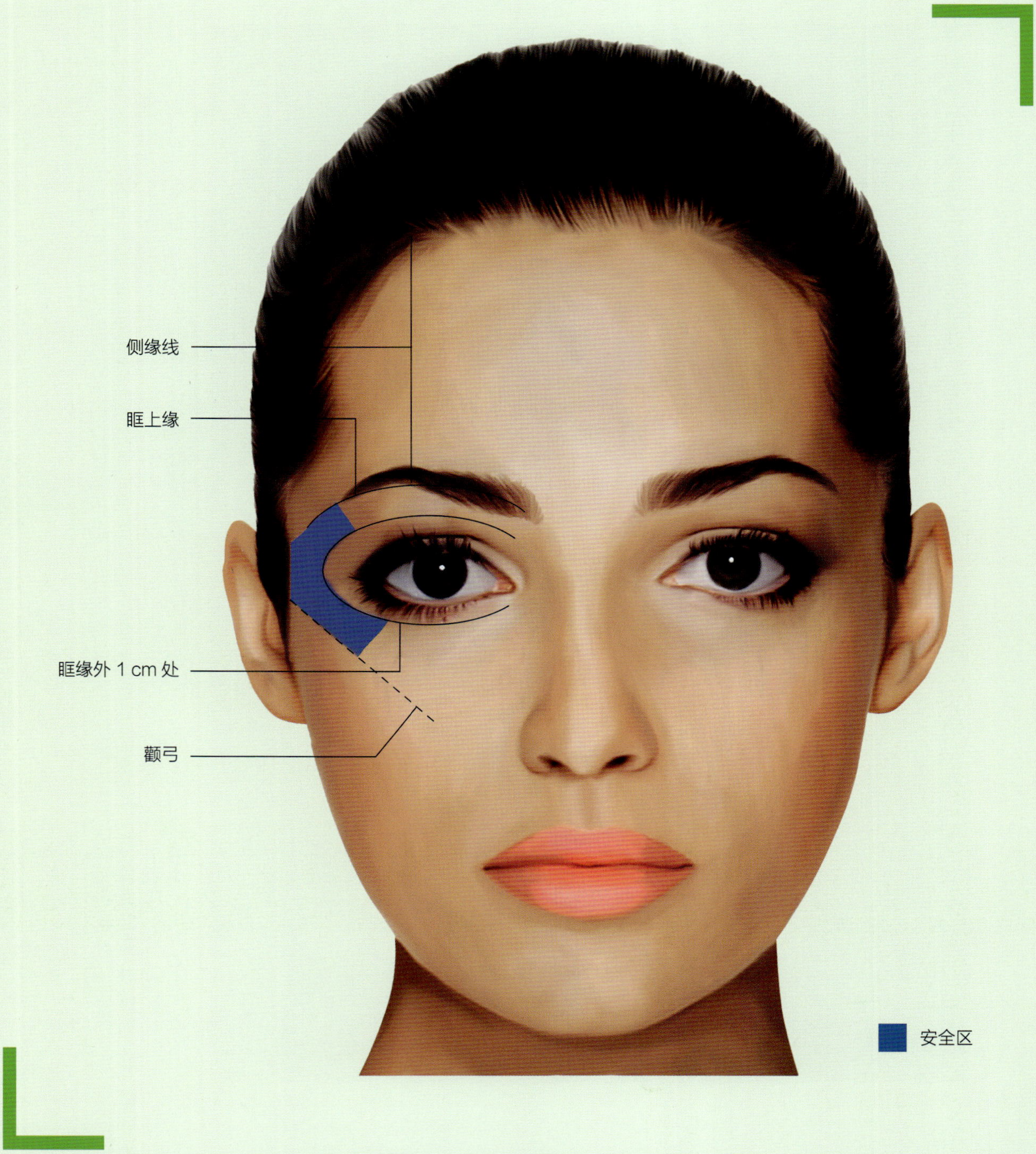


■图 5-29　正面图显示了治疗鱼尾纹时眼轮匝肌外侧纤维的注射安全区

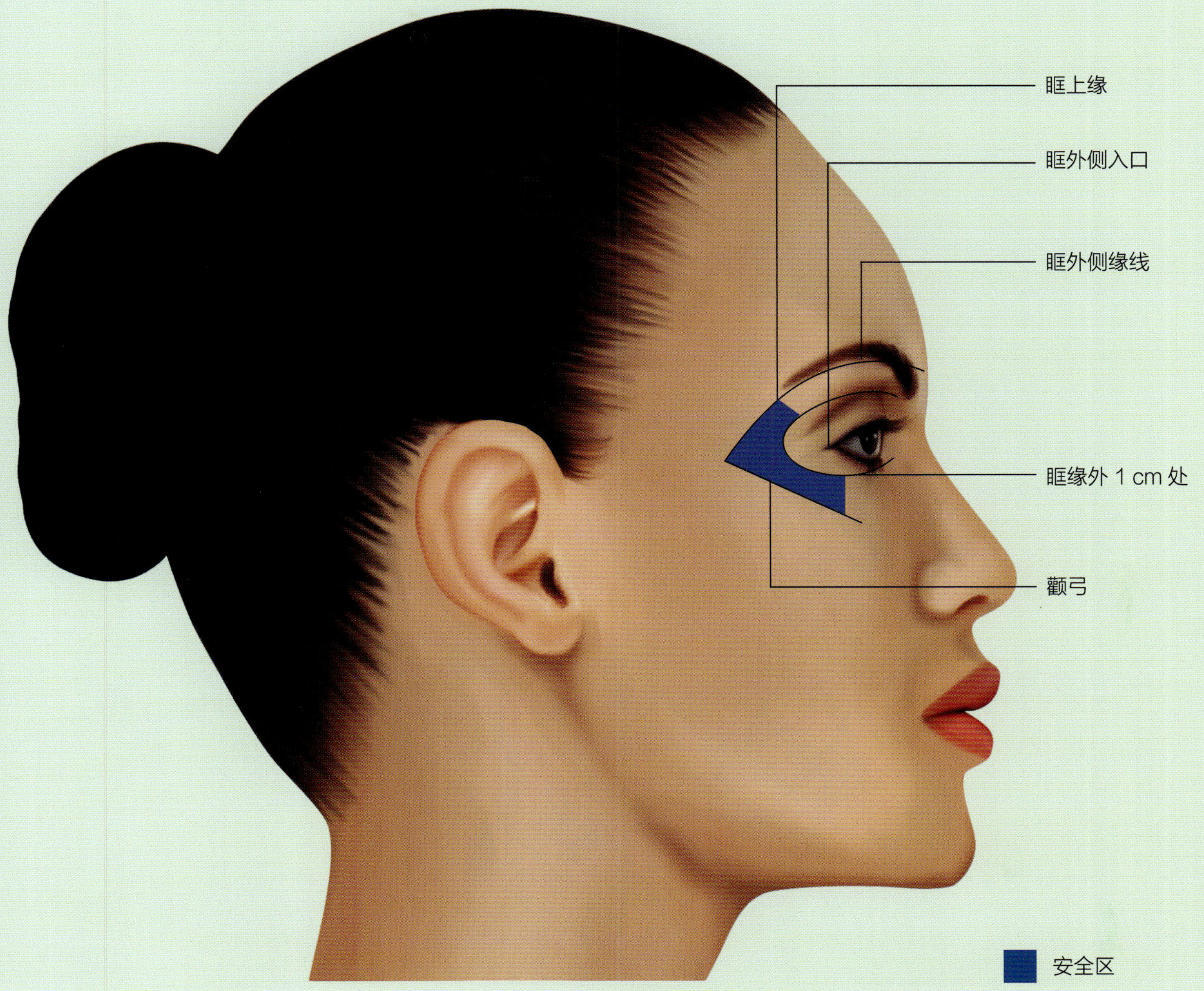


■ 图 5-30　侧面图显示了治疗鱼尾纹时眼轮匝肌外侧纤维的注射安全区

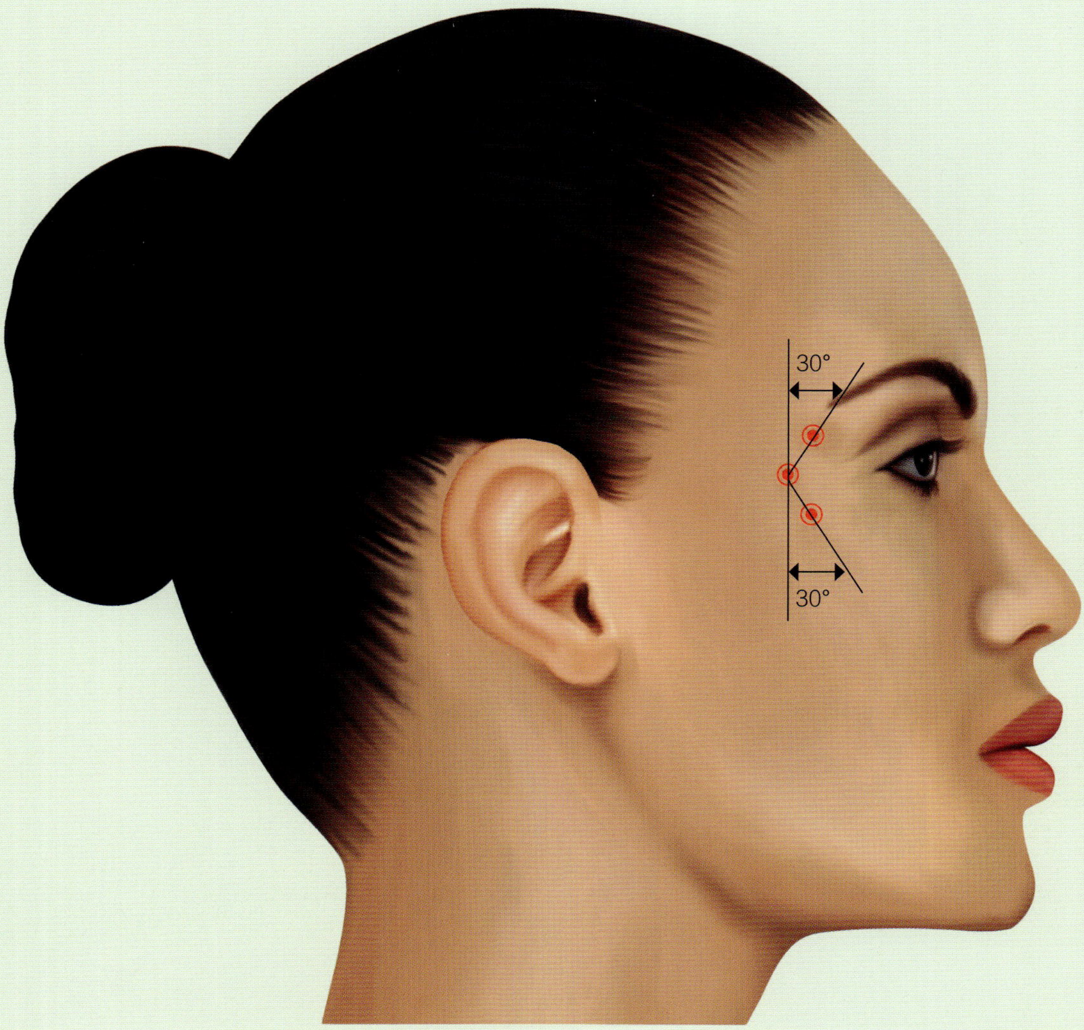


■图 5-31　该图显示了从侧面观察求美者时，如何确定外眦区域的注射位置

技巧提示

## 如何确定鱼尾纹注射点

■ 鱼尾纹注射点应在眶外侧至少 1 cm 处的位置，这样可避免肉毒毒素弥散到眼眶内。建议采取以下方法确定注射：将食指放在眼角外侧，将食指滚动至眶骨上。注射点应位于手指远端（图 5-32 和图 5-33）

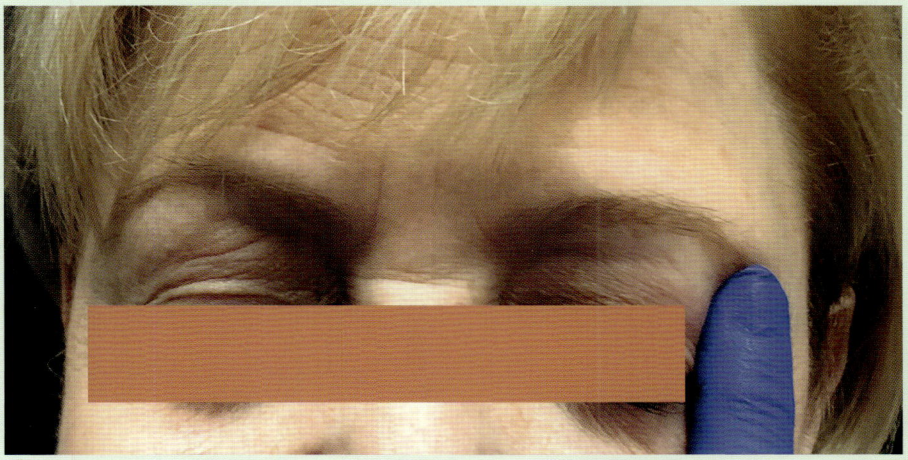

■ 图 5-32　在治疗鱼尾纹时，将食指放在眼眶边缘的拐角处，有助于确定肉毒毒素注射点的确切位置

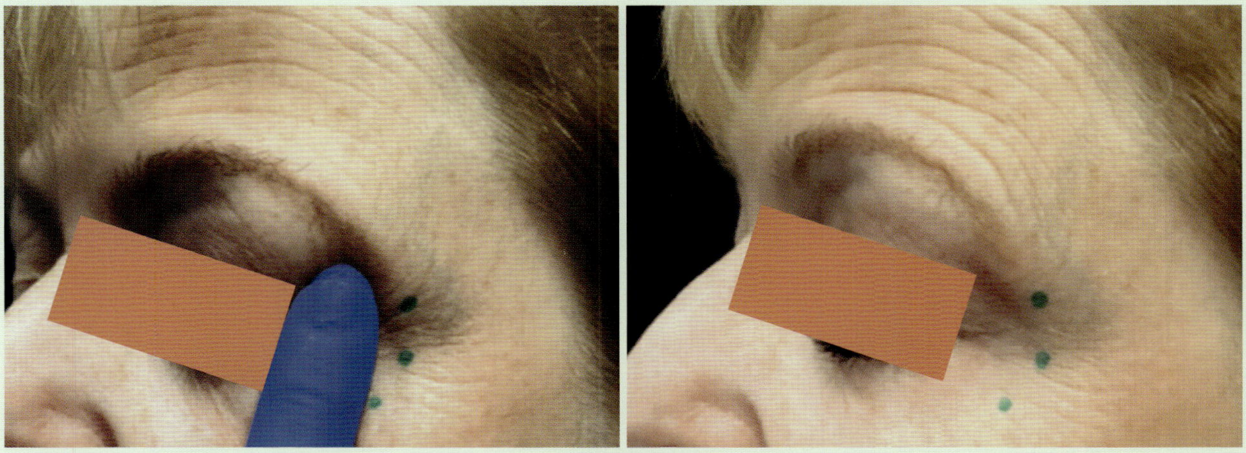

■ 图 5-33　用皮肤标记笔标注眼角外侧区域，以指示放置在食指外侧的注射点

为了激活这块肌肉，求美者需同时眯眼和微笑。注射前，医生需要确定这些皱纹的形成原因，其可能是单独收缩眼轮匝肌形成的，也可能是同时收缩眼轮匝肌、颧大肌和颧小肌形成的。若皱纹延伸至面颊区，面颊位于颧弓下方不适合注射肉毒毒素，可能会无意中抑制微笑肌。眼轮匝肌应采用浅表注射，以皮下或皮内小泡的形式进行，注意针尖应远离眼眶。眼眶周围的组织血管极为丰富，为避免出现淤青，注射时应避开任何肉眼可见的血管。

为了观察眼轮匝肌周围的血管，可以用拇指和食指拉伸皮肤。在治疗求美者眼周较脆弱的皮肤时需要借助头灯。该区域推荐的初始剂量为2～4 U的保妥适、德国肉毒毒素或吉欧韦（6～18 U的吉适），分2～5个注射点位注射。用药剂量取决于鱼尾纹的范围、肌肉强度和皱纹的深度。预期疗效会显著减少鱼尾纹、皮肤会更光滑（图5-34和图5-35）。

### 副反应

眼轮匝肌区域最常见的并发症为淤青、暂时性复视（重影）或侧下睑下垂。若肉毒毒素弥散至颧大肌和颧小肌，可能会导致嘴唇或面颊下垂（图5-36和图5-37）。颧弓下方属于危险区，应谨慎注射并且尽可能远离该区域，以避免药效出现不必要的弥散和抑制微笑肌。有鱼尾纹的求美者，注射后治疗区下方可能会保留几条微笑纹，这类皱纹不应再注射，它们很可能是由颧肌收缩形成的。此外，求美者还可能无法单侧或双侧上提上唇做微笑的表情，可能需要3～4个月才能改善。

若求美者注射前进行了了屈光性角膜手术（Lasik）、眼睑成形术或白内障手术，应将注射时间推后，直至主治医师同意后方能进行。对于有干眼病史的求美者，应禁止在眼轮匝肌区域注射，因为泪腺依赖于乙酰胆碱来产生眼泪。若肉毒毒素弥散至该区域，则干眼症会进一步恶化。

## 下睑皱纹（眼下皱纹）

衰老会导致真皮层萎缩，而下睑下方的皮肤组织较脆弱，是衰老的主要区域之一，尤其容易受紫外线照射影响。眼部会出现自发性眨眼，衰老往往始于此。求美者可能会主诉自己有眼袋或

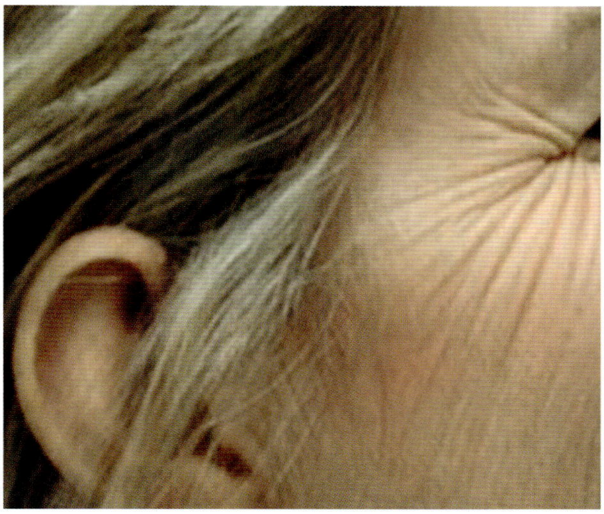

■图5-34　此图显示求美者正在眯眼以收缩外侧眼轮匝肌，方便发现鱼尾纹

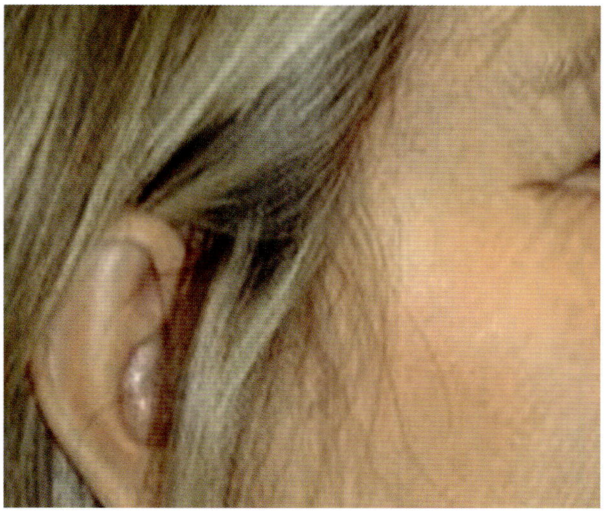

■图5-35　用A型肉毒毒素治疗鱼尾纹两周后，嘱求美者眯眼收缩肌肉，结果显示皮肤变得光滑，皱纹变浅

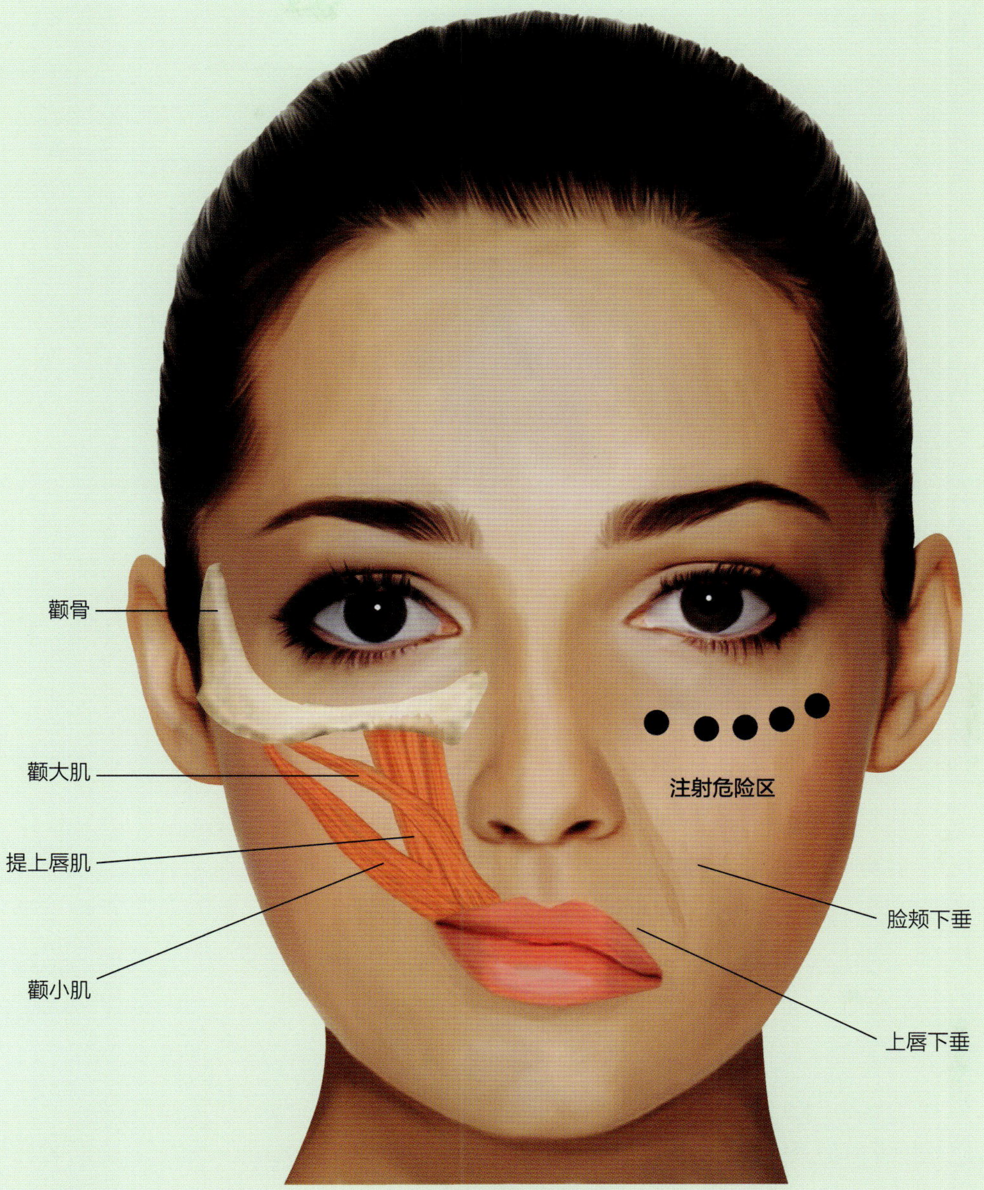


■图 5-36　此图显示，由于将肉毒毒素注射到颧骨下方的眼轮匝肌中，导致上唇和脸颊下垂。A 型肉毒毒素弥散到微笑提升肌的起点时，就会出现这种副作用

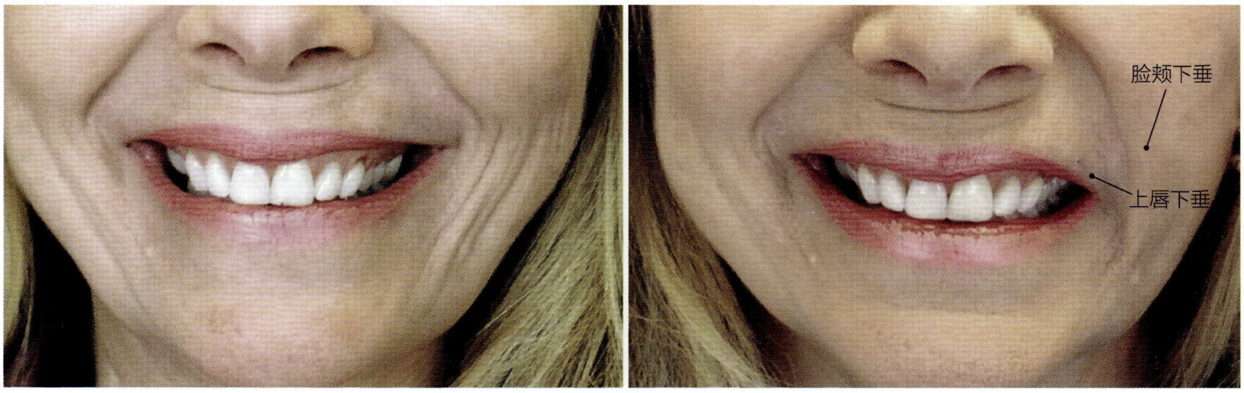


■图 5-37　此图为临床案例副作用照片，因注射时不慎将肉毒毒素弥散到颧大肌和颧小肌而引起上唇和脸颊下垂

黑眼圈，希望改善此外观。与鱼尾纹一样，眼轮匝肌收缩时会形成下睑皱纹，在眼轮匝肌纤维收缩时更明显。

## 眼轮匝肌下方注射安全区

为避免肉毒毒素弥散至相邻、拮抗的肌肉群，应在安全区内注射。该区域的安全区位于下睑下方，介于瞳孔中线和最下方的侧眦注射点之间。与注射鱼尾纹一样，医生要格外小心，以避免注射至颧弓下方和脸颊外侧，避免肉毒毒素弥散到起源于颧骨的笑容提升肌（图 5-38）。该预防措施是为了降低脸颊和嘴唇下垂的风险（图 5-36）。注射该区域可抚平下睑下方的皱纹，此外，还可以让眼睛形状更加圆润，加大睑裂距离，使眼睛看起来更加炯炯有神。在许多情况下，注射该区域可以改善眼轮匝肌下睑部分突起导致的“果冻卷”现象。为了激活该肌肉，求美者应用力眯眼或闭上眼睛。每侧设置 2 个注射点，每侧注射 1 ~ 2 U 的剂量，行浅表注射。注射时，请保持针尖远离眼眶，并避开浅表血管。眼下区域的 2 个注射点分别位于瞳孔中线及其外侧。确保针尖以斜面朝下的方式浅层刺入组织，避免肉毒毒素穿过肌肉进入眼眶。该区域血管丰富，应避开血管以避免因注射引起的大范围淤青（图 5-39 和图 5-40）。

## 副反应

若求美者有严重的眼袋问题，则不宜注射肉毒毒素。由于眶下隔膜在衰老过程中变得脆弱，脂肪下垂并聚集在眼下松弛的皮肤下，因此肌肉处于静止状态时会形成组织袋。由于眼轮匝肌也支撑着眶隔，眼轮匝肌功能减弱可能导致眼袋加重而无法起到改善作用（图 5-41）。针对下睑松弛的求美者，在注射肉毒毒素时也须谨慎。注射肉毒毒素可能会导致眼睑外翻，这也是一种潜在的副反应。如果注射于弹性受损的下睑区域，则可能导致眼睑内翻（图 5-42）。

若求美者的巩膜显示虹膜和下睑边缘之间的距离大于 2 cm，则不宜在下睑注射肉毒毒素。下睑区域眼轮匝肌收缩功能进一步减弱，会加重上述情况（图 5-43）。眼睑闭合不全是指无法完全闭上双眼，出现该症也不宜在下睑注射肉毒毒素（图 5-44）。为了避免出现副反应，在注射肉毒毒素之前，最重要的是评估下睑组织弹性。若求美者下睑区域主要由失去弹性的松弛组织构成，则禁止注射肉毒毒素，因为注射肉毒毒素也不会产生作用，反而会加重眼袋。虽然肌肉会做出反应，但上覆组织很可能会堆积在眼轮匝肌下方，使组织松弛更加严重。为了评估下睑组织的弹性和确定求美者是否适合注射肉毒毒素，医生可做拉皮

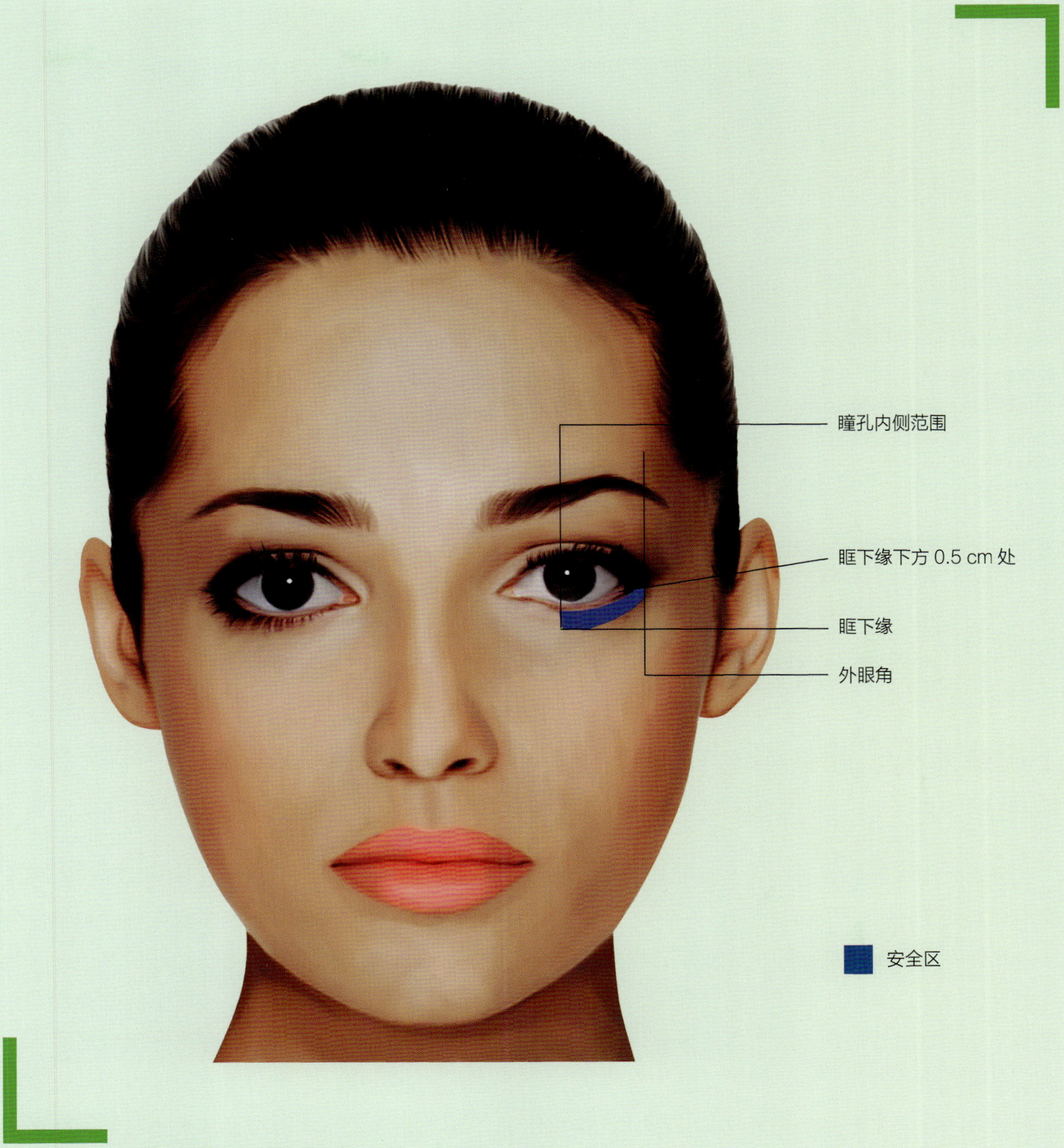


■ 图 5-38 下眼轮匝肌隔前纤维注射安全区

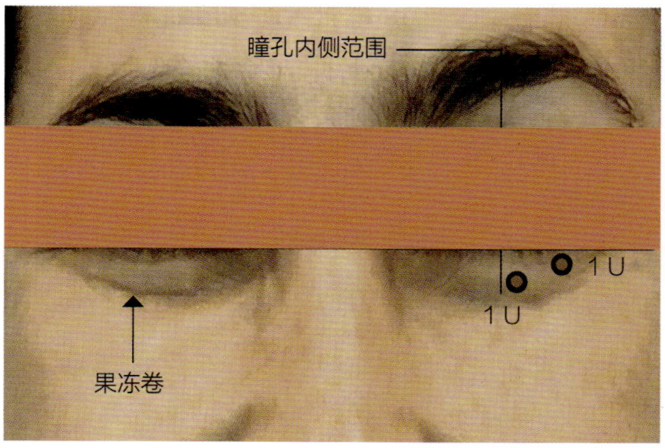


■图 5-39　该图为求美者治疗前的照片，让求美者眯眼收缩眼轮匝肌时下睑部分会出现凸起。该区域的注射点已标记

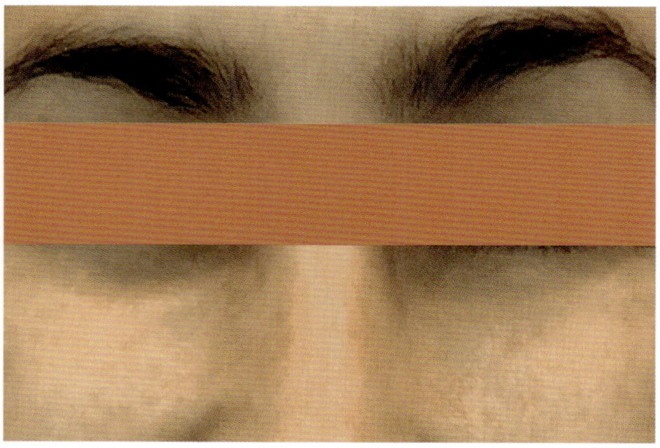

■图 5-40　治疗两周后，照片显示眼下凸起减轻

测试。用拇指和食指轻轻捏住和拉动组织，再放开。如果组织迅速回归原位，那么说明该区域可以注射肉毒毒素。若需要 3 s 甚至更久肌肉才能回归原位，则不建议注射肉毒毒素（图 5-45）。

## 上眼轮匝肌：改善眉毛下垂（上提眉毛）

想要获得理想的眉毛位置，医生需精确分析前面已讨论过的所有肌肉组织，并确定最佳剂量。此外，为了获得最佳的治疗效果，将眉毛提升至理想位置，须精准评估眼轮匝肌的上方和外侧部分并确定最佳剂量。医生需要了解这些肌肉相互作用机制，以及区分提肌和降肌，这些对于获得预期效果至关重要（图 5-46）。同时，医生还需要深入研究一些明显的面部特征，以确保注射点不靠近其他面部肌肉，避免出现副反应。

医生需要评估求美者现阶段的眉毛位置，因为眉毛的最终位置决定了面部上 1/3 的预期美容效果。医生应让求美者眯眼，然后观察眉尾运动。如果眼轮匝肌激活的同时眉尾下垂，那么眼轮匝肌上方适合作为注射点。一般来说，女性的眉毛位于眼眶上缘，呈拱形，眉尾位于眉头内侧上方 1～2 mm 处（图 5-2）。而男性的眉毛一般呈水平方向，无明显眉弓，男性可能不会注射眼轮匝肌（图 5-3）。从解剖学来看，男性的眉毛一般位于前额较低处，约与眶上缘平行。需要注意的是，以上仅为指导原则，在实际评估中，还需考虑求美者的个人偏好。此外，为了使用一致的解剖注射标志，我们建议以眶缘位置来确定注射点，而不是眉毛的位置，因为眉毛的位置不固定。

在治疗前，还须评估上睑是否存在不对称或下垂问题，若存在，则应告知求美者。对于治疗前存在的任何面部问题，需要做好拍照记录。针对眉毛和眼睑这两个部位，注射前的位置和对称性会影响治疗眉间纹、额肌和眼轮匝肌不同区域时所使用的技术。

眼轮匝肌上方注射肉毒毒素的安全区位于眶缘上方、眼侧缘线外侧且不超过眶缘下方 1 cm 处（图 5-47）。我们建议尽可能在靠近眼眶边缘的位置注射，以避免肉毒毒素弥散至上睑提肌。若治疗目的是提升眉尾，但肌肉激活时眉尾下垂，则表明需要在上眼轮匝肌外侧上方注射肉毒毒素。通过治疗，还可以改善上睑皮肤松弛。建议每侧使用 3～3.5 U 的保妥适、德国肉毒毒素或吉韦（6～9 U 的吉适）作为保守初始注射剂量，并注射于安全区内的两个注射点（图 5-48）。采用浅表

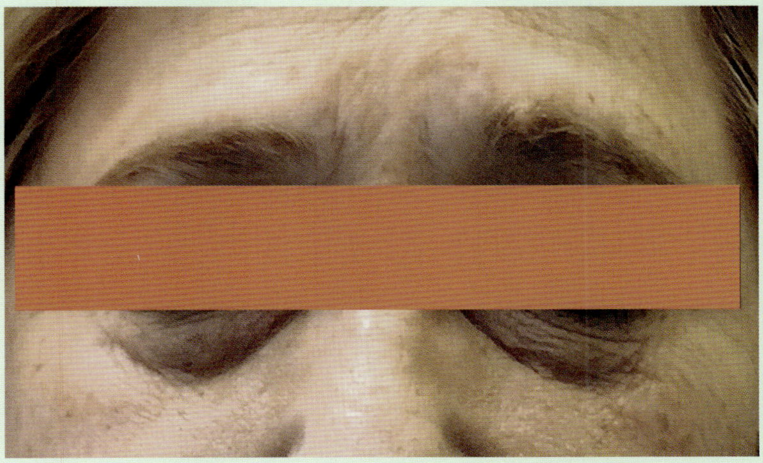

■图 5-41　若求美者有严重的眼袋，那么应禁止注射肉毒毒素，需要借助外科手术进行改善

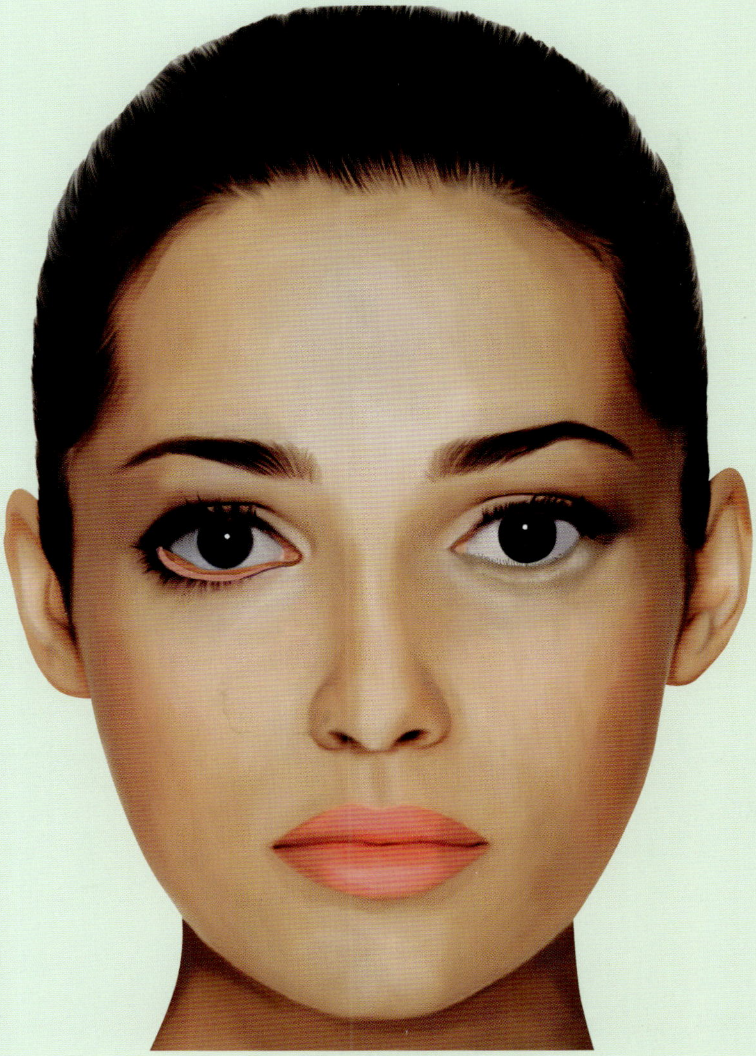

■图 5-42　图示分别为下睑外翻（左）和下睑内翻（右）

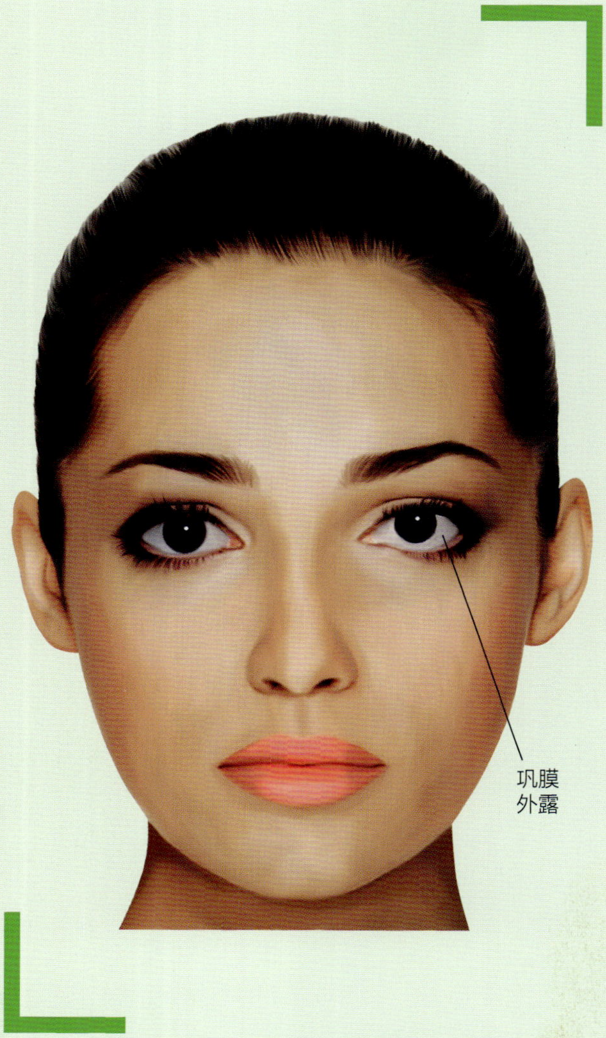


■图 5-43　巩膜显示虹膜和下睑边缘之间的距离大于 2 mm

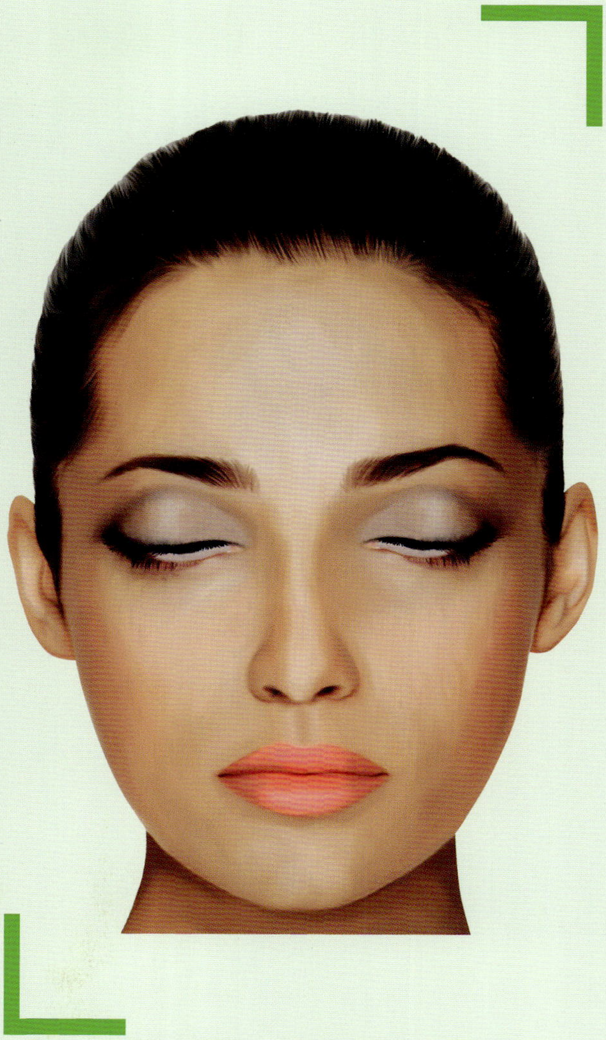

■图 5-44　眼睑闭合不全是指无法完全闭上双眼

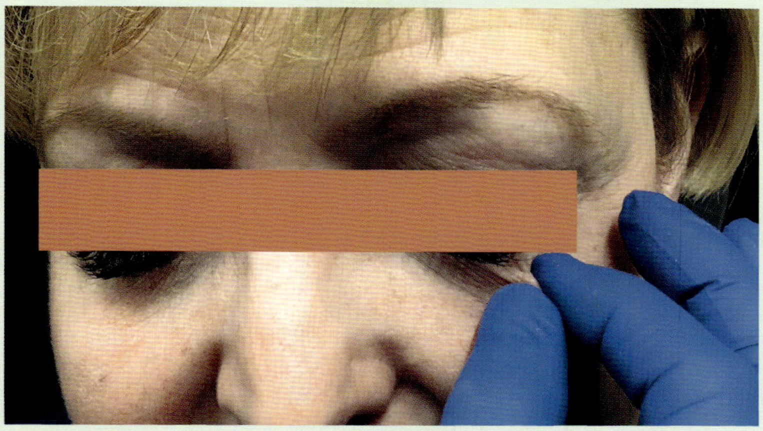

■图 5-45　拉皮测试可以确定求美者皮肤组织是否具有足够弹性，是否可以通过注射肉毒毒素来改善

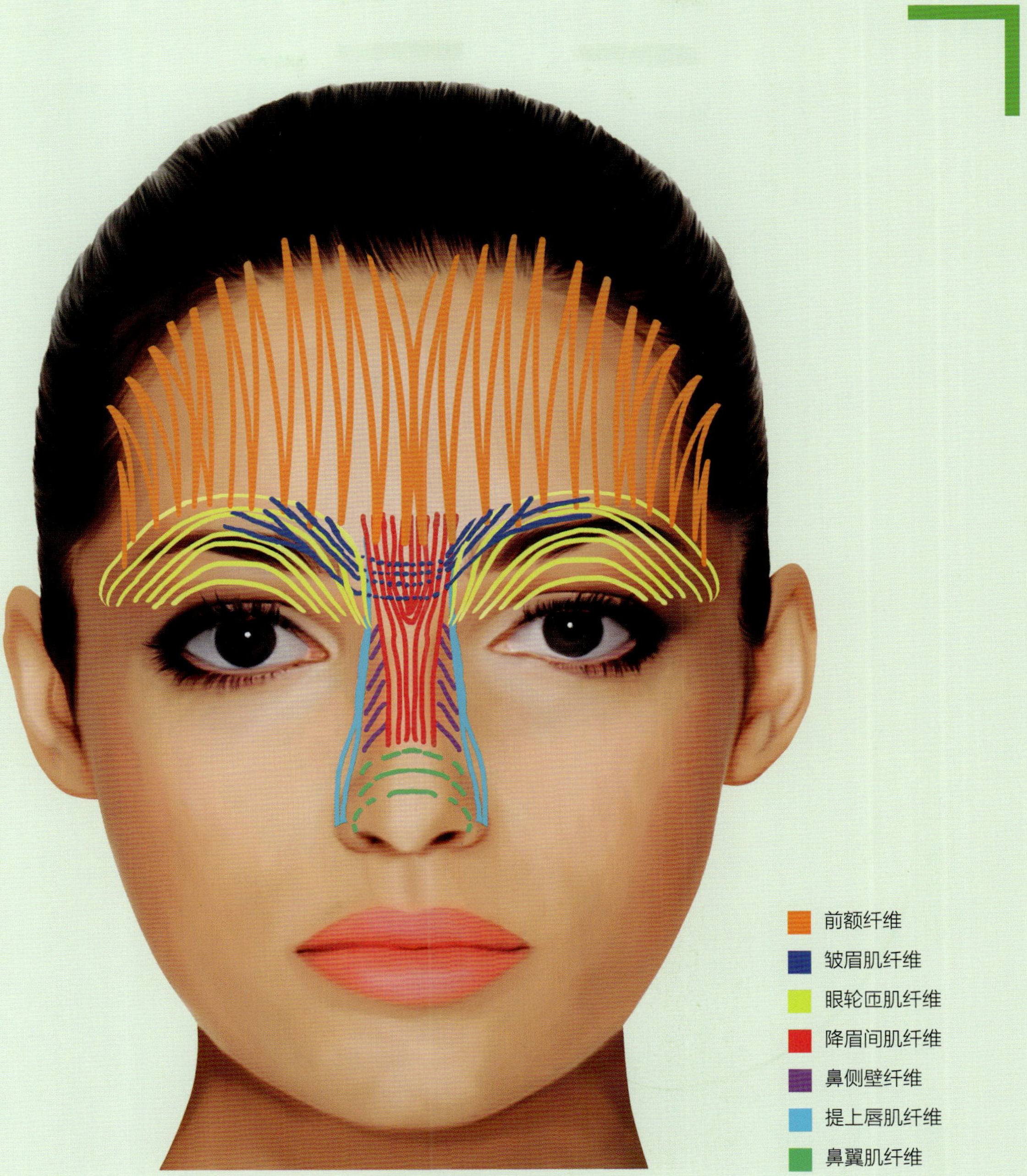


■图 5-46　颅面肌纤维相互交错示意图

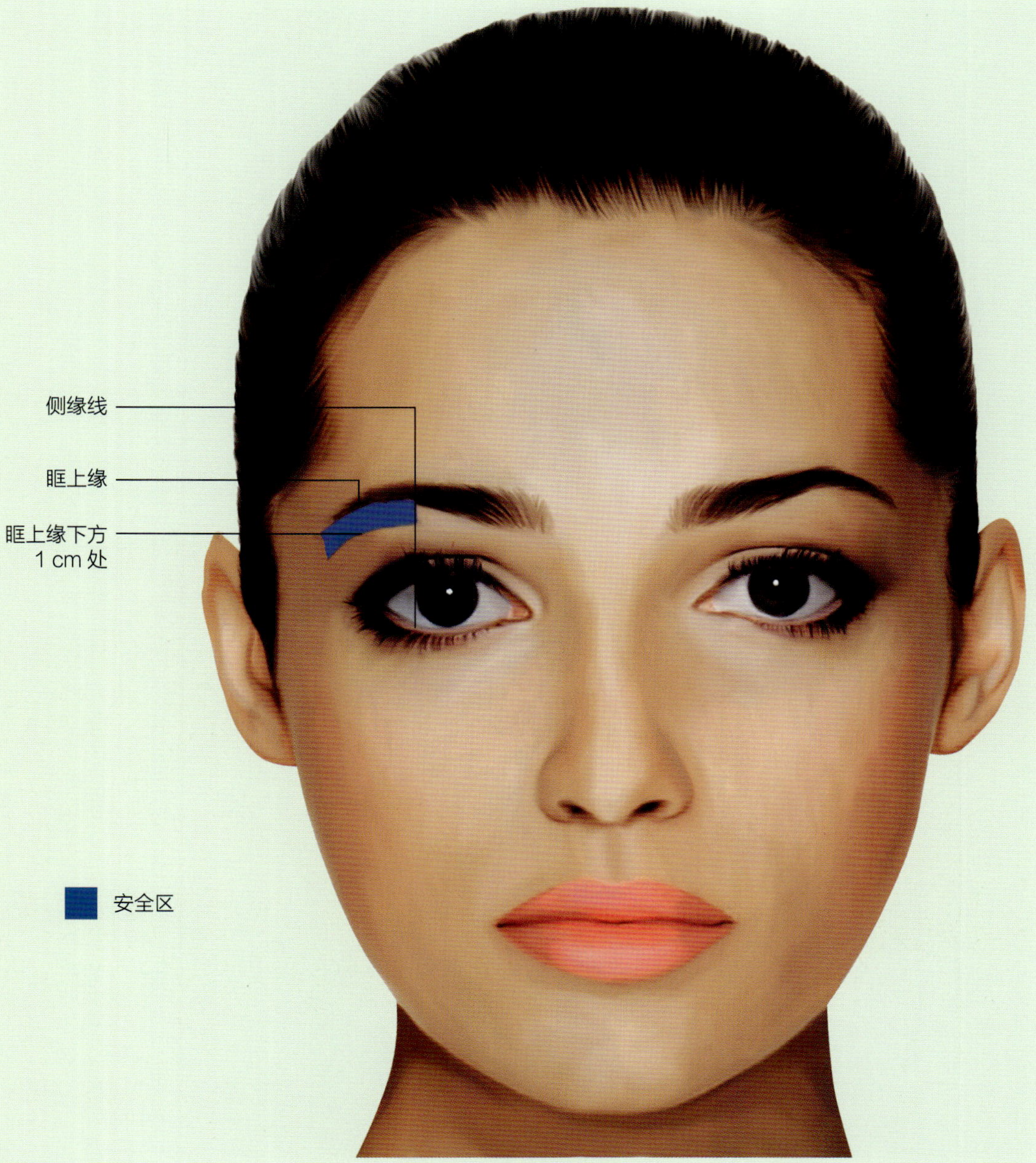


■图 5-47 眼轮匝肌上方注射肉毒毒素的安全区位于眶缘下不超过 1 cm 处，外侧以侧缘线为界。注射的目的是为了提高眉尾，增强肌肉的提升能力

注射，针尖应远离眼睛。成功的眉毛提升手术应当效果自然，并通过提升眉毛下方的组织使眼睛看起来更加开阔和有神（图 5-49）。

## 副反应

副反应通常表现在眉毛抬得过高，使求美者看起来像在做惊讶的表情。若出现该结果，可以在每侧眉毛的眉弓上方的额肌中补打 1～2 U 的肉毒毒素来对抗。一般来说，这块区域被认为是注射危险区。但由于现在的目标是为了使该区域的眉毛微微下垂，可以在初次注射后的两周内给药，使这些肌肉群之间达到平衡，产生较好的美容效果（图 5-50）。

另一个副反应是上睑下垂，即眼睑下垂（图 5-14），注射后常出现于上睑轮匝肌外侧肌纤维。这是因为肉毒毒素弥散到了上睑提肌导致的。可以在侧缘线外侧的安全区内注射，或在眶缘下方进行注射，以避免该情况的发生。

# 鼻横纹（兔纹）

许多求美者在笑、嗅或眯眼时，鼻子顶部和侧面及鼻梁附近会出现横向皱纹，这些皱纹也被称作兔纹，是由鼻肌的横向部分收缩引起的。在注射肉毒毒素放松眉间肌和外侧轮匝肌时，这些皱纹可能会变得更加明显，因为这两块肌肉是鼻

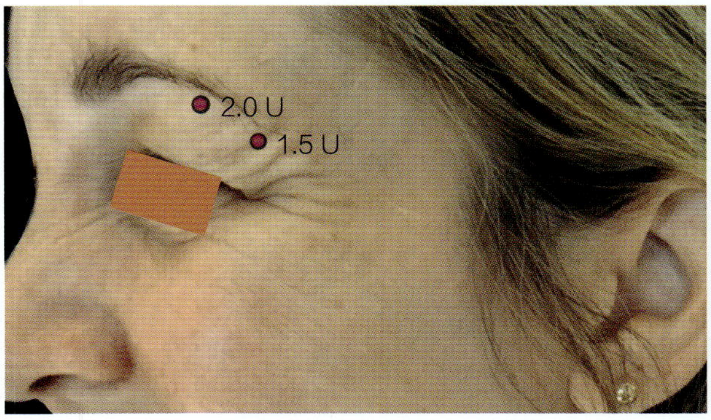


■图 5-48　在注射肉毒毒素时，有 2 个注射点，分别位于上眼轮匝肌外侧和外侧缘线。注射的目的是为了提高眉毛的尾部和中部，以及眉毛下方下垂的皮肤

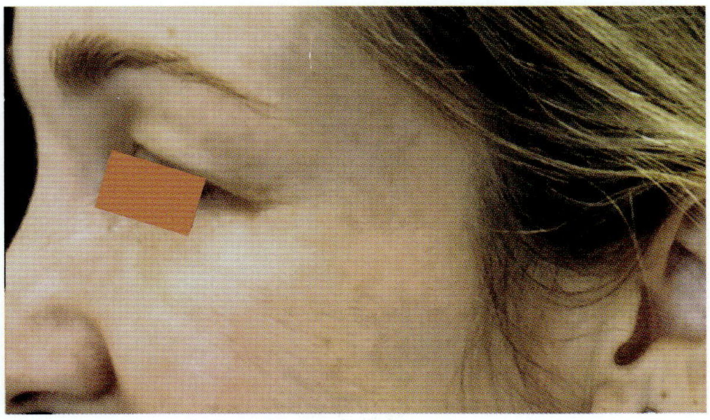

■图 5-49　注射两周后的照片显示，眉毛的位置出现上提，眉毛下方的皮肤下垂得到缓解。为了获得最佳的效果，医生对眼轮匝肌的 3 个细分区域都进行评估和注射，也对侧眦肌肉和下方的肌纤维进行了注射，得到了显著效果

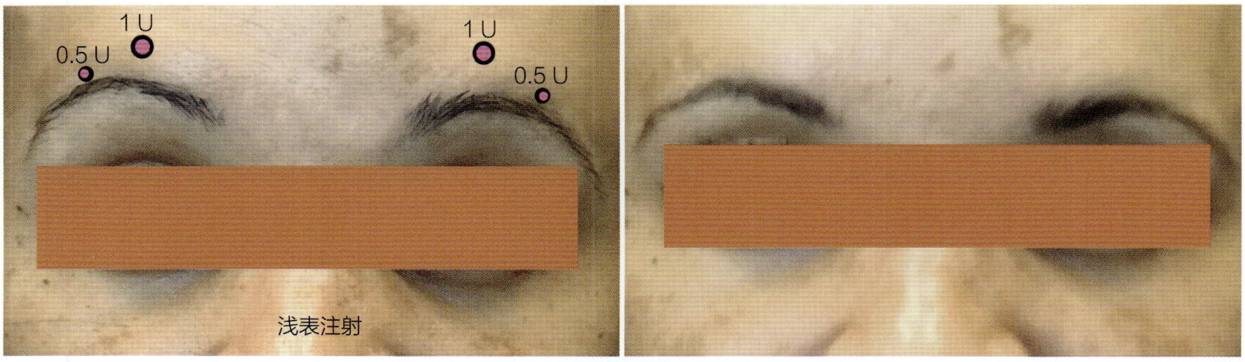


■图 5-50　对于眉毛过度上提区域上方的额肌，注射少量的肉毒毒素可以放松过度上提的眉毛

肌的拮抗肌群。

鼻肌有两个明显的部分，即鼻翼和鼻侧壁。鼻翼起自上颌骨的前部，位于侧切牙上方，并插入到鼻翼的皮肤中。而鼻侧壁则起自上颌骨，位于切牙窝的上方外侧，并通过与鼻背部的鼻翼区域交汇而走行至皮肤。由于鼻侧壁的肌纤维是导致该区域出现皱纹的原因，因此该区域为肉毒毒素注射的主要区域（图 5-51）。鼻侧壁在肌肉收缩时，会将鼻侧的皮肤向上和向内拉，从而产生鼻纹。该区域的注射安全区上至鼻根点（内侧睑裂线之间突出最少的区域），下至鼻中点。注射安全区的两侧边界由鼻根点线或鼻根点线（图 5-52）确定，鼻根点线连接了鼻翼和侧睑裂点。

技巧提示

### 如何收缩鼻肌

- 求美者做出大笑的表情，或者闻到难闻气味时皱起鼻子，以及做出嗅或闻的动作时，会收缩鼻肌。鼻肌收缩至最大时，皱纹会变得更加明显（图 5-53）。治疗目标是通过柔化鼻横纹使中面部看起来更平滑（图 5-54 至图 5-56）。

应在鼻根点内侧或两侧鼻翼线以内注射肉毒毒素。初始注射剂量为每侧 1 U 的保妥适、德国肉毒毒素或吉欧韦（或 3 U 的吉适）。通常来说，该剂量已经足够。但是若求美者肌肉收缩强烈且鼻根区较宽，则需要在鼻背处再确定一个注射点，剂量为 1 U。由于该区域血管丰富，建议采取浅表注射，可避免出现淤青。注射后不要向下按摩，以避免肉毒毒素弥散至邻近的笑肌中。

## 副反应

肉毒毒素注射后会弥散至鼻翼线外侧或下侧，此时鼻肌注射会引发大多数不良治疗效果。此时，提唇肌的功能可能会受到影响。这些提唇肌包括颧大肌、颧小肌、提上唇肌和上唇鼻翼提肌。这会导致轻微的副反应，如单侧或双侧唇下垂，影响求美者微笑的能力。然而，若将肉毒毒素直接注射到这些肌肉中，且注射点过于偏外侧或偏下侧，可能导致严重的并发症，如流涎和无法张开嘴，影响求美者说话和进食。若注射点过于靠内，则可能导致求美者流眼泪，原因是肉毒毒素弥散到眼轮匝肌的内侧睑裂部分使泪液排出功能受损。还有一种副反应是重影（复视），由肉毒毒素弥散到外眦区附近的眼外肌中引起，但比较少见。

## 总结

上面部的表情肌是最适合使用肉毒毒素进行治疗的肌群，治疗效果可预测且高效。在进入中面部和下面部肌肉治疗之前，医生应该掌握如何选择性放松肌肉的技术。由于肉毒毒素无逆转剂，初次注射时剂量不宜过多。医生可以随时增加剂量，但却无法移除。一般来说，肉毒毒素注射 4 个月后会完全失效。

医生需要对每位求美者的肌肉运动强度和皱纹深度进行评估，以便确定剂量和注射点。了解肌肉相互作用机制对减少皱纹和获得理想的眉毛位置也至关重要。同时，管理求美者的预期也很重要。因为美容的效果是主观的，并且因人而异。在安全区注射，可避免产生并发症。■

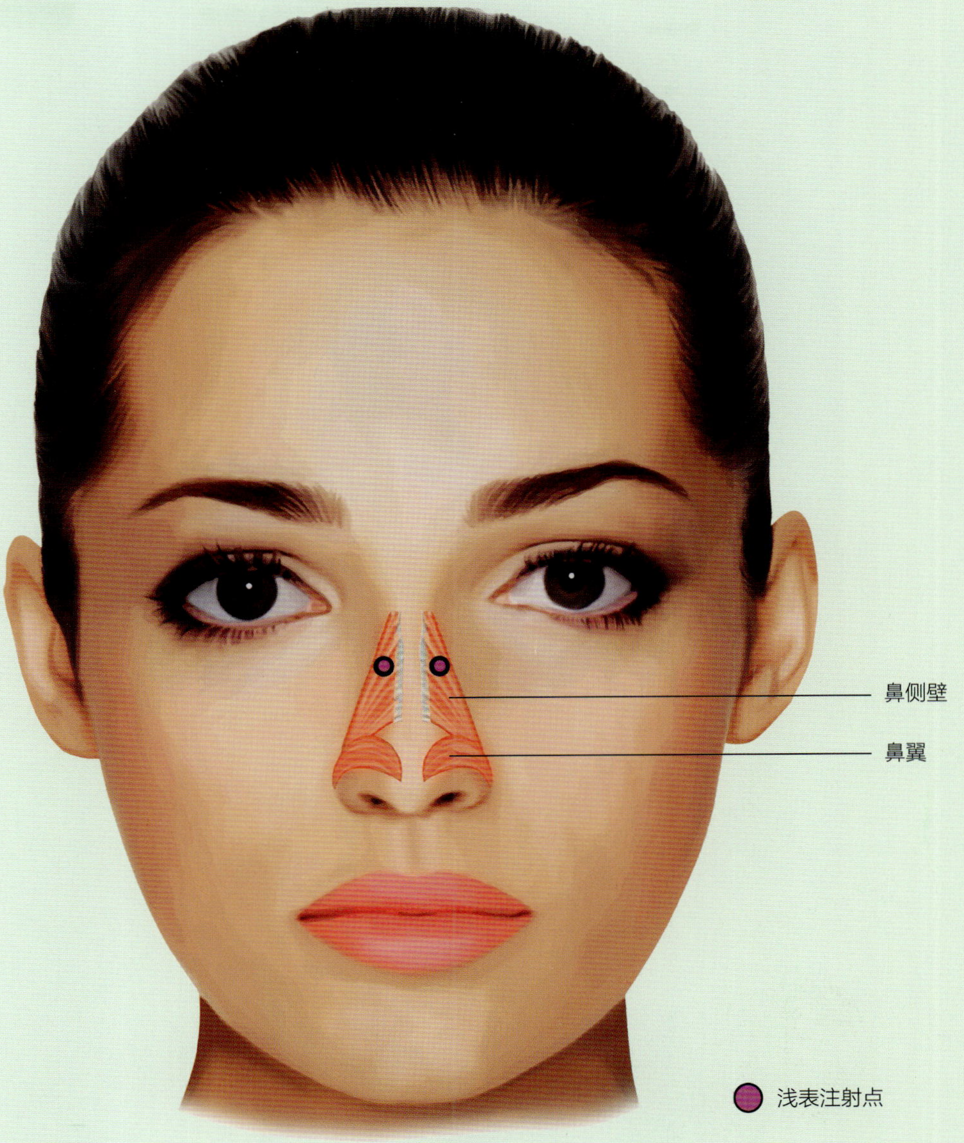


■图 5-51　治疗横鼻纹时，应采用浅表注射，确保药量注射在鼻横肌内。注射时要小心谨慎，避免药物弥散至鼻翼区

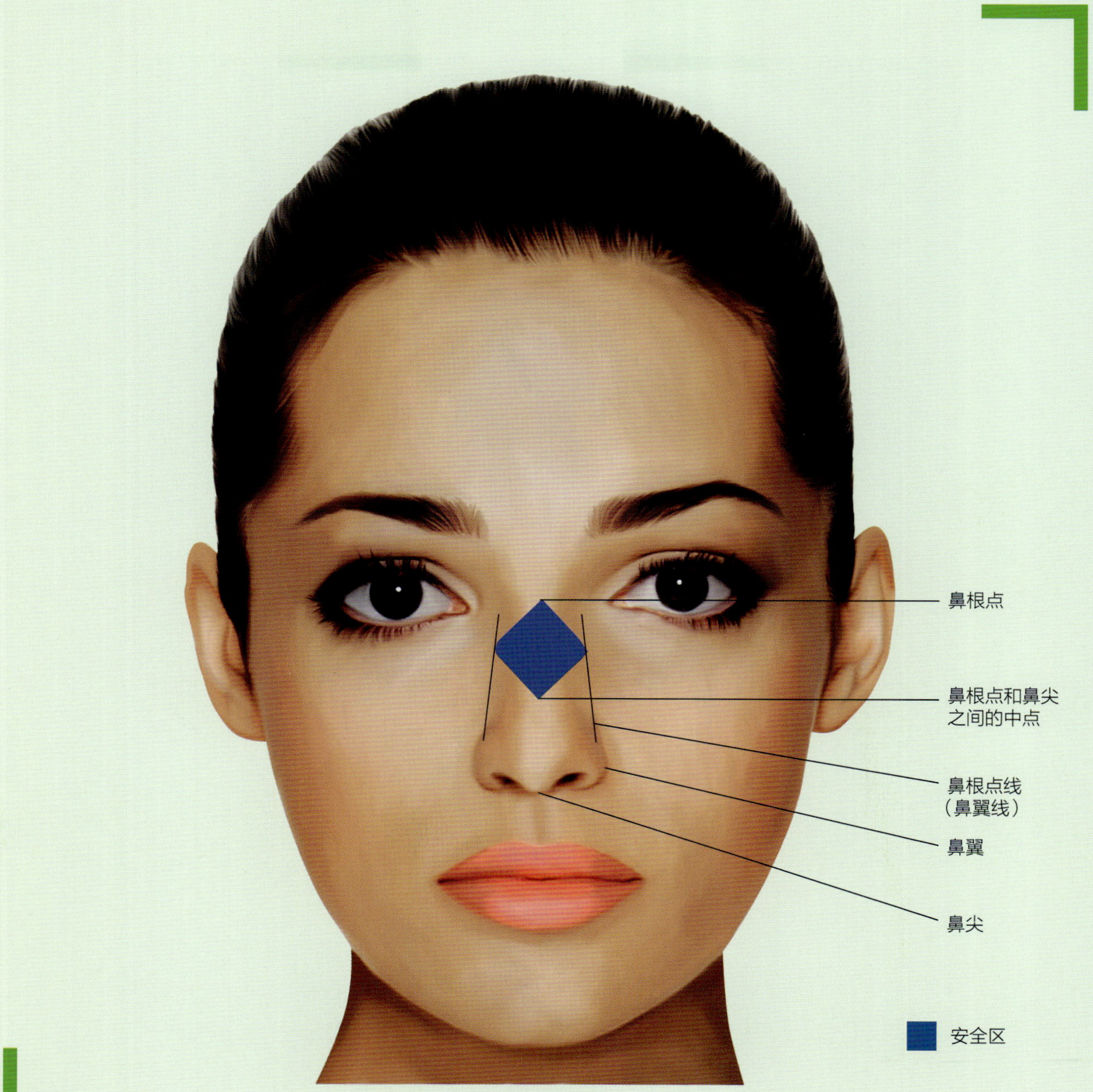


■图 5-52　鼻肌注射的安全区从鼻根点至鼻根点与鼻尖之间的中点，左右两侧的范围不超过鼻根点线（鼻翼线）

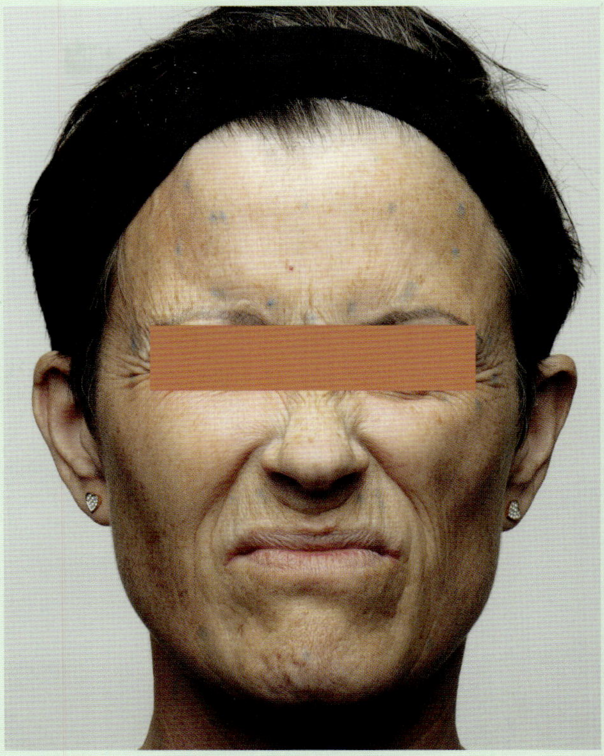

■图 5-53　求美者在注射前收缩鼻肌的照片

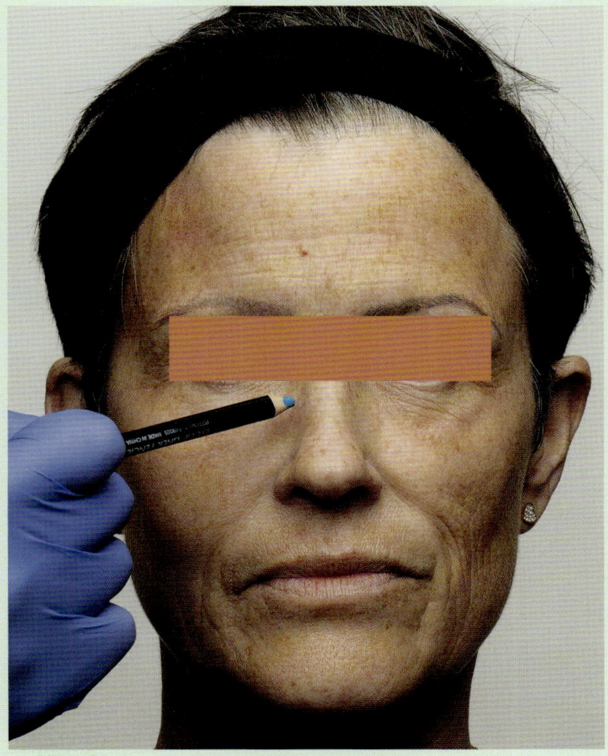

■图 5-54　用皮肤标记笔标注注射点

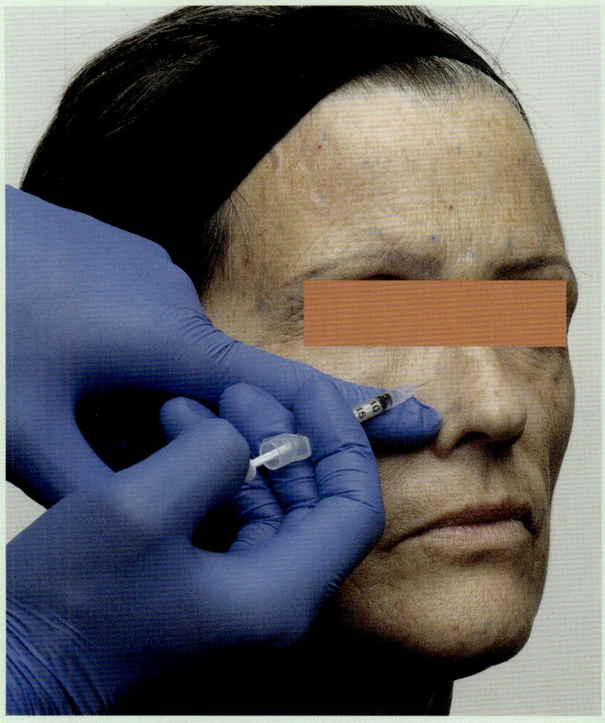

■图 5-55　鼻横肌采用浅表注射

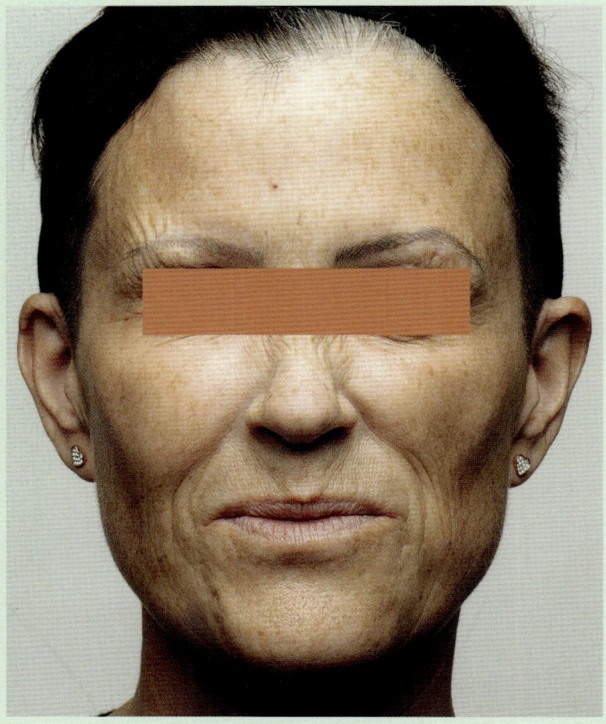

■图 5-56　注射两周后，照片显示求美者收缩鼻肌时鼻子周围的皱纹得到明显改善

## 参考文献


[1] Evans DJ, Francis-West PH. Craniofacial development: making faces. *J Anat*. 2005;207(5):435–436.

[2] Anderson BW, Kortz MW, Al Kharazi KA. Anatomy, Head and Neck, Skull. [Updated 2021 Jul 26]. In: *StatPearls* [Internet]. Treasure Island (FL): StatPearls Publishing; 2021 Jan.

[3] Kuramoto E, Yoshinaga S, Nakao H, et al. Characteristics of facial muscle activity during voluntary facial expressions: Imaging analysis of facial expressions based on myogenic potential data. *Neuropsychopharmacol Rep*. 2019 Sep;39(3):183–193.

[4] Yalçınkaya E, Cingi C, Söken H, et al. Aesthetic analysis of the ideal eyebrow shape and position. *Eur Arch Otorhinolaryngol*. 2016 Feb;273(2):305–10.

[5] Feser DK, Gründl M, Eisenmann-Klein M, et al. Attractiveness of eyebrow position and shape in females depends on the age of the beholder. *Aesthetic Plast Surg*. 2007 Mar–Apr;31(2):154–60.

[6] Koka K, Patel BC. Ptosis Correction. 2021 Jul 21. In: *StatPearls* [Internet]. Treasure Island (FL): StatPearls Publishing; 2021 Jan.

[7] Khawaja HA, Hernandez-Perez E. Botox in dermatology. *Int J Dermatol*. 2001 May;40(5):311–7.

[8] Jung GS, et al. Eyebrow Position and Shape Favored by Korean Women. *J Craniofac Surg*. 2018 May;29(3):594–598.

[9] Elghblawi E. Exaggerated lower frontalis and glabella after Botox injection. J *Cosmet Dermatol*. 2021 Jul;20(7):2083–2085.

[10] Flynn TC. Botox in men. *Dermatol Ther*. 2007 Nov–Dec; 20(6):407–13.

[11] Keaney TC, Alster T: Botulinum Toxin in Men: Review of Relevant Anatomy and Clinical Trial Data, October 2013, *Dermatologic Surgery*, 39(10): 1434–1443.

[12] Frampton JE, Easthope SE. Botulinum toxin A (Botox Cosmetic): a review of its use in the treatment of glabellar frown lines. *Am J Clin Dermatol*. 2003;4(10):709–25.

[13] Hwang K, Lee JH, Lim HJ. Anatomy of the Corrugator Muscle. *J Craniofac Surg*. 2017 Mar;28(2):524–527.

[14] Janis JE, Ghavami A, Lemmon JA, Leedy JE, et al. Anatomy of the corrugator supercilii muscle: part I. Corrugator topography. *Plast Reconstr Surg*. 2007 Nov;120(6):1647–1653.

[15] Brown TM, Drake TM, Krishnamurthy K. Anatomy, Head and Neck, Procerus Muscle. 2021 Aug 11. In: *StatPearls* [Internet]. Treasure Island (FL): StatPearls Publishing; 2021 Jan–. PMID: 30521184.

[16] Bartolin C, Lalo J. Revue générale sur le muscle *corrugator supercilii*. The *corrugator supercilii* muscle. A review. *Morphologie*. 2008 Dec;92(299):145–53.

[17] Bassichis BA, Thomas JR. The use of Botox to treat glabellar rhytids. Facial *Plast Surg Clin North Am*. 2005 Feb;13(1):11–4.

[18] Ghalamkarpour F, Robati RM, Aryanejad F, et al. Supraciliary wrinkles and botulinum toxin A. *Clin Exp Dermatol*. 2010 Jun;35(4):388–91.

[19] Zhang X, Cai L, Yang M, et al. Botulinum Toxin to Treat Horizontal Forehead Lines: A Refined Injection Pattern Accommodating the Lower Frontalis. *Aesthet Surg J*. 2020 May 16;40(6):668–678.

[20] Chao JA, Son JH, Guyuron B. The Prevalence of Blepharoptosis in Facial Rejuvenation Patient Population. *Aesthetic Plast Surg*. 2021 Feb;45(1):193–197.

[21] Gomez J, Laquis SJ. Blepharoptosis: Clinical Presentation, Diagnosis, and Treatment. *Insight*. 2015 Spring;40(2):5–9. PMID: 26897787.

[22] Pessino K, Patel J, Patel BC. Anatomy, Head and Neck, Frontalis Muscle. [Updated 2020 Jul 31]. In: *StatPearls* [Internet]. Treasure Island (FL): StatPearls Publishing; 2020 Jan.

[23] Knize DM. An anatomically based study of the mechanism of eyebrow ptosis. *Plast Reconstr Surg*. 1996 Jun;97(7): 1321–33.

[24] D' Souza A, Ng CL. Applied Anatomy for Botulinum Toxin Injection in Cosmetic Interventions. *Current Otorhinolaryngology Reports*. 2020;8:336–343. doi: 10.1007/s40136-020-00308-4.

[25] Lee KL, Choi YJ, Gil YC, et al. Locational Relationship between the Lateral Border of the Frontalis Muscle and the Superior Temporal Line. *Plast Reconstr Surg*. 2019 Feb;143(2):293e–298e.

[26] Costin BR, Wyszynski PJ, Rubinstein TJ, et al. Frontalis Muscle Asymmetry and Lateral Landmarks. *Ophthalmic Plast Reconstr Surg*. 2016 Jan–Feb;32(1):65–8.

[27] Flynn TC. Botox in men. *Dermatol Ther*. 2007 Nov–Dec;20(6):407–13.

[28] Lorenc ZP, Smith S, Nestor M, et al. Understanding the functional anatomy of the frontalis and glabellar complex for optimal aesthetic botulinum toxin type A therapy. *Aesthetic Plast Surg*. 2013 Oct;37(5):975–83. doi: 10.1007/s00266-013-0178-1. Epub 2013 Jul 12.

[29] Dobel C, Algermissen E, Thielker J, et al. Ratings of Emotional Expressions in Static and Dynamic Facial Recordings Before and After Upper Face Botulinum Injections–An Observational Prospective Study. *Aesthet Surg J*. 2021 May 18;41(6):NP609–NP615.

[30] Lee KC, Pascal AB, Halepas S, et al. What Are the Most Commonly Reported Complications with Cosmetic Botulinum Toxin Type A Treatments? *J Oral Maxillofac Surg*. 2020 Jul;78(7): 1190.e1–1190.e9.

[31] Mühlbauer W, Holm C. Eyebrow asymmetry: ways of correction. *Aesthetic Plast Surg*. 1998 Sep–Oct;22(5):366–71.

[32] Ganceviciene R, Liakou AI, Theodoridis A, et al. Skin

anti-aging strategies. *Dermatoendocrinol*. 2012;4(3):308-319.

[33] Chuang J, Barnes C, Wong BJF. Overview of Facial Plastic Surgery and Current Developments. *Surg J (N Y)*. 2016;2(1): e17-e28. Published 2016 Feb 4.

[34] Cheng CM. Cosmetic use of botulinum toxin type A in the elderly. *Clin Interv Aging*. 2007;2(1):81-83.

[35] Flynn TC. Periocular botulinum toxin. *Clin Dermatol*. 2003 Nov-Dec;21(6):498-504.

[36] Tong J, Lopez MJ, Patel BC. Anatomy, Head and Neck, Eye Orbicularis Oculi Muscle. 2021 Jul 26. In: *StatPearls* [Internet]. Treasure Island (FL): StatPearls Publishing; 2021 Jan.

[37] Carruthers A, Bruce S, de Coninck A, et al. Efficacy and safety of onabotulinumtoxinA for the treatment of crow's feet lines: a multicenter, randomized, controlled trial. *Dermatol Surg*. 2014 Nov;40(11):1181-90.

[38] Prager W, Wissm ü ller E, Kollhorst B, et al. Treatment of crow's feet with two different botulinum toxin type A preparations in split-face technique. Hautarzt. 2011 May;62(5):375-9.

[39] Matarasso SL, Matarasso A. Treatment guidelines for botulinum toxin type A for the periocular region and a report on partial upper lip ptosis following injections to the lateral canthal rhytids. *Plast Reconstr Surg*. 2001 Jul;108(1):208-14; discussion 215-7.

[40] Spiegel JH, DeRosa J. The anatomical relationship between the orbicularis oculi muscle and the levator labii superioris and zygomaticus muscle complexes. *Plast Reconstr Surg*. 2005 Dec.;116(7):1937-42; discussion 1943-4.

[41] Wojno TH. Results of lacrimal gland botulinum toxin injection for epiphora in lacrimal obstruction and gustatory tearing. *Ophthalmic Plast Reconstr Surg*. 2011 Mar-Apr;27(2):119-21.

[42] Mojallal A, Cotofana S. Anatomy of lower eyelid and eyelid-cheek junction. *Ann Chir Plast Esthet*. 2017 Oct;62(5): 365-374.

[43] Spiegel JH, DeRosa J. The anatomical relationship between the orbicularis oculi muscle and the levator labii superioris and zygomaticus muscle complexes. *Plast Reconstr Surg*. 2005 Dec;116(7):1937-42; discussion 1943-4.

[44] Hakim F, Phelps PO. Entropion and ectropion. *Dis Mon*. 2020 Oct;66(10):101039.

[45] Boote C, Sigal IA, Grytz R, et al. Scleral structure and biomechanics. *Prog Retin Eye Res*. 2020 Jan;74:100773.

[46] Mörchen M, Emmerich KH. Bilateral keratitis in lagophthalmos and lower lid ectropion. *Ophthalmologe*. 2004 Sep;101(9):939-40.

[47] Sweis IE, Hwang L, Cohen M. Preoperative Use of Neuromodulators to Optimize Surgical Outcomes in Upper Blepharoplasty and Brow Lift. *Aesthet Surg J*. 2018 Aug 16;38(9):941-948.

[48] Hamamoto AA, Liu TW, Wong BJ. Identifying ideal brow vector position: empirical analysis of three brow archetypes. *Facial Plast Surg*. 2013 Feb;29(1):76-82.

[49] Olsen, J. Balanced Botox Chemodenervation of the Upper Face: Symmetry in Motion. *Semin Plast Surg*. 2007 Feb; 21(1): 47-53.

[50] Tamura BM, Odo MY, Chang B,et al.Treatment of nasal wrinkles with botulinum toxin. *Dermatol Surg*. 2005 Mar;31(3):271-5.

[51] Snider CC, Amalfi AN, Hutchinson LE, et al. New Insights into the Anatomy of the Midface Musculature and its Implications on the Nasolabial Fold. *Aesthetic Plast Surg*. 2017 Oct;41(5):1083-1090.

# 第六章

# 肉毒毒素在中下面部的应用

和上面部相比，肉毒毒素在中下面部的应用存在较大难度。这些部位的肌肉解剖结构被称为颊唇肌群（图6-1）。该肌群相互交错、层次较多，属于拮抗提降肌肉复合体，其中的大多数肌肉会影响求美者微笑、说话和进食的能力。若肉毒毒素不慎弥散至目标肌肉附近的肌肉中，则可能会导致面部不对称和下垂。若注射剂量过多，则可能引起功能缺陷。为了避免不良结果，临床医生必须详细了解这些肌肉的功能和每块肌肉在收缩时所产生的面部表情，以及这些肌肉对皮肤运动的影响。为了确保尽可能地治疗目标肌肉，注射深度取决于颊唇肌群中各肌肉的分层排列方式。由于治疗的容错空间较小，建议使用较低剂量，特别是针对首次接受注射的求美者。此后，可以在两周后安排随访，若注射区域反应良好无副反应，可适当增加剂量。这种方法有助于临床医生更好地掌握求美者的面部情况和肉毒毒素注射对面部产生的影响。

## 露龈笑

大笑时牙龈过度外露，也被称为露龈笑，可能会给临床医生制订治疗计划时带来挑战。露龈笑可能由多种原因造成，确定治疗方法可能是一项艰巨的任务。露龈笑的一些常见的原因包括上唇较短、上唇过度活跃、临床牙冠过短、牙槽挤压和上颌垂直过长。然而，在使用肉毒毒素抑制唇部提降肌之前，至关重要的是进行鉴别诊断以确定病因，从而制订合适的美容和功能修复治疗计划。

在理想情况下，求美者微笑时上唇应位于上颌中切牙和犬齿的齿龈面。若牙龈暴露超过该标志 1.5 ~ 2 mm，则会影响美观。若牙龈边缘高度不一致，则须进行治疗的牙齿问题包括牙龈线下方有深色的牙齿修复物、牙龈萎缩、组织色素不均、楔状缺损、因损伤而导致的牙齿颜色改变或透明度缺失，以及其他任何可引起他人注意的牙齿问题。通常来说，求美者会非常在意出现的这些牙齿问题。常常会使用牙齿贴面或牙冠来遮盖暴露在牙龈线上方的缺陷。但是，我们不建议在尚未出现病理症状的情况下，为求美者采取侵入式的牙科美容手术，因为这会损伤牙齿的结构完整性。同时，修复牙龈边缘也面临诸多挑战，最终的治疗结果可能无法满足求美者的期望。

若求美者出现露龈笑，医生应全面评估其病因。如果是由正畸或正颌问题导致的，那么在确定治疗方案时至少要提及甚至解决上述问题。很多求美者未意识到牙齿对齐问题，尤其是在没有疼痛的情况下。通常来说，他们更关注牙齿外观和面部笑容。从长期来看，上述问题可能会导致终生的咬合问题和相关并发症，如修复体损坏、颞下颌关节功能紊乱病（TMD）和牙齿过度磨损等。

对于因上唇过度活跃或上唇较短导致的露龈笑，可注射肉毒毒素进行治疗。实际上，对于这

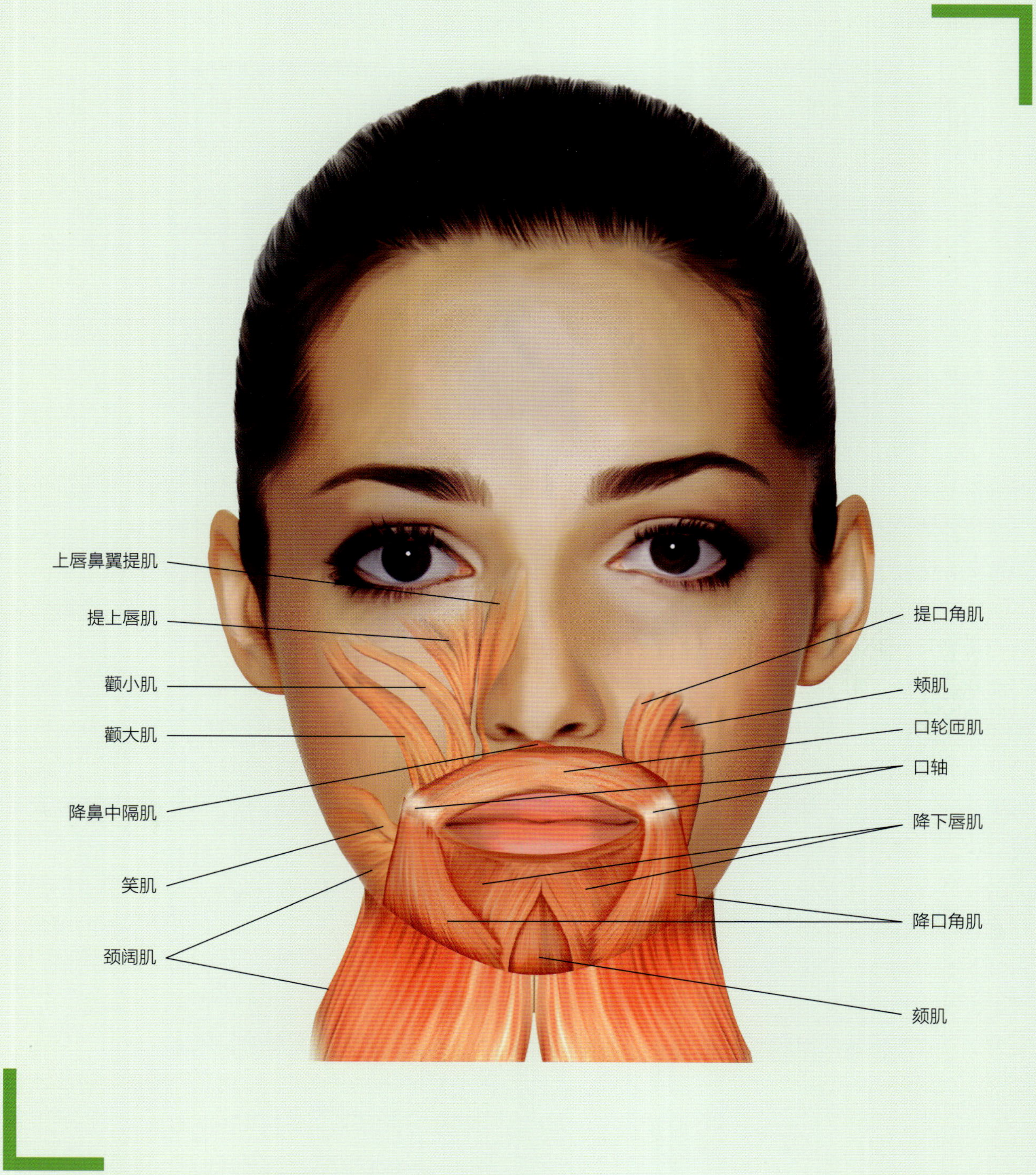


■ **图 6-1** 在中下面部，激活颊唇肌群时产生的面部表情

类尚未出现其他病理的牙龈过度外露问题，注射肉毒毒素可能是最合适的治疗方案。但缺点是肉毒毒素的治疗效果是暂时性的，仅能维持3个月。优点也正因为效果非永久，即不进行侵入式手术不会产生永久效果，正好可以进行再次评估和进行重复治疗。此外，若露龈笑由其他并发症引起，可以将肉毒毒素和其他治疗方式联合应用以增强效果。有时，仅仅将上唇调低 1 mm，就能对那些关注外表的人产生重大影响。

在美容医学中，存在多种面部评估方法。其中一种方法可以帮助我们快速判断出问题是上唇长度不足还是上唇过度活跃。该方法将面部分成 3 个区域，即上面部、中面部和下面部。中面部和下面部长度相等。中面部的长度可由测量眉间额部最突出的点到鼻尖下方的点之间的距离得出。而下面部的长度则由测量鼻尖下方到下颏底部的距离得出。其次，上唇长度为鼻尖下方到唇珠的距离长度，年轻成年女性上唇的平均长度为 22 ~ 24 mm，年轻成年男性则为 24 ~ 26 mm。上唇处于静止状态时，应能看到 3 ~ 4 mm 的上颌中切牙。而对于年龄较大的求美者，唇部弹性流失引起组织松弛，导致上唇变长。在这种情况下，唇部处于静止状态时不易看见上颌中切牙，而下颌中切牙则变得明显。对于有露龈笑的求美者来说，衰老还成了一件好事。然而，如果年轻求美者微笑时牙龈外露，他们有可能会在牙齿无疾病的情况下寻求侵入性的牙科手术，让面部微笑看起来更加自然。

## 肉毒毒素治疗露龈笑

上唇鼻翼提肌（LLSAN）是放松上颌唇的主要目标肌肉。该肌肉属于面部颊唇肌肉中的鼻部亚群，同时也是哺乳动物中名称最长的肌肉。上唇鼻翼提肌收缩时会扩张鼻孔，可以提升鼻翼外侧和上唇。该肌肉也被称为“咆哮肌”或“猫王肌”，因为猫王（Elvis Presley）演出时常常会收缩这块肌肉，表现咆哮的面部表情。

若注射仅为了降低上中切牙区域的上唇，目标肌肉则是上唇鼻翼提肌，注射位置应在鼻翼两侧。但是对于露龈笑求美者来说，通常整个牙弓区域会出现牙龈过度外露的情况，甚至会露出前磨牙上方区域。在上述情况下，为了有效管理上唇过度活跃以获得最佳的美容效果，我们要对提上唇肌、颧小肌和上唇鼻翼提肌进行去神经化。提上唇肌起自颧骨突起，沿着鼻侧向下在上唇鼻翼提肌外侧止于上唇中，其主要功能是提升上唇。颧小肌则起自颧骨，在提上唇肌外侧与眼轮匝肌相连，再走行至上唇外侧皮肤。

技巧提示

### 露龈笑的注射点

- 与其单独注射，不如借助“Yonsei Point 点”一次性治疗提上唇肌、颧小肌和上唇鼻翼提肌。“Yonsei Point 点”位于鼻翼外侧，是上述 3 块肌肉汇聚的地方，具有安全和可重复定位的特点。“Yonsei Point 点”位于口连合上方 3 cm、鼻翼外侧 1 cm 处，并用皮肤标记笔进行标记（图 6-2）。接着让求美者做一个“咆哮”的表情，以确认标记位置已处于肌肉运动区域。

## 露龈笑肉毒毒素注射剂量

通过放松微笑提肌来降低上唇位置，所需的肉毒毒素剂量取决于预期的美容效果。平均每侧需要注射 1 ~ 2 U 的保妥适、德国肉毒毒素或吉欧韦（3 ~ 6 U 的吉适）。最好先小剂量注射，既有利于观察肌肉反应，又方便随时增加剂量，但无法去除或逆转其效果。

在该区域注射肉毒毒素获得的预期美容效果，可通过牙龈过度外露改善情况和求美者满意度进行衡量。尽管理论上肉毒毒素效果可持续 3 个月，但由于该区域肌肉运动较频繁，可能会更早失效。和大多数美容手术一样，管理求美者的预期至关重要。大多数情况下，这种非手术注射可以获得极其满意的效果，求美者对更美观的笑

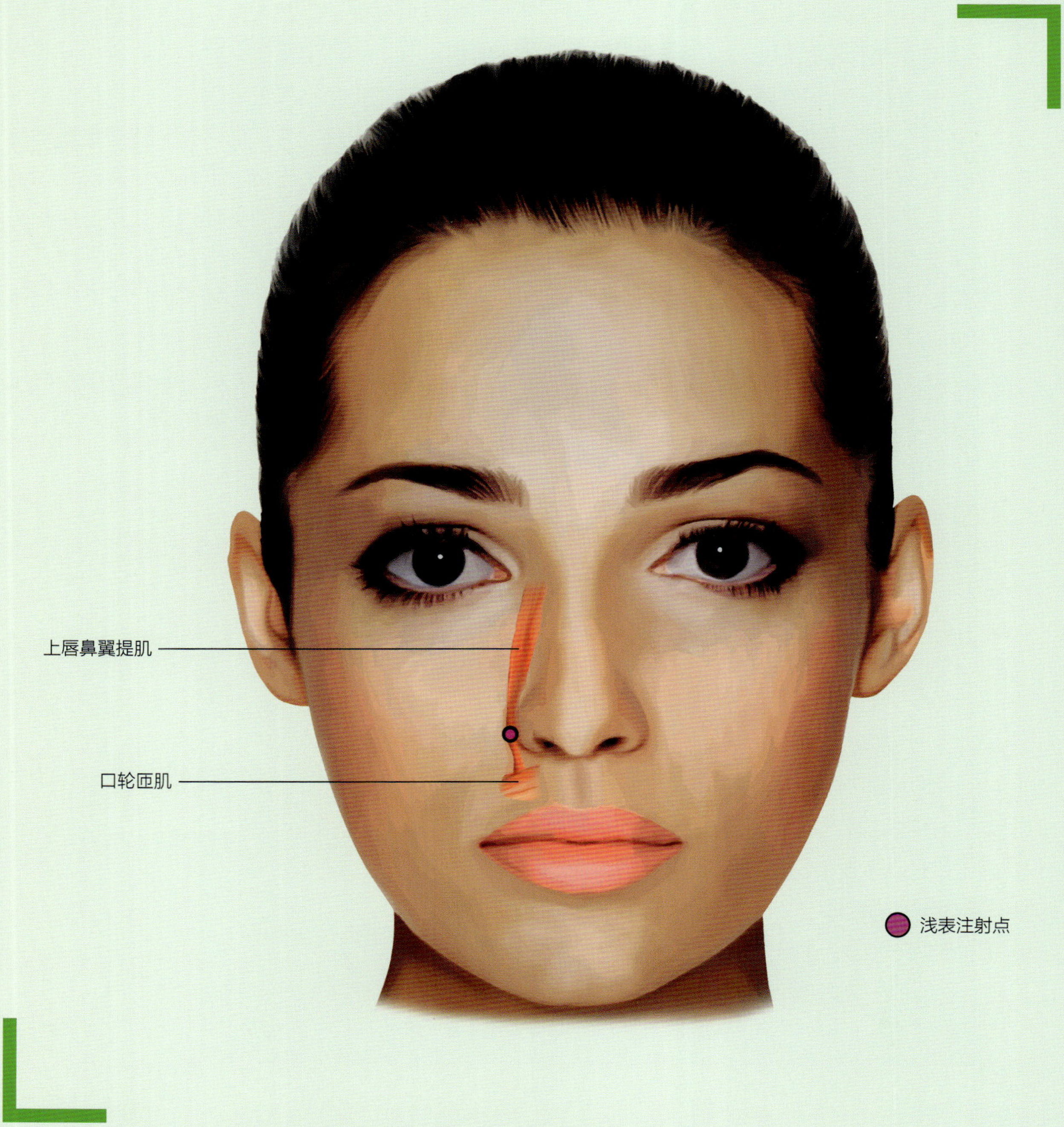


■图 6-2（a）上唇鼻翼提肌注射点，目的是通过降上唇来治疗露龈笑

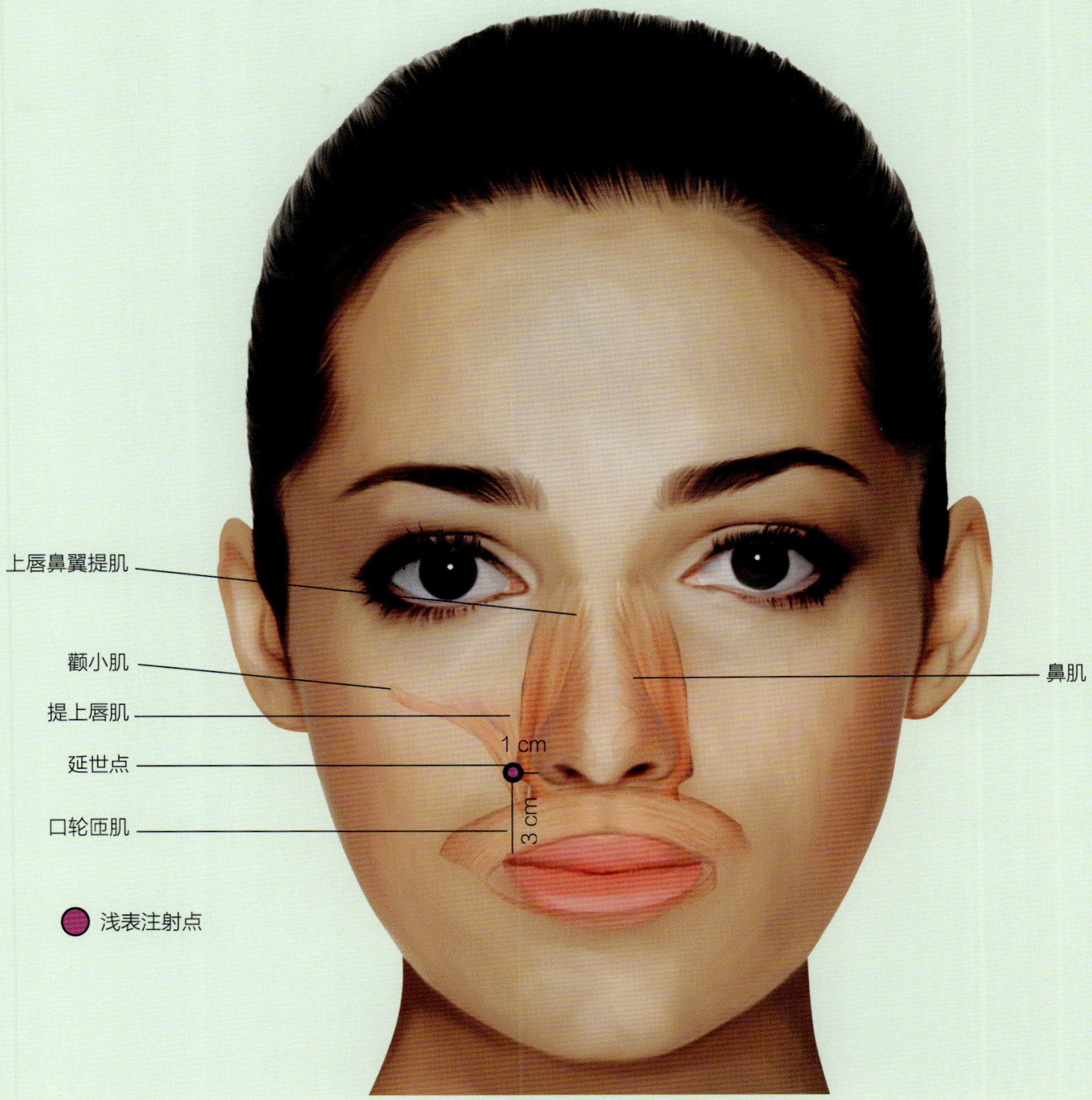


■图 6-2 (b) 3 块微笑提肌汇合处为“Yonsei Point”点，位于口连合上方 3 cm 处和鼻翼外侧 1 cm 处

容感到满意。因此，求美者也很愿意每 3 个月回诊所进行一次注射（图 6-3）。

## 副反应

在该区域进行注射的主要副作用是，上唇过度放松导致上颌牙齿被过度覆盖。幸运的是，随着肉毒毒素的效果逐渐消退，上唇将被再次提升，这其中会出现持续数月的美容改善效果。重要的是，医生需要将这一事实告知求美者。

肉毒毒素弥散度太广会影响口轮匝肌，导致上唇延长，让面部看起来不美观。而且随着人中变平，求美者唇部可能在说话、进食或饮水时出现功能障碍。为了避免这种情况，应将注射点确定在距唇连合 3 cm 以上的区域，该区域为注射安全区。

# 口轮匝肌皱纹（吸烟纹）

一个人无论是否吸烟，受到衰老、紫外线损伤和肌肉过度活跃牵拉皮肤的影响，都会不可避免地在嘴唇周围出现皱纹。这些因口轮匝肌（口轮匝肌上部起自上颌骨，下部起自下颌骨，环绕口周行走）的过度活跃而产生的皱纹，可能是最令人厌恶的衰老迹象之一。经常有求美者要求治疗这一部位的皱纹（图 6-4）。虽然口轮匝肌通常被描述为环绕口部的括约肌，但实际上它是一块复杂的肌肉，有 4 个明显分区，这些象限的肌肉纤维来自几块共同激活的面部肌肉。口轮匝肌常被称为“亲吻肌”，因为它可以撅起和突出嘴唇。然而，浅表纤维主要功能是闭合嘴唇。治疗口周皱纹时，这些浅表纤维是肉毒毒素注射的主要区域。

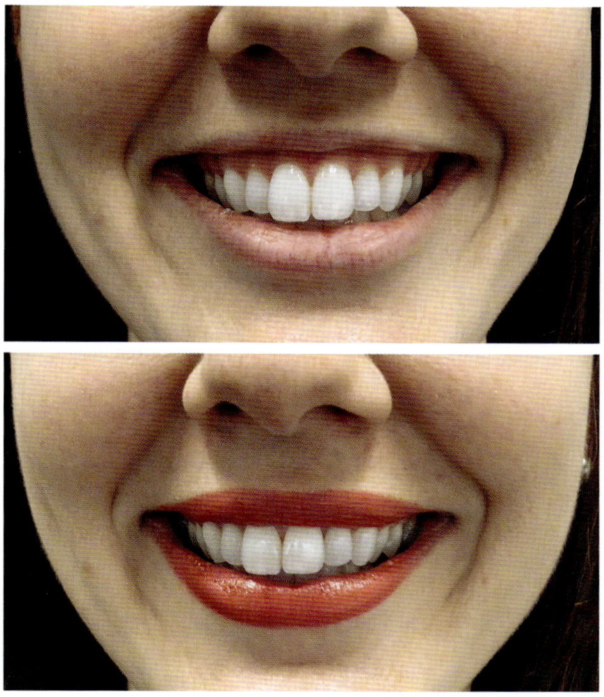

■图 6-3　前后对比照片显示了肉毒毒素注射于上唇鼻翼提肌后，露龈笑的临床改善效果

不幸的是，仅依靠肉毒毒素无法完全消除口轮匝肌产生的皱纹，因为完全放松皱纹所需的剂量可能导致功能缺陷。也就是说，在肉毒毒素的效果消退之前，求美者将无法完全闭合嘴唇，从而在进食、饮水和（或）讲话时吐字发音不清。若功能缺陷不严重，则可能仅需几周时间，肉毒毒素的效果就会逐渐减弱，上唇会变得平滑，下唇会更丰满，整个面部会更加年轻。同时在很长一段时间内，也能够保持良好的效果。由于肌肉完全放松通常会引起嘴唇功能缺陷，所以我们建议在进一步减少皱纹时，将肉毒毒素和填充剂、剥脱性激光焕肤和（或）微晶磨削联合应用。首先，在不影响求美者进食、喝水和说话的情况下，注射肉毒毒素治疗尽可能多的皱纹。然后，两周后求美者回诊所再次重新评估该区域。口轮匝肌的许多深层纤维与颊肌交织在一起，使得口轮匝肌可以平贴在牙齿上，辅助发音和进食。因此，注射时应当谨慎，不宜在该区域进行深层注射，以保持其功能的完整（图 6-5）。

在某些解剖学教材中，口角附着的肌肉形成的纤维肌肉结节，被称为“口轴”（图 6-6）。在拉丁语中，这个术语意为“车轮的轮毂”，确实，插入到这一区域的肌肉功能类似于固定马车轮子的条状辐射。

插入到口角蜗轴并止于嘴唇和口轮匝肌的面

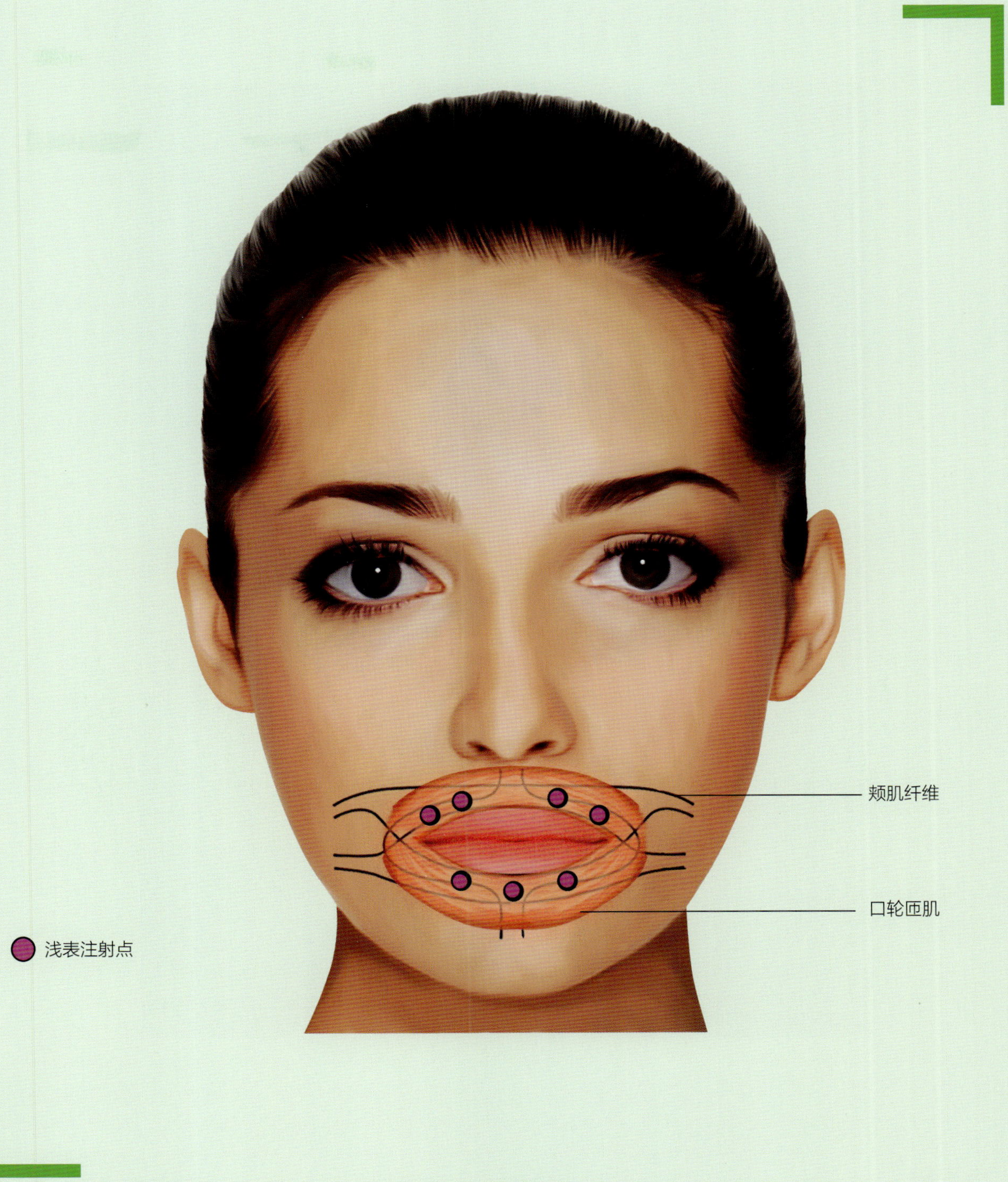


■ 图 6-4　口轮匝肌宜采用浅表注射，应避免注射进与颊肌交汇的深层纤维中

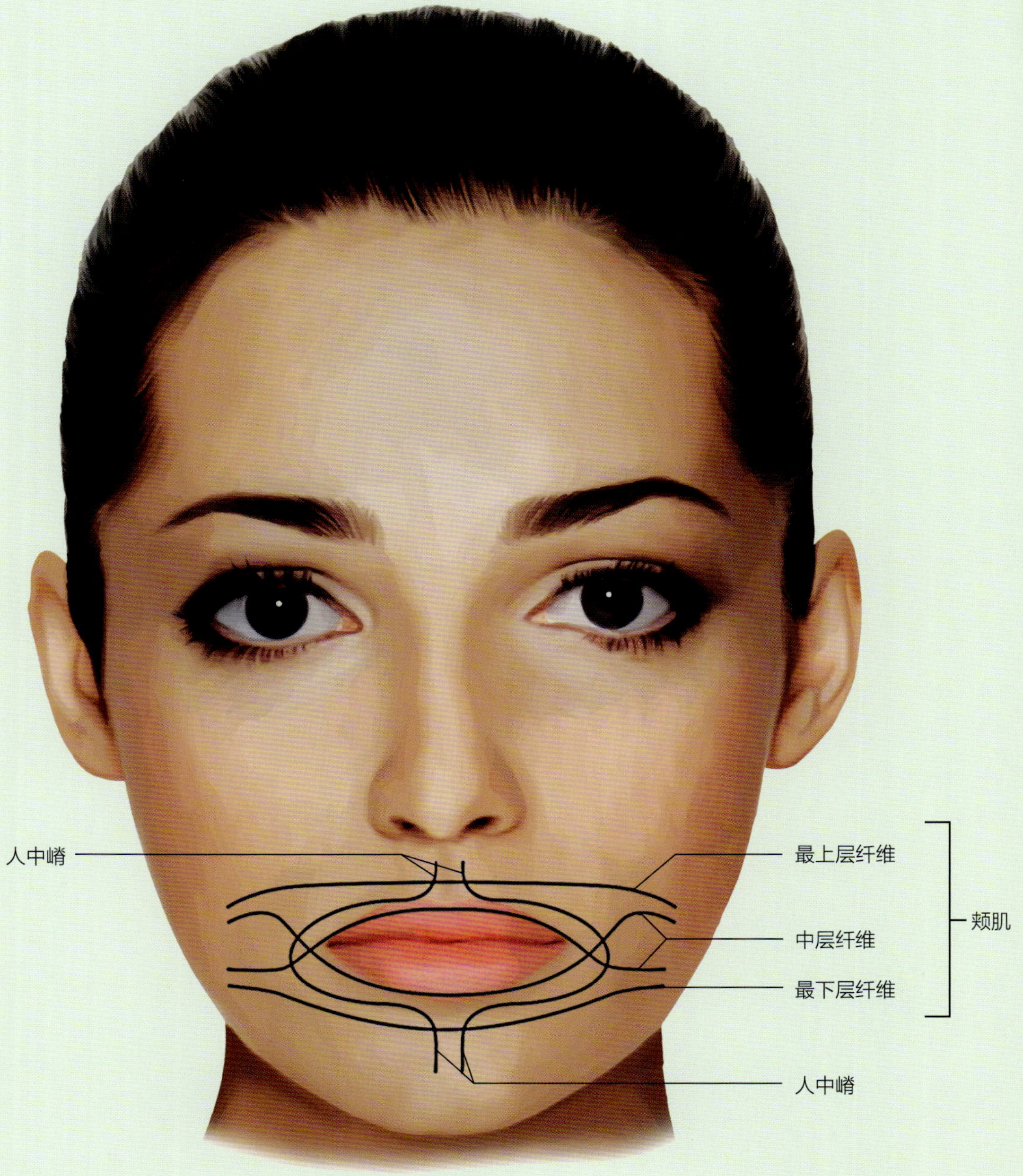


■图 6-5　颊肌纤维与口轮匝肌深层纤维交织在一起

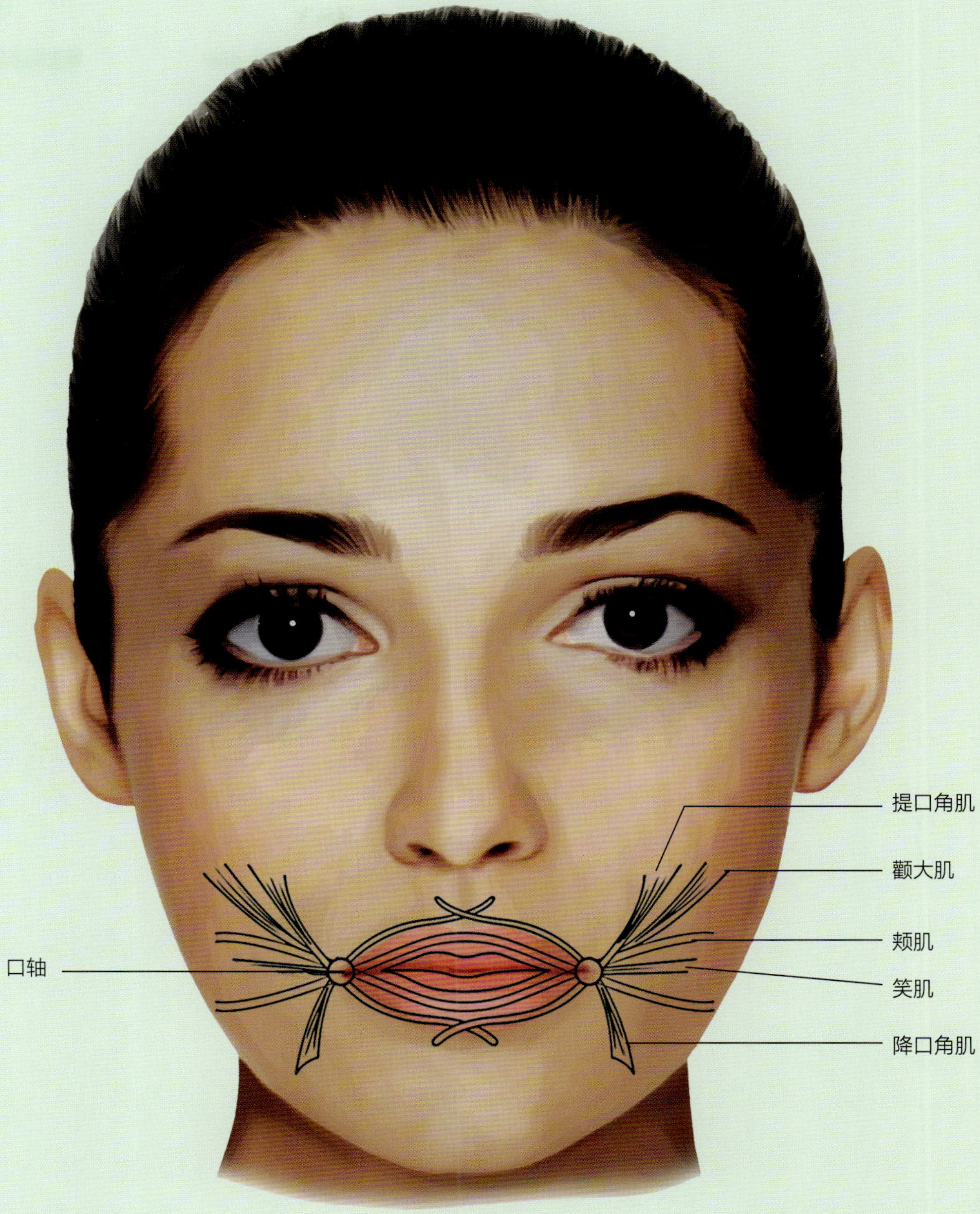


■图 6-6 口轴为纤维肌肉结构，位于嘴唇角的肌肉收缩处

部肌肉包括提口角肌、颧大肌、笑肌、颊肌和降口角肌。在口轮匝肌注射肉毒毒素时，最好避开口周区。有研究表明，不同求美者口角蜗轴插入的肌肉模式存在显著差异，并且颊唇肌群的其他肌肉也可能插入到这个点。因此有必要评估每位求美者口周区，以保持最佳治疗效果，避免嘴唇不对称和功能缺失。

### 肉毒毒素注射口轮匝肌

求美者撅起和突出嘴唇以收缩口轮匝肌。我们强烈建议采取浅表注射，避免误注入由颊肌辅助的强大功能性深层肌肉。上唇应有 2 个注射点位，且呈左右对称分布，每个点位应注射 0.5 ~ 1 U 的保妥适、德国肉毒毒素或吉欧韦（或 1.5 ~ 3 U 的吉适），注射点应在唇红缘上方。重要的是要将肉毒毒素注射到人中柱的两侧，以避免上唇中部过于平坦。而下唇区域，可以选择 3 个均匀分布的注射点位，每个点位剂量为 0.5 ~ 1 U，不超过下唇下方 0.5 cm，并保持在距口角 2 cm 的范围内。为避免嘴唇出现不对称，不宜在口角附近区域注射，以防肉毒毒素弥散至降口角肌的附着点。

> **技巧提示**
>
> **如何减轻注射疼痛**
>
> ■ 嘴唇区域在注射时非常疼。为了减轻求美者的疼痛感，注射前可使用局部皮肤麻膏，或者在注射肉毒毒素之前，注射局部麻醉剂神经阻滞。我们建议使用 1/2 管（大约 1 mL）浓度为 3% 的卡波卡因（Carbocaine）或浓度为 4% 的盐酸丙胺卡因（Citanest Plain）分别注射在两侧眶下神经阻滞部位。也可以冰敷或者使用像格鲍尔（Gebauer's）氯乙烷这样的皮肤冷却剂，以有效减轻注射神经密集区域产生的疼痛。

上唇上方注射安全区位于人中嵴两侧，离口角不超过 1 cm，距唇红缘不超过 0.5 cm 处。下唇注射安全区位于唇红缘下方不超过 0.5 cm 处，距唇角的距离不超过 1 cm（图 6-7）。

口轮匝肌的治疗目标是软化唇周的垂直皱纹，同时拥有理想的嘴唇外翻，使嘴唇看起来更丰满、更年轻。上唇外翻有时被称为“唇翻”。保持人中柱和唇峰结构完整及不损伤嘴唇功能，是该区域注射取得成功的关键（图 6-8）。

### 副反应

最常见的副反应是注射剂量过多导致的口功能不全。求美者无法完全闭合嘴唇，进食、喝水和说话都会变得困难。注射过深并弥散至颊肌也可能导致该副反应。

医生需要确保注射点尽可能靠近唇红缘。若注射点过高或过低，求美者则可能会因肉毒毒素弥散到笑肌或降肌而导致嘴唇下垂和不对称。

若注射点太靠近口角，则会引起嘴角下垂；若注射剂量过多，可能会因口功能完全丧失而流口水。避免注射于人中区域中线处，以避免唇峰过于平坦。

## 降口角肌皱纹（木偶纹、嘴角纹、口连合皱纹）

顾名思义，降口角肌（DAO）负责将口角向下和向外牵拉。这块肌肉参与悲伤、愤怒和沮丧等面部表情的形成，也辅助嘴唇开合、进食和说话。随着年龄的增长，降口角肌过度活跃会导致嘴角下垂，在口角下方形成弯月形皱纹，向下延伸至下颌缘下方。这些皱纹被称为口连合皱纹、嘴角纹或木偶纹（因其形似木偶的皱纹）。此外，降口角肌还可以使下唇下方的颏唇沟变得更深、更水平。

降口角肌是一对三角形肌肉，从下颌的颏结节延伸至口角（图 6-9）。它位于每侧下颏的外侧，垂直向上延伸。其远端部分越过降下唇肌的外侧边缘，其下端与颈阔肌和颈筋膜相连。降口

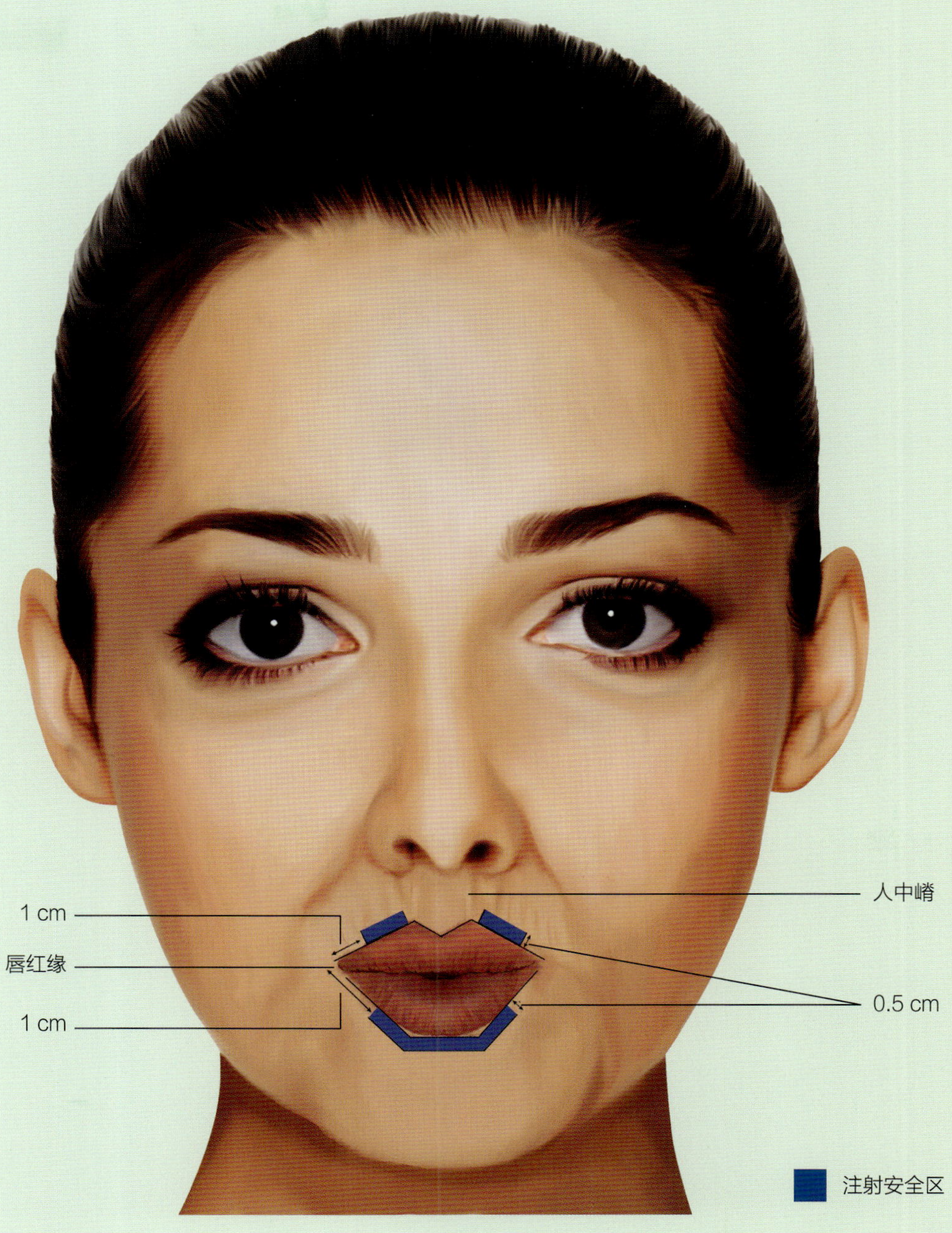


■图6-7　上唇口轮匝肌注射安全区位于唇红缘上方0.5 cm处、人中嵴两侧。下唇安全区位于唇红缘下方0.5 cm处、距唇角的距离不超过1 cm

角肌的部分纤维延续于颏结节起点下方，并越过中线与对侧的口轮匝肌纤维交汇。这些特定的纤维有时被称为颏横肌，常被视为口轮匝肌的深层部分。

年龄增长会加深皱纹，皮肤也开始失去弹性，在面部下垂部分形成腮部外观。此外，求美者还可能出现口角炎，它是一种唾液在口角积聚引起的真菌感染。在降口角肌注射肉毒毒素，以及用填充剂治疗静态纹可有效改善发腮和口角炎，同时可有效抚平皱纹。

## 降口角肌注射安全区

降口角肌的注射安全区应至少距颌间肌内侧不超过 1 cm。可以让求美者用力咬紧牙齿来确定咬肌位置，并触摸该区域确定咬肌向前收缩的范围。降口角肌下方的注射安全区应在距下颌缘 2 cm 范围内。注射点应位于口角至下颏下缘皱纹的后方，与肌肉收缩时导致的木偶纹走向一致，应避免不慎注射于降下唇肌（DLI）。反复观察收缩降口角肌对确定该注射点位至关重要，若达不到这一点，则不宜进行注射（图 6-10 和图 6-11）。

为了兴奋降口角肌，可以让求美者咬紧牙齿，同时将嘴角向下拉，并且嘴部用力收紧。肌肉被兴奋收缩时，可以看见嘴角纹至其下方可触及的点（图 6-12）。

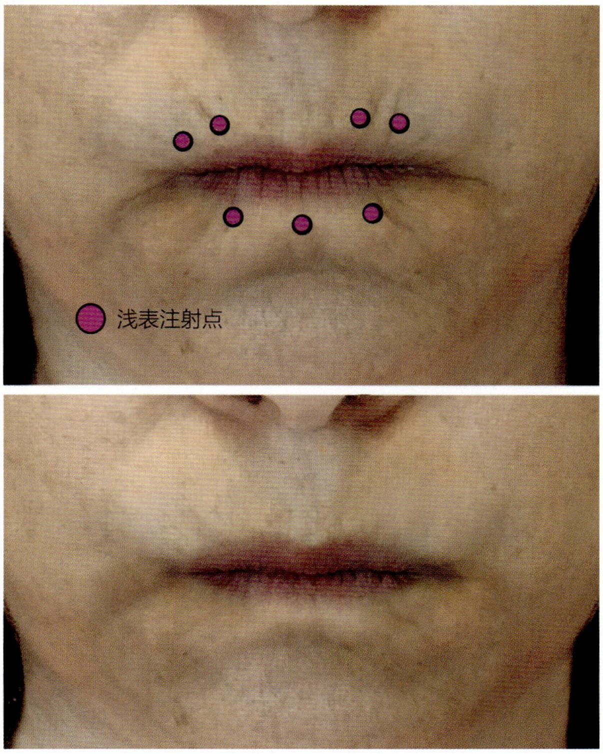


■ **图 6-8** 肉毒毒素治疗口周皱纹的前后对比图。图片显示治疗后皱纹明显减少、嘴唇闭合容易

> 技巧提示
>
> **降口角肌注射**
>
> ■ 若肌肉收缩时用手触摸不到或无法看到，则不宜注射肉毒毒素。

在该区域注射肉毒毒素是为了减少降口角肌的肌肉力量，有助于求美者在肌肉静止时实现嘴角上提。从本质上说，肉毒毒素用于逆转反方向弯曲的微笑线。由于这块肌肉的解剖位置较浅，宜采取浅表注射。注射点通常位于肌肉后方、距嘴角至少 1 cm 处，以避免注射到其下方中部的降下唇肌。治疗该肌肉的保守初始注射剂量为每侧 2.5 U 的保妥适、德国肉毒毒素或吉欧韦（或 7.5 U 的吉适）。

一旦完成治疗，预期效果包括嘴角上提和木偶纹变浅。此外，治疗效果还包括颏唇沟软化和变浅。为了获得最佳效果，通常需要联合填充剂一起使用，因为剩下的静态纹不会对肉毒毒素诱导的去神经反应作出反应。通常来说，肉毒毒素联合填充剂的治疗方式，可产生较显著的年轻化效果。改善微笑线对求美者的外观和自我感觉具有重要影响，因为其可以有效缓解求美者微笑时出现的嘴角纹（图 6-13 至图 6-16）。

## 副反应

注射降口角肌区域可能导致嘴唇不对称。由于需进一步提升的一侧仍存在肌肉活动，可以注

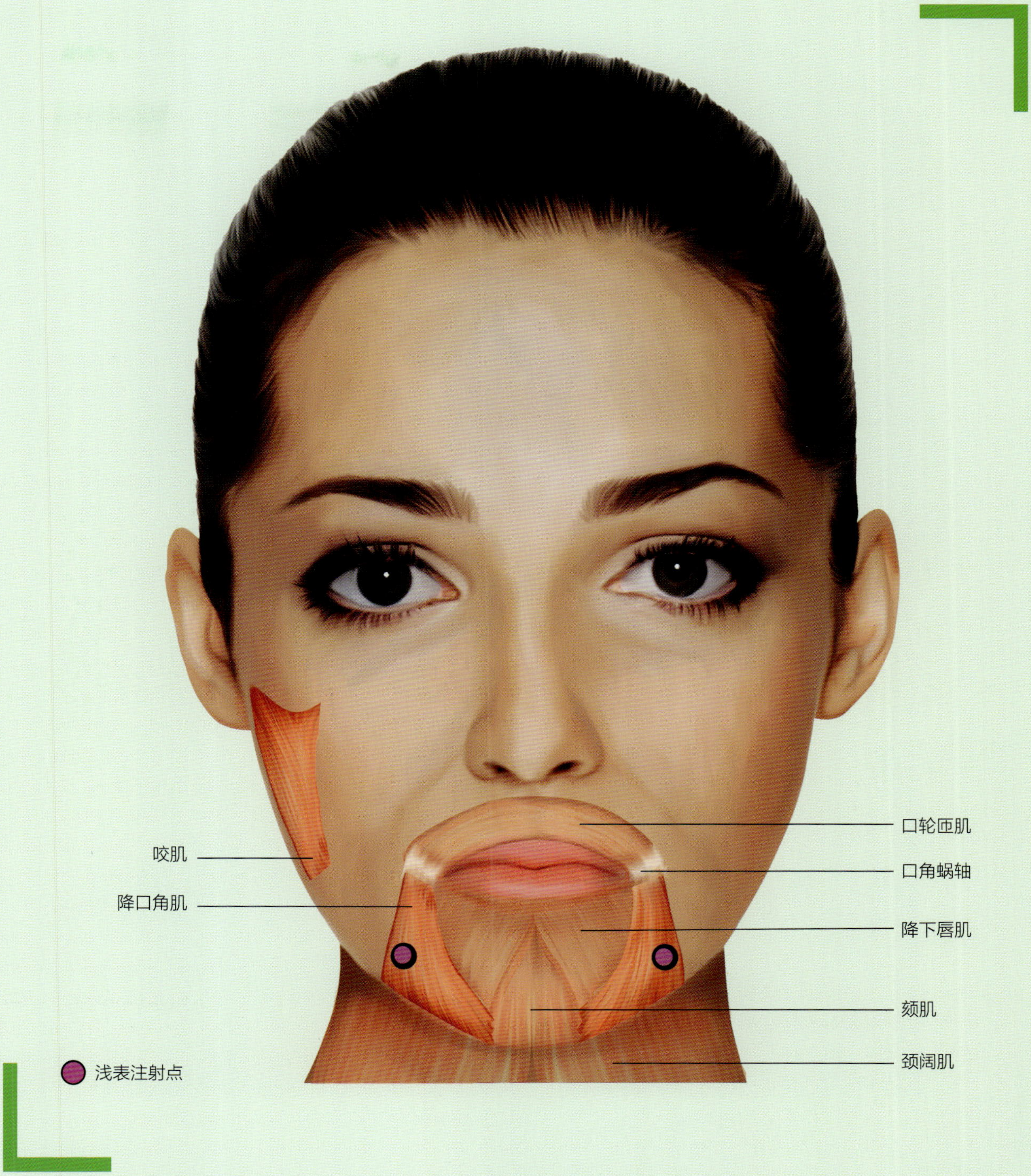


■图 6-9　降口角肌是导致木偶纹（嘴角纹）出现的主要肌肉

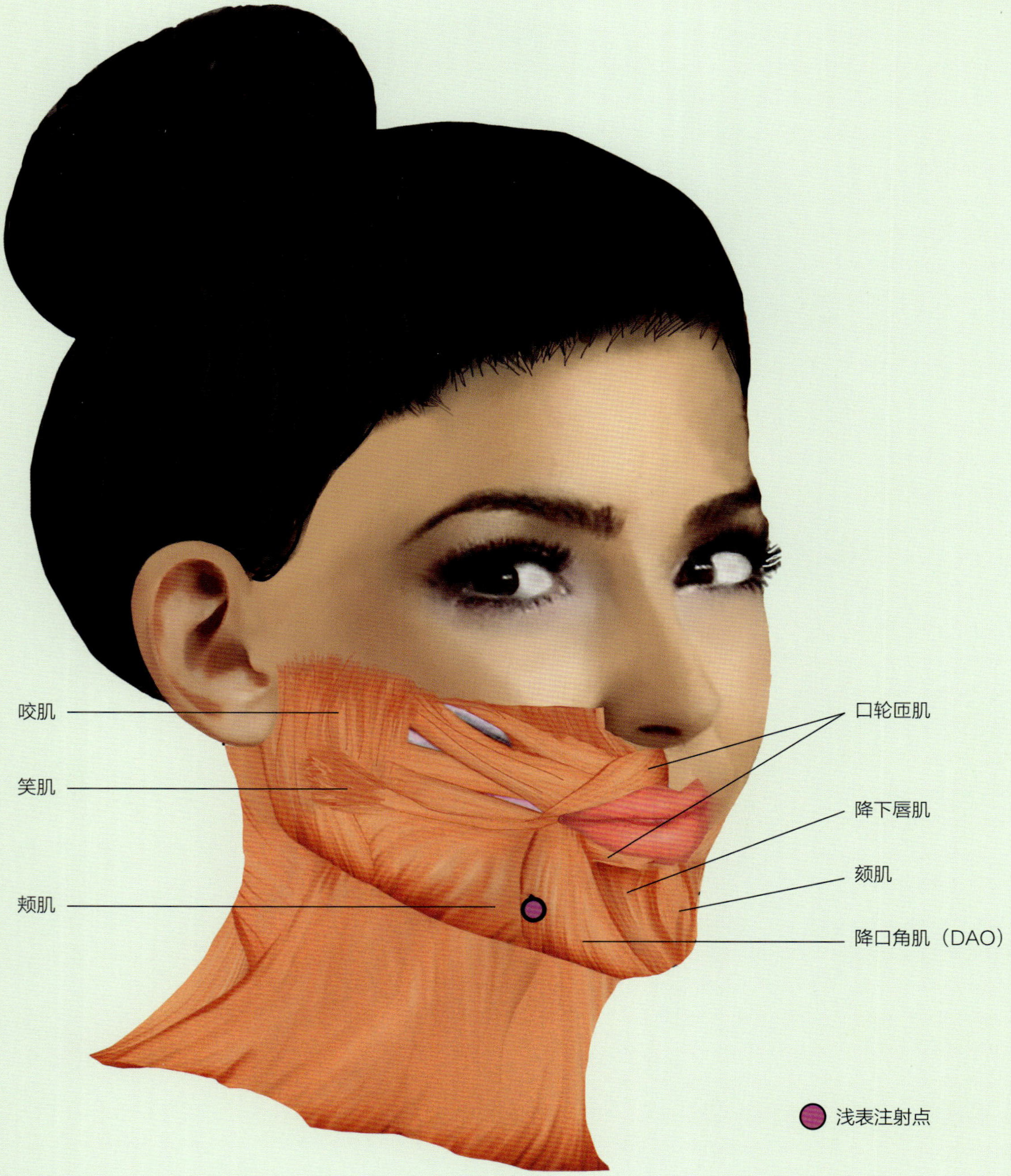


■图 6-10　降口角肌注射点侧面图

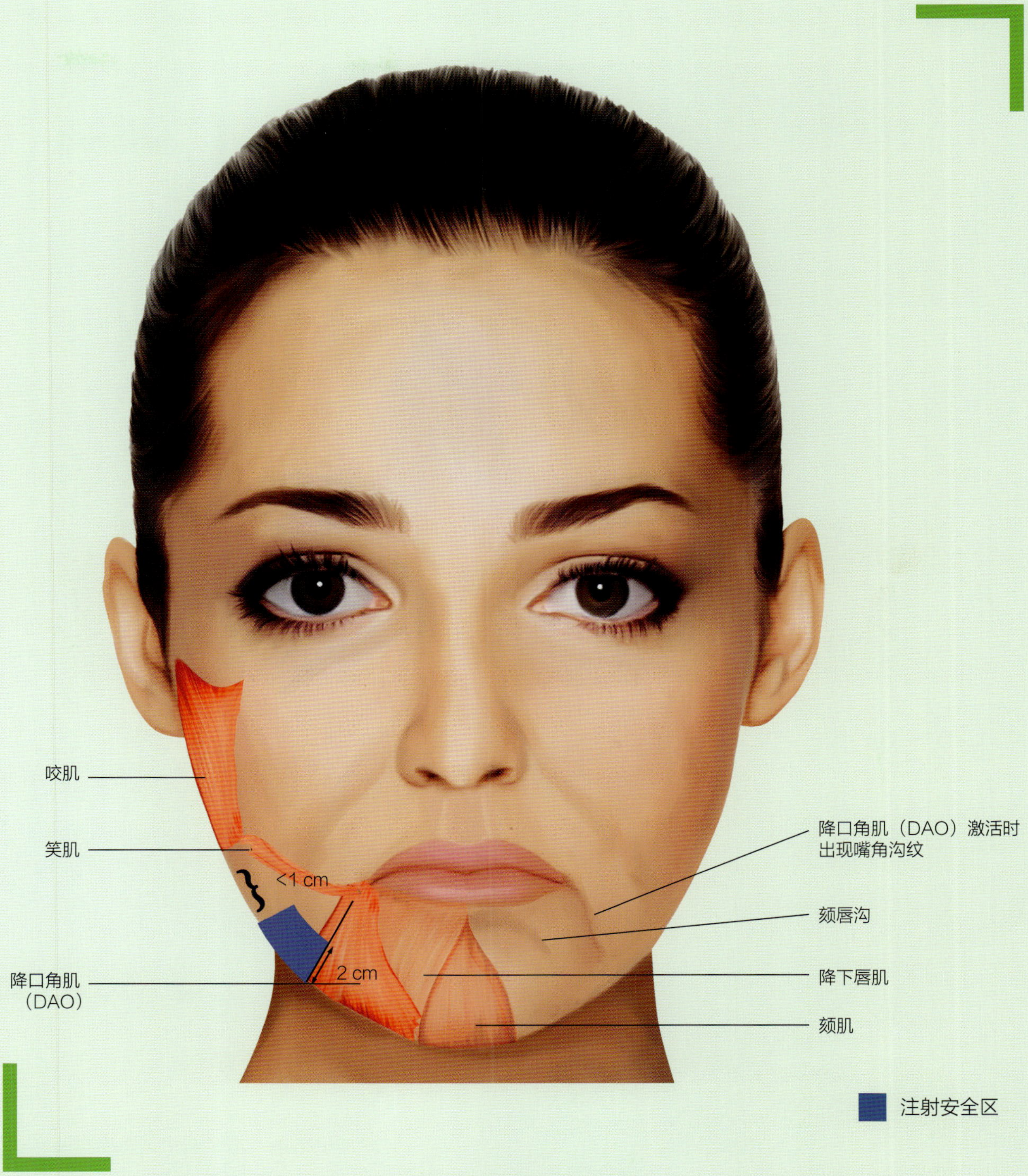


■图 6-11　降口角肌的注射安全区位于木偶纹远端，不超过下颏边缘上方 2 cm 处，距颌间肌内侧不超过 1 cm 处

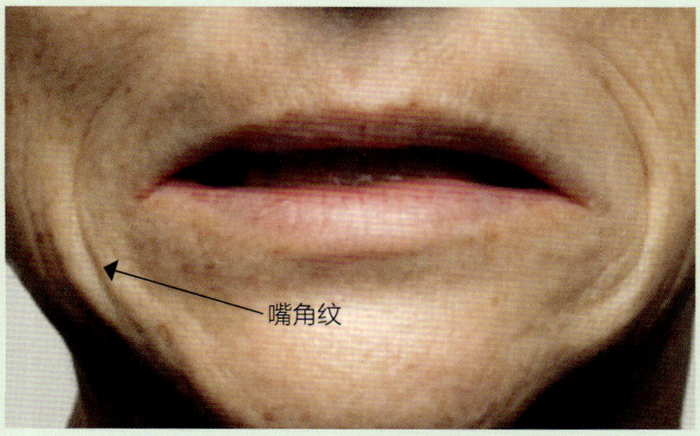


■图 6-12　求美者降口角肌兴奋收缩，通过触摸木偶纹下缘以确定该区域肉毒毒素注射点

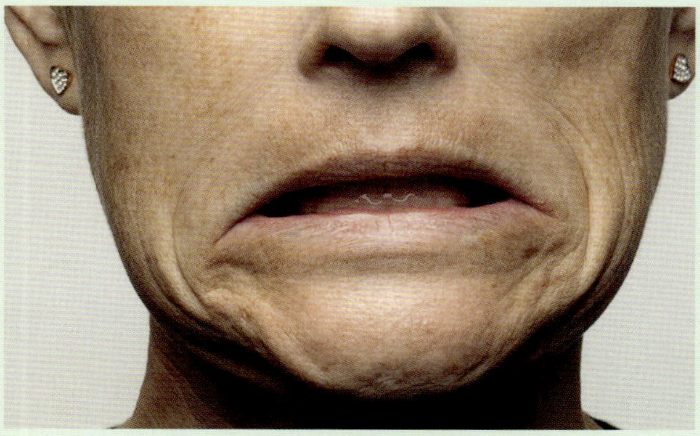

■图 6-13　注射前求美者通过皱眉来兴奋收缩降口角肌，以确定木偶纹的位置

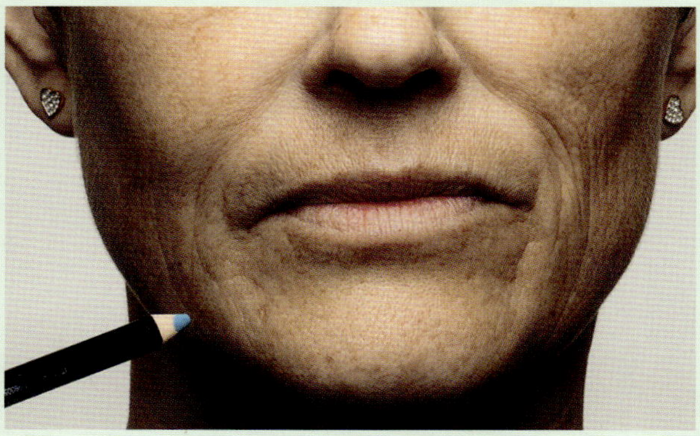

■图 6-14　利用皮肤标记笔标明注射点

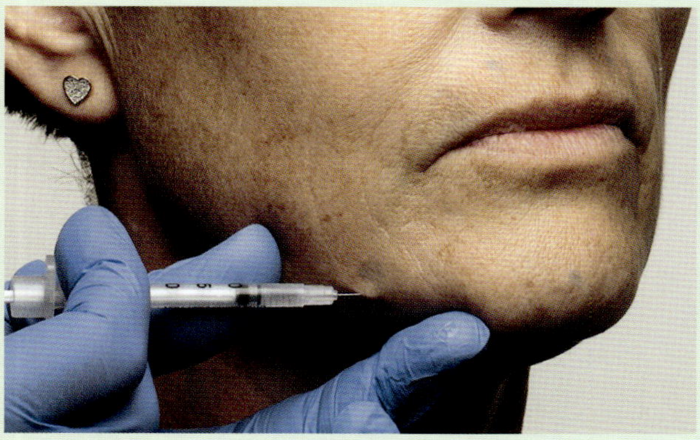

■图 6-15　肉毒毒素注射点位于降口角肌下缘并靠近木偶纹的远端

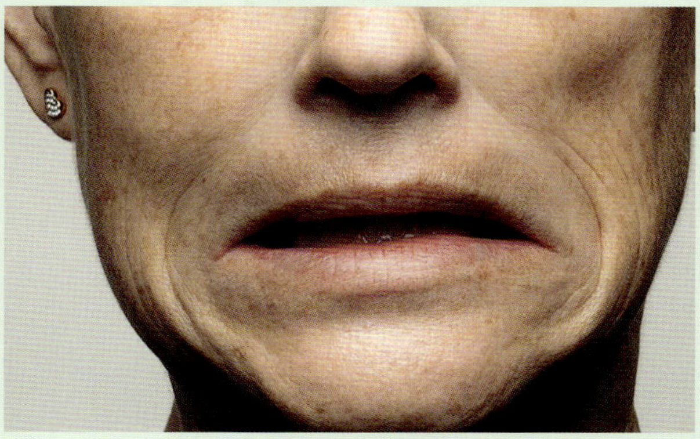

■图 6-16　注射两周后的照片显示木偶纹的深度和长度明显减少

射少量肉毒毒素（0.5～1 U）以提升效果。注射降口角肌出现的大多数副反应，都是由于肉毒毒素不慎弥散至降下唇肌（DLI）中导致的。由于降下唇肌（DLI）可以降低下唇，该肌肉放松则会导致下唇上提。这种副反应在求美者微笑时最为明显（图 6-17）。若出现严重不对称，则可以在未被提升的一侧注射极少量的肉毒毒素，以改善不良结果。这样做的目的是为了使下唇两侧获得同样的提升效果。对此，注射剂量应非常保守，肉毒毒素初始注射剂量不应超过 0.5～1 U，两周后再进行重新评估。矫正时很容易出现矫枉过正，因为提升侧初次注射效果开始减弱时，另一侧的剂量刚开始产生最大效果。所以只有在副反应严重时才建议进行此类矫正。

在大多数情况下，肉毒毒素不慎弥散至降下唇肌（DLI）并不会引起严重后果。为了避免注射进对侧肌肉以试图实现左右两边完全对称，先观察是一种比较好的方式。不对称的问题往往会自行消失，最有效的方法可能是降低求美者预期并适当安慰。

颊肌纤维在口周区的走向变化较大。有些情况下会导致肉毒毒素不慎弥散至颊肌中。出现这种情况时，求美者可能会感到脸颊松弛，主诉会咬到脸颊。这种不良反应会随着时间逐渐改善。

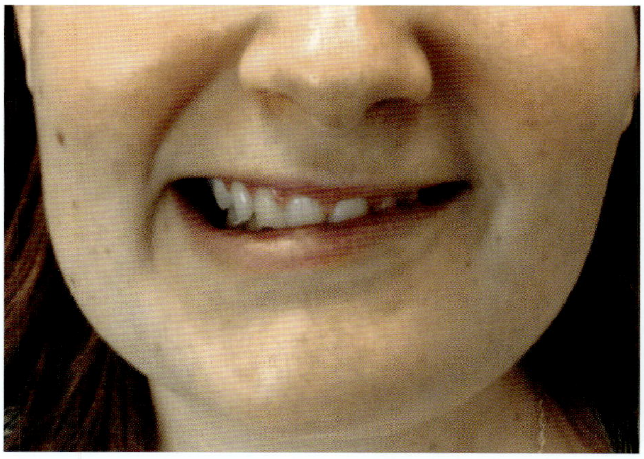

■图 6-17　肉毒毒素弥散至降下唇肌会导致微笑时下唇出现严重不对称，其原因是注射点过于靠近注射安全区内侧

笑肌在微笑时可以将嘴角向后拉。这块肌肉的形状变化较大，若不慎注射到其中，可能会影响求美者大笑的能力。应在安全区进行注射，为了防止上述不良结果的发生，注射位置应不高于下颏下缘 2 cm 处。

注射若离嘴唇太近，超出安全区，则会影响口轮匝肌下方。若发生该情况，求美者可能会出现口功能不全，严重者则会出现流口水和说话困难。

## 颏部皱纹（下颏皱纹、橘皮样变化）

颏部皮肤随着年龄增长会逐渐出现凹凸不平、坑坑洼洼的外观。颏部脂肪流失时，唇下凹陷（颏唇沟）会加深，使颏部看起来朝内凹陷。这种起伏不平的、呈颗粒状或皱褶的外观由颏肌过度活跃引起，再加上皮肤弹性丧失，形成了橘皮样外观。因此，该皱纹也常被称为“橘皮样”（法语：peau d'orange）皮肤。颏肌起自下颌骨切牙窝，向下延伸插入到颏部皮肤，位于颏唇沟的水平方向。它位于下颌骨深层，在下唇系带两侧，深藏于降下唇肌的外侧上方，而肌肉的其余部分则在皮下层。

颏肌可以抬高、外翻和撅起下唇。该肌肉兴奋收缩时，会在颏部形成皱纹，因其插入点的收缩作用而产生鹅卵石样的外观。通过选择性地在颏肌内注射肉毒毒素，可以有效抚平颏部皱褶及随之而来的颏唇沟加深问题。

### 颏肌注射

颏部注射的关键在于选择正确的注射层次，避免肉毒毒素不慎注射至降下唇肌（DLI）。重要的是，医生要非常了解颏肌及其上层拮抗肌的交织情况。

我们推荐一种较为安全的注射方法，即注射时完全避开肌肉的外上部，在颏肌下方进行两点深层注射。推荐总初始注射剂量为 5 U 的保妥适、德国肉毒毒素或吉欧韦（15 U 的吉适，每侧 7.5 U）。若求美者颏唇沟较深，我们建议在下颏中部浅表处增加第 3 个注射点，位于降下唇肌（DLI）可视位置的下方。若总剂量为 5 U，则下方 2 个点各注射 2 U，中间浅表点注射 1 U。若求美者下颏尖且窄，则可以选择 1 个内侧点注射 5 U 的肉毒毒素，以避免肉毒毒素弥散至降下唇肌（DLI）。颏肌位于皮肤下方 6.7 ~ 10.7 mm 处，因此该肌肉应采取深层注射（图 6-18）。

为了找到颏肌的注射安全区，应在求美者面部处于静息状态时，在颏唇沟的最高点确定下颏周长。安全区应位于颏部边界内侧至少 1 cm 处，且不超过下颌骨上方 2 cm 处（图 6-19）。

颏肌的治疗目标是平滑颏部皮肤，减少颏唇沟的深度。需对下颏的大小和肌肉强度进行仔细考量，以避免肉毒毒素不慎弥散至降下唇肌。注射肉毒毒素可有效改善颏部外观，可以软化和抚平颏部皮肤（图 6-20 至图 6-22）。

### 副反应

不宜在颏肌附近的拮抗肌进行注射，以避免出现副反应。若注射位置太靠近外侧，降下唇肌可能会受到本用于颏部的化学去神经作用，从而加重下唇的不对称。若注射位置过高，肉毒毒素可能会无意间弥散至口轮匝肌，出现功能丧失或不对称。

## 颈阔肌皱纹（奈费尔提蒂提升术、颈横纹、火鸡脖）

随着年龄的增长，颈阔肌开始收缩，将周围组织向下牵拉，导致发腮、下颌皮肤松弛和下颌线模糊。传统观点认为外科手术是紧致松弛皮肤和解决“火鸡脖”的唯一方法。但肉毒毒素可作为一种非侵入性、非手术的方式有效改善颈阔肌皱纹，帮助求美者重获年轻。治疗颈阔肌常被称为奈费尔提蒂（Nefertit）提升术，该名字来源于 Nefertit 女王，她以优雅美丽的颈部线条而闻名。注射肉毒毒素可用于放松颈阔肌，使颈部看起来更光滑、更年轻。通常该区域的治疗也能改善下颏、嘴唇和下颌角的外观。由于颈阔肌在下颌边界上方有插入点，并与下面部的表情肌相连，所以肉毒毒素治疗颈阔肌产生的效果可以改善下垂，使求美者的下颌线更加清晰。

颈阔肌是下面部的主要降肌，它分布于人体中线处，常会随衰老而分离成两块单独的肌肉。随着颏下脂肪的流失，中线分离会造成两侧的颈阔肌内侧边界形成垂直的颈阔肌带。此外，颈纹以垂直于颈阔肌肌纤维的方式出现。注射目标是为了减少颈阔肌收缩时出现的颈纹和垂直条索。但仅通过注射肉毒毒素无法消除该肌肉的多余皮肤或脂肪堆积，建议在注射前管理好求美者对这方面的预期。

颈阔肌属于颈部肌肉，但也被视为面部表情肌。该肌肉的特征是宽而扁平，浅表成对分布，在口周区可细分为下颌区、唇区和蜗轴（球状）区。颈阔肌起自三角肌和胸大肌的筋膜处，止于下颌骨下缘、口角及面部皮肤。

颈阔肌收缩就会将下面部和嘴唇的皮肤往下拉并产生皱纹，带动嘴唇向下运动，出现下颌位置下降。男性的颈阔肌往往较大且轮廓清晰，而女性的颈阔肌则更紧致。不同种族的颈阔肌经解剖发现存在差异。例如，大部分白人的颈阔肌纤维不会在人体中线处交叉；85% 的亚洲人的颈阔肌内侧纤维会在颏下交织在一起。

尽管颈阔肌位于浅表层，但为了使去神经作用达到最佳效果，使肉毒毒素弥散在整个肌肉表面，我们建议采取中等注射。同时，应在求美者收缩肌肉时进行定位注射（图 6-23）。可以用非注射手的拇指和食指捏住目标肌肉，以稳定肌肉并更清楚地看到注射点。

对于女性求美者来说，总初始注射剂量应为 10 ~ 30 U 的保妥适、德国肉毒毒素或吉欧韦

(30～90 U 的吉适)；而男性求美者的总初始注射剂量应为 10～40 U 的保妥适、德国肉毒毒素或吉欧韦(30～120 U 的吉适)，每侧颈带应有 3～5 个注射点。

选择合适的求美者进行注射是取得成功的关键因素。有些求美者颏下脂肪较多、下颌重或颈阔肌轻微下拉未出现明显的后侧颈阔肌条索，都不宜注射肉毒毒素。而那些出现明显后侧颈阔肌带且颈阔肌收缩时下颌线消失的求美者则适合注射肉毒毒素。

为了确定颈阔肌注射安全区，可以让求美者咬紧牙齿、下拉嘴角来收缩颈阔肌，然后从口角画一条线到锁骨。安全区则位于口角线以内，距锁骨上方 4 cm 处、距下颌缘下方 2 cm 处及距气管外侧 1 cm 处（图 6-24 和图 6-25）。

颈阔肌注射可显著改善颈纹，减少颈部条索的出现。大多数情况下，求美者可以看到颈部和下颏区域的皮肤变得更光滑，并且下颌线更加清晰（图 6-26）。

若颈部两侧条索明显，则也可以注射肉毒毒素（图 6-27）。需要注意的是，每侧颈部条索的总初始注射剂量不应多于每侧的推荐注射量。同时，在确定颈阔肌剂量时，需要把颈部条索区域

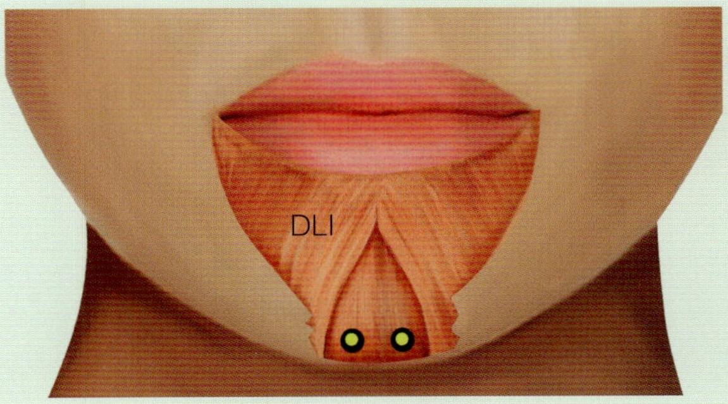

A. 正常情况下可确定 2 个注射点

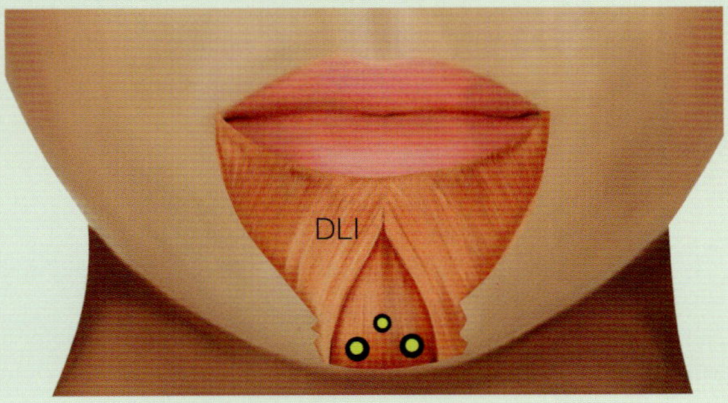

B. 若颏唇沟较深，应确定 3 个注射点

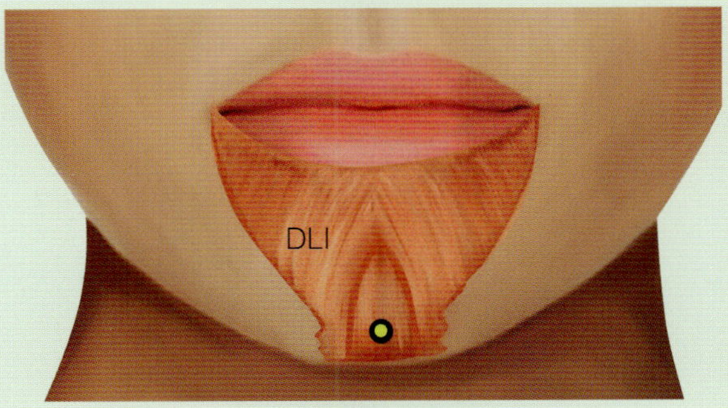

C. 窄下颏可确定 1 个注射点

■图 6-18　颏肌大小和肌肉强弱决定了注射点的多少

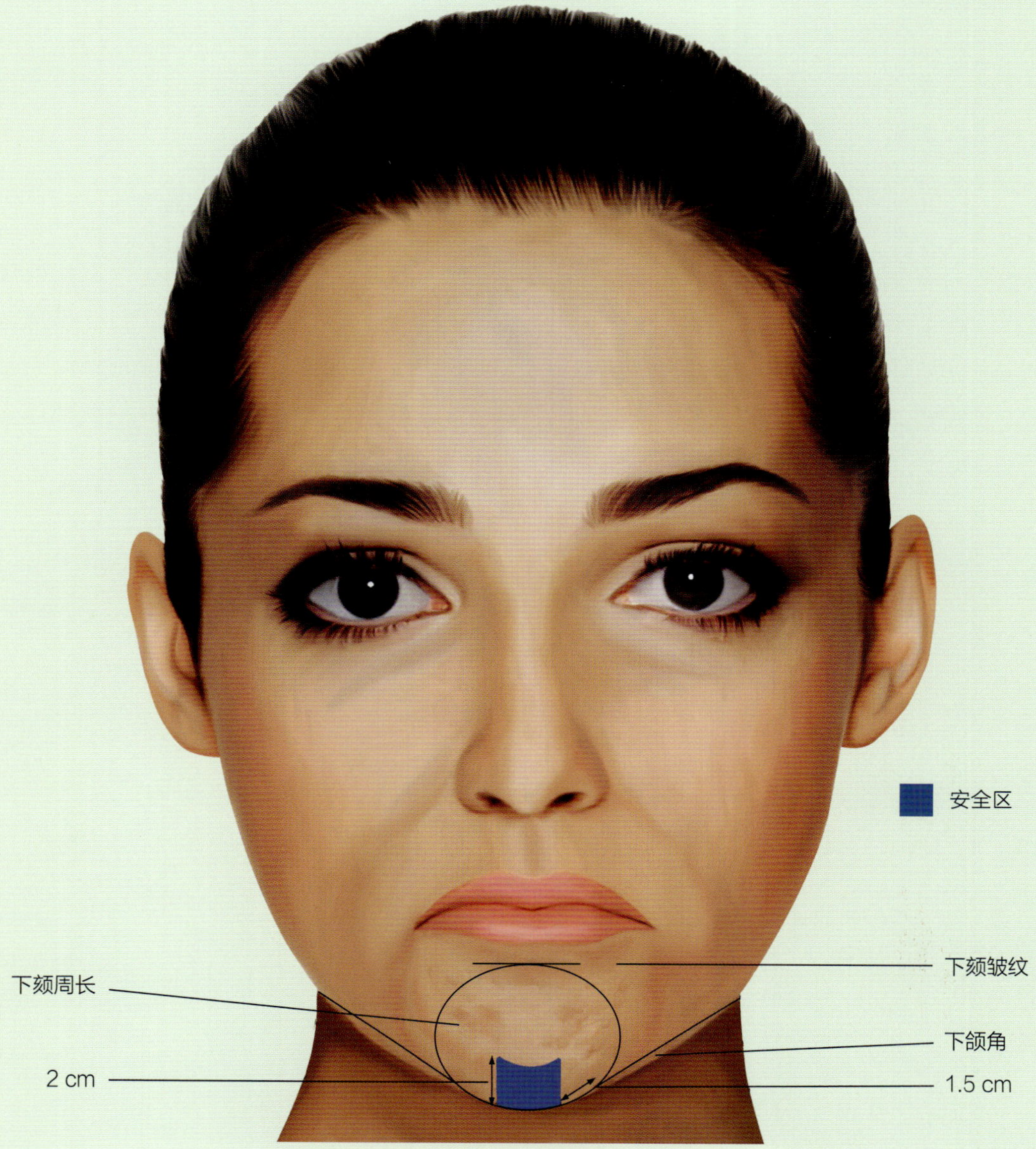


■ **图 6-19　颏肌注射安全区**

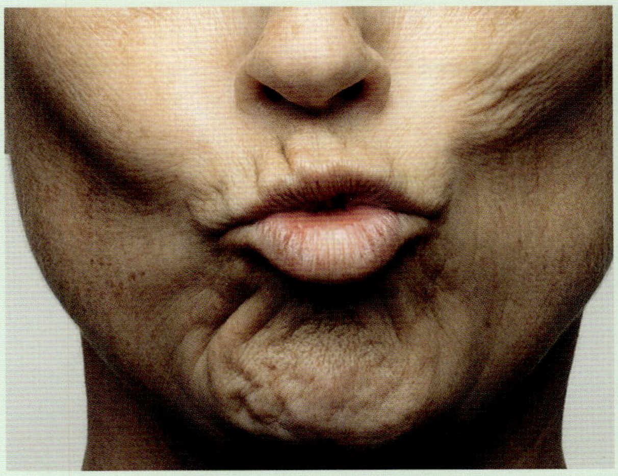

■图 6-20　注射前求美者激活颏肌的照片

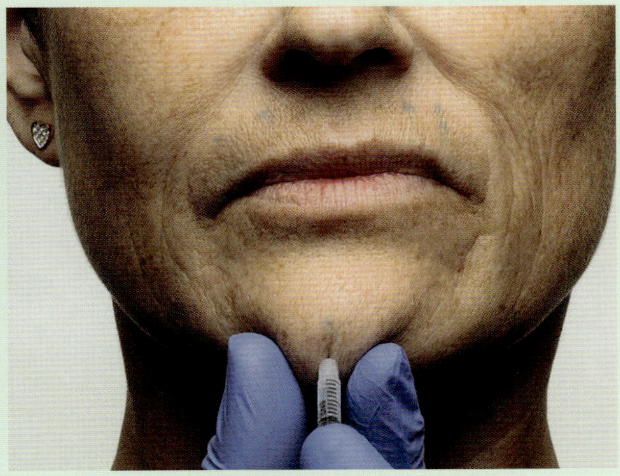

■图 6-21　向颏肌注射肉毒毒素

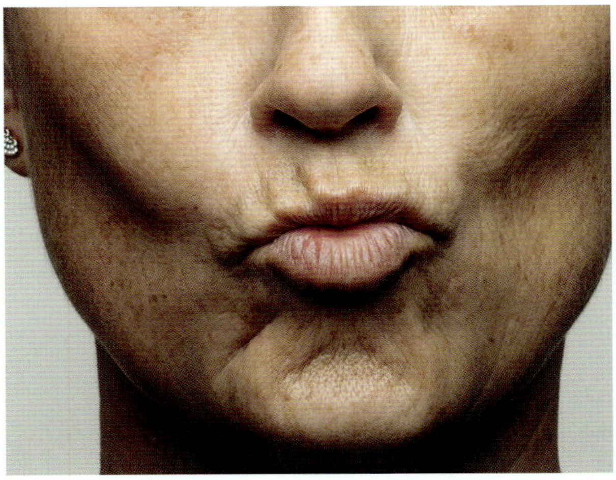

■图 6-22　注射两周后求美者激活颏肌，照片显示颏部橘皮样外观显著减轻

的剂量也考虑进去，确保剂量分配合理。

### 副反应

和所有肌肉注射肉毒毒素一样，既要保证保守注射剂量，也要尽可能发挥效果。颈阔肌注射剂量过大，会导致求美者仰卧时难以抬头和吞咽困难。颈部肌肉疲软和吞咽困难是由肉毒毒素不慎弥散至颈带下层的屈肌中引起的。为了避免出现该情况，注射时应在求美者做出表情时分离颈部条索，用非注射手的拇指和食指将颈部条索轻轻提起。

颈部条索一旦与深层组织分离，就可以在不影响深层颈部屈肌的情况下，安全进行中等深度的注射。

颈阔肌注射后还会导致两边微笑不对称，但出现的可能性较小。可以通过均匀注射来避免该副反应。为了保持良好的美容效果，建议每侧剂量在 20 U 左右或更少。

## 降鼻中隔肌

降鼻中隔肌可以将鼻翼和鼻尖向下拉。该块

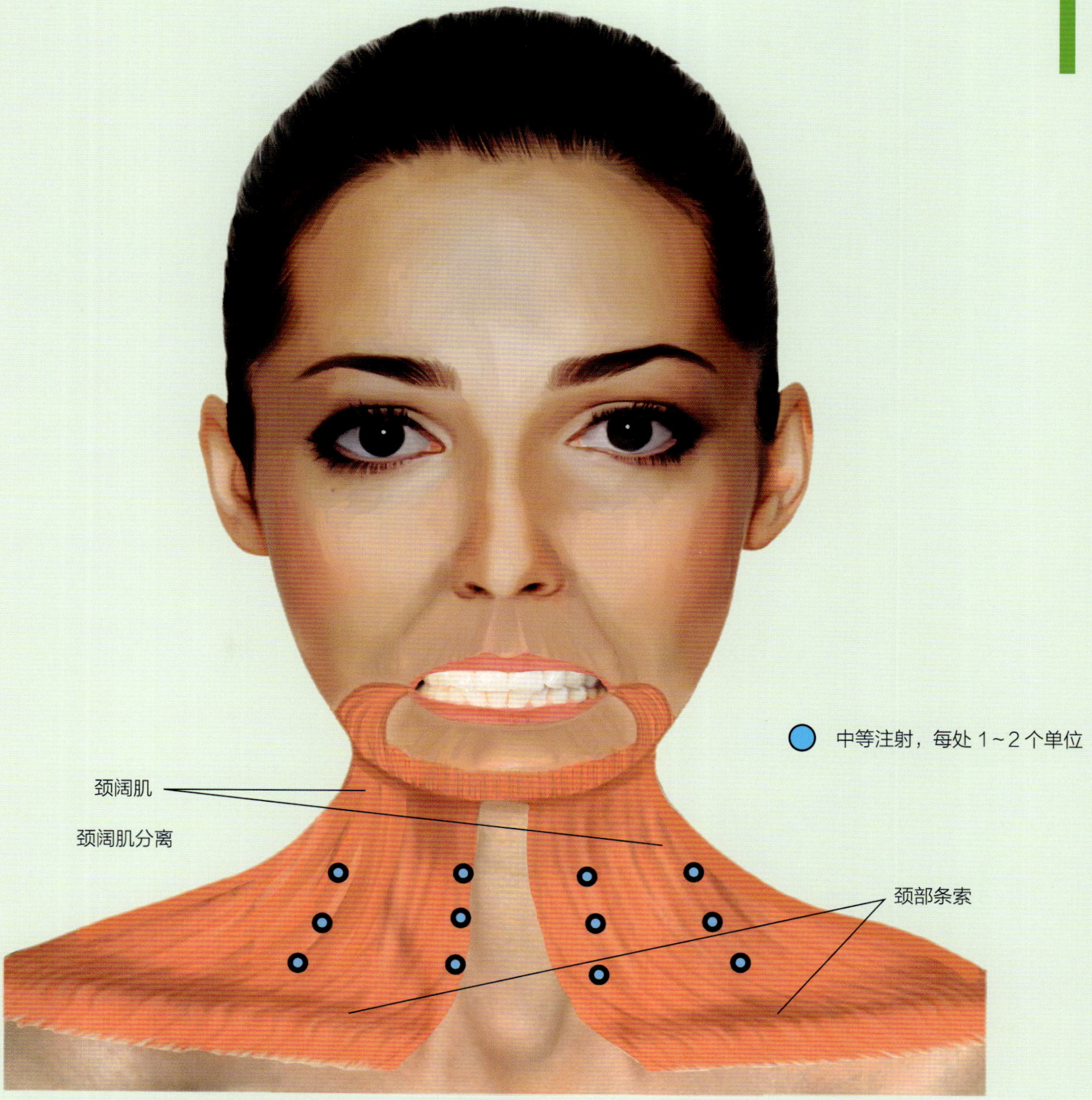


■图 6-23　注射颈阔肌带时，两侧应均匀给药。同时这块肌肉应处于活跃状态，以便注射人员在操作时能够捏住该肌肉，避免肉毒毒素弥散至颈部屈肌内

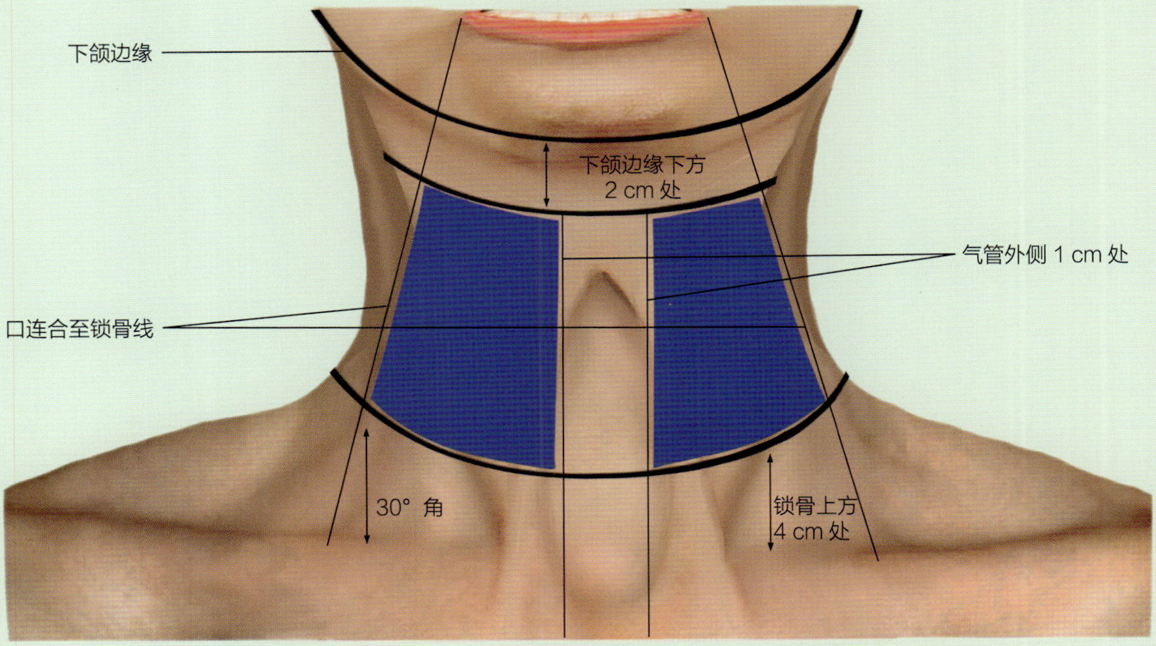


■图 6-24 肉毒素注射安全区由口角向下至锁骨上缘所连成的垂直线进行界定。在安全区内，注射点应距下颌骨下方 2 厘米，距锁骨上方 4 厘米，且距两侧气管各 1 厘米

肌肉属于位置较深的面部表情肌，起自上颌骨的切牙窝，插入到鼻中隔及鼻翼部分的鼻肌纤维中。它位于鼻腔黏膜和唇部肌肉之间。

鼻子一直是面部美容中的重点关注部位，改变其形状或宽度的外科手术并不少见。近年来，已经有证据表明，将肉毒毒素和填充剂这样的无创手术联合应用，可有效改善某些鼻部缺陷。在这种情况下，注射肉毒毒素的目的是放松降鼻中隔肌以抬高鼻尖（图6-28）。若同时使用填充剂，则可以矫正鼻子轮廓。

注射肉毒毒素于降鼻中隔肌的预期效果是抬高鼻尖。我们建议在鼻中隔底部采取深层注射。若求美者上唇区域较宽，可以在鼻中隔的左右两侧各确定一个注射点；若求美者上唇区域较窄，则可以在鼻中隔中线处确定一个深层注射点。我们推荐该肌肉注射 2 ~ 5 U 的保妥适、德国肉毒毒素或吉欧韦（6 ~ 15 U 的吉适）。

## 副反应

可能出现的一个意外结果是不慎将肉毒毒素注射到口轮匝肌，而不是降鼻中隔肌。该结果可能会影响上唇运动。因此，在求美者收缩肌肉时

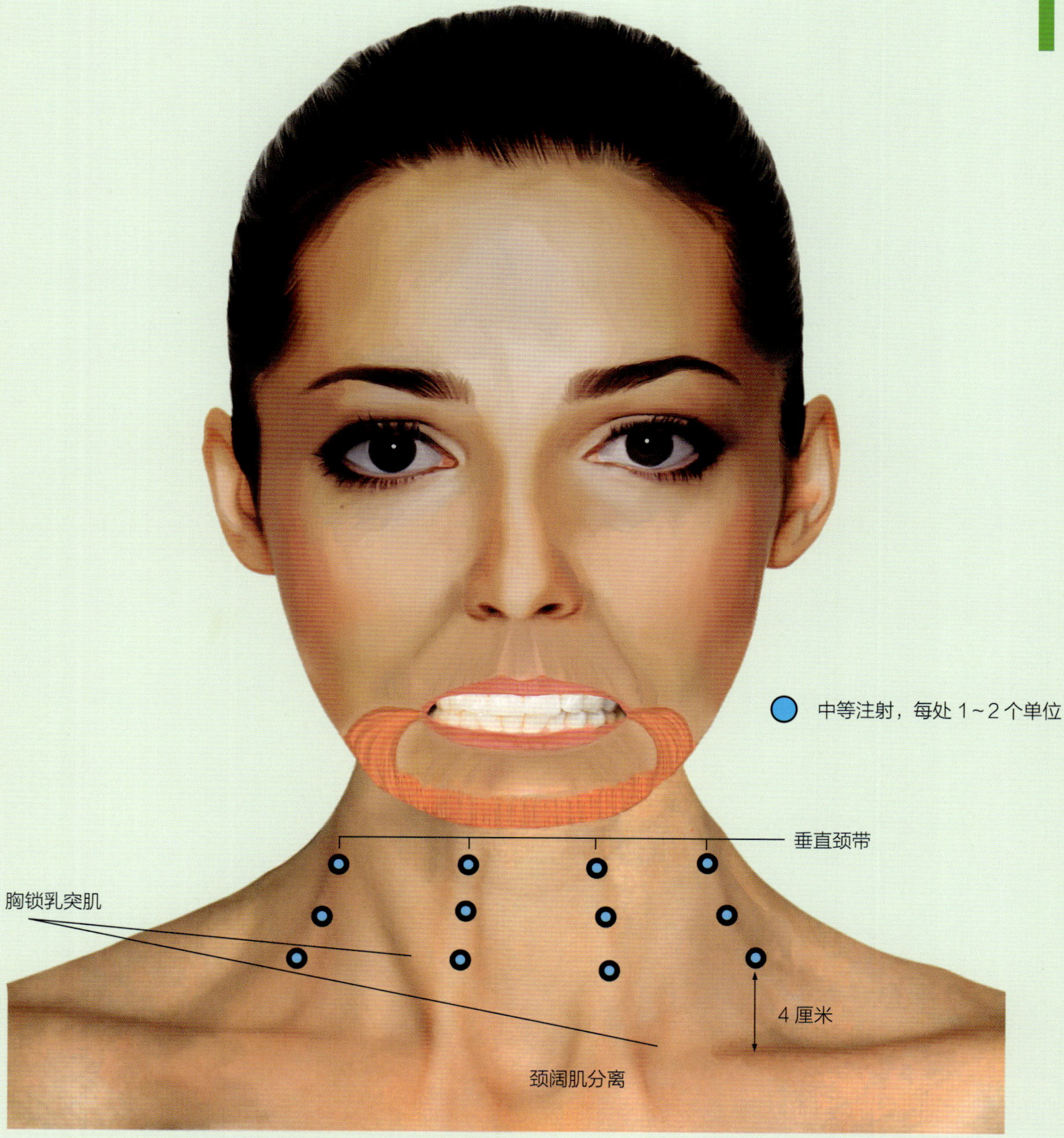


■图 6-25　标记在安全区内垂直颈带上的注射点

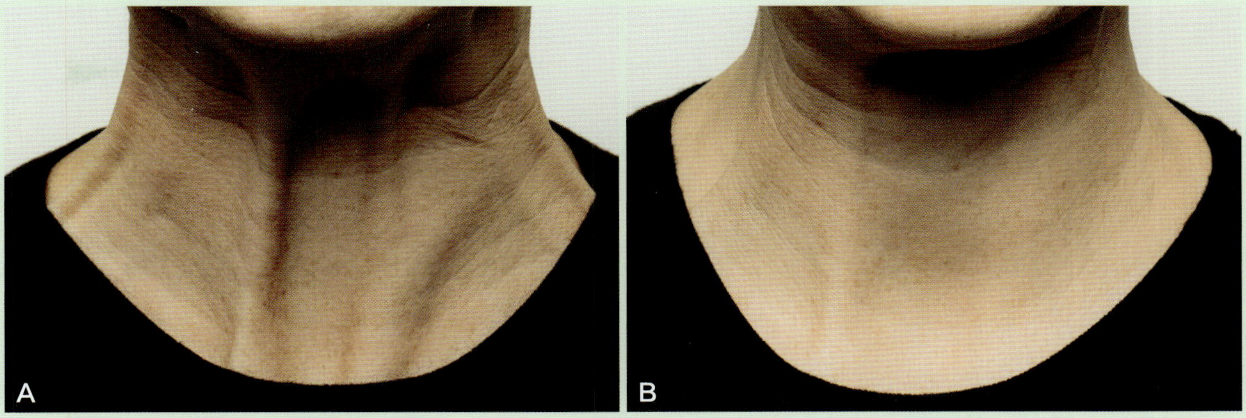


■图 6-26　肉毒毒素治疗颈阔肌的前后变化

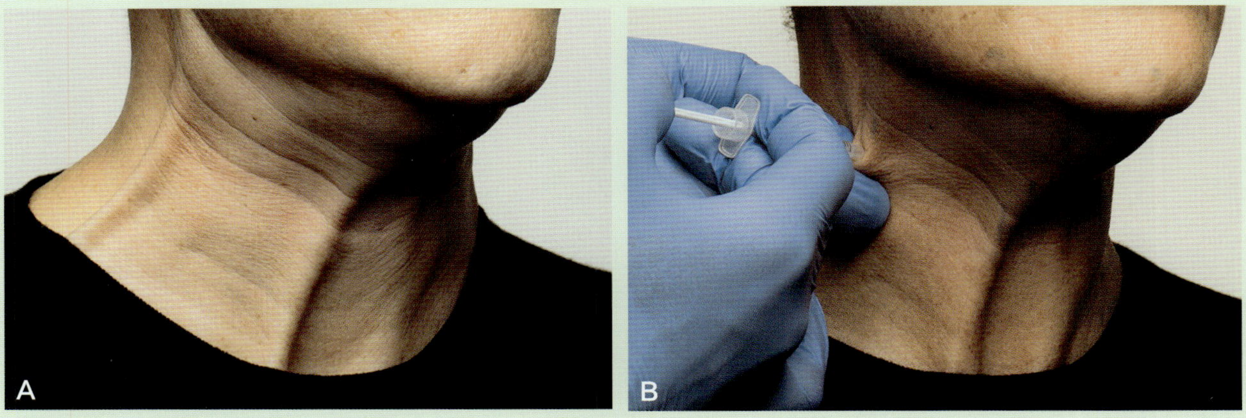


■图 6-27　注射颈部两侧的颈部条索

要仔细识别降鼻中隔肌，并进行深层注射，避免将肉毒毒素注射到口轮匝肌中。此外，如果注射位置过于靠近口轮匝肌的中线下方，则会导致人中变平，使上唇看起来没有美感。

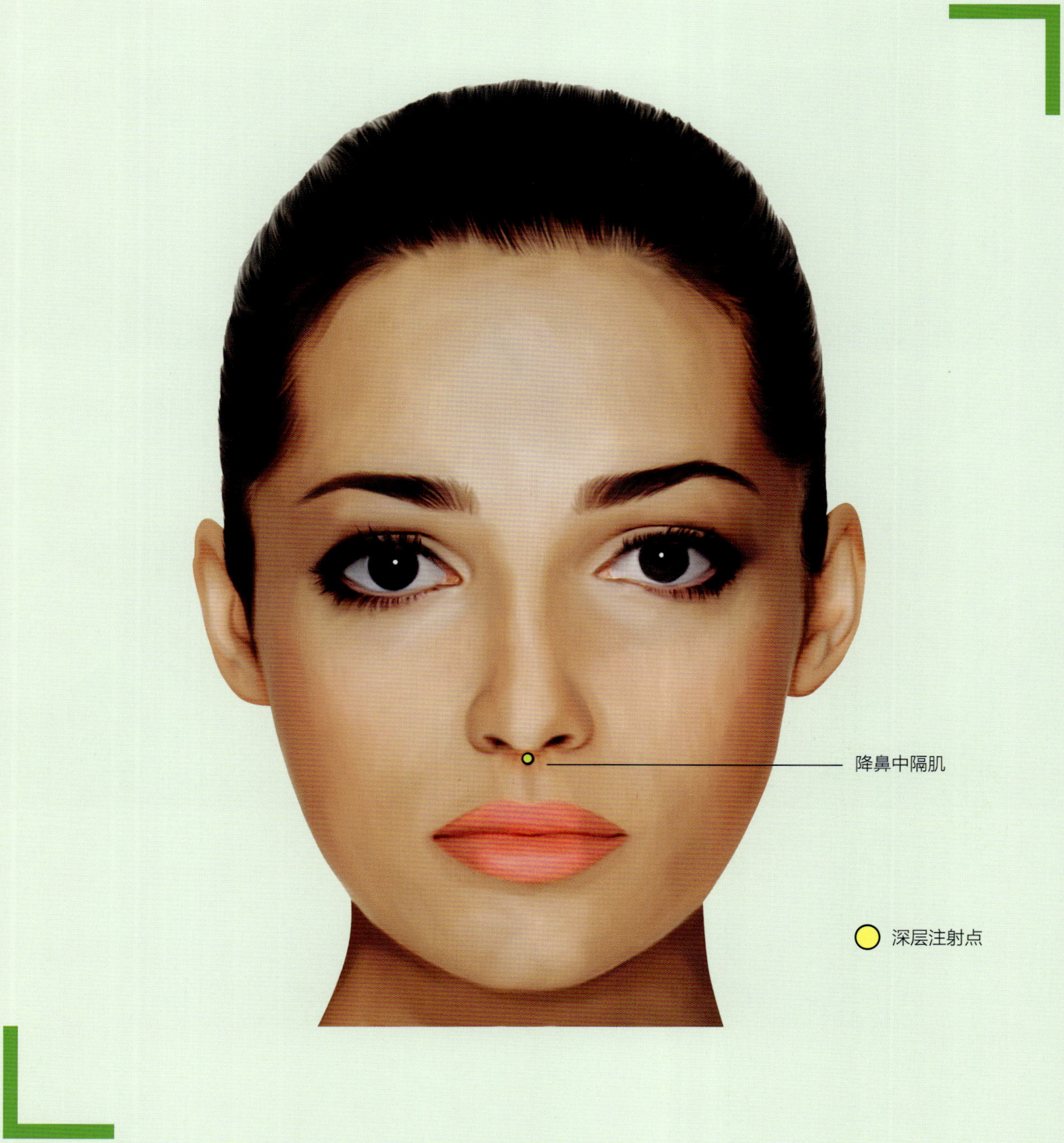


■图 6-28　降鼻中隔肌刚好位于鼻子下方；在该区域注射肉毒毒素可提升鼻尖

## 总结

肉毒毒素可放松中下面部的表情肌。中下面部的注射操作应比上面部更谨慎。我们建议使用较小剂量，因为肌肉若过度放松，可能会导致功能缺陷。尽管功能缺陷可以恢复，但注射导致功能缺陷并不是理想的治疗结果。为了避免出现该情况，注射应更加谨慎，注射剂量也应更保守。肉毒毒素在中下面部的弥散空间较小，因此容错空间也较小。

微笑肌群是一组复杂且交错的肌群，既影响面部表情，又影响进食和说话。想要成功注射该区域，需要深入了解其解剖学起止点和肌肉形态、大小及层次等。通常来说，仅使用肉毒毒素不足以解决求美者的美容问题。若和填充剂联合应用，则许多问题都可以得到解决。无创美容手术想要取得成功，关键在于管理求美者的预期并评估求美者的个性化需求。■

## 参考文献


[1] Sundaram H, Liew S, Signorini M, et al. Global Aesthetics Consensus Group. Global Aesthetics Consensus: Hyaluronic Acid Fillers and Botulinum Toxin Type A–Recommendations for Combined Treatment and Optimizing Outcomes in Diverse Patient Populations. *Plast Reconstr Surg*. 2016 May;137(5):1410–1423.

[2] Raspaldo H, Baspeyras M, Bellity P, et al. Consensus Group. Upper– and mid–face anti–aging treatment and prevention using onabotulinumtoxin A: the 2010 multidisciplinary French consensus–part 1. *J Cosmet Derma*tol. 2011 Mar;10(1):36–50.

[3] Raspaldo H, Niforos FR, Gassia V, et al. Consensus Group. Lower–face and neck antiaging treatment and prevention using onabotulinumtoxin A: the 2010 multidisciplinary French consensus–part 2. *J Cosmet Dermatol*. 2011 Jun;10(2):131–49.

[4] Carruthers J, Fournier N, Kerscher M, Ruiz–Avila J, et al. The convergence of medicine and neurotoxins: a focus on botulinum toxin type A and its application in aesthetic medicine–a global, evidence–based botulinum toxin consensus education initiative: part II: incorporating botulinum toxin into aesthetic clinical practice. *Dermatol Surg*. 2013 Mar;39(3 Pt 2):510–25.

[5] Duruel O, Erduran NE, Töz ü m TF. A Modification for Treatment of Excessive Gingival Display: Tooth–Based Lip–Repositioning Technique. *Int J Periodontics Restorative Dent*. 2020 May/Jun;40(3):457–461.

[6] Dym H, Pierre R 2nd. Diagnosis and Treatment Approaches to a "Gummy Smile." *Dent Clin North Am*. 2020 Apr;64(2):341–349.

[7] Villarreal–Villarreal CD, Allen E, Kassir M. Gummy smile, dermatologist or dentist? *J Am Acad Dermatol*. 2021 Mar;84(3):e127–e129.

[8] Robbins JW. Differential diagnosis and treatment of excess gingival display. *Pract Periodontics* Aesthet Dent. 1999;11(2):265–272.

[9] Rajagopal A, Goyal M, Shukla S, Mittal N. To evaluate the effect and longevity of Botulinum toxin type A (Botox®) in the management of gummy smile–A longitudinal study up to 4 years follow–up. *J Oral Biol Craniofac Res*. 2021 Apr–Jun;11(2):219–224.

[10] Mostafa D. A successful management of severe gummy smile using gingivectomy and botulinum toxin injection: A case report. *Int J Surg Case Rep*. 2018;42:169–174.

[11] Suber JS, Dinh TP, Prince MD, Smith PD. OnabotulinumtoxinA for the treatment of a "gummy smile." *Aesthet Surg J*. 2014 Mar;34(3):432–7.

[12] Duruel O, Ataman–Duruel ET, Berker E, et al. Treatment of Various Types of Gummy Smile with Botulinum Toxin–A. *J Craniofac Surg*. 2019 May/Jun;30(3):876–878.

[13] Flynn TC. Update on botulinum toxin. *Semin Cutan Med Surg*. 2006 Sep;25(3):115–21.

[14] Jain P, Rathee M. Anatomy, Head and Neck, Orbicularis Oris Muscle. 2021 Aug 11. In: *StatPearls* [Internet]. Treasure Island (FL): StatPearls Publishing; 2021 Jan–. PMID: 31424753.

[15] Pélissier P, Pistre V, Bustamante K. The modiolus. Comparative anatomy, embryological and physiological review, surgical importance. *Ann Chir Plast Esthet*. 2000 Feb;45(1):41–7.

[16] Li Y, Chong Y, Yu N, et al. The use of botulinum toxin A in upper lip augmentation. *J Cosmet Dermatol*. 2021 Jan; 20(1):71–74.

[17] Small, R. A Practical Guide to Botulinum Neurotoxin Procedures. Lippincott; 2012 pp. 84–85.

[18] Teixeira JC, Ostrom JY, Hohman MH, et al. Botulinum Toxin Type-A for Lip Augmentation: "Lip Flip." *J Craniofac Surg*. 2020 Nov 9.

[19] Jewell ML. Commentary on: Three-Dimensional Evaluation of the Depressor Anguli Oris and Depressor Labii Inferioris for Botulinum Toxin Injections. *Aesthet Surg J*. 2021 May 18;41(6):NP462-NP463.

[20] Choi YJ, Kim JS, Gil YC, et al. Anatomical considerations regarding the location and boundary of the depressor anguli oris muscle with reference to botulinum toxin injection. *Plast Reconstr Surg*. 2014 Nov;134(5):917-921.

[21] Shimada K, Gasser RF. Variations in the facial muscles at the angle of the mouth. *Clin. Anat*. 1989; 2:129-134.

[22] Carruthers J, Carruthers A. Aesthetic botulinum A toxin in the mid and lower face and neck. *Dermatol Surg*. 2003 May;29(5):468-76.

[23] Custis T, Beynet D, Carranza D, et al. Comparison of treatment of melomental fold rhytids with cross-linked hyaluronic acid combined with onabotulinumtoxin A and cross-linked hyaluronic acid alone. *Dermatol Surg*. 2010 Nov;36 Suppl 3:1852-8.

[24] Auada Souto MP, Souto LRM. An unusual adverse event of botulinum toxin injection in the lower face. *J Cosmet A Dermatol*. 2021;20:1381-1384.

[25] Bae JH, Choi DY, Lee JG, Seo KK, Tansatit T, Kim HJ. The risorius muscle: anatomic considerations with reference to botulinum neurotoxin injection for masseteric hypertrophy. *Dermatol Surg*. 2014 Dec;40(12):1334-9.

[26] G ü nd ü z A, Uyanık Ö, Ert ü rk Ö, et al. Mentalis muscle related reflexes. *Neurol Sci*. 2016 May;37(5):789-92.

[27] Choi DY, Bae H, Bae J, et al. Effective Locations for Injecting Botulinum Toxin into the Mentalis Muscle; Cadaveric and Ultrasonographic Study. *Toxins*. 2021 Feb.;13(2):96.

[28] Hur MS, Kim HJ, Choi BY, et al. Morphology of the mentalis muscle and its relationship with the orbicularis oris and incisivus labii inferioris muscles. *J Craniofac Surg*. 2013 Mar;24(2):602-4.

[29] D' Emilio R, Rosati G. Full-face treatment with onabotulinumtoxinA: Results from a single-center study. *J Cosmet Dermatol*. 2020 Apr;19(4):809-816.

[30] Yu N, Liu Y, Chen C, et al. Paradoxical bulging of mentalis after botulinum toxin type A injection. *J Cosmet Dermatol*. 2020 Jun;19(6):1290-1293.

[31] Broughton M, Fyfe GM. The superficial musculoaponeurotic system of the face: a model explored. *Anat Res Int*. 2013;2013:794682.

[32] de Maio M. Myomodulation with Injectable Fillers: An Innovative Approach to Addressing Facial Muscle Movement. *Aesthetic Plast Surg*. 2018;42(3):798-814.

[33] Levy PM. The 'Nefertiti lift' : a new technique for specific re-contouring of the jawline. *J Cosmet Laser Ther*. 2007 Dec;9(4):249-52.

[34] Galadari H, Galadari I, Smit R, et al. Use of AbobotulinumtoxinA for Cosmetic Treatments in the Neck, and Middle and Lower Areas of the Face: A Systematic Review. *Toxins* (Basel). 2021;13(2):169. Published 2021 Feb 22.

[35] Felix Bravo BS, De Bastos JT, Da Rocha CRM, et al. Definition of the Mandibular Angle Using Botulinum Toxin Type A: A New Technique for the Improvement of Mandibular Contour and Definition. *J Clin Aesthet Dermatol*. 2019;12(11):32-34.

[36] Small R. A Practical Guide to Botulinum Neurotoxin Procedures. Lippincott; 2012 pp. 117-121.

[37] Redaelli A, Limardo P. Minimally invasive procedures for nasal aesthetics. *J Cutan Aesthet Surg*. 2012;5(2):115-120.

[38] Kane MA. The functional anatomy of the lower face as it applies to rejuvenation via chemodenervation. *Facial Plast Surg*. 2005 Feb;21(1):55-64.

# 第七章

# 治疗技巧和解剖学考量

本章将简要介绍以下内容：

- 治疗的美容适应证。
- 与选择适应证相关的局部解剖学。
- 与选择治疗区域相关的年龄解剖学变化。
- 如何避免并发症。

本章的目的不是提供详细的解剖插图，而是为了帮助初学者，特别是那些已经在牙科、医学或护理学校学习了一些年的解剖学的人。任何想要在美容领域取得成功的人，都必须花时间通过自主学习来探索和理解面部解剖学的各个方面，这样有助于获得良好的临床效果，也避免出现并发症。

## 关键术语词汇表

**动脉 / 血管栓塞：** 填充剂的黏度远大于血液。若不慎出现动脉栓塞，则可能导致严重的并发症，如溃疡和感染，不治疗则最终会发展成皮肤坏死并造成永久性的组织损伤。每条动脉或动脉群会给面部皮肤或组织的某一区域供血。若某区域供血中断，则会出现缺血坏死（图 7–1）。动脉或血管栓塞不仅由填充剂进入血管腔引起，也会由外部压迫引起。面部存在丰富的动脉血管，但幸运的是大多数动脉较小，或可通过其他小动脉代偿，锐针或钝针无法将其穿透。

因此，多条小动脉栓塞可由其他小动脉代偿。但是，像面动脉、眶下动脉或上唇动脉这样的大血管以及本书接下来会涉及到一些血管出现栓塞可能会导致严重的并发症。注射医生必须非常了解相关血管和重要血管的走行方向及深度和预防并发症的方法。血管栓塞出现时，求美者在接受注射时会感到剧痛，但因人而异。此外，沿动脉走行的皮肤会出现变白、溃疡、水肿和晚期皮肤坏死。一旦求美者出现疼痛或皮肤变白的迹象，应立即停止填充并立即大剂量、高频次地注射透明质酸酶（图 7–1）。尽早干预可有效修复损失组织。

**回抽术：** 回抽术是指针头在穿透皮肤后拉动针管的活塞回抽，以确定针尖是否在血管内。若在，针管内会回血。目前大家对回抽术是否能确定针头在血管内尚存在争议。有新的证据表明，针管内无回血也不能保证百分百安全。因此，回抽术不再被认为是提高注射安全性的有效方法。

**推注：** 推注是指在一个位置注射少量填充剂，通常需要借助锐针完成。通过锐针在所须的解剖位置注射一圈圆形的填充剂。推注容量不固定，但通常为 0.1 ~ 0.5 mL，具体的量取决于拟治疗区的解剖情况和预期效果。

**钝针：** 钝针是一种钝头无切割刃的侧面开孔的针，通常与填充剂分开购买。根据制造商的不同，目前有两种类型的钝针：一种是孔口在针尖前；另一种是孔口在针尖后。我们倾向于使用第 1 种钝针。钝针具有不同的长度和直径，针长

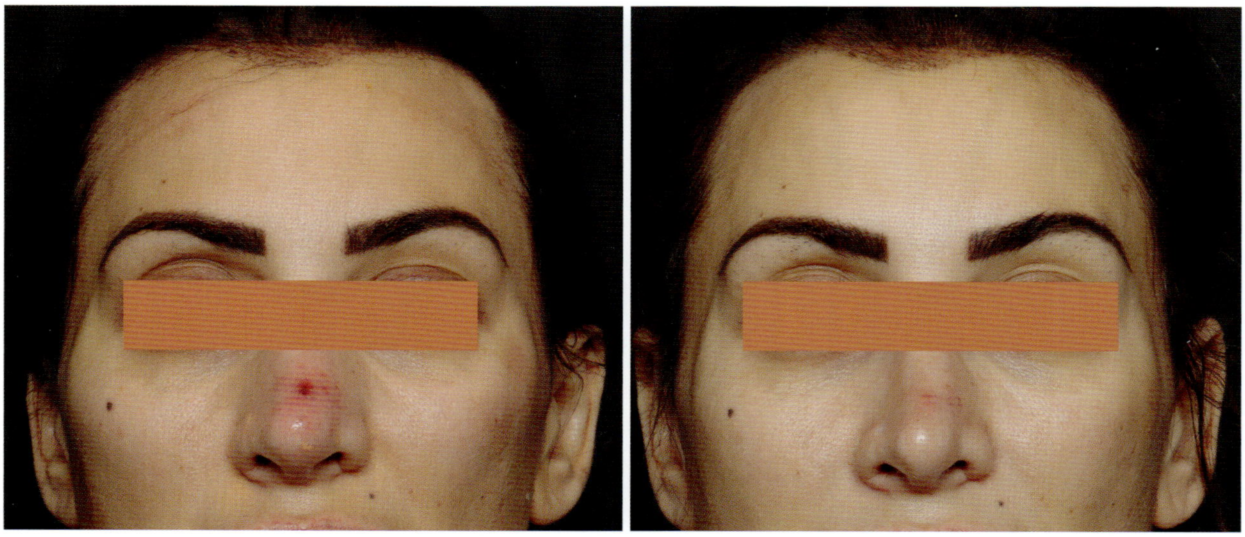

■图 7-1　注射后 6 小时出现血管栓塞迹象（左图）；连续注射大剂量透明质酸酶后的情况（右图）

可以注射较远，针粗可以减少挤出力。长的钝针的长度可超过 50 mm。最常用的钝针平均长度为 38 mm。钝针较长且柔易弯曲，刚性不保持，可能存在偏离预期方向的风险。一般认为，小于 27G 的钝针可能和锐针一样，会不慎损伤血管，增加淤血或动脉栓塞的风险。在存在重要动脉、风险高发的面部区域使用刚性钝针的好处是能够保证安全。规格大于 27G 的钝针不太可能穿透动脉，减少了动脉栓塞的风险。使用不同规格的钝针也有助于利用扇形注射或线形后退注射技术在较大区域内分布填充剂。使用钝针时，需要一个至少比钝针大一号的锐针进行破皮，帮助创建进针通道。

**填充剂：**市场上有多种填充剂，最常用的填充剂由透明质酸制成，这是一种天然存在的黏多糖。对于初次注射的医生来说，可能不知道选择哪种填充剂。

首先，填充剂的选择取决于注射医生所在国家已批准使用的产品。美国由于 FDA 的审批严格，获得商业批准的填充剂较少。其他国家监管可能不如美国严格。

其次但也同等重要的是，注射医生也需要考虑填充剂所含的化学成分。人体内的透明质酸酶会迅速分解未经加工处理的透明质酸。因此，透明质酸分子必须通过交联剂紧密结合在一起，以保持产品的持久性和不同特性。总体而言，交联程度较高的分子会更坚硬、增容性也会更强，适合重建像面颊或下颌线等部位的容量流失。

这些交联度较高的产品通常具有高 G 值。相反，交联度较低的产品则更光滑，更适合用于嘴唇或眼下（泪沟）等细腻部位，因此具有较低的 G 值。不同公司的专有制造工艺也存在显著差异，可能会进一步导致产品特性不同，如持久性、增容程度、填充外观（是否存在结块或凸起）等，我们建议读者应熟悉市场上已获批准的产品，并联系各公司代表以获得相应产品培训。

本章将涉及高 G 值（增容或提升产品）、中等 G 值（用于面部褶皱，如木偶纹或鼻唇沟）和低 G 值（用于细腻部位，如嘴唇或泪沟）这三类产品的使用。

**扇形注射：**扇形注射指以扇形方式将填充剂注射在较大面部区域上的过程。扇形注射可以借助锐针完成，但由于穿刺次数过多可能会引起组织损伤，所以我们通常不建议用锐针完成，而比较推荐钝针，因为它几乎不会引起组织损伤，出现淤血的风险也较低。一旦使用破皮针开口，钝针便可以插入并来回移动行针。可以通过前行法（钝针前行时推出填充剂）或后退法（钝针退出时推出填充剂）注射填充剂。

**透明质酸酶：**透明质酸填充剂是可逆的。透明质酸酶是一种天然存在的酶，在大多数国家都可购买。通常是粉针剂，需要用抑菌盐水复溶。在特定的稀释度下，可注射至选定的填充区域，可立即生效。稀释程度取决于使用的目的。像血管栓塞这样的紧急情况，需要使用高浓度的透明质酸酶。透明质酸酶不用直接注射进潜在栓塞的血管，这样会分解填充剂。可沿着血管走行方向进行注射。稀释的透明质酸酶可以透过动脉壁进行弥散，作用于填充剂。若诊所提供透明质酸填充剂，则应备好透明质酸酶，并了解其使用方法。

**锐针：**锐针通常随填充剂的无菌包装一同提供。锐针有多种规格，最常见的是25G ~ 30G。

**线形后退注射：**线形注射是指以线形方向推注填充剂，不同于将填充剂分布在较大表面区域上的扇形注射。该注射技术会使用到钝针。

## 应用注射解剖学

面部解剖学由6个重要的面部层次构成。对于选择合适的技术和产品来说，了解这些面部层次至关重要。这些层次结构直接影响以下内容。

### 1. 面部诊断

若求美者提出想重获年轻笑容时，牙医有责任评估和诊断可能会影响美容治疗的所有牙齿问题，涉及牙龈疾病、牙齿位置和牙齿颜色等其他疾病。

无论侵入式手术还是无创手术，都适用于所有寻求面部美容干预的求美者。注射医生应能识别导致求美者关切问题所存在的解剖变化，还应熟悉解剖学知识以便为求美者提供安全有效的治疗。除了了解面部解剖之外，还必须掌握面部层次结构随时间变化的规律。

例如，某求美者因鼻唇沟问题来到医疗美容诊所，经验不足的注射医生可能会直接治疗鼻唇沟。而经验丰富的注射医生则会对中面部的浅表和深层脂肪进行评估，同时确定脂肪的位置和大小，并探究其对鼻唇沟的潜在影响。适当恢复中面部特定脂肪区域对鼻唇沟有间接改善作用，可避免因直接过度填充鼻唇沟引起潜在的动态畸形。

类似地，了解支持韧带及其位置有助于改善因年龄导致的面部变化诊断，以及影响产品注射的位置和技术。例如，需要考量下颌支持韧带和咬肌前韧带的位置及其对下颌坠肉形成的影响。了解下颌浅表脂肪如何在两个韧带之间下移形成双下颏，是治疗和填充下颌线的关键。

### 2. 治疗顺序

注射医生只有在已经掌握了面部解剖并做出诊断后，才能制订治疗顺序。治疗顺序包括确定目标解剖区域及各区域之间的前后治疗顺序。长时间变化会影响面部的子单位。成功的治疗顺序与注射医生对面部因年龄相关变化的掌握程度有关。先治疗下面部再治疗中面部是没有效果的。注射医生需要明白中面部深层脂肪萎缩和体积流失的机制及浅表脂肪下垂的机制，其导致脂肪从中面部转移至下面部，最终导致面部底部塌陷。

在制订治疗顺序时，也应考量求美者的当务之急。可能需要先解决求美者最关心的问题，以确保治疗计划的保留和完成。

### 3. 产品和技术考量

对于适合体积填充的目标区域，如中面部的深层脂肪区，高G值的增容产品是必不可少的。而更灵活的面部区域（如浅表脂肪区、鼻唇沟和嘴唇）的情况则相反。在不合适的解剖区域使用不合适的产品，可能会带来美容并发症，如结块和填充物明显。

了解解剖学对于安全注射也至关重要。尽管不存在绝对安全的注射点，但存在一些血管损伤风险更小的区域。为了理解注射位置，需要考虑局部解剖学，即注射区域的解剖学知识。选择合适的注射技术也必须考虑目标区域的解剖学知识，以及该区域或治疗亚单元的血管解剖学。如上所述，血管并发症可能是由于注射医生对解剖学知识掌握不充分而产生的严重后果，了解解剖学知识可以尽量避免出现法律纠纷。注射医生应了解血管损伤可能会影响注射技术。例如，在考量面颊前内侧区域时，眶下孔位于眼眶下缘正下方的上颌骨处，眶下动脉从该孔穿过。在治疗面颊前部时，注射医生应考虑将填充剂注射于眼轮匝肌下脂肪室内侧（内侧 SOOF）。内侧 SOOF 是一个位于骨上的深层脂肪室，靠近上颌骨骨膜的眶下孔（图 7-2）。正因为这个原因，注射医生为了降低血管栓塞风险更愿意使用钝针，而不是锐针。然而，也有证据表明，一些经验丰富的注射医生就算用锐针注射也不会提高血管栓塞的风险。

## 注射解剖学

外科手术中的解剖学和注射中的解剖学，两者之间存在的差异常常被忽视。外科手术中的解剖是指手术时外科医生可视的解剖结构，需要观察皮肤下方及位置更深的组织层，而牙医则从颅侧的角度观察口腔，这可能意味着牙医理解解剖结构的视角和面部整形外科医生的视角不同。从注射解剖学的角度来说，注射医生需要了解面部解剖层次，以及像动脉这种人体重要结构与面部层次之间的作用机制。表面解剖扮演着至关重要的角色。对于注射医生来说，了解面部解剖标志及其与皮下结构的关系有助于为求美者提供安全、有效的治疗。了解解剖学机制还有助于明确不同面部解剖层次的衰老机制，具体包括以下内容：

- 骨骼。
- 深层脂肪（若相关）。
- 肌肉。
- 支持韧带。
- 浅表脂肪。
- 皮肤。

本章将为初级和中级注射医生重点介绍面部注射的相关解剖结构，涉及的部位包括额头、颞区、泪沟、侧颊和中面部、下颌线、下颏及嘴唇。而鼻子、眉毛和眶上凹陷这些部位更适合高级注射医生，因此不作讨论。

作者认为目前全球美容注射界对解剖学的重视和理解程度都不够。尽管不会导致不良注射后果，但反映了注射人员对其治疗的面部区域的风险意识不足。一旦出现并发症，无法及时识别和治疗。

为什么会存在上述技能差距？世界上很多地方的注射医生未经过考试或评估。因此，许多医疗保健专业人员（在某些地区甚至不是医疗保健专业人员）的解剖学知识尚未达到较高水平。他们在接触美容相关的解剖教学时会感到困惑，特别是在不理解面部解剖相关的基本术语的情况下。有很多注射医生也是在获得医学、牙科学或护理学的研究生学位后很多年，才进入美容领域的。

本章将重点介绍应用于局部解剖的注射技术，具体从以下方面对每个治疗区域进行讨论：

- 治疗指征。
- 解剖学考量：相关解剖层次及其随时间的衰老机制。
- 关键治疗技术，涉及可预防并发症的产品建议。

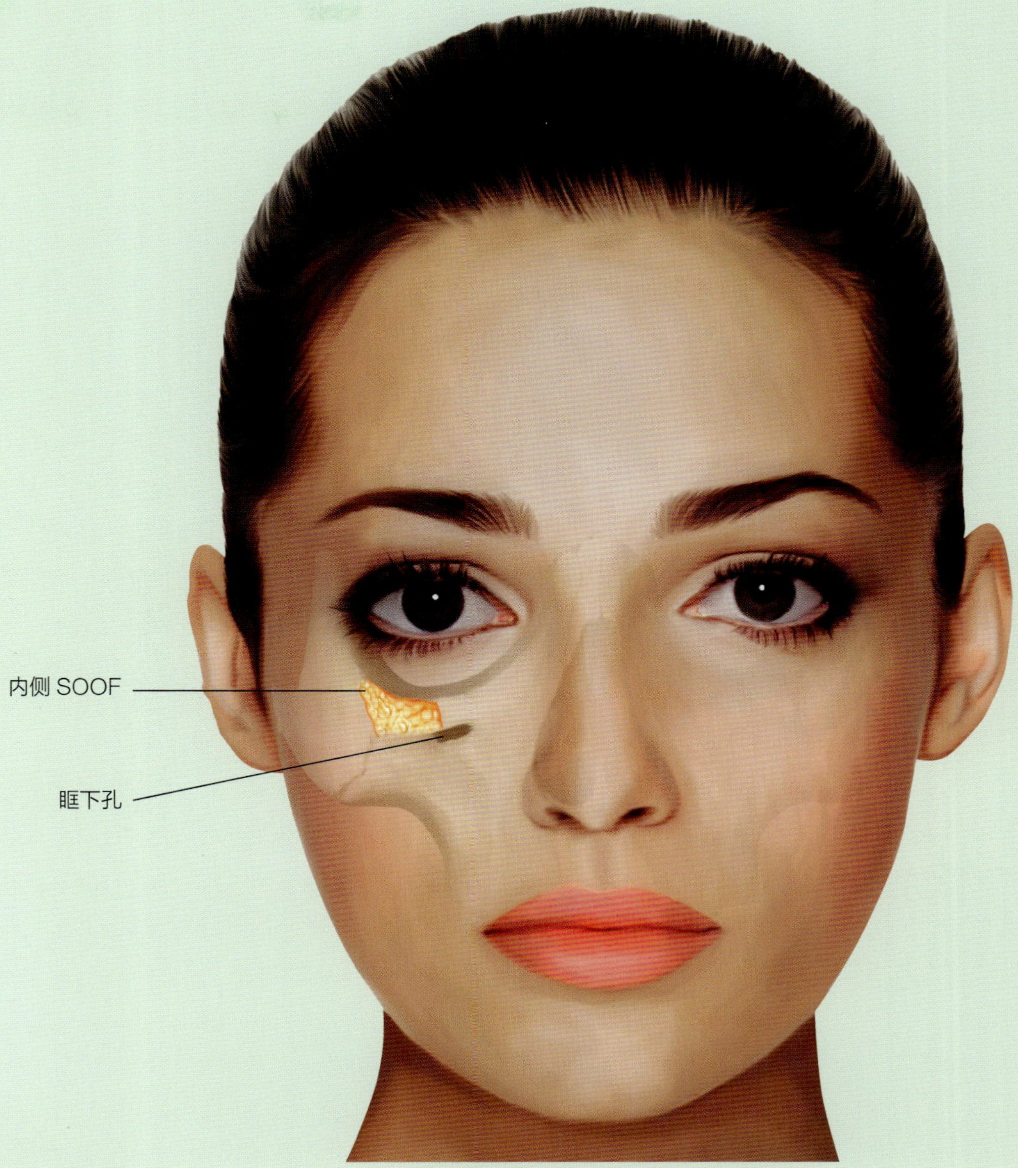


■图 7-2 内侧 SOOF 靠近眶下孔及其内容物

## 前额

在理想状态下，女性的前额会存在突起。但随着年龄的增加，人类（尤其是女性）的眉毛上方额头会逐渐向内凹陷，侧面看起来呈凹形（图 7–3 和图 7–4）。求美者看起来会更加苍老，眼睛也会显得更为凹陷，这可能会导致女性的面部看起来更具男性化特征。我们可以使用皮肤填充剂来改善前额轮廓，恢复外突形状。

### 解剖学考量

#### 骨骼

前额主要由额骨构成，主要作用是形成额头区域边界，包括发际线、颞嵴、眉毛上缘和鼻根（图 7–5）。随着年龄的增长，前额的骨骼被逐渐吸收，在女性群体中会形成影响面部美观的凹陷。

这些已明确的边界有助于注射医生识别治疗范围和关键的解剖结构。在额头的下方边界，眶上孔外侧和滑车上孔内侧是需要考量的重要解剖标志。眶上动脉是眼动脉的一个分支，从眶上孔穿过，进入额头并深入至额肌深层，止于其起源孔上方约 1 cm 处，然后再向浅表处走行，进入头皮下方平面。

眶上动脉通常分为两条，分别为可供应额头和头皮的皮肤和肌肉。一侧眶上动脉的末端与对侧的眶上动脉、滑车上动脉和前颞动脉的分支相吻合。[12] 滑车上动脉也是眼动脉的一条末端分支，经滑车上孔至眶外，深入额肌深层，约在滑车上孔上方 1.5 cm 处进入皮下。滑车上动脉为额头区域的骨膜、肌肉和皮肤提供小的分支，最终通过与对侧滑车上动脉和眶上动脉的吻合而终止。

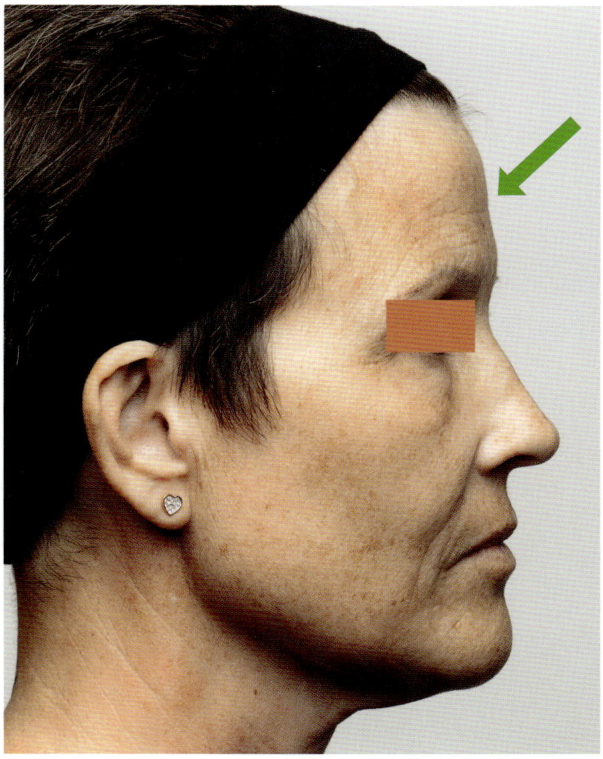

■图 7–3　前额骨质随着时间推移而逐渐流失，可能导致前额出现沟壑或凹陷，影响面部美观

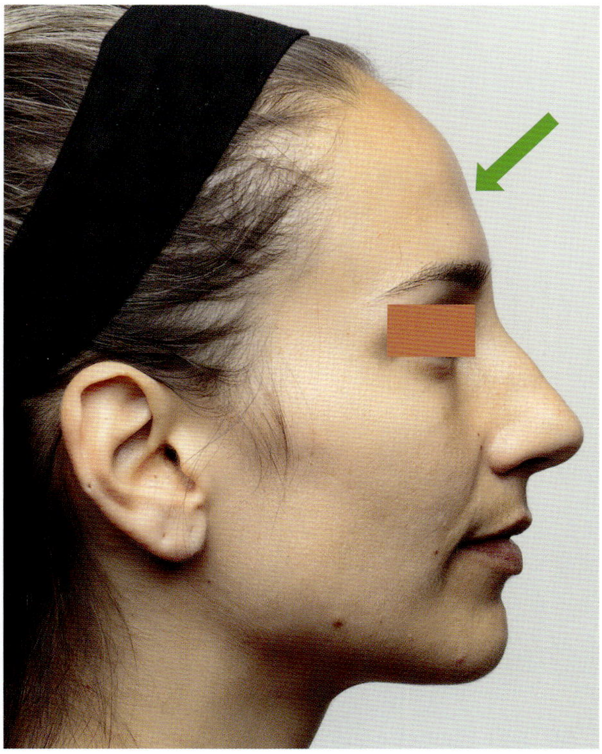

■图 7–4　年轻求美者前额尽管出现了早期骨质被吸收的迹象，但仍存在明显前突

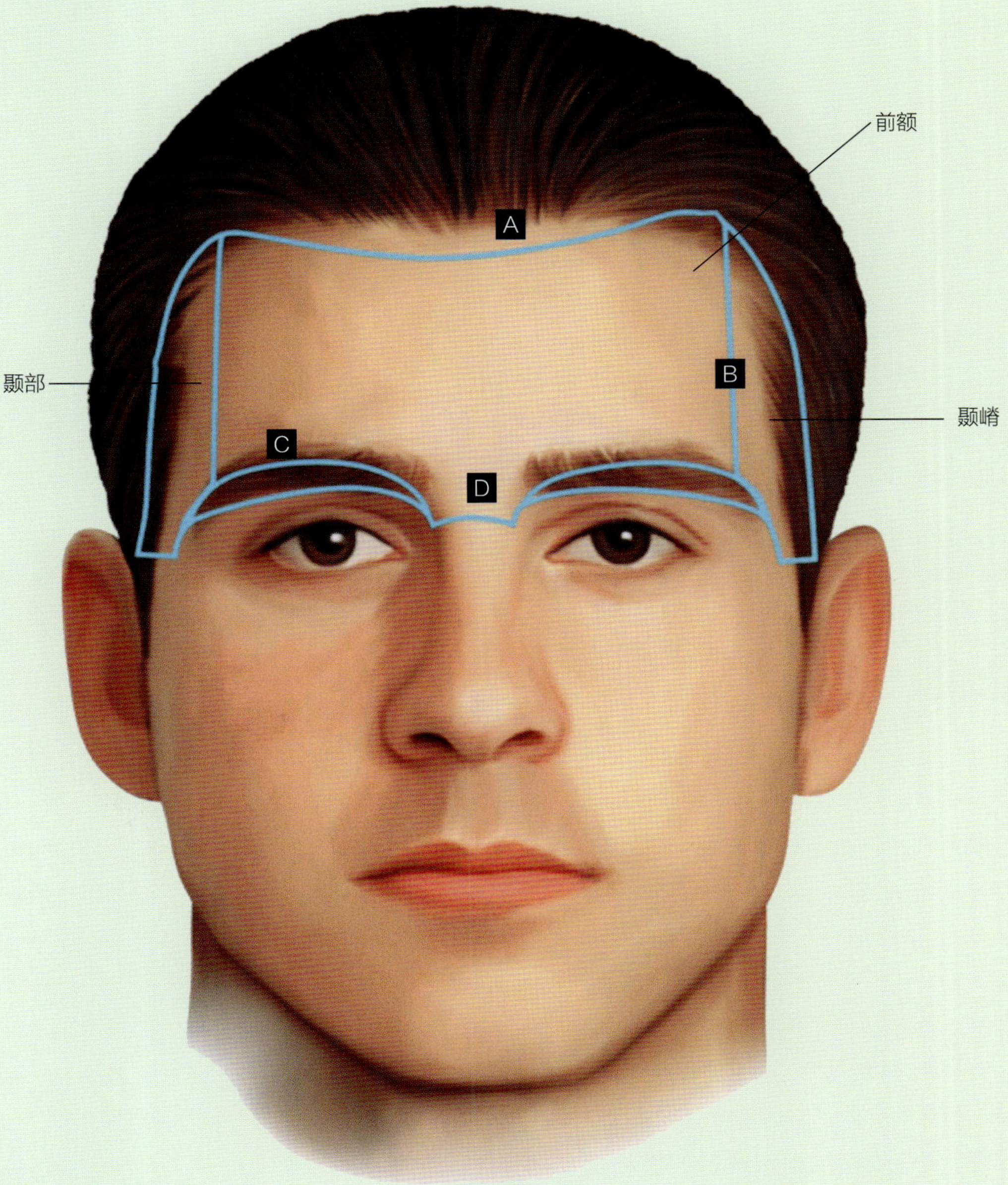


■图7-5 前额边界分区图。上方以发际线（A）为界，两侧以颞嵴（B）为界，下方以眉毛上缘（C）和鼻根点（D）为界

技巧提示

## 前额填充

- 若进行前额填充治疗，应在眶上脊上方 1.5 cm 处画一条线。为了避免眶上动脉或滑车上动脉出现血管栓塞，注射点应在眶上脊上方 1.5 cm 处的深层平面，如肌肉上方和骨面上注射填充剂（图 7-6）。
- 钝针和锐针皆可用于该区域。在使用钝针时，要确保钝针已穿过皮肤并接触骨骼，然后使用线形后退注射技术或扇形注射技术，使钝针沿骨膜移动。若使用锐针，则应将约 0.05 mL 的小剂量产品推注至指定部位，不建议使用后退、前行或扇形注射技术。这些技术可能会给皮下平面的浅表血管带来风险。且现在尚无证据表明哪种注射技术最安全。
- 建议使用中等 G 值的填充剂产品。
- 若出现血管栓塞，注射医生应检查可能受血供不足影响的血管分布区域，包括额头和头皮的皮肤，可能会出现皮肤苍白的迹象。需要注意的是，由于前额皮肤具有丰富的侧支血供，所以血管栓塞不一定会导致皮肤缺血和坏死。

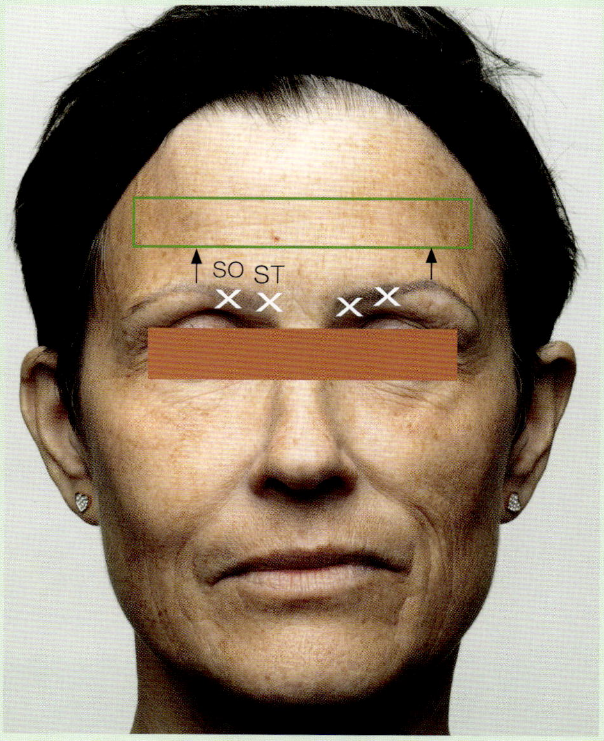


■ 图 7-6　填充前额时，注射位置应保持在眶上脊上方 1.5 cm 处。需要注意从眶上孔（SO）和滑车上孔（ST）处伸出的血管。图中的绿色方框代表可注射区域

### 肌肉

额头无深层脂肪，所以接下来要讨论的结构是颅腱膜，又被称为头顶腱膜或颅顶腱膜。

这层薄薄的腱状结缔组织覆盖在额头两侧额肌的两条肌腹上（图 7-7），并与颞部的颞顶筋膜及眶上区域的结构相连续。额肌肌腹较薄，呈垂直方向排列，通过颅腱膜相连，这意味着额头中部无肌肉纤维。额肌无骨性附着，其上部起自颅腱膜。

从侧面看，额肌延伸至颞上线，下方插入眼轮匝肌。在额肌下方内侧，其肌肉纤维与降眉间肌纤维混合。在眉毛下方，额肌的外侧纤维和皱眉肌、眼轮匝肌的眼眶部分合并（图 7-8）。

额肌是提升眉毛的主要肌肉，是多种降低眉毛肌肉（如降眉间肌、皱眉肌、眼轮匝肌和降眉肌）的拮抗肌。

技巧提示

## 注射定点位

- 若治疗目的是为了改善外侧前额皱纹，我们不建议将肉毒毒素的注射点选取过低，因为这样可能会导致直接注射或不慎弥散至降眉肌群。
- 若治疗目的是为了抚平皱眉纹，我们建议采用浅表注射肉毒毒素，刚好位于皮下，目标肌肉为外侧皱眉肌，降低眉毛下垂风险。而治疗内侧皱眉肌时，则应采用深层注射肉毒毒素，以避免对额肌的浅层纤维产生不良影响。

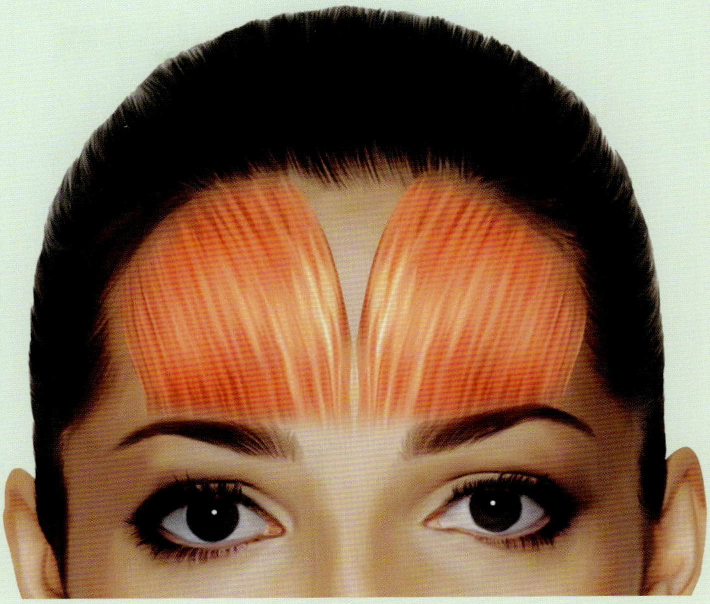

■图 7-7 额肌的两条垂直走行的肌腹。注意前额中部无肌纤维

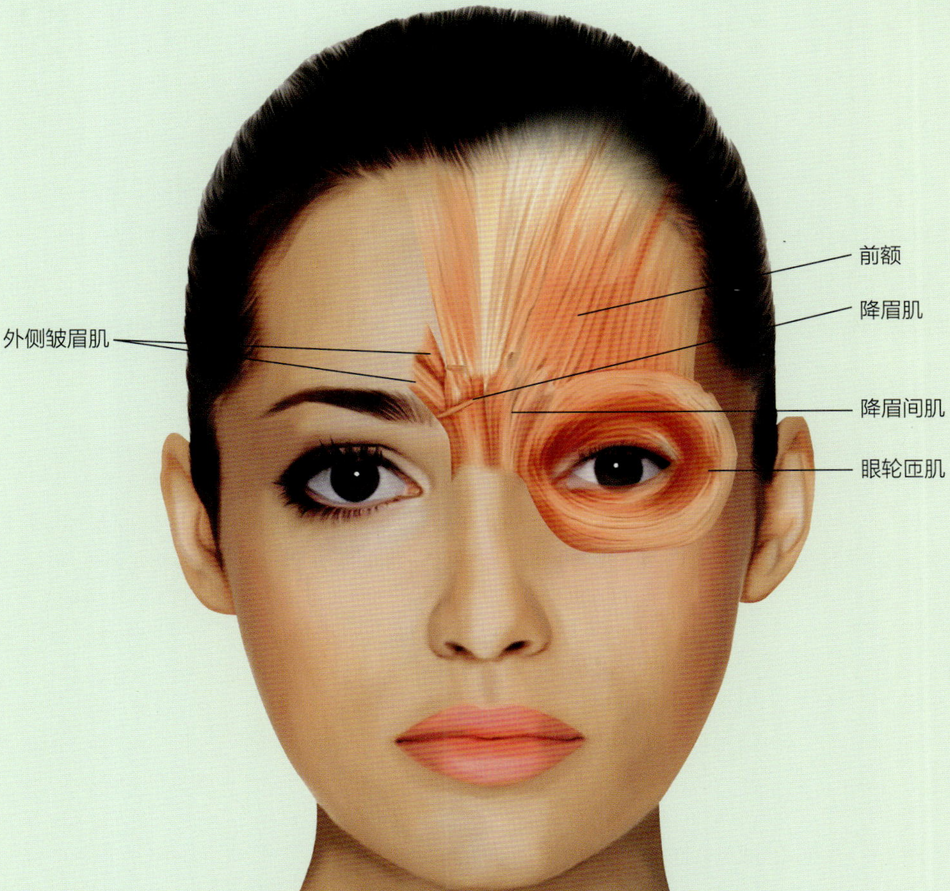


■图 7-8 额肌的下部纤维与降眉间肌、皱眉肌和眼轮匝肌的肌纤维相汇合

## 皮肤和浅层脂肪

颅腱膜的表面是皮下脂肪，其紧密附着于上层皮肤。前额皮肤的中部与其皮下脂肪紧密相连。额头皮肤相对较厚（约 1.29 mm）且坚硬；而皮下脂肪厚度约为 1.9 mm。越靠近额头两侧的皮肤，其与皮下脂肪的附着程度越弱，弹性越强。

> 技巧提示
>
> **额肌治疗**
>
> - 在用肉毒毒素治疗额肌时，要确保锐针穿过皮肤进入肌肉。
> - 若注射点过浅，仅注入相对较厚的皮肤或皮下组织层，肉毒毒素将难以发挥作用。注射医生在进行前额注射时常陷入误区，即将肉毒毒素注射于不同的皮肤层次，导致注射后皮肤不对称。我们要确保注射点的分布均匀一致。

## 颞区

颞区是指由颞窝形成的颞部区域。颞区容量流失是常见的衰老特征，求美者呈现年轻化趋势（图 7-9 和图 7-10）。这可能导致上面部变窄、面部年轻曲线流失及眶缘骨骼化。

### 解剖学考量

#### 骨骼

颞窝底部由 4 块骨连接处构成，被称为翼点，是颅骨最薄弱的部分。这些骨骼是额骨、顶骨、颞骨和蝶骨的大翼。在翼点下方则是中脑膜动脉，颞窝几乎无骨吸收，但它是该区域最深的点。

#### 肌肉和颞筋膜

扇形颞肌起自颞窝底部，并覆盖颞窝本身（图 7-11）。颞肌上层则覆盖着颞筋膜，形成颞顶。筋膜覆盖了整个颞肌，并向上延伸到颞上线。筋膜向下则分成两层，都附着在颧弓上缘。深颞动脉是上颌动脉第二部分的分支，位于颞肌及其下方的骨膜之间。由于年龄的增长，扇状颞肌萎缩会出现大面积的颞部凹陷。

#### 疏松结缔组织

疏松结缔组织位于颞筋膜表面，从头皮一直延续至颞部区域。这一层存在颞浅动脉的细小分支。

#### 颞顶筋膜

这种扇形筋膜从耳前区域向上延伸至颞上线，并与颅腱膜交汇，向下则穿过颧弓，与浅表肌腱膜层交汇。

颞顶筋膜内的颞浅动脉是颞区最重要的血管之一。颞浅动脉起自颈外动脉。颈外动脉起自腮腺内，位于下颌骨的颈部后方。然后穿过颞骨颧突后根的浅表区域，可以在耳屏前方触到动脉。颞浅动脉在颧突上方 5 cm 处分成两支，分别为顶支（后颞动脉）和额支（前颞动脉）。顶支向上和向后流经头的一侧，并与对侧的顶支、耳后动脉和枕动脉相吻合。

额支则弯曲向上进入额头，供应该区域的肌肉、皮肤和骨膜，最终与眶上动脉和额动脉相吻合。

#### 皮肤和浅层脂肪

颞区和前额类似，其皮肤和皮下脂肪紧密附着在一起。颞区皮肤厚约为 1.28 mm；脂肪厚约为 2.58 mm，比额头厚。

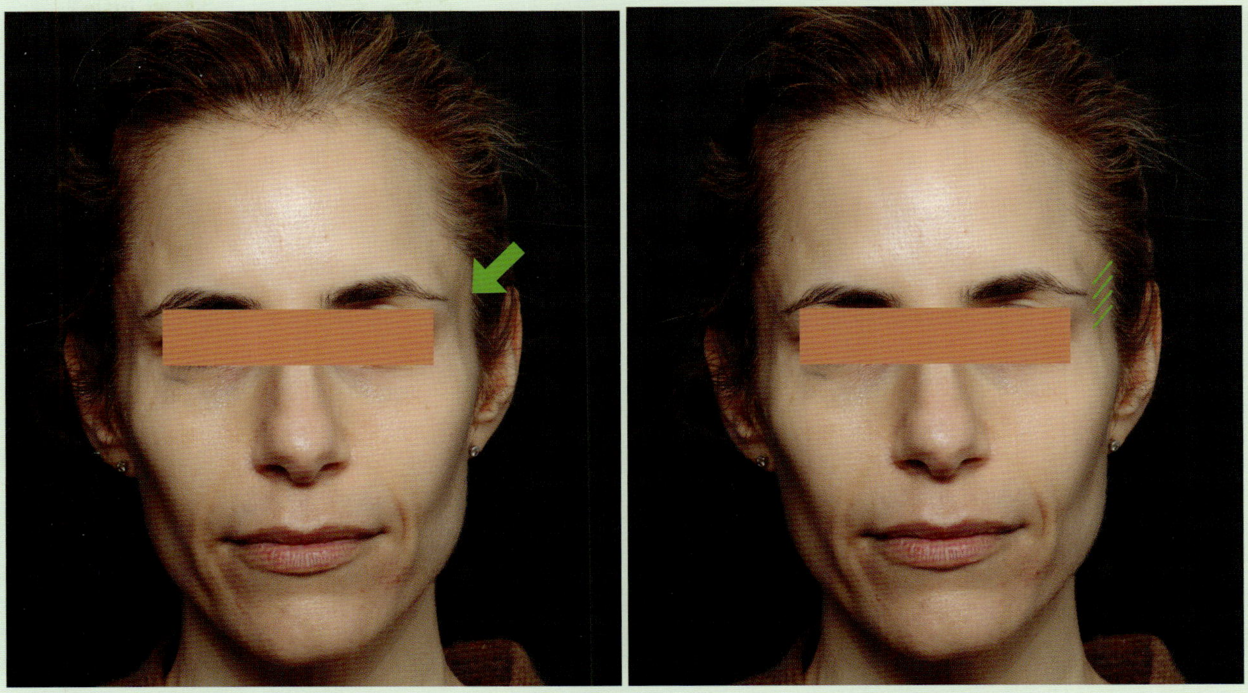

■ 图 7-9 绿色箭头指向颞部凹陷，绿色线条表示拟治疗区域

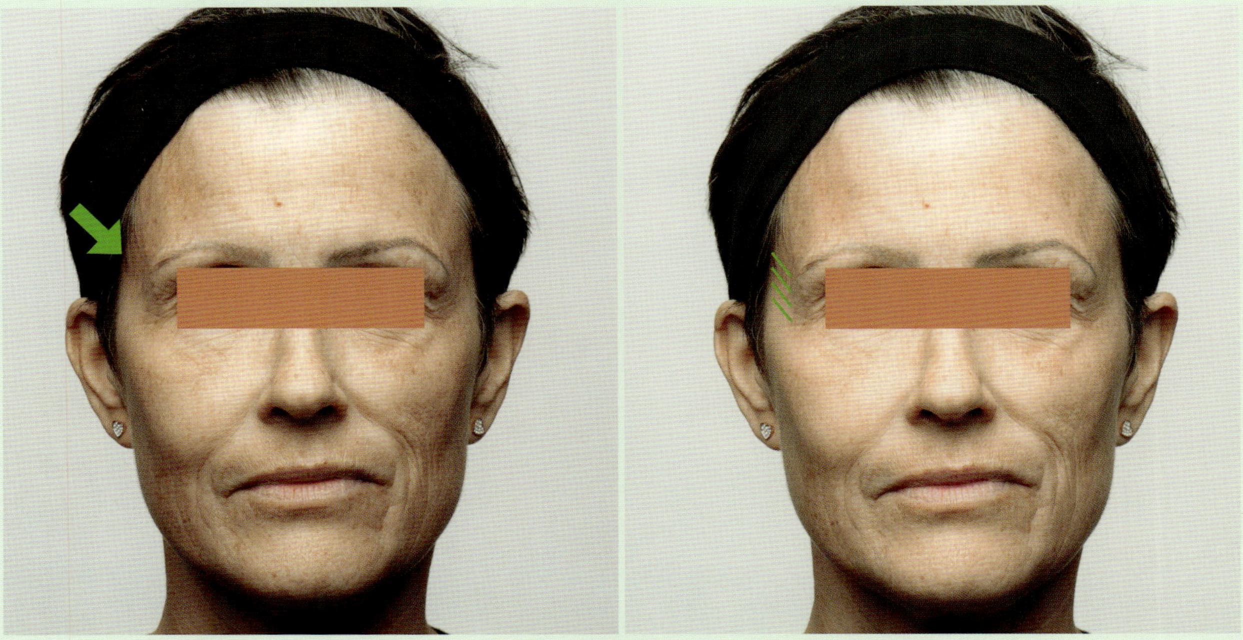

■ 图 7-10 绿色箭头指向颞部凹陷，绿色线条表示拟治疗区域

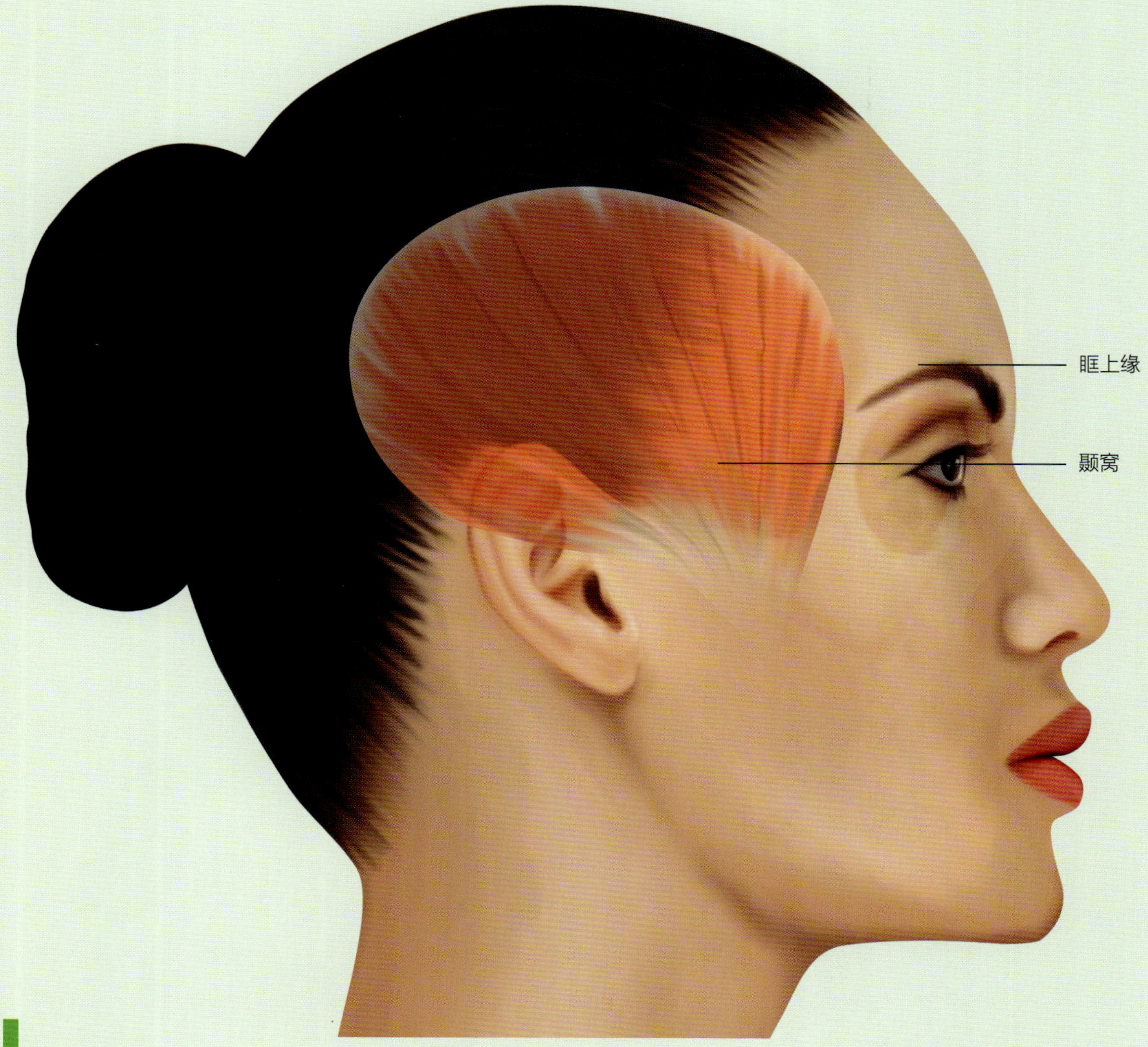


■图 7-11　颞窝位于颞肌下方

技巧提示

## 产品注射量

- 在颞窝注射填充剂时，要避开翼点。因为翼点处较脆弱，且存在血管风险。注射点应位于颞窝前方。
- 为了确定最安全的注射位置和目标区域，我们建议用标记笔标明颞嵴，并沿着颞嵴从眶上缘向后移动 1 cm，再标出其下方 1 cm 的区域，该区域就是安全注射区。填充剂应注射于该区域骨面下的所有层次下方，可以显著降低颞浅动脉或其分支意外损伤风险，从而减少血管栓塞的出现（图 7-12）。
- 颞部填充有两种常用技术，分别为单口推注术（枪击术）（图 7-12）和浅表注射技术。
- 在注射前，应先用手触摸颞浅动脉并标记出，确保注射时避开该区域。血管通常靠近发际线的后方区域，但也可能位于注射点上方。如果是这种情况，注射时最好避开这个点，因为很可能造成动脉损伤和严重淤青。
- 注射医生需要花时间识别浅表静脉，因为其损伤时可能会造成严重的淤青（图 7-13）。
- 单口推注术是用锐针在一个点深穿刺到骨膜上塔形堆积推注少量填充剂。图 7-12 展示了如何识别该注射点，遵循“向上 1 cm 和向下 1 cm”的原则。
- 一旦熟悉了目标区域的解剖结构，建议使用高 G 值的产品和型号合适的锐针（直径通常为 25G 或 27G）。
- 锐针应轻轻穿过颞区所有面部层次，直达骨面并推注 0.1 ~ 0.6 mL 的填充剂。
- 注射时，要缓慢推压活塞。注射过快，因为骨上方的颞肌膨胀，求美者会出现疼痛和头痛。拔针时也要谨慎，要努力将颞浅动脉及其分支或中颞动脉出现损伤的风险降到最低，否则会出现严重淤青。

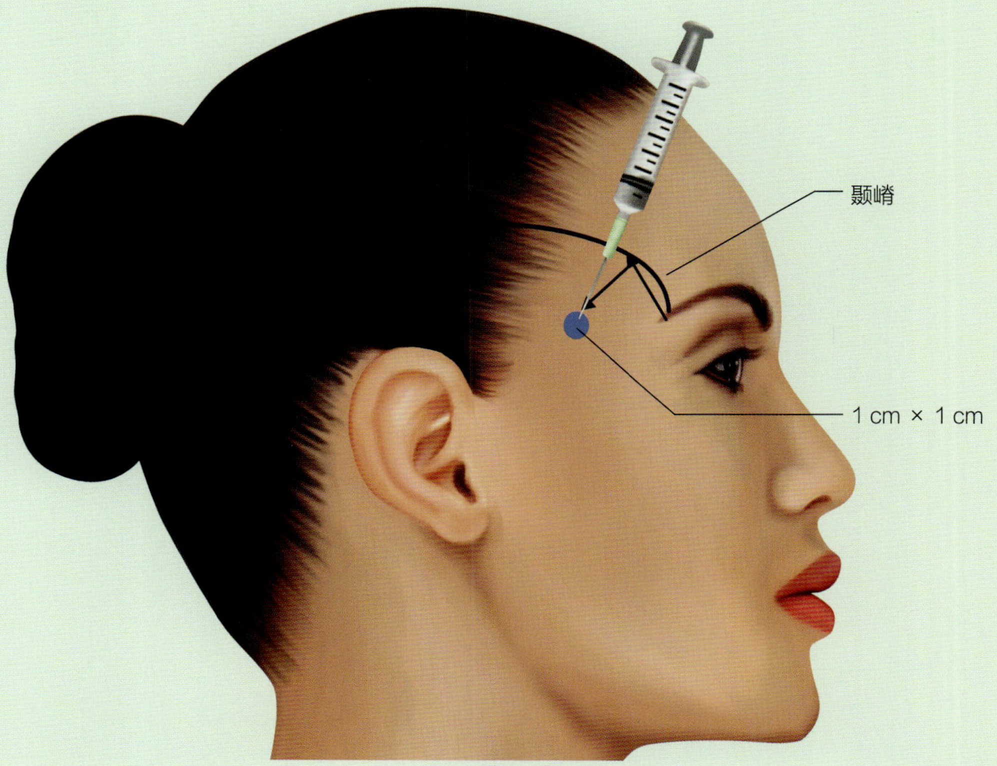


■ 图 7-12　确定颞窝骨面注射点

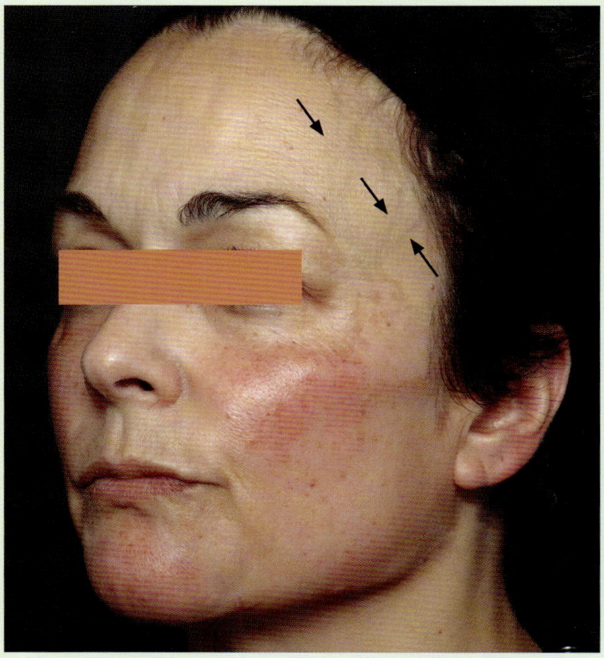

■ 图 7-13　为避免淤青，在治疗颞部之前应确定浅表静脉的位置

- 若求美者颞部存在明显凹陷或凹陷面积较大时，可以在浅表区域使用钝针。
- 钝针直径应为 25G 或更大，皮肤填充剂的 G 值为低等到中等。
- 钝针的进针点应位于颞部下缘和颧弓上方，注射层次为皮下。
- 钝针应在皮下平面移动，并在颞部区域采用扇形注射技术填充剂（图 7-14）。注射剂量应为 0.3~0.6 mL，具体剂量取决于颞部凹陷深度。
- 通常来说，将锐针技术和钝针技术结合起来效果更佳，应先采用枪击技术进行治疗，再进行钝针治疗。
- 虽然规格合适的钝针降低了血管损伤的风险，但是注射点及整个注射区域内仍存在明显的颞浅动脉及其分支动脉的血管损伤风险。注射医生务必要持续评估皮肤是否有向血管栓塞变化趋势。

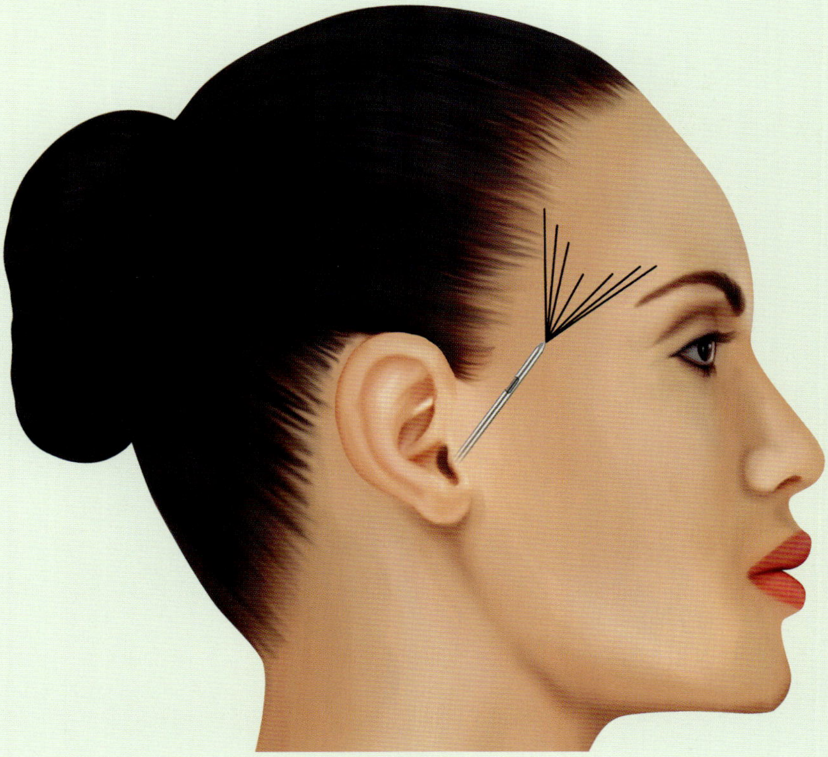

■ 图 7-14　使用钝针和扇形注射技术对颞部凹陷进行浅表注射

## 泪沟或眶下区

注射医生经常会对眶下区域感到困惑，因为该区域解剖结构复杂，与常见面部缺陷相关，并且这些缺陷也不容易理解。为了帮助注射医生更好地理解该区域的潜在治疗指征，应充分掌握这些区域出现的“沟槽”，因为它们呈现在皮肤表面反映了年龄的变化（图 7-15 至图 7-19）。

泪沟是面部的解剖特征，不一定是畸形。可是，泪沟会随着年龄的增长而变得更加明显，这通常也被认为是衰老的标志。目前对泪沟形成的真正原因还存在争议，通常认为，泪沟的指征位于眶下区，是一条从内眦延伸到瞳孔中线的沟槽。在治疗泪沟时，必须将一些重要的解剖学因素纳入考量范围。

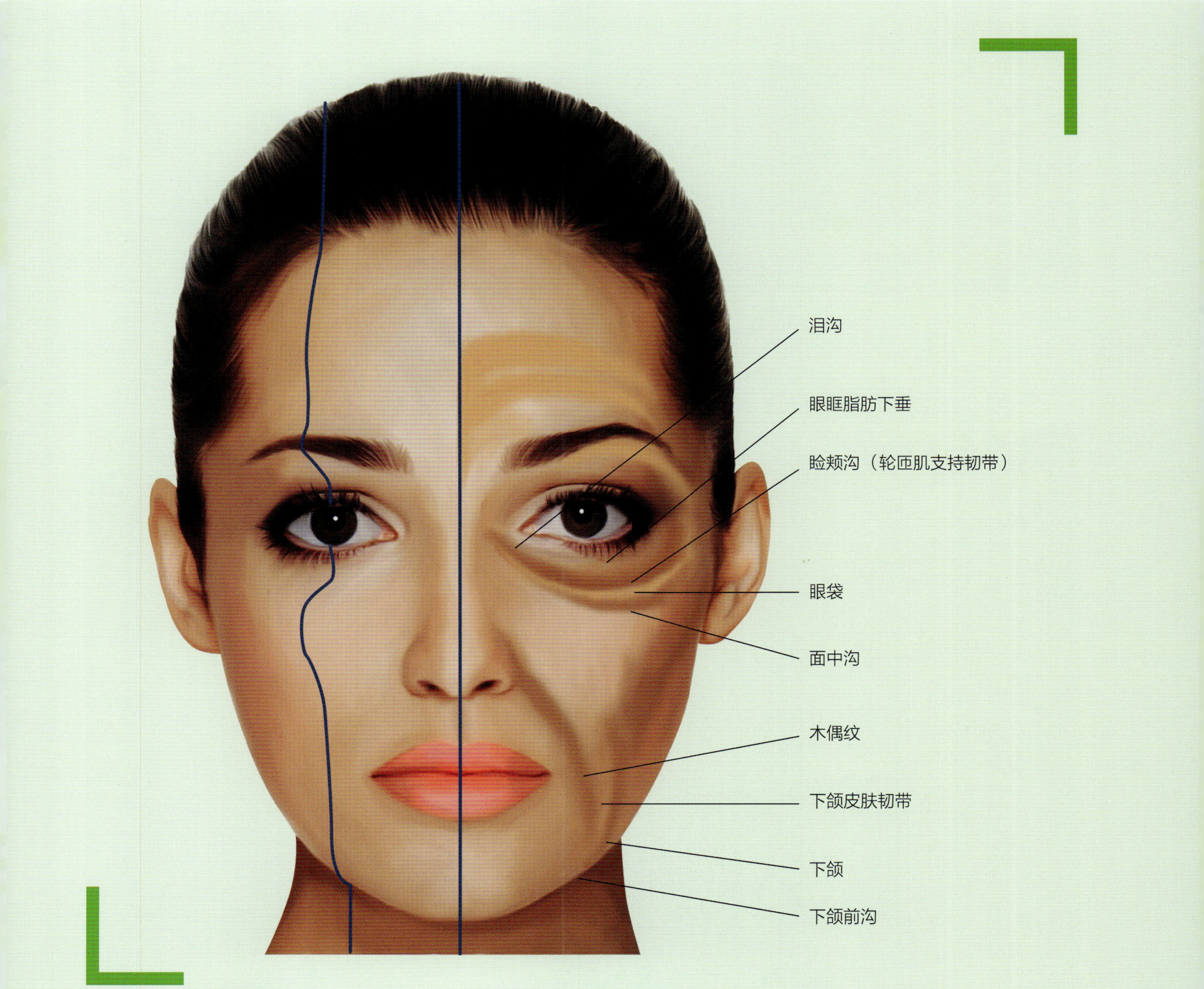


■图 7-15　面部皱褶名称

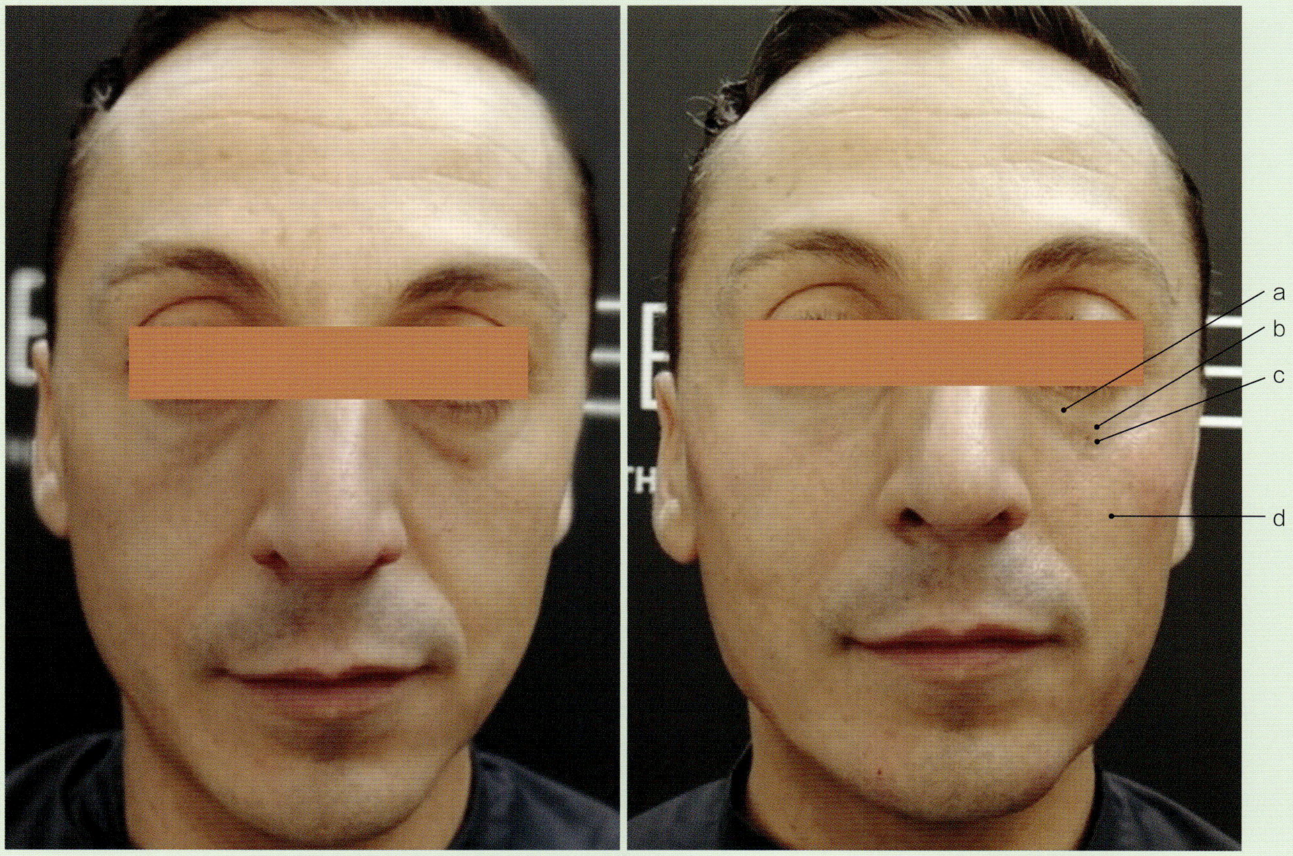


■图 7-16　a. 泪沟，b. 眼眶脂肪下垂，c. 睑颊沟，d. 面中沟

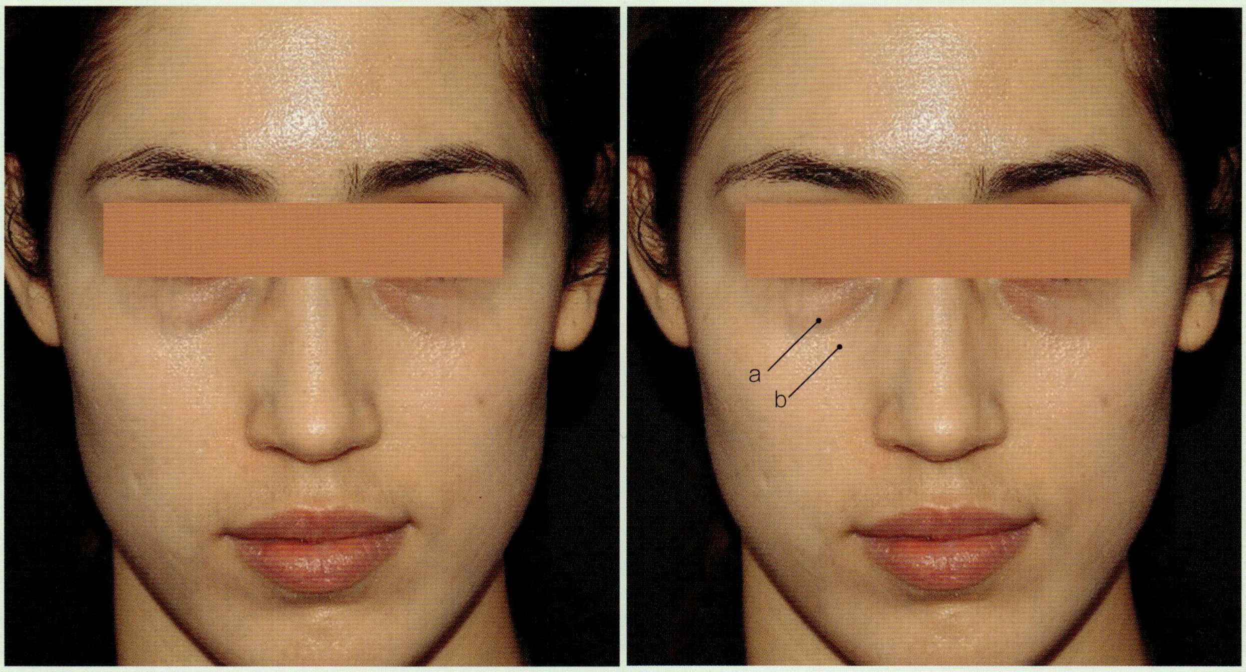


■图 7-17　a. 眼眶脂肪下垂，b. 泪沟

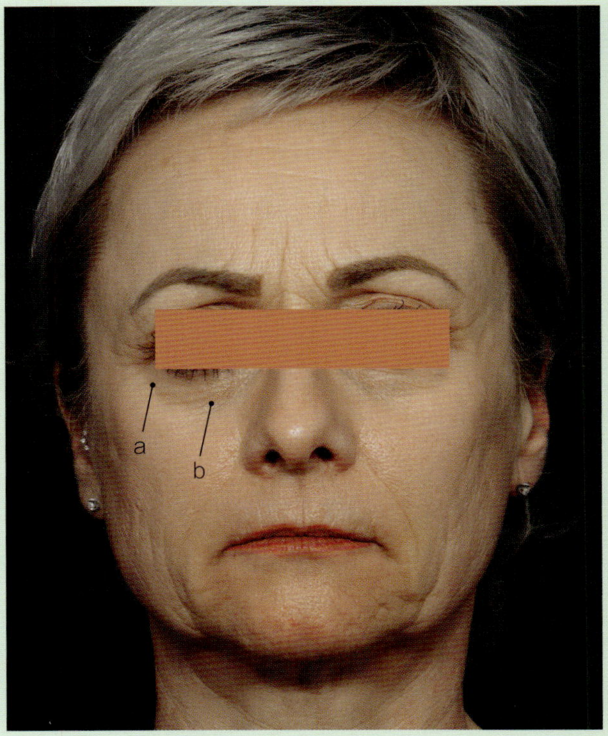


■图 7-18 a. 泪沟，b. 睑颊沟

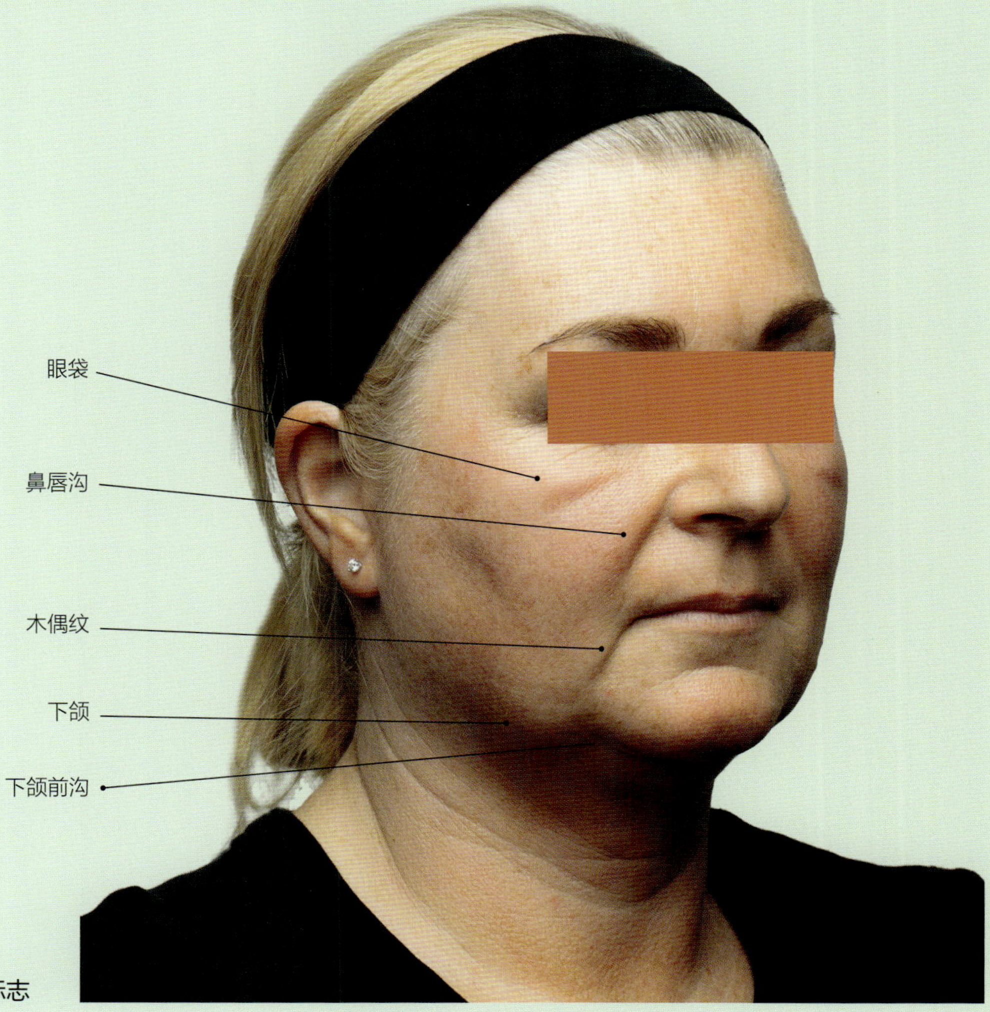


■图 7-19 表面解剖标志

## 骨骼

眶下区域的底部主要由上颌骨和颧骨共同组成。在治疗泪沟和面中时，眶下孔是一个重要的解剖标志。它出现于上颌骨处，眶下动脉和眶下静脉由此穿过，并传递眶下神经。眶下动脉经眶下孔后会出现分支。颧眶支动脉距颧弓边缘约 1.7 cm 处，从骨膜上的平面向更浅表的平面走行，进入面颊脂肪垫，最终止于面颊皮肤。鼻支动脉则从眶下孔处的骨膜水平向内侧走行，与角动脉、背鼻动脉或滑车上动脉相吻合。眶下动脉及其分支供血于下睑、泪囊、鼻侧和上唇。

技巧提示

### 解剖学考量

- 可以从孔内侧缘（即虹膜的最内侧部分）垂直向下画一条线，以确定眶下动脉的位置。通常来说，眶下孔位于眼球前的骨边界距眼眶下缘约 1 cm。
- 眶下孔与第二前磨牙在竖轴方向上对齐。
- 由于该区域的深层和浅表层平面都存在动脉血管，因此在治疗时建议采用钝针（图 7-20），尽管有些注射医生倾向于使用锐针。
- 眶下神经是上颌神经的一条分支，可支配单侧鼻子和上唇。
- 在进行鼻部填充前，可以在眶下孔处使用区域麻醉来麻醉唇部。
- 需要注意的是，在使用含有利多卡因（lignocaine）的填充剂治疗中面部、鼻唇沟或梨状窝时，求美者可能会感到嘴唇麻木。这属于一种不良反应，注射前须告知求美者。

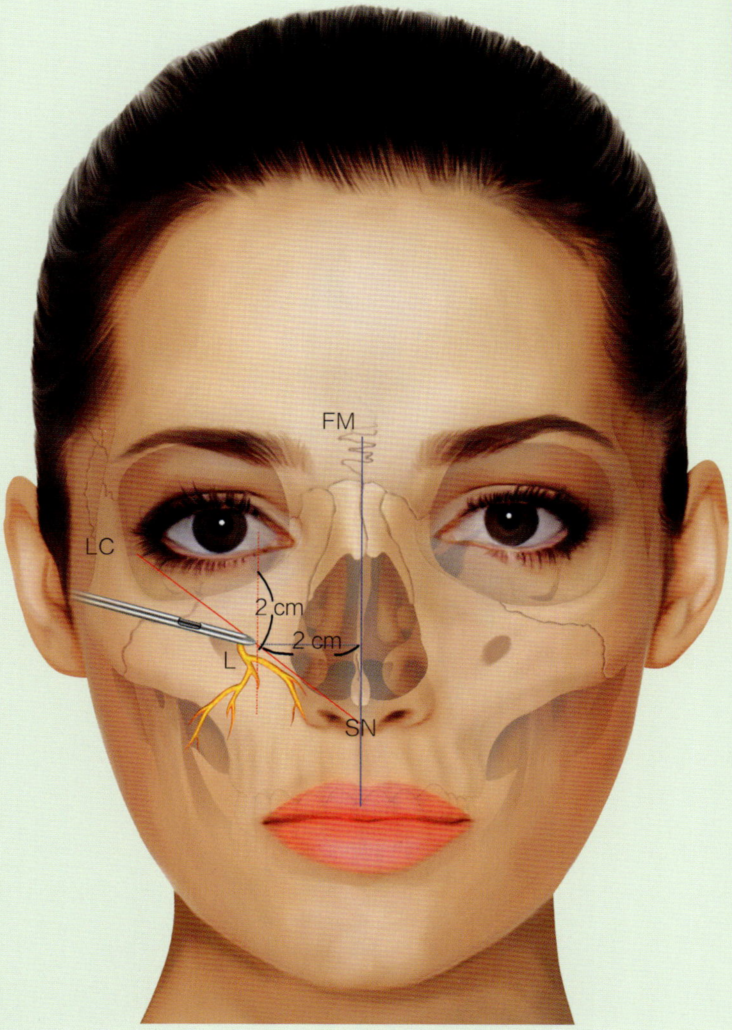


图 7-20　治疗内侧脸颊时，应仔细考虑眶下孔的位置。推荐使用钝针。FM 代表面部中线；LC 代表外眦眼角；SN 代表鼻下点；L 代表提肌

## 支持韧带和肌肉

眼轮匝肌是一种围绕眼眶的环形肌肉。该肌肉分为两部分：眶部，可以紧闭眼睑；睑部，轻柔地闭合眼睑。

在治疗眶下区域时，必须充分了解眼轮匝肌支持韧带的重要性，它是维持眼睑和面颊轮廓的重要结构，对面部特征具有重要影响。眼轮匝肌支持韧带起自眶缘骨面（图 7-21），穿过眼轮匝肌，插入眼睑皮肤交界处。

该韧带非单层结构，而是从其骨面起点向皮肤呈扇状延伸。

韧带会随着时间推移而变得松弛，导致其上层皮肤下垂。

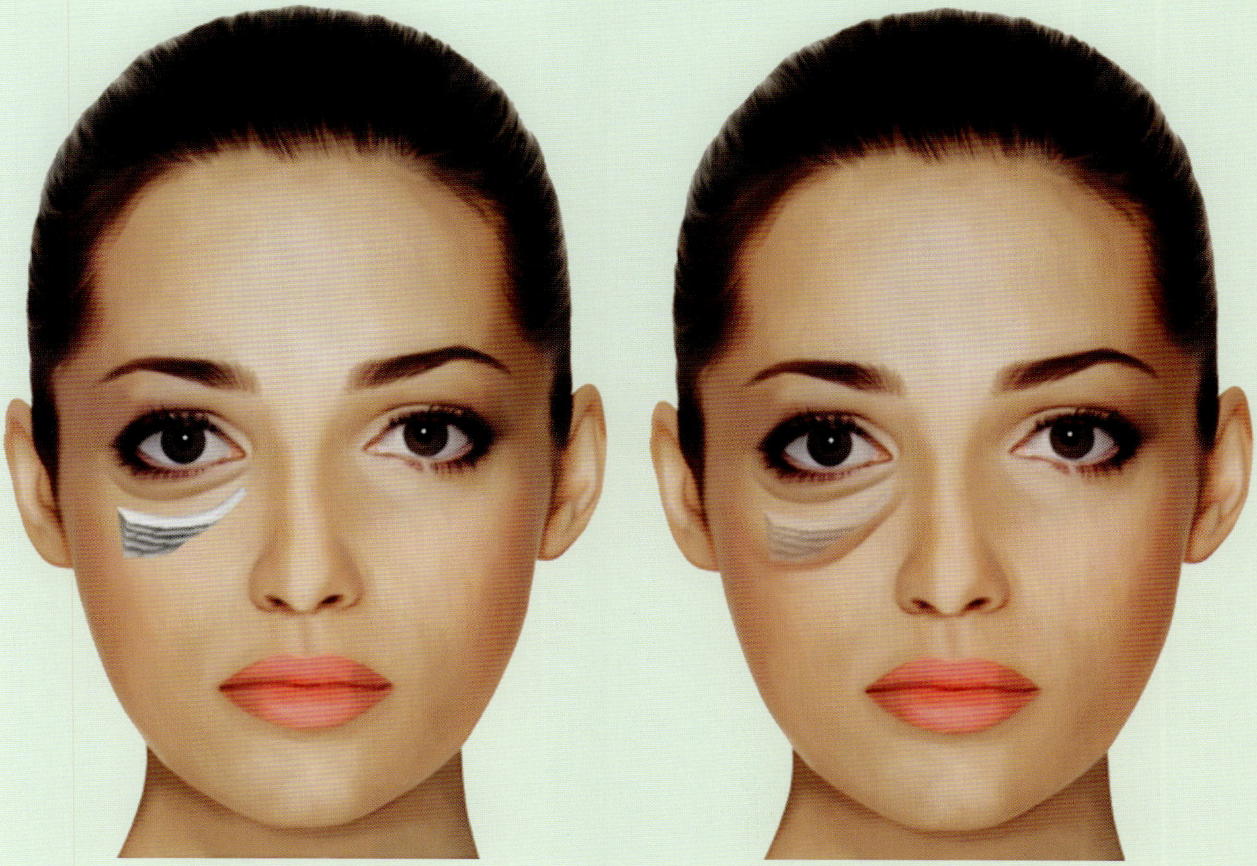

■图 7-21　眼轮匝肌支持韧带为扇状结构，起自眶缘骨面并插入眼睑皮肤交界处

## 皮肤

下睑皮肤是面部最薄的皮肤之一。下内侧眼睑皮肤厚度约为 0.91 mm；外侧下睑皮肤厚度约为 1.26 mm。与面部其他部位不同，泪沟区无皮下脂肪，但可在刚好位于眶下缘和眼轮匝肌支持韧带下方的中面部发现皮下脂肪。此处皮肤几乎无皮脂腺，但黑色素细胞较多，这使得皮肤更容易干燥和出现色素沉着，这是常见的病症表现。

大家普遍认为泪沟是一个非常具有挑战性的治疗区域，很多注射医生认为主要障碍在于泪沟结构复杂。治疗该区域的关键在于注射手法要稳。由于泪沟靠近眼眶，注射医生应对自己的手部知觉有信心，以确定其确切位置。一些常见的注射误区如下：

- 求美者采取仰卧位，可能会掩盖泪沟凹陷。
- 未评估眼睑和面部皮肤。皮肤质量差或皮肤过多会增加美容并发症的风险（图 7-22）。可以通过拉皮测试评估皮肤松弛度，即用手捏住下睑皮肤再放开，弹性正常的皮肤会迅速恢复至原位，而弹性差的皮肤则不适合进行填充剂治疗。皮肤恰到好处的紧致度有助于填充剂保留在注射点，并避免弥散至眼睑或面颊的其他区域，造成美容并发症。
- 不熟悉解剖结构和表面解剖学。建议务必标记出眶下孔、瞳孔中线、眶缘和产品注射点的位置。
- 注射位置过低，靠近眶下孔；或注射位置过于靠内，在角动脉附近。若使用锐针，必须先评估浅表静脉的层次和位置，若这些静脉受到损伤，可能出现不太美观的淤青。目前大家对抽吸术的好处还存在争议。除非有人能够保证抽吸时不会移动针头，其提供的注射舒适度比安全性更重要。
- 填充过于靠近内眼角，即眼睛内侧。由于距离较近，可能会压迫角动脉或静脉。相反，我们建议将填充剂注射在眼角外侧，并用戴手套的手指或用棉签按摩内侧。

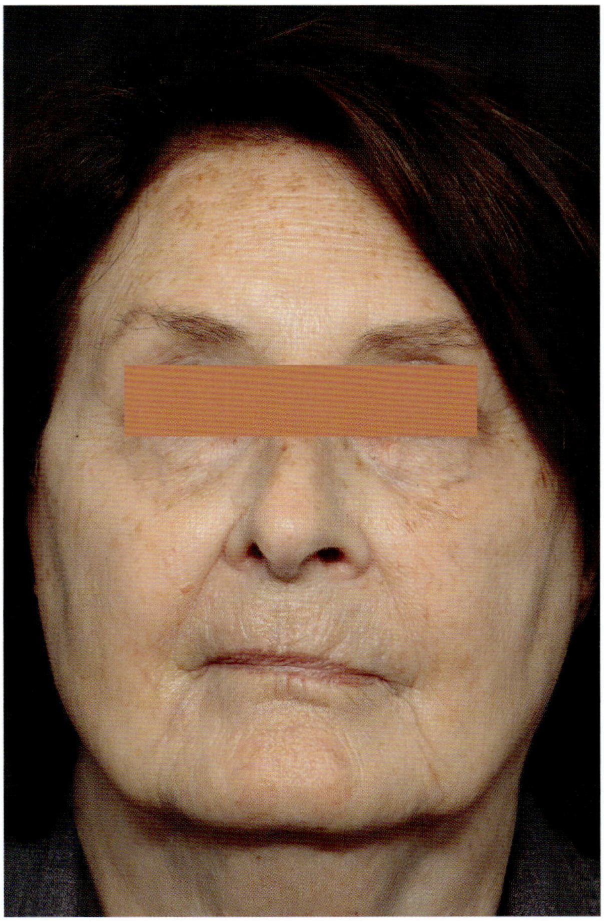

■ **图 7-22** 此图中的求美者不适合进行泪沟填充，因为其下睑皮肤松弛、浅表血管扩张。若对眶下皮肤质量差的求美者进行治疗，可能会增加出现并发症（如丁达尔效应或肿胀）的风险

技巧提示

## 产品注射考量

- 在泪沟畸形中，瞳孔中线内侧仅需要考虑三层，分别是皮肤、眼轮匝肌和骨骼。而瞳孔中线外侧则需要考虑几种不同的层次，包括皮肤、皮下脂肪、眼轮匝肌、内侧 SOOF、深筋膜和骨骼。
- 可使用锐针或钝针。
- 锐针因其精确度受到一些注射医生的青睐，可注射体积较小的填充剂，推注剂量为 0.05～1.0 mL。
- 锐针有助于确定注射深度，然而，因为表面血管网较为复杂，在该区域使用锐针可能会增加瘀青风险。对于一些经验不足的注射医生来说，注射点靠近泪沟内侧的角动脉，也会构成潜在风险。
- 我们建议使用钝针。钝针不仅支持多种填充剂注射方法（如扇形、线形后退或微量注射），对于初级注射医生来说也是一种较为安全的方法。
- 建议使用 25G 或直径更大的钝针，长度约为 38 mm。
- 钝针应在泪沟范围内刺入皮肤。笔者倾向于从颧骨突起（颧骨最大突出点）处进针，沿骨骼方向创建通道，钝针可通过该通道进入。
- 建议用非注射手的手指在眶缘外保护眼球。
- 钝针应沿骨骼通过，朝向眼眶支持韧带。此时通常会遇到阻力，需要穿透这个坚固的屏障才能进入泪沟。若未能穿过眼眶支持韧带，则可能导致填充剂被注射在泪沟下方，可能会加深泪沟。
- 建议不要强行让钝针穿过韧带，应旋转钝针以创建一个薄弱点，并轻轻将其插入泪沟中。
- 钝针一旦进入泪沟，可以开始缓慢微量地推注填充剂，确保其在骨骼上（眼轮匝肌下方），采用线形后退注射（每条线约 0.05 mL）或微量注射（每次推注 0.05～1.0 mL）。
- 笔者倾向于使用微量注射技术（每个点位推注 0.05～0.01 mL）。
- 或者采用线形后退注射，如图 7-23 和图 7-24 所示。

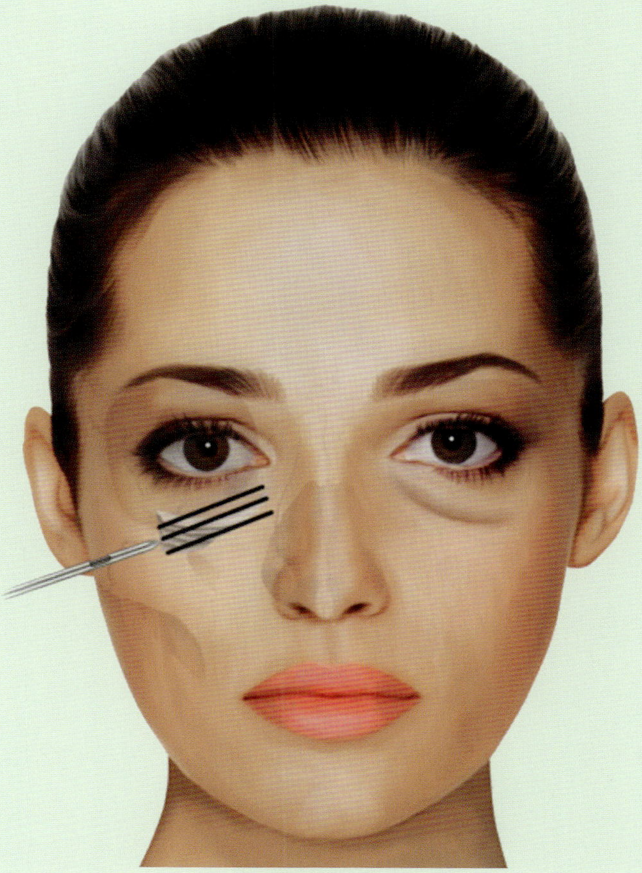

图 7-23　若求美者出现泪沟畸形，可以采用微量注射或线形后退注射技术将填充剂注射到眶支持韧带最下部的上方并到达骨面

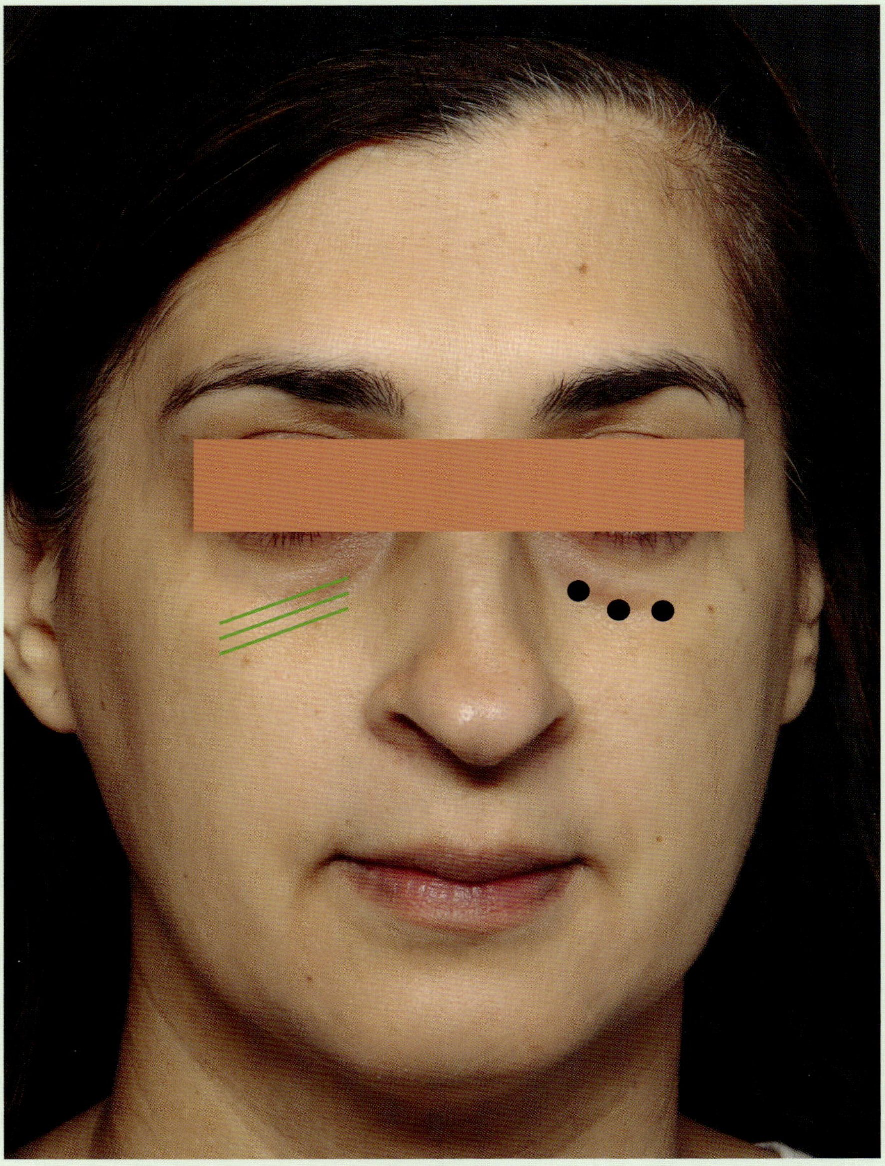

■图 7-24　以线形后退注射（左）或微量注射（右）技术将填充剂注射至泪沟中

## 中面部

中面部是一个比较宽泛的解剖学概念，是指泪沟下方与口连合之间的区域。年龄增大会导致该区域出现潜在的解剖学变化，在皮肤表面出现解剖标志或指征，如鼻唇沟（NLF），需要治疗（图 7-25 和图 7-26）。

## 解剖学考量

### 骨骼

对中面部进行注射美容所涉及的骨骼如下：

- 上颌骨。
- 颧骨。
- 颞骨颧突。

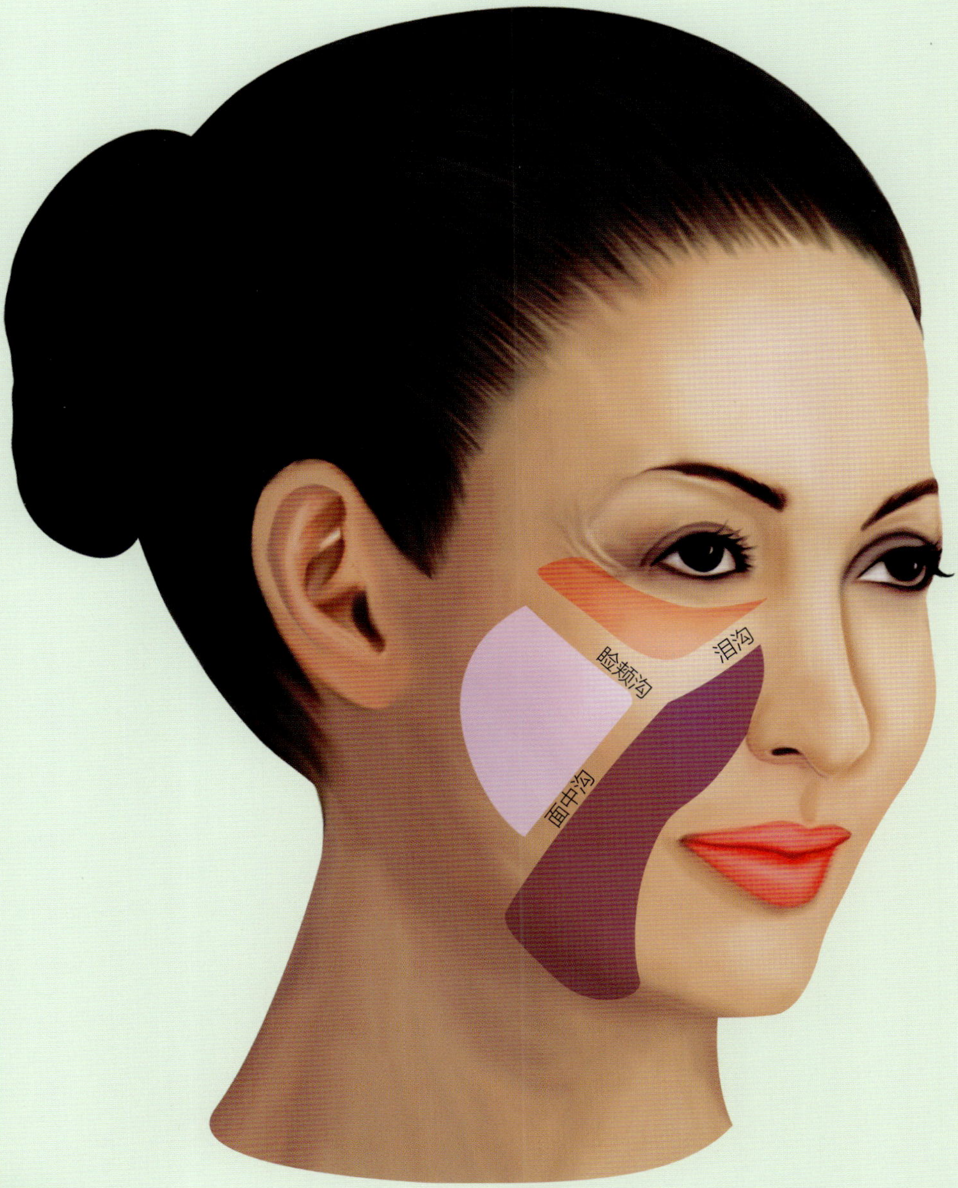


■图 7-25　由于中面部多个层次出现容量流失和下垂，被视为衰老特征的面部沟壑开始出现，包括泪沟、睑颊沟和面中沟

上颌骨由 1 个本体和 4 个突起组成。医生必须了解本体和这些突起（颧突）之间的关系相互作用机制。本体是上颌骨的最大的部分，眶下孔从上颌骨本体中伸出。颧突向外侧延伸并与颧骨吻合（图 7–27）。

上颌骨会随时间变化出现骨吸收，而且出现骨吸收的可能性比颧骨大得多。久而久之，上颌骨突起会逐渐消失，面部变得扁平。

内侧面颊的上颌骨及其突起是面部美观的关键因素。通常来说，侧面扁平或中面部较长的求美者上颌骨前突度往往不足。这可能是正颌病理或者是不同种族之间存在的解剖学差异造成的。二类错颌畸形是指上颌牙齿和下颌牙齿之间出现明显重叠，导致严重的咬合过大（或颌后缩）。

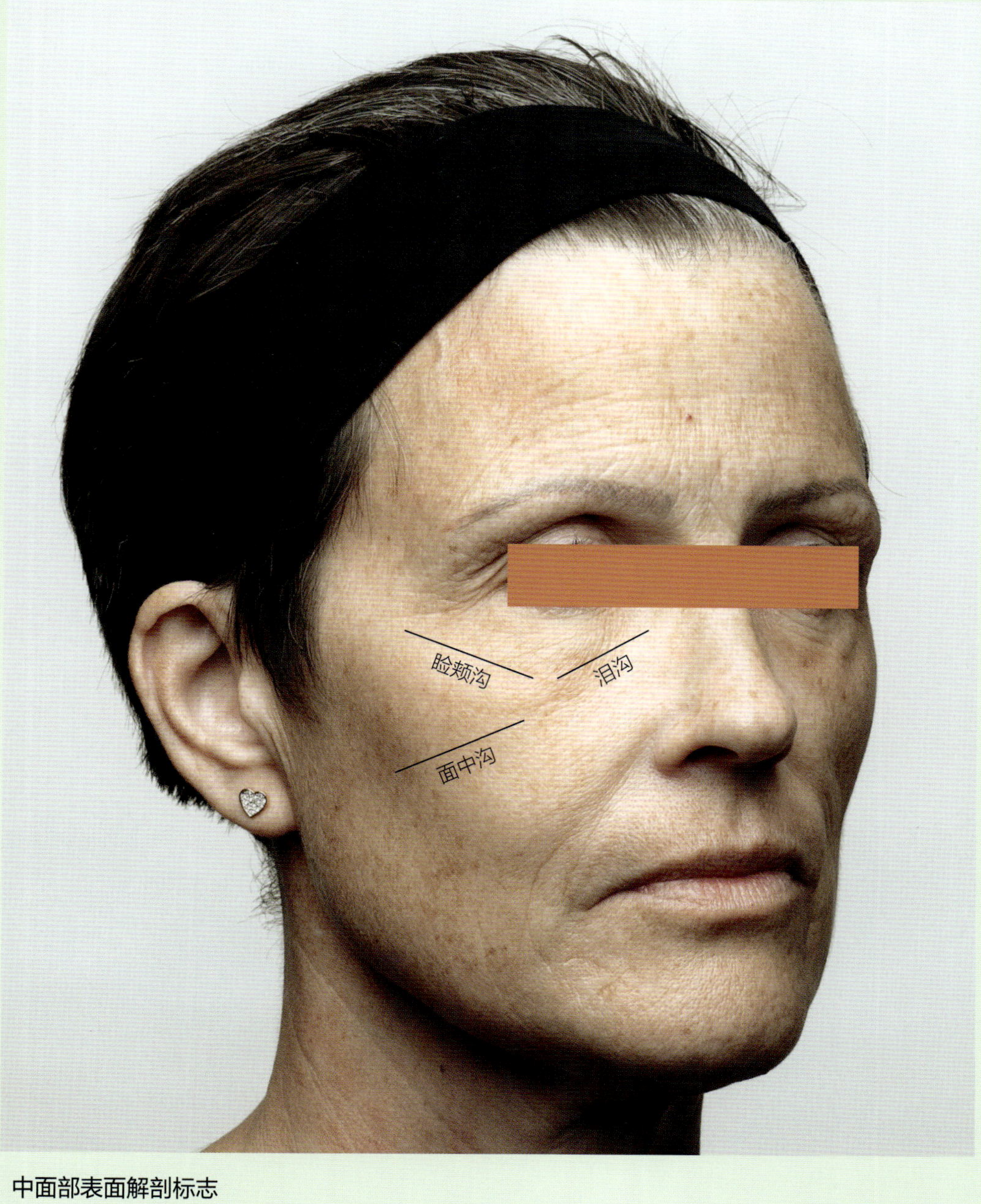


■图 7–26　中面部表面解剖标志

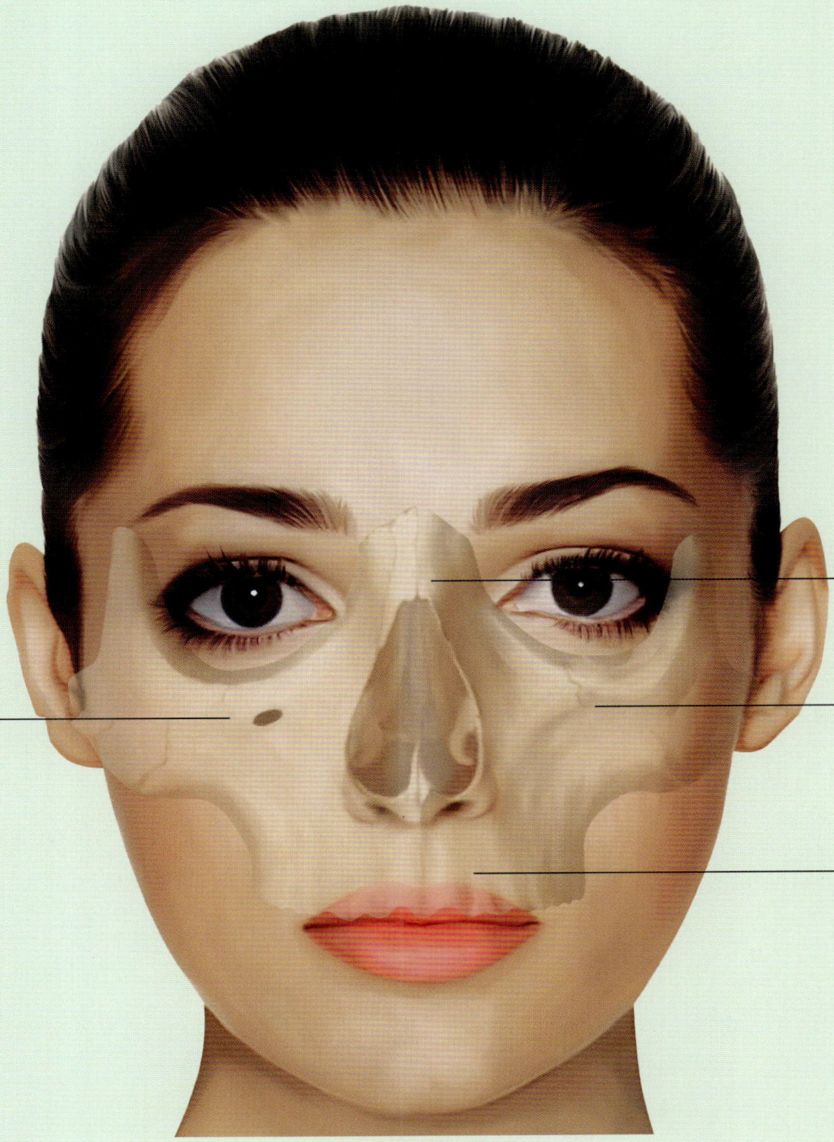


■图 7-27 上颌骨边界

这主要是由于上颌骨和下颌骨的前突程度不同导致的。三类错颌畸形是指出现严重咬合过大问题（上颌前突）。在这种情况下，上颌骨位于下颌骨的后方。和其他种族相比，东南亚人的头骨表现为面部前突减少，尤其是上颌骨前突。

为了达到面部和谐，需要考虑上颌骨相对于下面部的位置。治疗上颌骨时，涉及填充内侧SOOF或深层内侧脸颊脂肪，确保使用高G值的填充剂，以实现前突饱满。

## 支持韧带

对于整形外科医生来说，面部支持韧带是需要掌握的重要结构，因为这些结构通过外科手术干预会对美容效果产生重要影响。无外科背景的医生也必须明白该结构的重要地位。支持韧带不仅代表着面部老化的解剖节点，也会在注射时给医生带来困扰。使用钝针时，需要施加力量穿透这种强大的纤维附着。

初级注射医生有时会对支持韧带结构感到担忧，甚至不愿意穿透纤维附着到达理想的注射解剖点，而是选择将填充剂注射到非最佳的注射位置，从而产生较差的美容效果。在本章的眼眶韧带保持部分，已经给出了一个优秀范例。面部的支持韧带是一种附着较强的纤维，起自骨骼或深层筋膜，并延伸至皮肤，最终附着在皮肤的真皮上。支持韧带的作用是将皮肤和浅表肌肉神经系统固定在骨骼上。支持韧带在浅表延伸可以将面部分隔成不同的脂肪室，下文将会介绍。支持韧带可分为真性支持韧带和假性支持韧带，前者是指韧带直接从骨膜面发出附着到真皮，而后者则是将面部组织层相互牵拉在一起（图7-28）。

大家普遍认为支持韧带会随着时间推移变得松弛，其将皮肤固定到骨骼或下方软组织层的能力减弱，可能会导致多个组织层出现下垂。颧皮韧带是中面部需要重点关注的支持韧带（图7-29）。颧皮韧带是真性支持韧带，是泪沟形成的潜在原因。

**技巧提示**

### 面部沟槽治疗

- 求美者常主诉对面部沟槽不满意，尤其是它和泪沟畸形相连时，沟槽会变得更加明显。面部沟槽修复难度较大，且经常会出现治疗不当的情况。
- 我们建议对沟槽两侧的脂肪室进行评估，可能会进行重新填充（图7-25为浅表脂肪室的治疗示意图）
- 颧部水肿或颧袋由皮肤下方紧邻睑颊沟的水肿引起。在这种情况下，必须谨慎使用填充剂，否则可能会加重水肿。

## 深层脂肪

深层脂肪室位于浅表肌腱膜系统和面部肌肉下方。对于美容从业人员来说，其可能接触到的脂肪室包括内侧SOOF、外侧SOOF和内侧面颊深层脂肪（DMCF）。

内侧SOOF（图7-30）和中面部的衰老密切相关。它从眼部内侧缘一直延伸至外侧眼角，沿眶缘附着于骨。它位于眼眶支持韧带和眼轮匝肌下方。颧皮韧带将其与下方的DMCF区分开。外侧SOOF位于内侧SOOF外侧，起自眶缘外侧，一直延伸至颧骨隆起（颧骨的最前突点）上方。它沿着颧弓延伸，但未超过颧弓的上缘。它的上方是眼眶支持韧带，下方是颧皮韧带。其内侧有一半被眼轮匝肌覆盖。在颧皮韧带下方，深层内侧面颊脂肪起自上颌骨骨面，两侧边界是位于面部沟槽内的面静脉（图7-31）。

深层脂肪室是静止不动的，不会随着面部表情变化而出现位置变化。它会因时间推移而萎缩，体积也会减少，通常需要用填充剂进行填充。

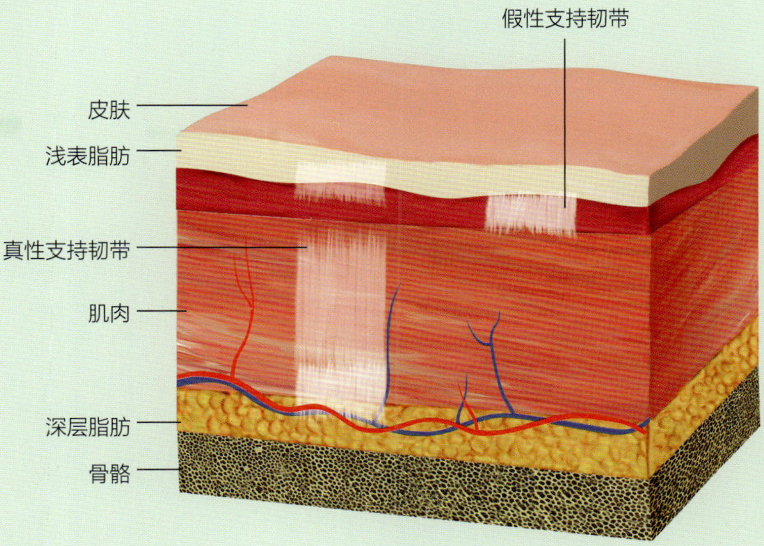


■图 7-28 真性支持韧带和假性支持韧带

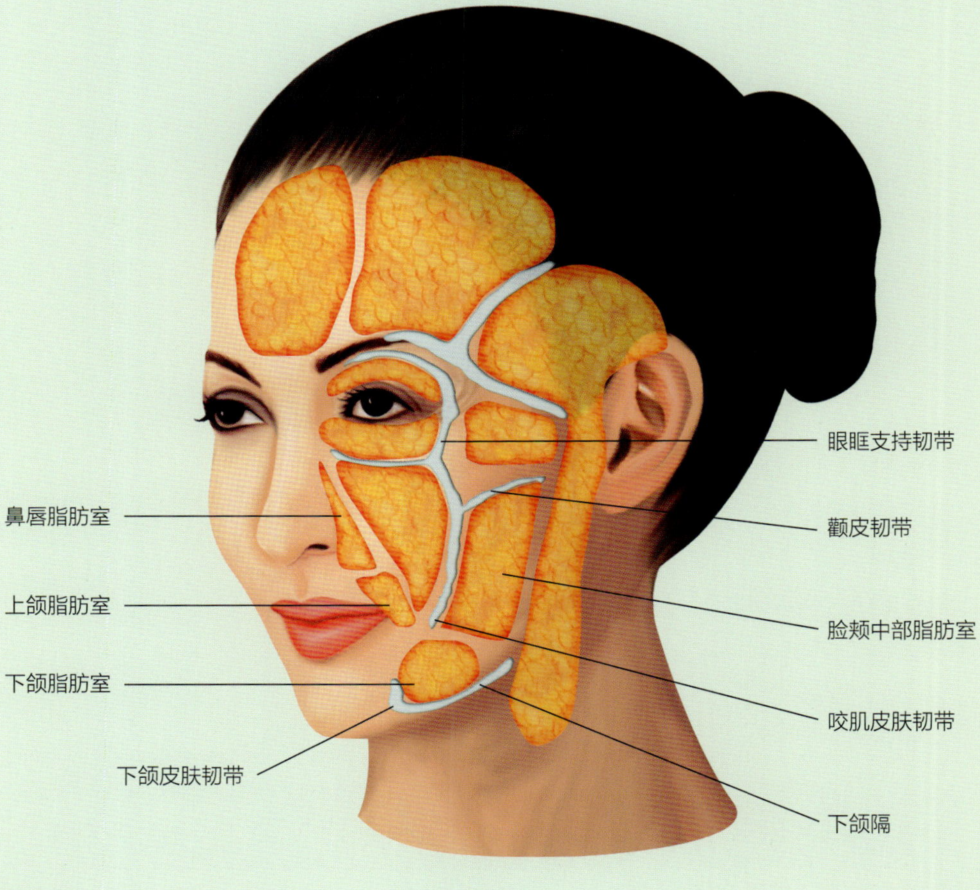


■图 7-29 该图显示了中面部的主要支持韧带，尤其是可以分隔浅表脂肪室的颧皮韧带

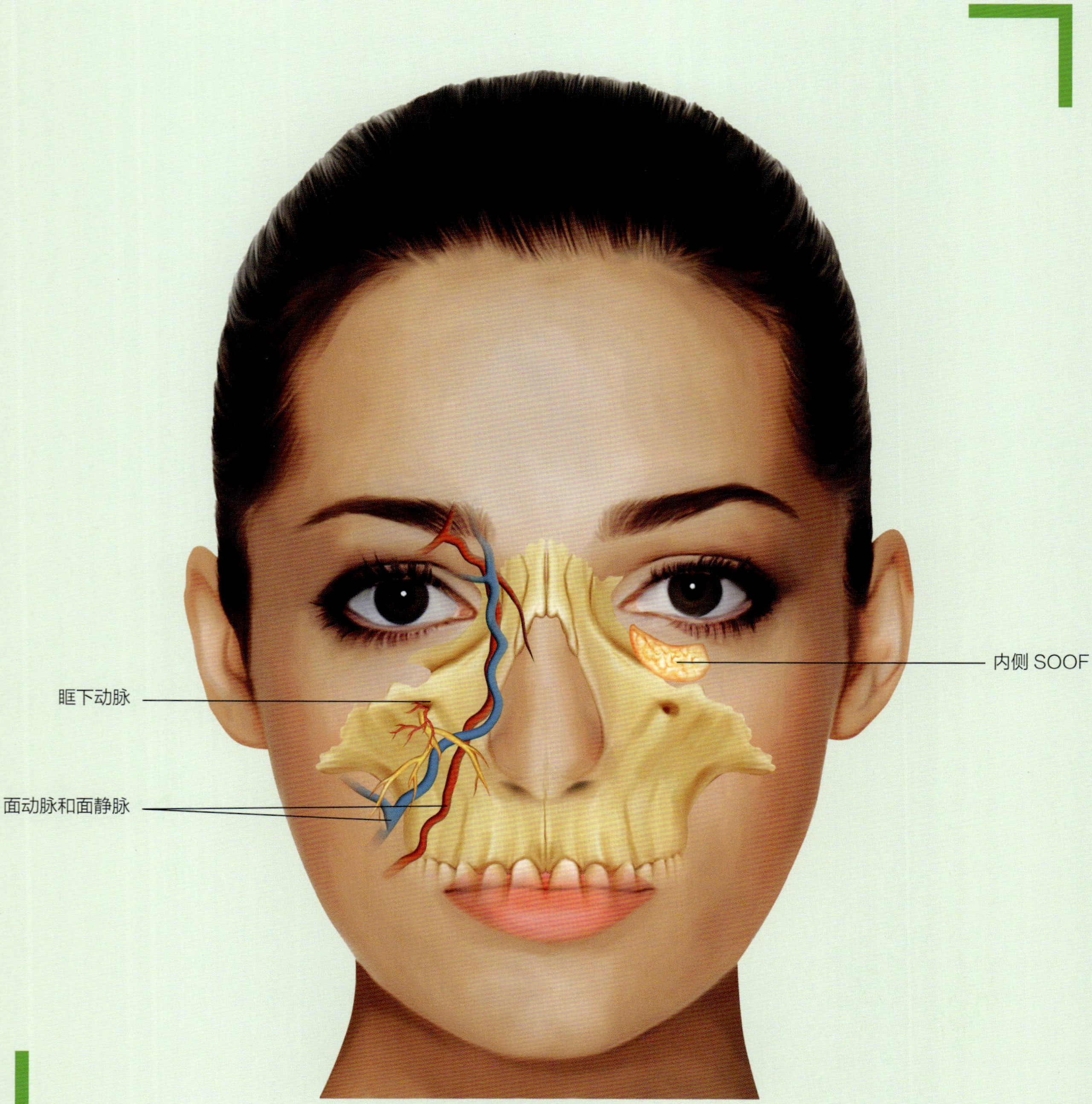


■图 7-30　内侧 SOOF（仅呈现于本图右侧）靠近面部关键结构

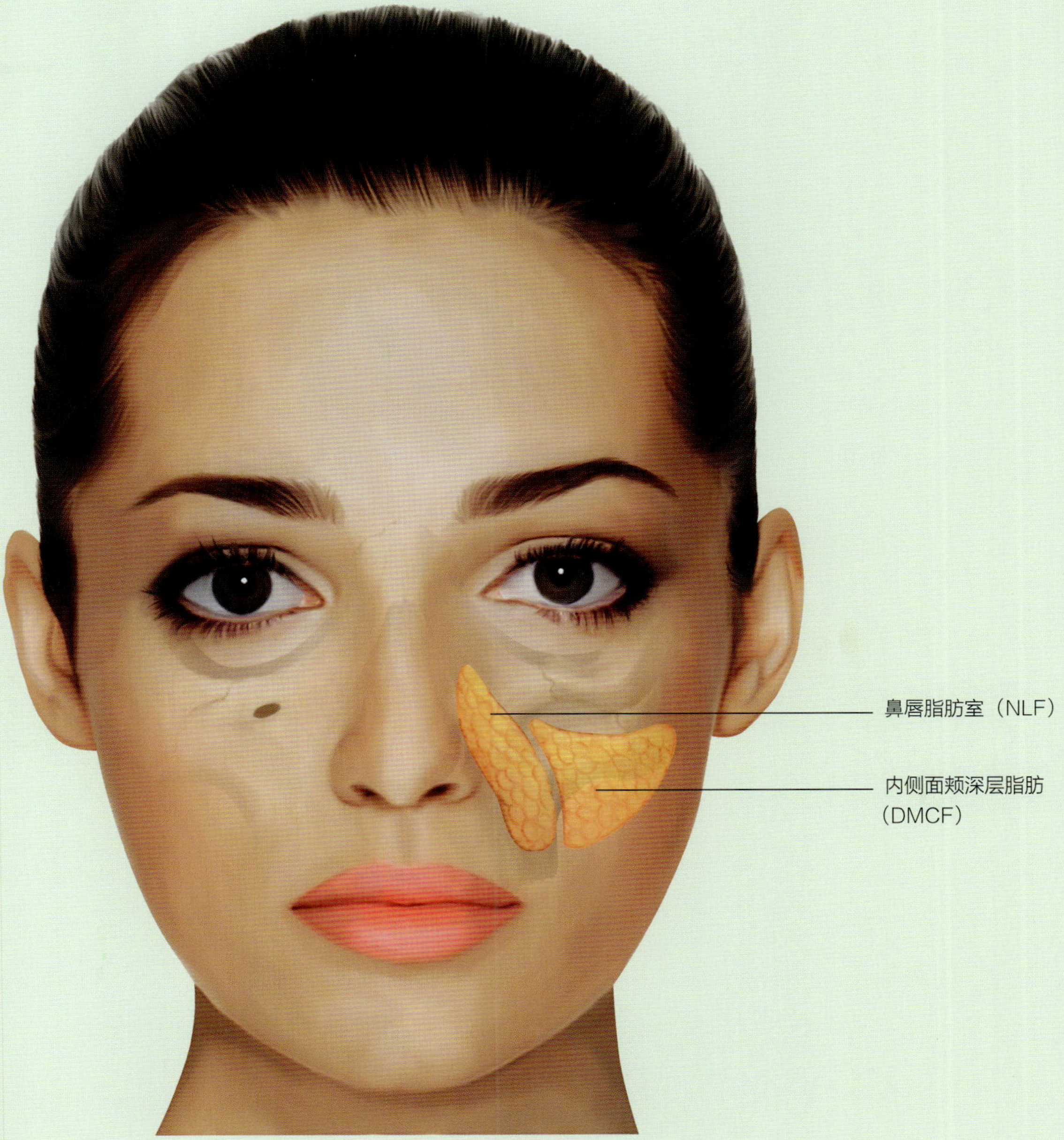


■图 7-31 DMCF 的位置

技巧提示

## 中面部填充

- 若内侧 SOOF 和 DMCF 出现体积减少，则通常表现为面颊前部扁平，而且会因上颌骨骨质流失变得更加严重（图 7-32）。
- 因此，在进行中面部年轻化治疗时，要对重要脂肪室进行重新填充。
- 由于深层脂肪室直接与骨膜接触，因此和重要血管密切相关。
- 内侧 SOOF 与眶下孔（图 7-33）及其相关血管位置较接近。

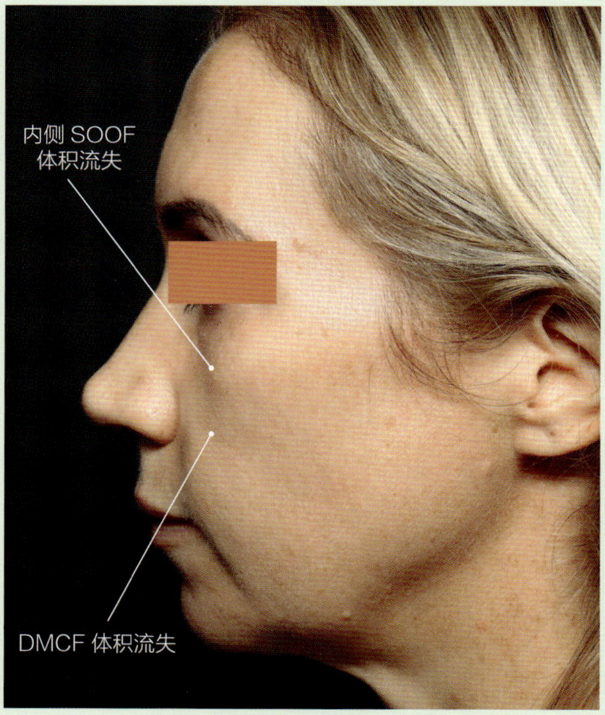


■ 图 7-32　这名求美者内侧眼轮匝肌下脂肪室（内侧 SOOF）和内侧面颊深层脂肪室（DMCF）凹陷，面颊前部脂肪流失明显

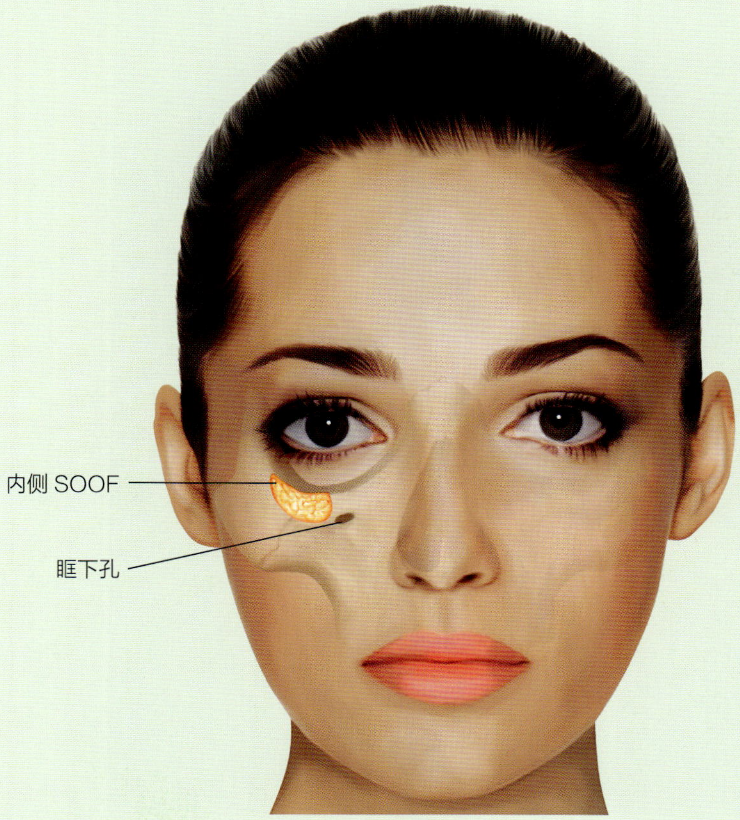


■ 图 7-33　内侧 SOOF 靠近眶下孔

- 虽然许多注射医生会使用锐针来治疗该区域，但作者更倾向于使用钝针，以降低血管栓塞的风险。
- 可以通过以下方法在皮肤上标记出内侧 SOOF 的位置：从眼睛内侧缘画一条至口连合的线，再画一条从眼角外侧至下颌线的线。这两条垂直线相交于鼻翼上方横穿面的水平线（图 7-34）。
- 若使用钝针，我们建议选择规格为 25G 的 38 mm 的钝针。钝针入口应在颧骨隆起处，并创建一个延伸至骨上的通道。
- 一旦钝针与骨接触，非注射手的手指将可移动的浅表脂肪（图 7-29）捏离面部。这样做可以为钝针在肌肉下方运动提供空间，确保形成较深的治疗平面。
- 应从眶缘下方将钝针朝内侧推。相关做法在治疗泪沟部分已提及，非注射手的手指应放在眶缘处保护眼球。
- 钝针向内推入时，会受到来自颧皮韧带的阻力。应施加轻微压力，同时非注射手牵拉钝针穿过该韧带。
- 钝针一进入内侧 SOOF，可采用推注或扇形注射技术填充（图 7-35）。填充剂的平均剂量为 0.2～0.4 mL。
- DMCF 也可以采用和内侧 SOOF 一样的进针口并使用钝针，但钝针应向下倾斜。
- 同样地，非注射手的手指应将浅表脂肪从面部拉开，使钝针能够进入深层脂肪室。
- 在治疗外侧 SOOF 时，锐针和钝针皆适用（图 7-36）。
- 此区域可能受影响的血管包括从颧骨孔穿出的颧面动脉和面横动脉。
- 在使用锐针时，应从颧骨隆起处开始沿着颧弓在骨上注射少量填充剂，平均注射量为 0.1～0.25 mL。
- 在使用钝针治疗外侧 SOOF 时，进针点与治疗内侧 SOOF 时相同，同样地，可以用非注射手将浅表脂肪捏离面部，确保钝针接触骨面（图 7-37）。
- 在填充中面部深层脂肪室时，建议使用高 G 值的填充剂。

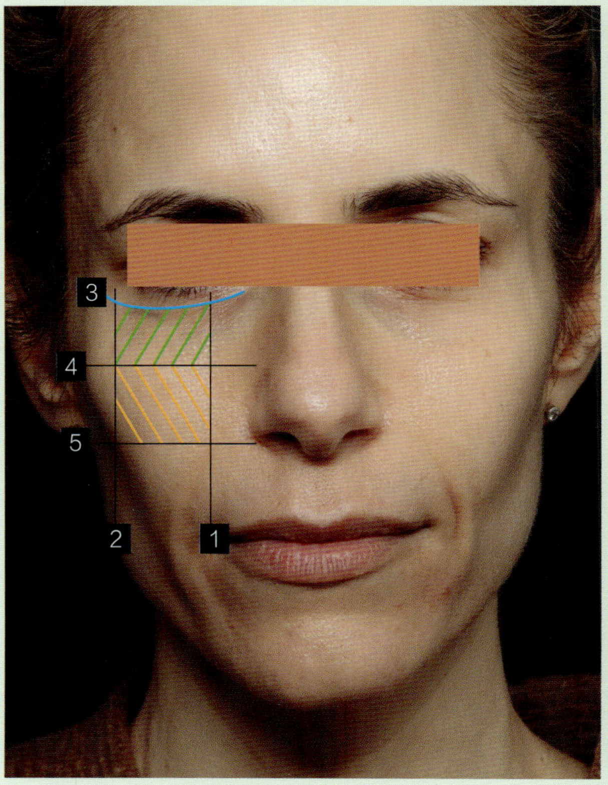


图 7-34 内侧 SOOF（绿色）和 DMCF（橙色）的分区图。从眼角内侧缘线向口角画一条线（1），再从外眼角向下颌线画一条线（2），标记眶下缘（3），从鼻翼的上缘水平画一条线穿过面部（4），最后从鼻翼的下缘水平画一条线穿过面部（5）

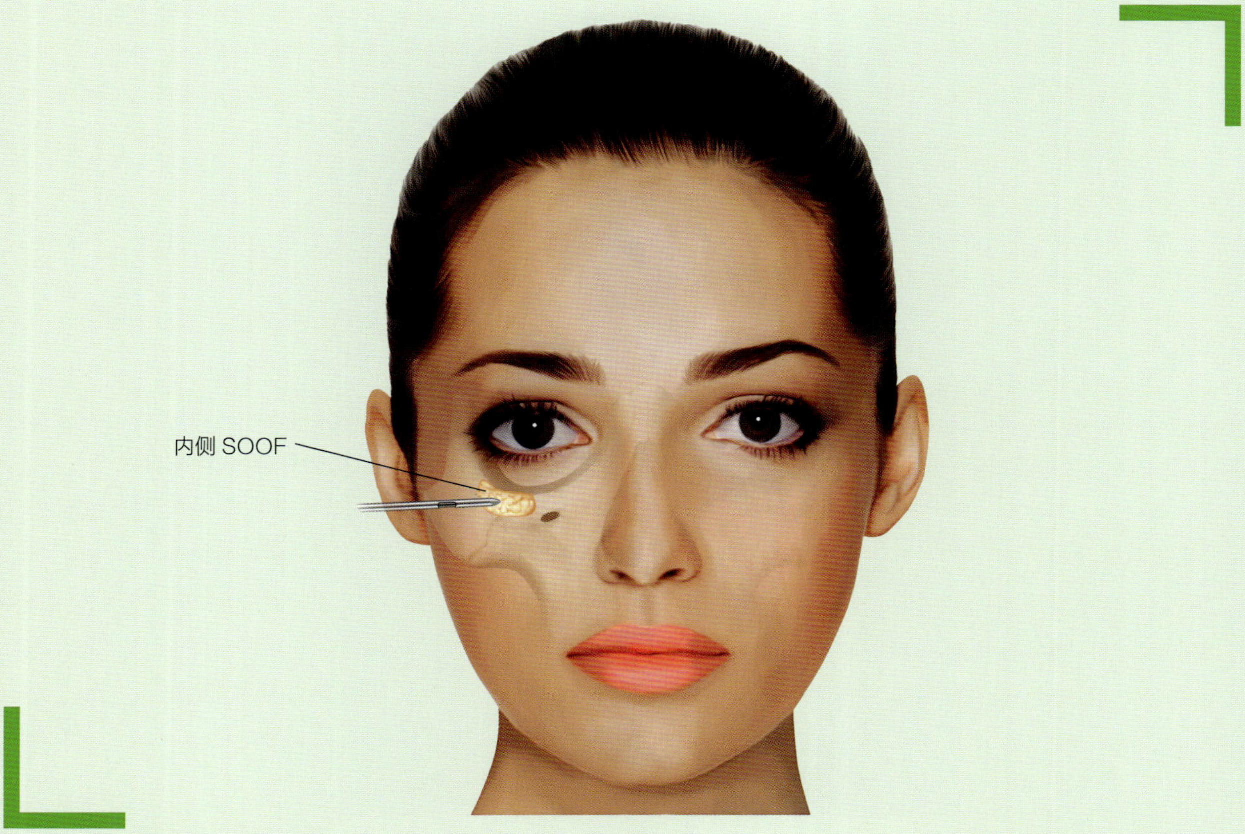


■图 7-35　采用钝针技术在内侧 SOOF 和外侧 SOOF 注射

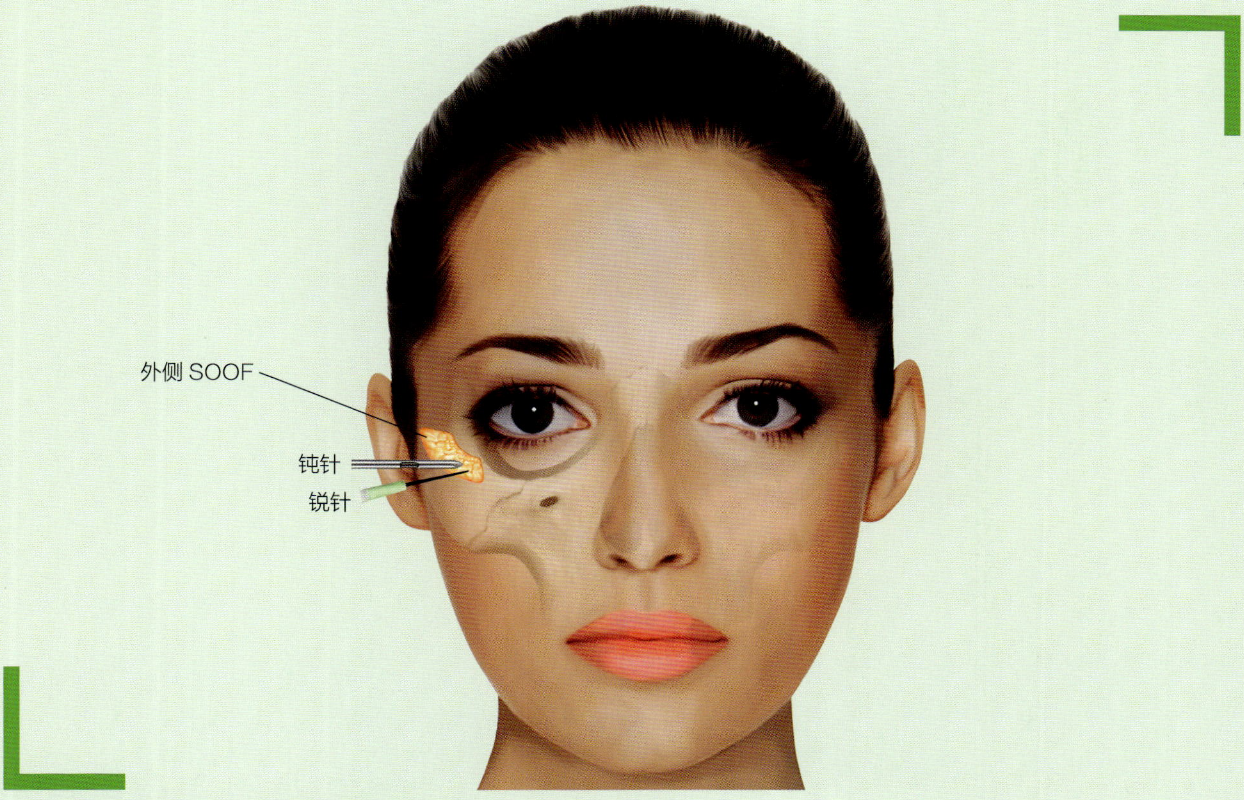


■图 7-36　钝针和锐针皆可用于治疗外侧 SOOF

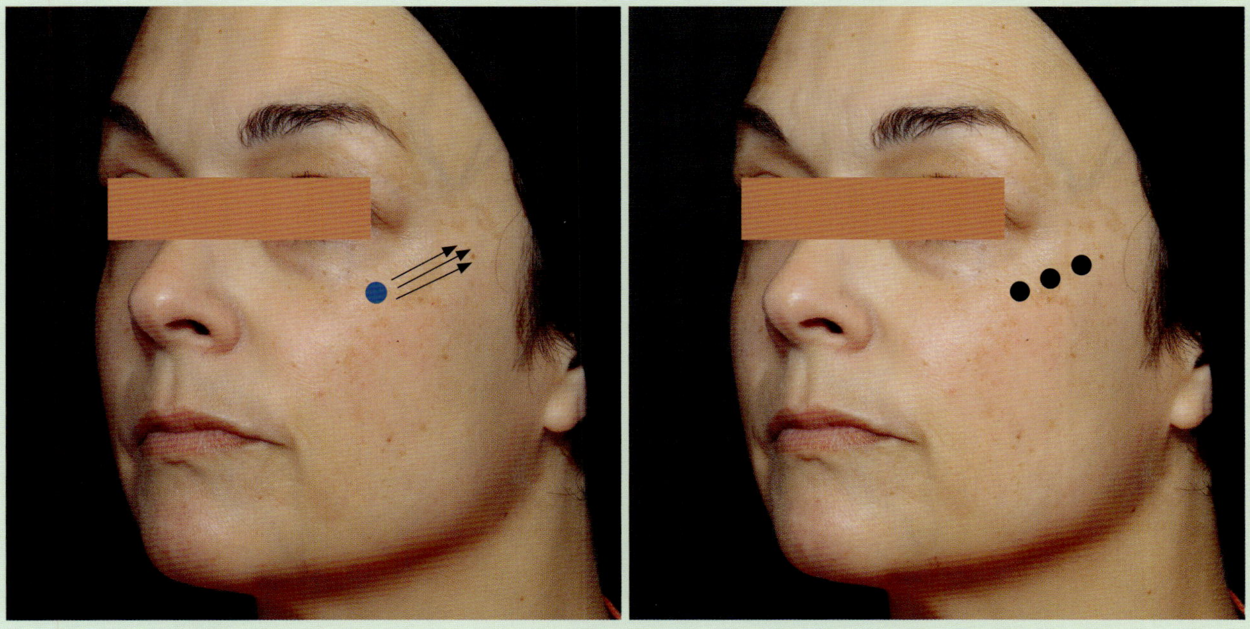

■图 7-37 治疗外侧脸颊的两种方法：左图使用钝针注射技术，应在颧突处进针，沿着颧弓向前推进。右图使用锐针注射技术，注射点在颧突处，并在向后推注到骨面的过程中进行多次推注

## 肌肉

通常来说，中面部的浅表肌肉并不是面部美容手术中的目标区域。然而，一些针对中面部的肉毒毒素治疗也会产生美容效果。近年来出现了“肌肉调节”的概念，指的是填充剂对肌肉组织产生的影响及其美容效果，但这超出了本书的讨论范围。中面部肌肉可根据其功能不同分为以下几类（图 7-38）：

1. 提升和外翻上唇：

- 提上唇肌。
- 上唇鼻翼提肌。
- 笑肌。
- 提口角肌。
- 颧大肌。
- 颧小肌。

2. 降低和外翻下唇：

- 降下唇肌。
- 降口角肌。
- 颏肌。

在治疗中面部时，特别是使用填充剂时，在治疗面中时，特别是在注射填充剂时，相关细节请参见表 7-1。该表概述了目标肌肉的起止点和临床意义。

## 浅表肌腱膜系统（SMAS）

浅表肌腱膜系统位于浅表脂肪层下方，由一层纤维性筋膜和肌肉组成，作用是连接面部肌肉和皮肤真皮层，以及将面部收缩反应传递至皮肤，辅助面部表情的形成。SMAS 在耳前区较厚，向中面部延伸时逐渐变薄。

在外科手术中，SMAS 在面部提升手术中发挥了重要作用。通过针对 SMAS 进行治疗，使其变得紧致，可有效提升下睑和实现年轻化效果。

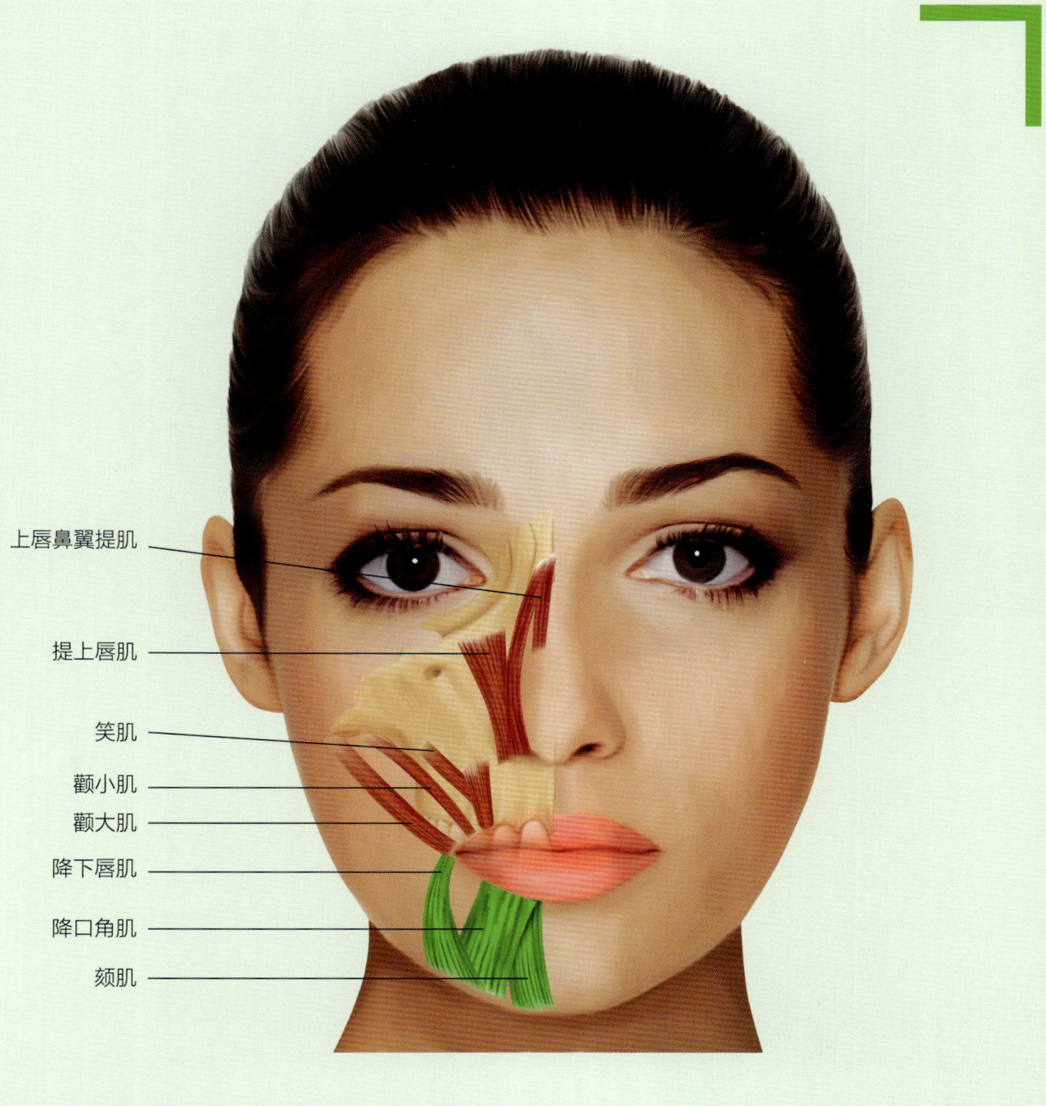


■图 7-38　嘴唇提肌（棕色）和嘴唇降肌（绿色）

■表 7-1　笑肌和颊肌一般不作为目标注射区，且像填充剂这样的无创治疗对这两块肌肉的影响有限，因此表中未提及

| 肌肉 | 起点 | 插入点 | 临床意义 |
|---|---|---|---|
| 提上唇肌 | 上颌颧突和颧骨上颌突 | 上唇皮肤及其下方黏膜 | 上提和外翻上唇，露出上颌牙齿，加深鼻唇沟（NLF） |
| 提口角肌 | 上颌犬齿窝 | 口角轴 | 上提嘴角做微笑表情 |
| 颧大肌 | 颧骨外表面 | 口角轴 | 将嘴角向左上方提升和外翻，做微笑表情 |
| 颧小肌 | 颧骨外表面 | 颧大肌内侧上唇皮肤 | 上提和外翻上嘴唇 |

技巧提示

## 面部提升或收窄

- 高 G 值的填充剂可作用于 SMAS 层，使面部收窄，下面部或下颌线得到一定程度的提升（图 7-40）。
- 拟填充区域为耳前区，即位于耳朵前方和颧弓下方（图 7-39）。
- 应使用直径为 25G、长度为 38 mm 的钝针。钝针应穿透皮肤并在皮下创建通道，刚好位于皮肤下方。钝针应穿透皮肤，位于浅表。钝针的运动轨迹及轮廓明显呈现在皮肤上。
- 钝针应采用扇形注射方式（图 7-39），同时以线形后退技术注射填充。每条线状的填充量为 0.05～0.1 mL，避免在进针处堆积填充剂，因为其可能导致明显肿块，且难以通过按摩消除。
- 确保填充剂均匀分布于目标区域内，总剂量为 0.5～1.0 mL。治疗后的按摩也非常关键，朝向耳后的按摩方式可有效分散填充剂，达到均匀效果。
- 填充剂作用于 SMAS 层无非是受到特定皮肤填充剂凝胶的“延展性”或 G 值的影响。透明质酸凝胶在皮肤组织中出现膨胀时，会随着 SMAS 层进行弥散。因此必须将皮肤填充剂注射至正确的层次，以保证填充剂作用于 SMAS 层。

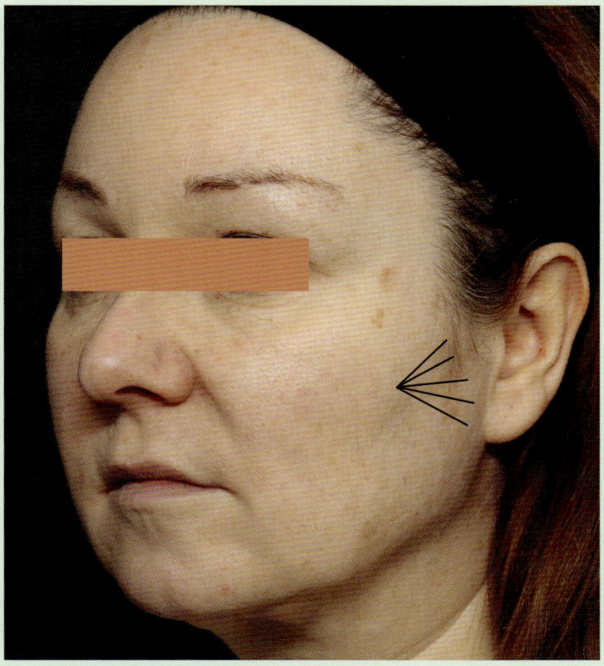

■图 7-39　在皮下平面中采用扇形注射方式注射填充剂对 SMAS 有效。在该区域使用扇形注射技术注射填充剂，有助于影响 SMAS 达到面部提升或瘦脸的效果。可以使用直径为 25G、长度为 38 mm 的钝针，每条线形后退注射剂量不超过 0.1 mL

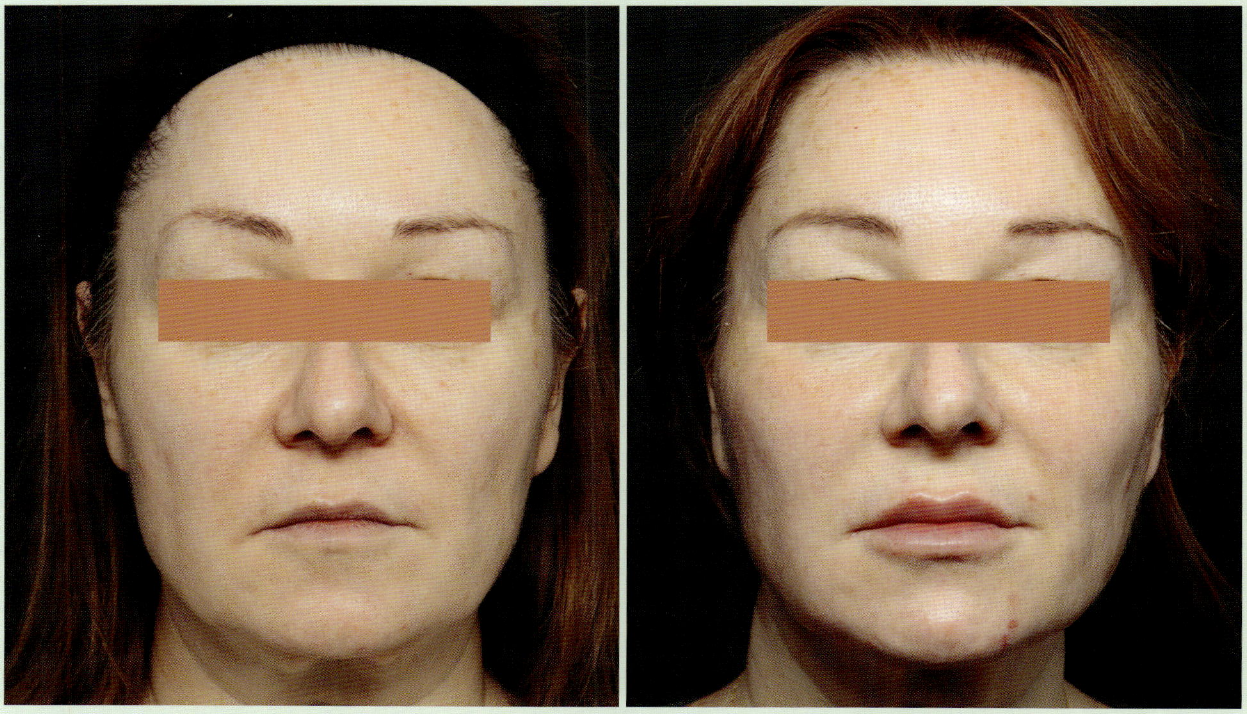

■图 7-40　在耳前区使用填充剂实现下面部缩窄和提升的临床效果。外侧脸颊或颧弓、内侧脸颊、嘴唇和下颌线这些区域已注射额外的填充剂

## 浅表脂肪

浅表或皮下脂肪层位于肌肉和 SMAS 上方。浅表脂肪在中面部又被细分为多个脂肪室，由支持韧带进行分隔（图 7-41）。这些分区如下：

- 侧颞部。
- 中面部。
- 内侧面颊。
- 鼻唇部。
- 唇颌部

颧皮韧带规定了侧颞部和中面部的上边界，颈阔肌下颌韧带则规定了下边界。

内侧面颊呈三角形，在中面部老化过程中发挥了相当重要的作用，它的上边界是眼轮匝肌支持韧带，颧大肌构成其外侧边界，而颊上颌韧带的上颌部分则为内部边界。

研究表明，浅表脂肪室会随着年龄的增大而

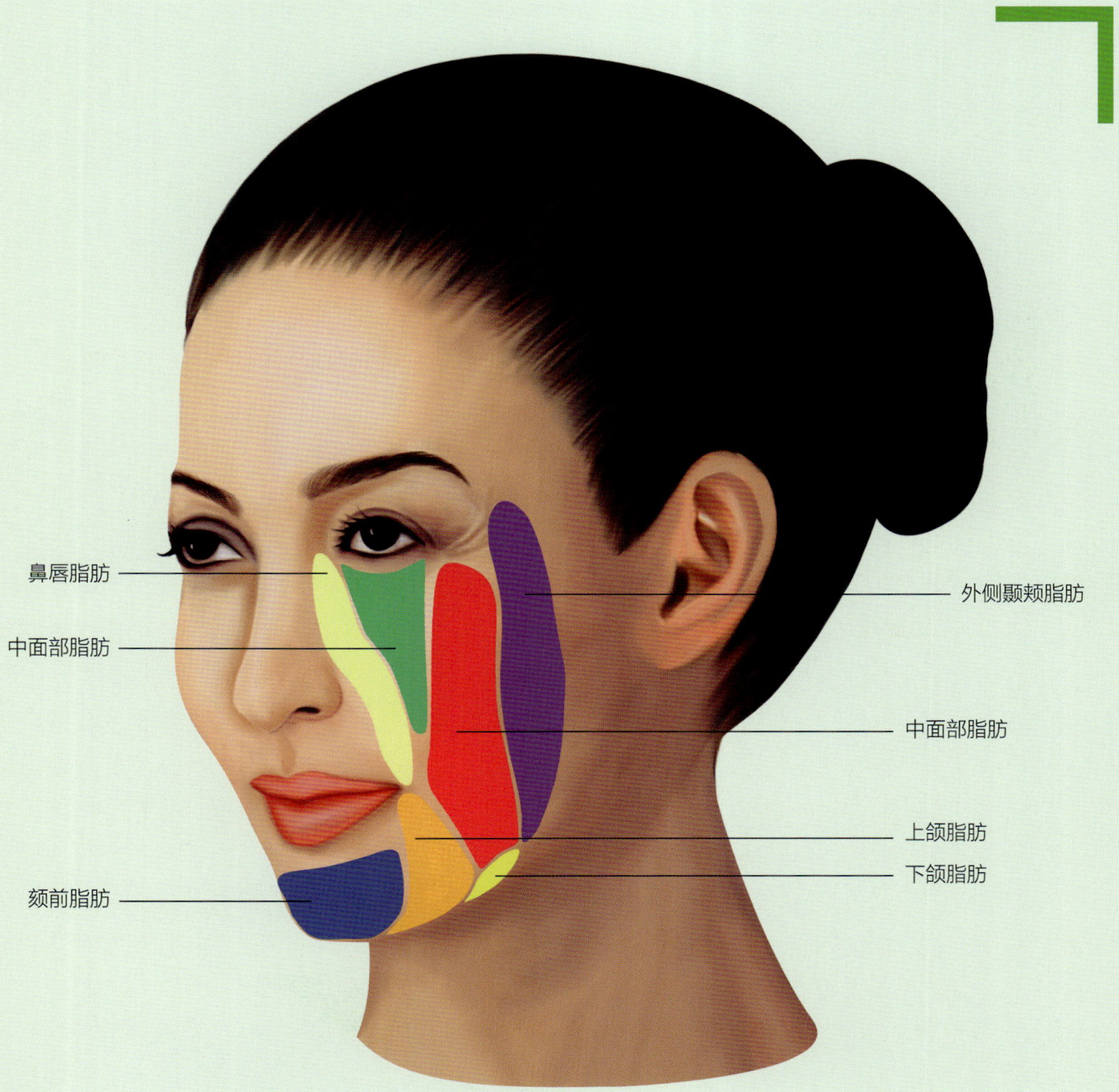


■图 7-41　面部浅表脂肪室

下垂，尤其是内侧面颊脂肪室，年龄的增长会导致眶缘下方凹陷和鼻颧沟加深。已经有数据支持各脂肪室体积下垂的理论。浅表鼻唇脂肪室就是一个很好的例子，年龄的增长会导致其下方体积增加、鼻唇沟加深、上颌脂肪室变得更加明显。

和面部深层脂肪室不同，表层脂肪室是动态的，它会随面部表情变化而运动。若将填充剂注射至表层，效果可能会受到脂肪室的影响。G 值过高或过于黏稠的填充剂在浅层脂肪室运动时可能会出现堆积。

注射医生常常会忽视浅表脂肪室。因为目前缺乏能够随着面部表情运动的填充剂产品，以及对这一层次的解剖结构和衰老机制不够重视。在治疗 SMAS 平面时，要充分重视该层次及其解剖结构。

面动脉通常位于面部表情肌上方和皮肤下方。该动脉会经过鼻唇沟，特别是在面部的上 1/3 处，向上终止于角动脉。注射医生在治疗中面部的浅表层时，必须意识到面动脉的存在及其深度。同样重要的是，要注意该动脉的走行路径和个体分布差异（图 7-42）。

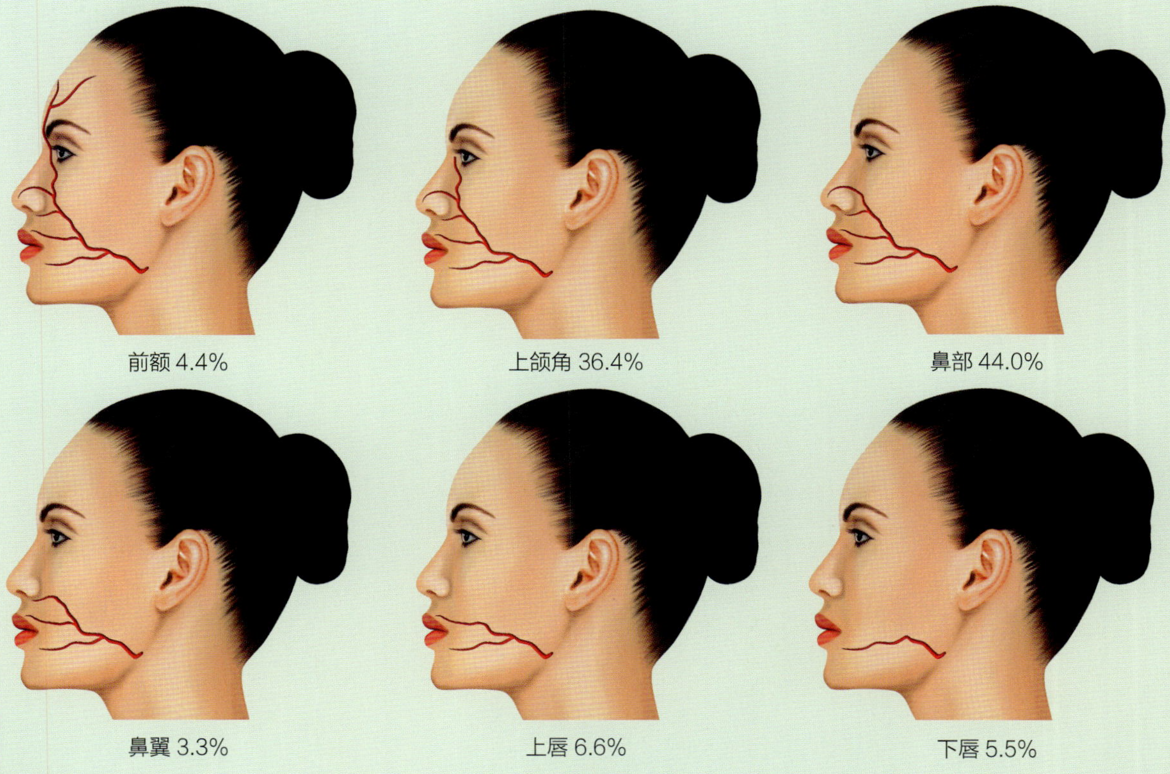


■图 7-42　面动脉走行路径及其在面部分布所占百分比。鼻部占比最大，鼻翼占比最小

技巧提示

## 中面部浅表区域治疗

- 若要让每毫升填充剂都能发挥最佳的美容效果，则浅表脂肪室的治疗必不可少。
- 表面体积系数（SVC）是表面体积投影的绝对变化与注射体积之间的比率。在浅表位置注射适量填充剂的 SVC 可能比在深层脂肪室（除了 SOOF 外）注射的 SVC 高。
- 多层次治疗方法是指先重新填充深层脂肪室，然后在同疗程中治疗浅表脂肪室。
- 中面部的关键脂肪室是内侧和中间浅表面颊脂肪室。
- 这些脂肪室的体积会随着时间的推移而减少，下方深层脂肪室的体积也会减少；同时上颌骨骨质投影流失，导致中面部下垂。
- 我们建议使用直径为 25G、长度为 38 mm 的钝针填充浅表脂肪室，因为面动脉和面静脉（位于面中沟处）及其分支所在深度距离这些脂肪室较近。此外，使用钝针，应以扇形方式注射并均匀分布填充剂。在这些脂肪室中使用推注可能会导致明显肿块和突起，尤其在做面部表情时，这种现象被称为“动态畸形”。
- 钝针的进针口可以在中面部的任何位置，只要钝针能够到达该位置（图 7-43）。应在浅表平面内将钝针轻轻前推，在推向中面部时可能会遇到一些阻力，原因是颧皮韧带的存在。
- 不应或谨慎使用填充剂治疗浅表平面的某些区域。不建议使用填充剂治疗浅表鼻唇脂肪室。因为前面已经提到，这个脂肪的体积不会随时间的推移而减少，相反体积会变大。所以将填充剂注射到此区域可能会加深鼻唇沟，让面部美感大打折扣。若求美者面部出现颧带或眼轮匝肌下垂的问题，必须避免注射填充剂，因为透明质酸会加重这些问题（图 7-43）。
- 求美者常要求进行鼻唇沟填充治疗，因为它位于中面部，会形成明显的阴影，这个特征会显老。
- 将填充剂注射到脂肪室内侧是治疗鼻唇沟的一个方法。由于面动脉存在于皮下层，尽管可使用锐针，但必须

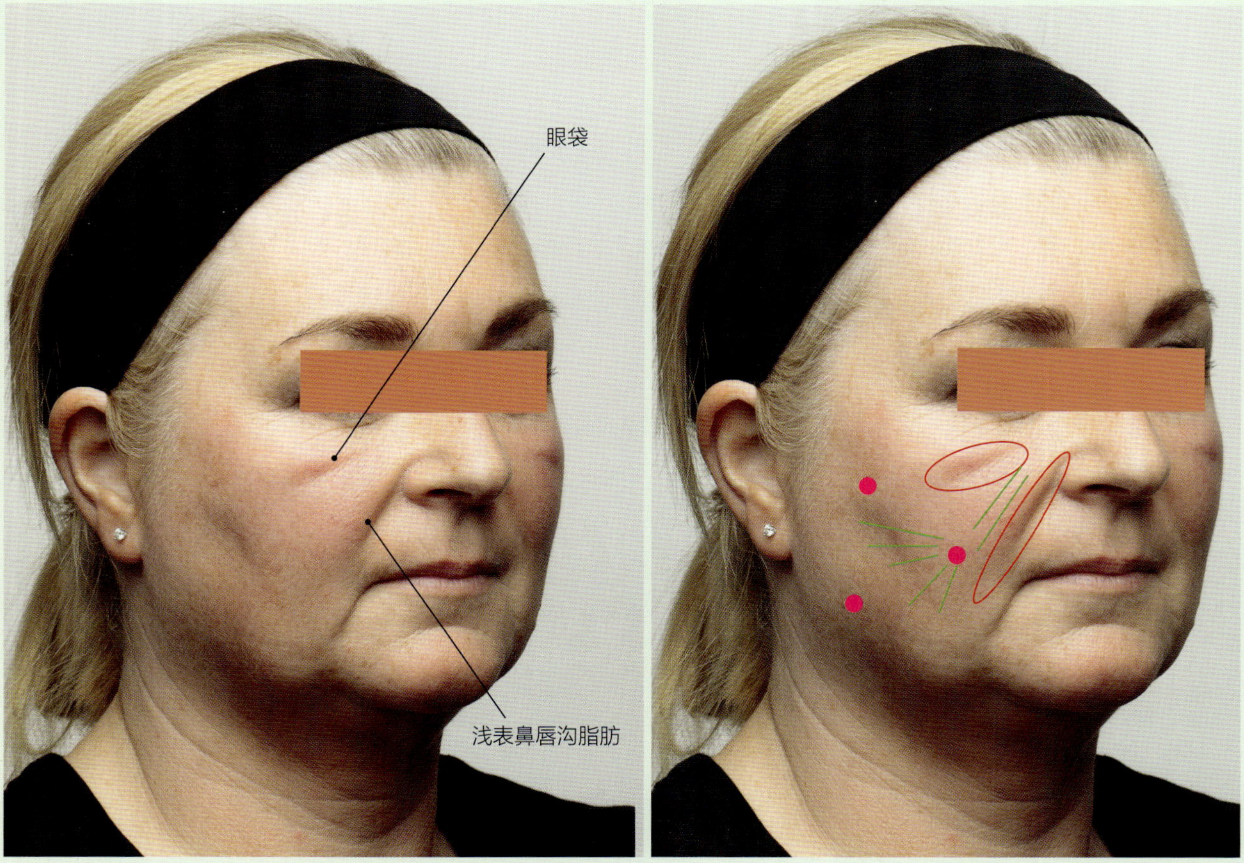


■ **图 7-43** 图中已用红色笔标记出颧袋，该区域不宜注射填充剂。鼻唇脂肪也用红色笔标记，该区域也不宜注射填充剂。钝针进针点已用紫色笔标记，中面部浅表脂肪室中填充剂的分布情况已用绿色笔标记

非常谨慎。我们建议在皮下垂直角度以线形后退的方式注射填充剂，每条线注射约 0.1 mL（图 7-44），这样可以降低针头刺穿和不慎损伤面动脉的风险。

- 或者使用钝针进行注射。我们建议使用直径为 25G、长度为 28 mm 的钝针，从皱褶底部插入，再以扇形方式注射填充剂（图 7-44）。建议使用中等 G 值的产品，每侧鼻唇沟的总注射量应根据其深度确定，注射总量为 0.3 ~ 1.0 mL。
- 图 7-45 显示了在深层脂肪室基础上治疗浅层脂肪室的好处。

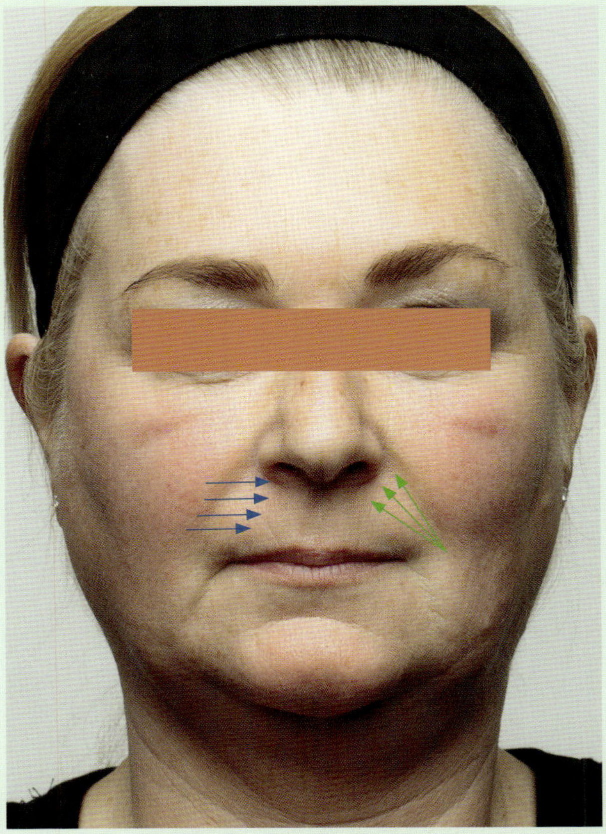

■图 7-44　图中的蓝色线条表示在浅表平面中如何使用锐针注射以改善鼻唇沟。而绿色线条则表示如何使用直径为 25G、长度为 38 mm 的钝针在鼻唇沟中以扇形方式注射填充剂

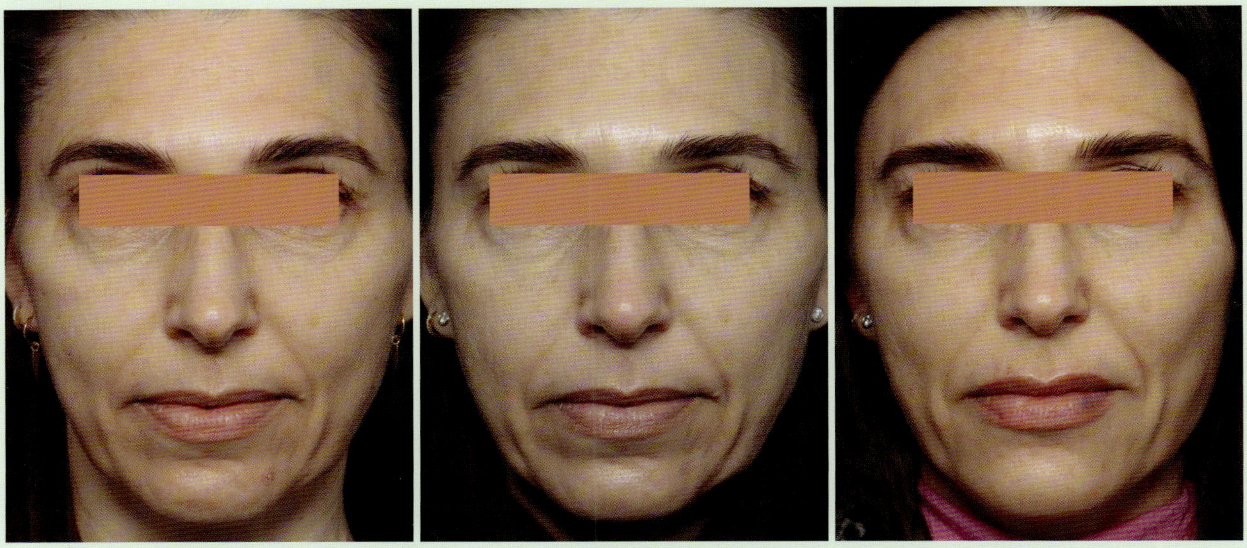

■图 7-45　从左到右：治疗前；填充内侧 SOOF 和 DMCF 的深层脂肪后；额外填充中面部和下面部的浅表脂肪室后。注意泪沟、鼻唇沟和中面颊沟出现的变化

### 皮肤

上面颊皮肤的平均厚度为 1.52 mm，下面颊为 1.33 mm，都属于面部皮肤较厚的区域。然而，皮下脂肪的不同也会增加面部整体厚度，因此这个区域更适合进行浅层填充，但须谨慎操作。

### 下面部

下面部由多个解剖亚单位组成（图 7–46），且具有独特的解剖特征。可细分为唇、下颏和下颌线。

## 解剖学考量——唇

### 牙齿和口腔黏膜

牙医最清楚牙齿排列对上层软组织的影响。牙齿的位置变化会显著影响唇部的突出度和丰满度。在考虑使用填充剂增加唇部容量时，我们建议先检查牙齿的健康状况及位置。为了使唇部位置和功能获得长期改善效果，我们建议将求美者转诊至正畸科进行固定矫正器治疗，或转诊至普通牙医处接受隐形、可拆卸矫正器治疗。

唇部的最下层（最深层）由口腔黏膜和黏膜下脂肪组成。尽管这些结构对唇部功能和衰老具有至关重要的作用，但由于与唇动脉的关系密切，它们并不是美容治疗的目标区域（图 7–47 至图 7–50）。

### 口轮匝肌

口轮匝肌是一种宽椭圆形的肌肉。其侧面纤维汇入口角轴，口角轴汇集了多种面部肌肉并由纤维组织包围。口轮匝肌由两个独立的部分组成，分别是边缘部分和外围部分。边缘部分主要参与语言功能，其内侧纤维会附着于唇红真皮。而外侧纤维则交汇附着于口角蜗轴的最深处。外围部分则位于皮唇内，是口轮匝肌较薄的一部分，具有张口功能。口周的多种肌肉会增强口轮匝肌纤维，包括上唇的颊肌和提口角肌、下唇的降口角肌。口轮匝肌过度收缩会导致口周区出现垂直方向的吸烟纹（图 7–51）。

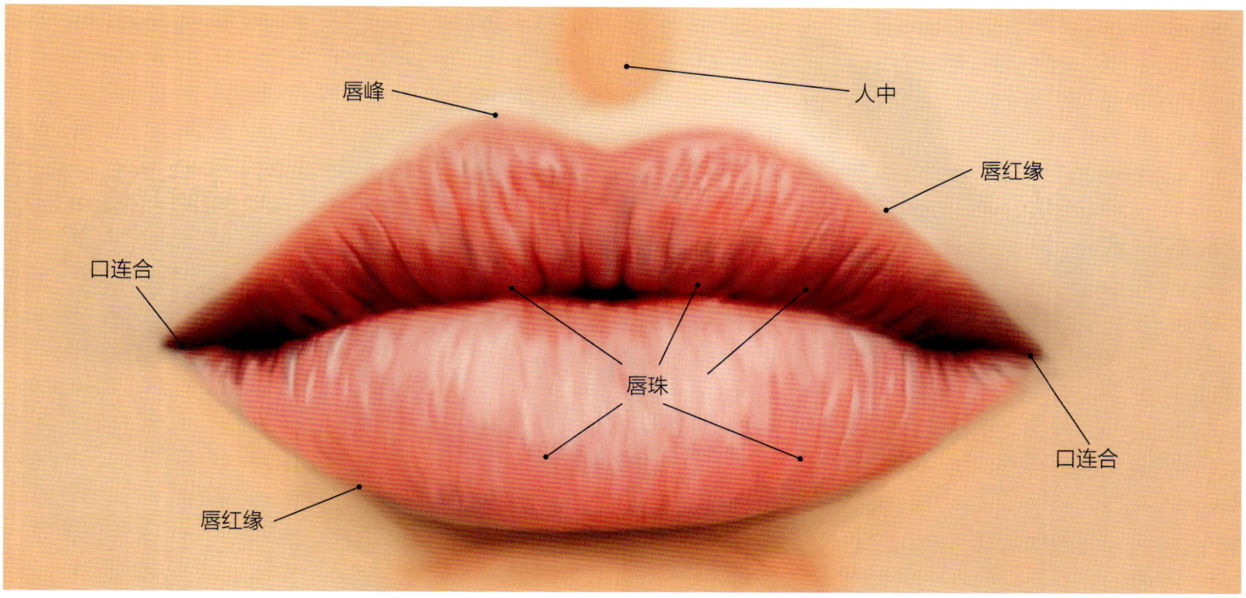


图 7–46　嘴唇和口周的解剖结构

## 皮肤和皮下脂肪

口轮匝肌的浅表层由皮下脂肪和皮肤组成，这两个层次是唇部填充时的主要目标区域。重要的是，医生需要了解唇部皮肤在这一浅表平面内的组成结构不是单一的。例如，人中脊和人中由独特的真皮胶原纤维和致密弹性组织构成，使得唇部在口部运动时能够及时补充皮肤。嘴唇边缘被称为唇红缘，由口轮匝肌及其下方的隆起形成唇红凸起线。唇红（皮肤唇）本身由一种改良的黏膜构成，其细胞层比面部皮肤薄，仅有 3～5 层，而面部皮肤则有 16 层。与面部皮肤不同的是，皮肤唇没有毛囊或皮脂腺。该区域由于黑色素细胞缺乏但密布浅表血管，使唇部形成独有的红色。皮肤唇延伸至口腔内部，逐渐过度至口腔黏膜，这块区域被称为干湿边界。湿的黏膜唇包含黏膜下唾液腺，不再显示皮肤唇上的皮肤线条。上唇厚度约为 1.49 mm。

上唇动脉和下唇动脉都起自面动脉，其进入唇部和唇内的路径是曲折多变的。在 90% 的病例中，上唇动脉存在于两侧，通常从面动脉大约 1.5 cm 处的口连合外侧分支而出，但两侧的起点可能存在明显差异，可能在口连合上方或下方。面动脉进入唇的外侧 1/3 时（图 7-52），大多数

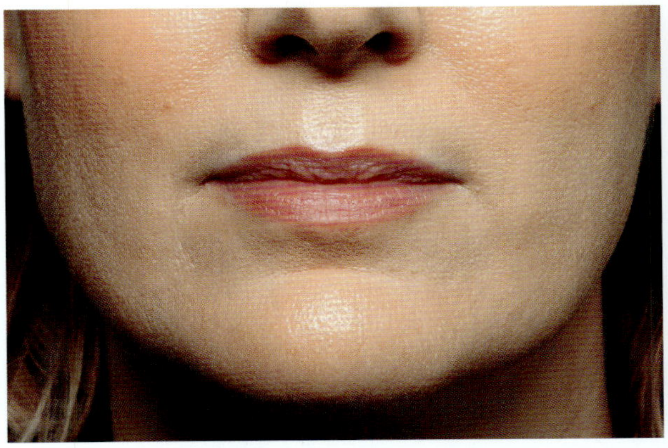

■图 7-47　嘴唇的体积、厚度和水合作用都会随时间推移而减小

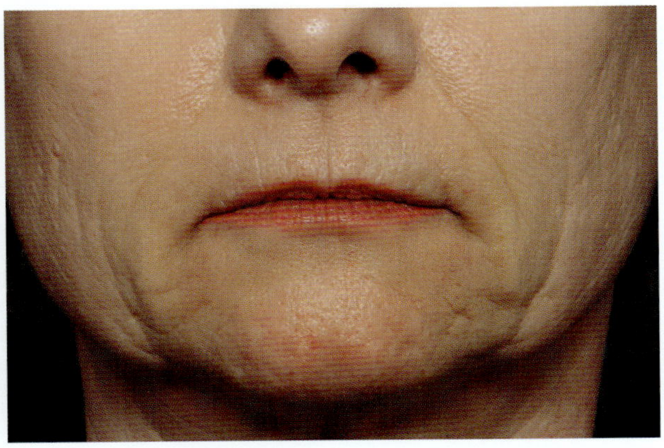

■图 7-48　随着面部进一步老化，口周皱纹和降口角肌的过度活跃会导致口连合向下弯曲

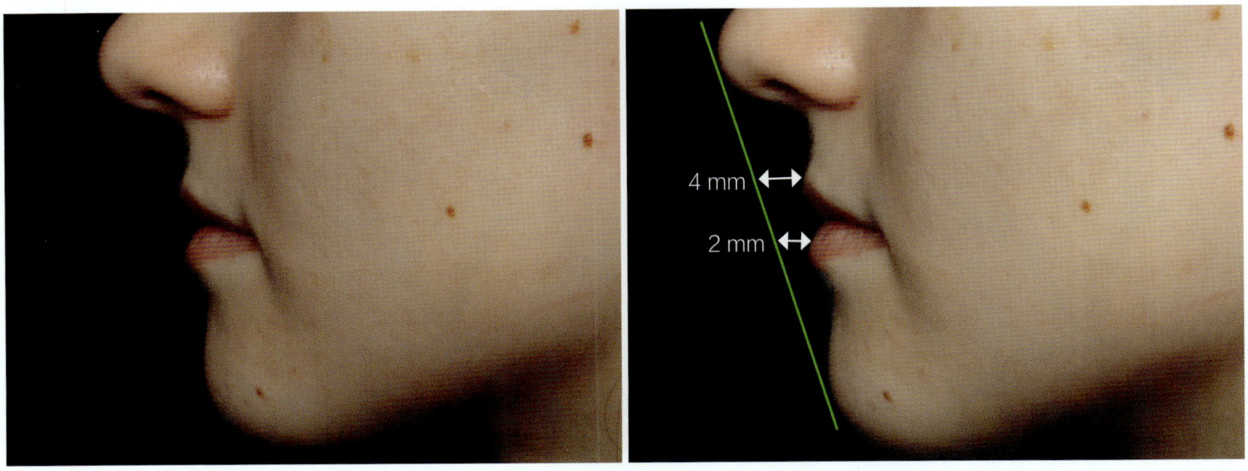


■图 7-49　从侧面观察嘴唇轮廓时，需要考虑美线。理想情况下，上唇应位于美线后方 4 mm，下唇应位于美线后方 2 mm

病例（75.9%）位于黏膜下层平面；但也有24%的病例位于肌内平面；不足1%的病例位于皮下平面。上唇动脉还在人中处出现两个方向的中隔动脉分支，这些动脉又被称为柱动脉，可能位于深层或浅层区域。这些动脉分支与供血于鼻尖的血管相连。在某些情况下，上唇动脉在外侧的皮肤层位置更浅。

上唇动脉的深度和路径可能存在差异。它通常起自口连合外侧的面动脉，并进入唇的外侧1/3区域。在77%的案例中，它主要位于黏膜下层。

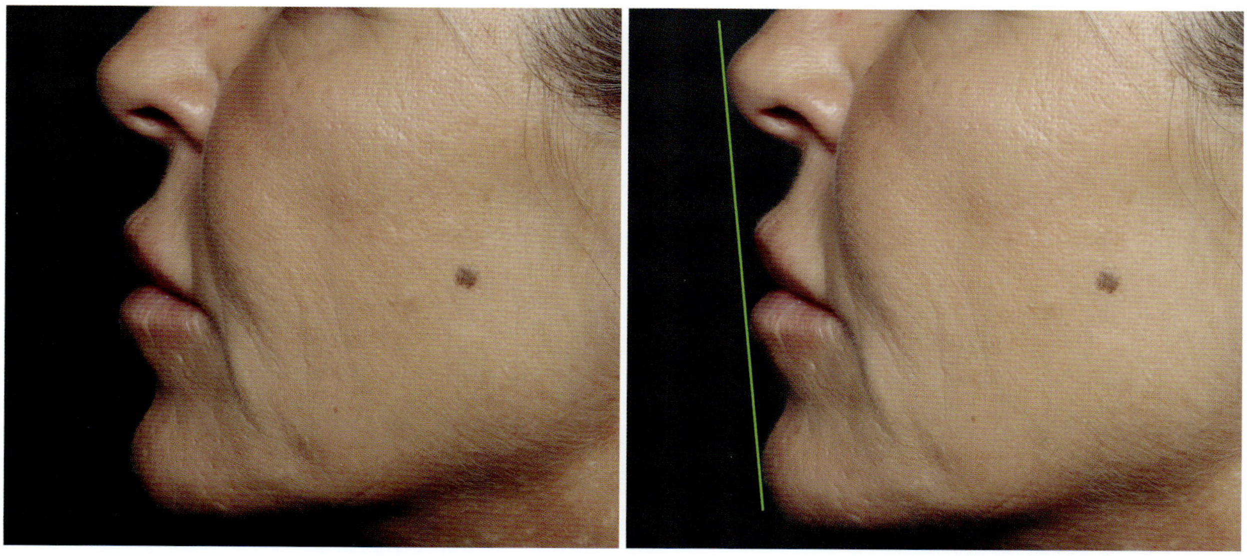

■图7-50　嘴唇过度增大会导致其侧面轮廓失调，这不符合美线确定的理想参数。在丰唇前，需要评估求美者的侧面轮廓

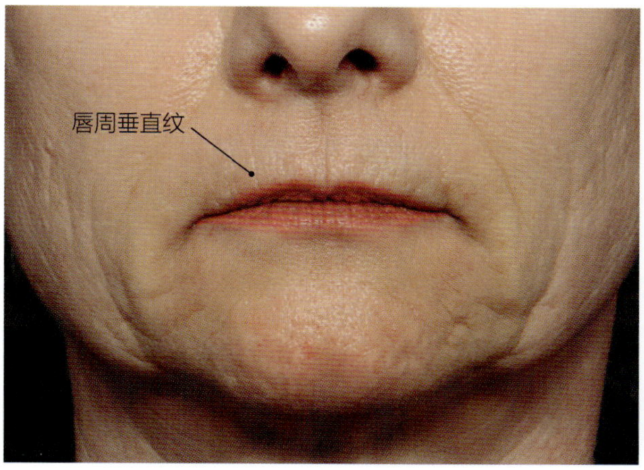


■图7-51　垂直走行的口周纹或吸烟纹

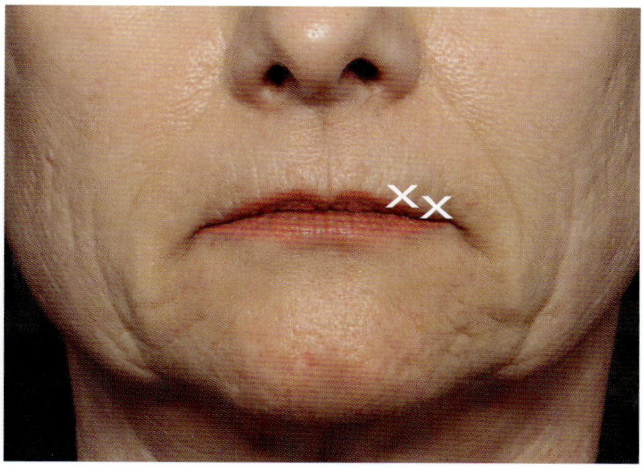

■图7-52　在唇外侧2/3区域使用锐针时必须小心谨慎，因为该处存在上唇动脉

技巧提示

## 丰唇

- 过去几年丰唇手术的数量大大增长。这引发了大家对唇部治疗的潜在并发症的关注。
- 注射医生通常将唇部治疗视为职业生涯早期阶段的入门级适应证，风险低且操作简单。然而，在理解唇部衰老机制和解剖学风险后，进行丰唇操作时更应谨慎小心。唇部老化会导致唇红的下脂肪变薄，人中也会变平（图 7-47 和图 7-48）。
- 唇部浅表平面厚度变化会增加对该区域致密血管网的损伤风险，进而增加瘀青风险。
- 大多数情况下，上唇动脉和下唇动脉都位于唇湿润部分的黏膜下层。浅表皮下平面是较为安全的注射和填充区域。
- 唇部的进针点可以在浅层平面的侧面，也可以在唇红边缘上方（帐篷式注射）。
- 若使用锐针，我们建议选择直径为 30G 或 32G 的锐针，具体取决于所用填充剂的 G 值。使用直径较小的针头，可以降低瘀青和肿胀的风险。
- 在治疗前，我们建议以局部麻醉方式剂涂抹目标区域 30 min，或者使用神经阻滞麻醉，以确保注射时达到最佳的舒适度。
- 锐针必须以非常浅的深度进入皮肤，以确保其保持在皮下较安全的平面，几乎可以看见锐针在皮下走行。针头应以侧向方式推入（图 7-53），并以大约 0.05 mL 的线形后退注射。在唇的侧边界要非常小心谨慎；从口连合进入唇的 2/3 处，上唇动脉由此进入唇部，可能会存在潜在的损伤风险。
- 钝针也可用于丰唇。我们建议使用直径为 25G、长度为 38 mm 的钝针。钝针进针点应位于口连合外侧的皮下平面，并逐渐推入唇内侧。
- 钝针在皮肤中推入时，可能会遇到阻力，建议将钝针轻轻穿过组织。和锐针类似，线形注射量约为 0.05 mL（图 7-53）。
- 为了达到自然的丰唇效果，女性唇部应与鼻基同宽。因此，应优先考虑唇部宽度，目标区域为唇中央。唇两侧体积变大可能会让嘴唇变宽，也可能导致唇部的倾斜程度或角度不自然。
- 使用低 G 值的填充剂可以获得细微、自然的美容效果；而使用中等 G 值的填充剂可以使目标区域更丰满。
- 在用锐针或钝针治疗唇部时，注射医生必须认识到唇部平面会随着唇动脉向唇中心运动而发生变化，尽管大多数情况下不会出现。
- 在进行唇部治疗时，使用钝针更安全还是锐针更安全，是相关从业人员广泛讨论的话题。研究表明，这两种针在安全性方面存在轻微差异。在唇部使用锐针存在 60% 的血管损伤风险，而使用钝针则存在 57.1% 的血管损伤风险。这同时也表明，损伤风险和注射医生的注射水平也有关系。
- 唇部注射时应使用缓慢注射，产品注射深度需要重点关注。
- 填充剂可注射到唇红缘以确定唇部轮廓，可使用 30G 或 32G 的钝针沿唇缘以线形后退技术注射以实现该效果。治疗时通常可以与垂直方向的口周皱纹治疗相结合（图 7-54）。建议使用低 G 值的填充剂，以非常浅的角度线形后退注射至垂直线的直角处。

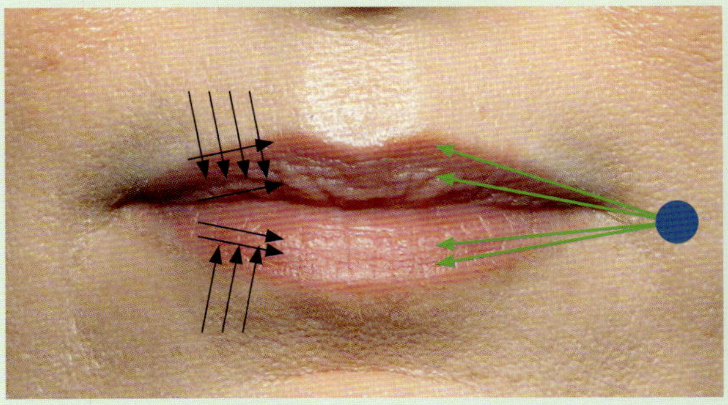

■ 图 7-53　用直径较小的锐针进行帐篷注射，图中已用黑色箭头表示。每条线形后退注射量约为 0.05 mL。推荐的钝针进针点已在图中用蓝点表示，绿色代表填充剂的分布情况

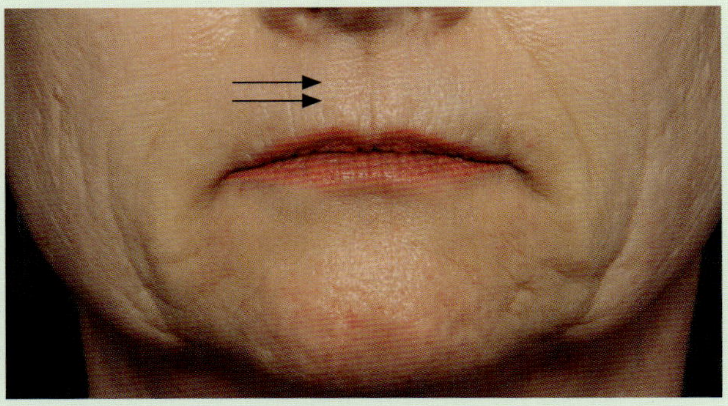

■ 图 7-54　使用直径较小的锐针在皮下注射时，填充剂的注射方向已在图中标出

## 解剖学考量——下颏

性别特征对于面部轮廓的优化至关重要。对于男性来说，下颏是面部的主要特征之一，大致与嘴同宽。而对于女性来说，下颏不是主要的面部特征，但是可以确定整体的面部轮廓。在理想状态下，下颏应与鼻同宽（图 7-55 和图 7-56）。

### 骨骼与牙齿

面部骨骼和牙齿在下颏美容中扮演着重要角色，尤其是其对侧面轮廓产生了重要作用。安氏分类法（Angle Classification）是用来识别下颏轮廓变化的最常用方法之一。该分类方法描述了上颌第一磨牙与下颌第一磨牙的相对位置关系对下面部轮廓的影响（图 7-57）。具体分类如下：

- 一类错颌畸形：磨牙咬合正常。下颏通常在侧面轮廓上处于中性位置。
- 二类错颌畸形：上颌第一磨牙位于下颌第一磨牙的前方。这通常会导致上颌过度咬合或前突，即下颌后缩。从视觉上削弱下颏的存在感（图 7-58 和图 7-59）。
- 三类错颌畸形：上颌第一磨牙位于下颌第一磨牙的后方。这通常导致下颌过度前突，即下颌前突。常见的求美者主诉是下颏或下面部过于突出（图 7-60）。

显而易见，下颌骨在下颏轮廓中扮演着重要角色，同时也为非手术治疗奠定了基础。下颌骨由水平走向的下颌体和两个垂直走向的下颌支共同构成，与颞骨形成颞下颌关节（图 7-61）。下颌联合是下颌体正中线上的一个微嵴，颏隆凸被其包围在内，有助于下颏轮廓的形成（图 7-62）。颏孔位于中线两侧，在第一和第二下颌前磨牙之间，颏神经、颏动脉和颏静脉从该孔穿过。而下颌皮肤韧带则是分隔下颏与下颌线的关键结构。该结构起源于下颌前 1/3 处，约在下颌边缘上方 1 cm 处。接着穿过降口角肌下方，形成木偶纹的下象限，最终插入真皮。下颌皮肤韧带在下颌前沟的形成中发挥重要作用，下颌前沟是指下颏前方形成的凹陷（图 7-63）。随着时间的推移，下颌前区域骨质流失会导致下颌凹陷，进而增加出现下颌前沟的可能性。

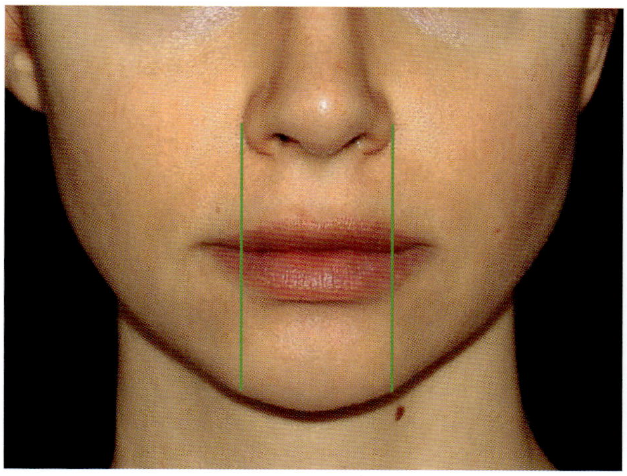

■ 图 7-55 女性下颏应与鼻基底同宽

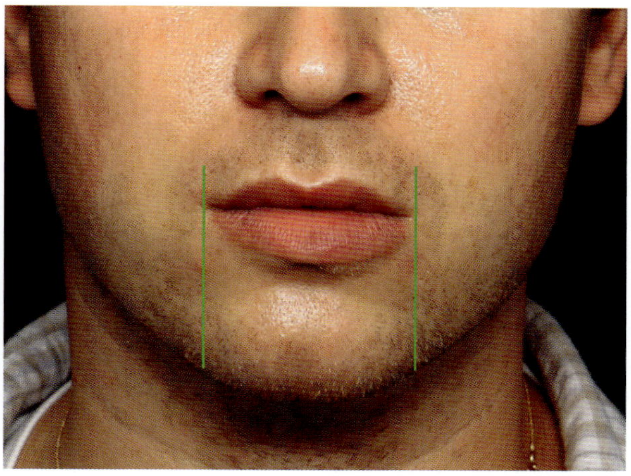

■ 图 7-56 男性下颏应与嘴同宽

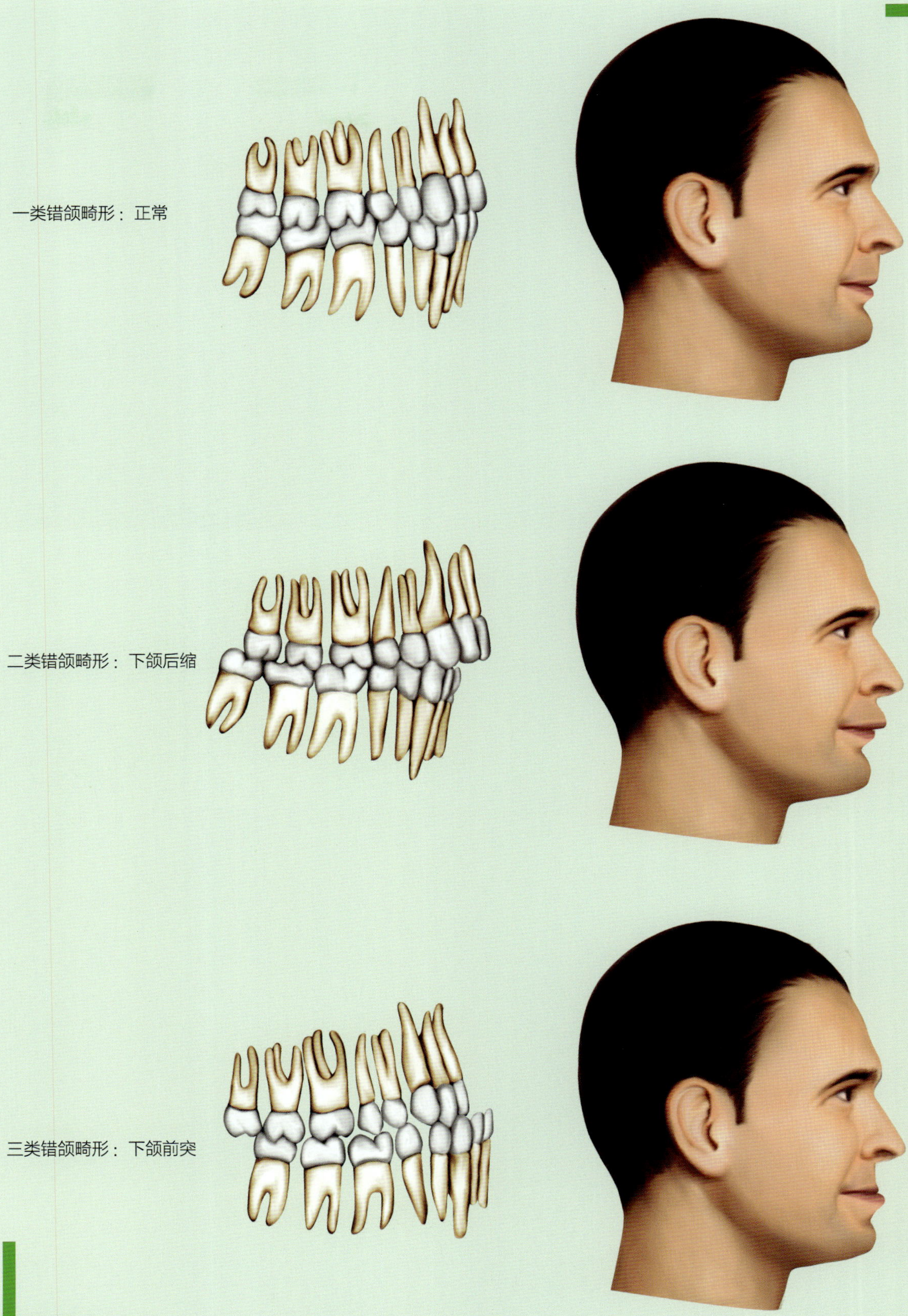


■图 7-57 错颌畸形及其对下颏的影响

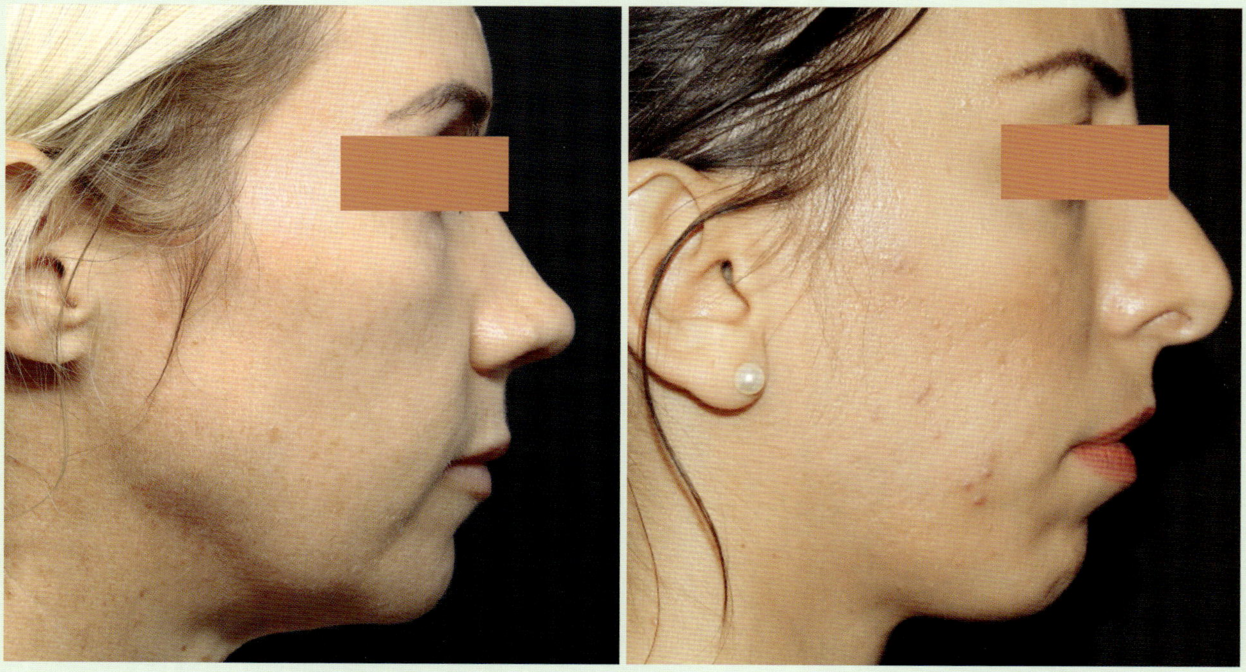

■图 7-58　二类错颌畸形的侧视图

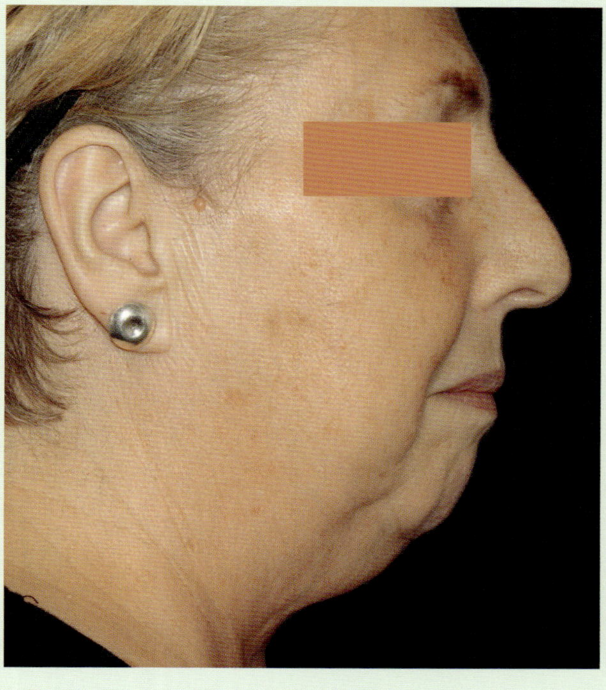

■图 7-59　二类错颌畸形的侧视图。年纪较大的求美者本身有颈部皮肤松弛的问题

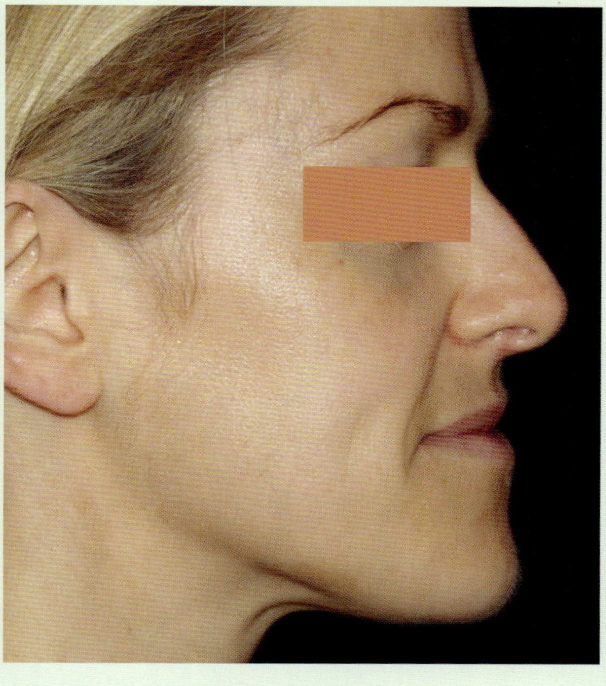

■图 7-60　三类错颌畸形的侧视图

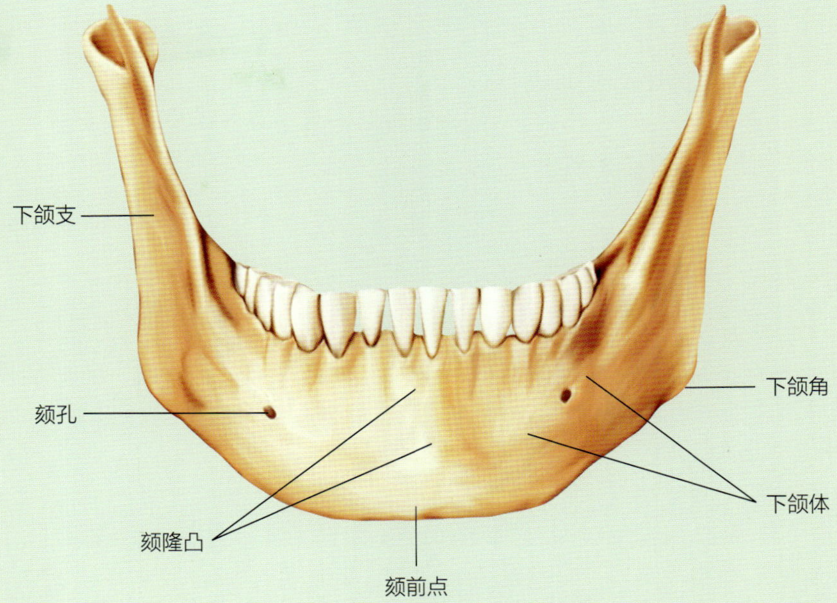


■图 7-61　下颌骨结构图

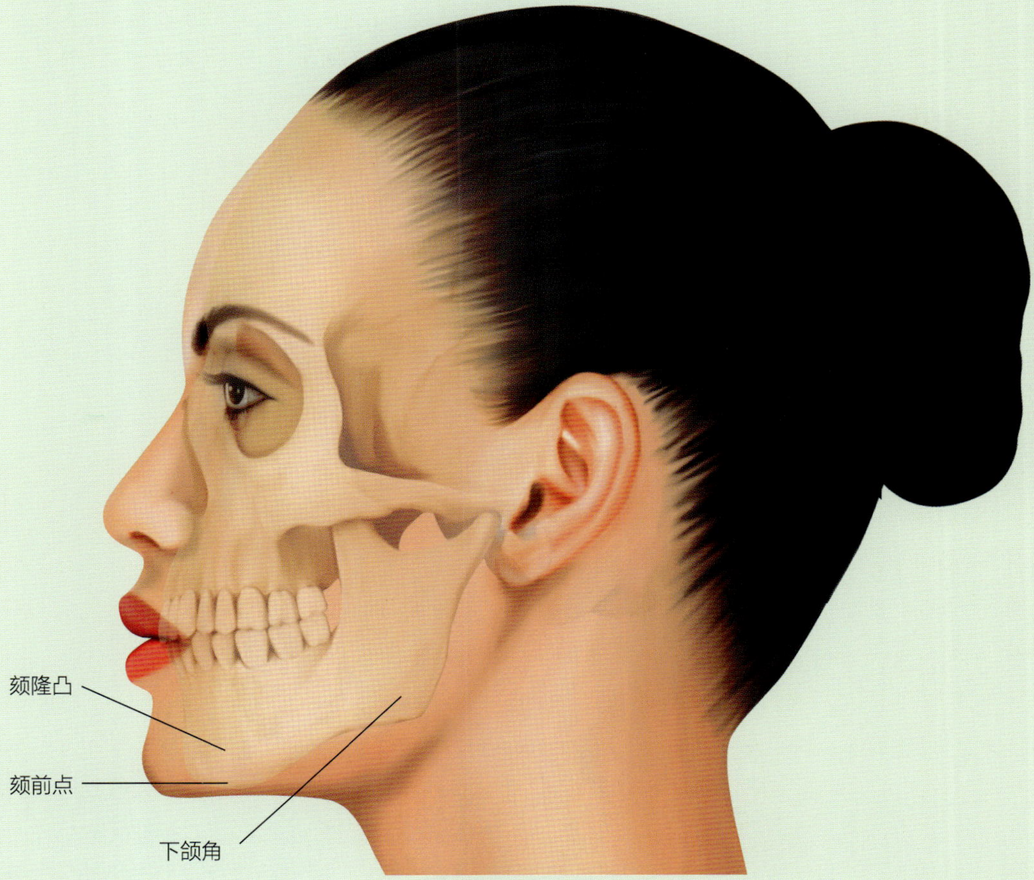


■图 7-62　颏前点、颏隆凸及其上层软组织之间的关系示意图

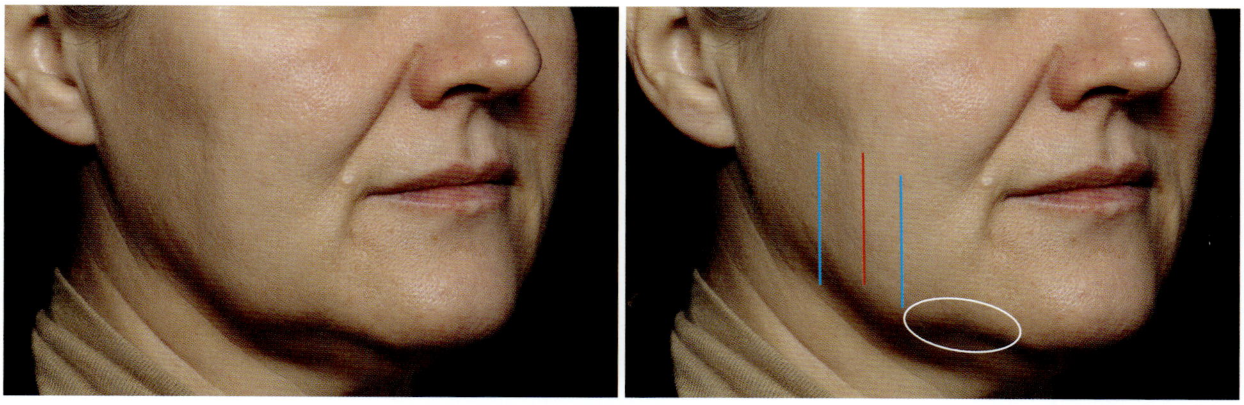

■图 7-63 下颏脂肪（标记为红线）位于咬肌皮肤韧带后方和下颌皮肤韧带前方（标记为蓝线）。这种位置关系会导致下颌前沟的形成（标记为白色圆圈）

## 深层脂肪

下颏区的脂肪水平非常有限。下颏的深层脂肪位于中线两侧，深藏于颏肌肌腹下，延伸至下唇边界。暂无证据证明该深层脂肪会在下颏中线处汇合。

下颏两侧的深层脂肪或唇下颌深层脂肪室环绕于颏孔附近，深层于口轮匝肌和降口角肌（DAO）下方。这一层次的存在可以使上层肌肉进行滑动，并保护从颏孔出来的神经血管束。

该深层脂肪室相关的面部流失和出现于下颌前的骨质吸收，会加剧下颏和下颌前沟的形成，可能会加重木偶纹（图 7-64）。

## 肌肉

下颏肌肉层次由深至浅分别为降口角肌、降下唇肌和颏肌。颈阔肌纤维和降口角肌、降下唇肌的肌纤维相互交织，表 7-2 分别描述了上述肌肉的起点、插入点及临床意义。

下颏肌肉在下面部美容中起着至关重要的作用，使用肉毒毒素治疗颏肌和降口角肌可以改善下面部不对称的问题。

## 浅表脂肪和皮肤

下颏的浅表脂肪排列较密（约 1.21 mm），并牢固附着在下颏皮肤和下层肌肉上。与面部其他部位不同，这些脂肪并未呈现出明显的分区。因此，由于其牢固附着于下层结构，下颏的浅层脂肪和皮肤与下唇的运动密切相关。下颏周围肌肉也会影响唇颏皱褶的形成和衰老，唇颏皱褶是下唇下方的水平皱褶（图 7-65），是面部衰老的特征之一。

下颏皮肤的厚度约为 1.2 mm，可能会呈现出性别差异，主要原因是男性的下颏面部毛发密度较大。

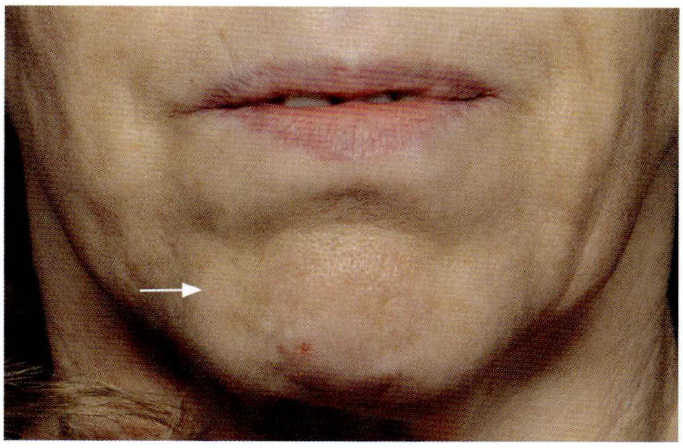

■图 7-64 下颌前沟区域骨质流失、下颏深层脂肪流失，再加上浅表脂肪和皮肤变薄，会导致下颏区域出现与年龄相关的变化

■表 7-2 唇下肌肉

| 肌肉 | 起点 | 插入点 | 临床意义 |
|---|---|---|---|
| 降口角肌 | 下颌齿结节和下颌斜线 | 口轴 | 降嘴角 |
| 降下唇肌 | 下颌斜线 | 下唇皮肤及其黏膜 | 降下唇 |
| 颏肌 | 下颌切牙窝 | 下颏皮肤 | 上提、外翻和前突下唇及下颏皮肤褶皱 |

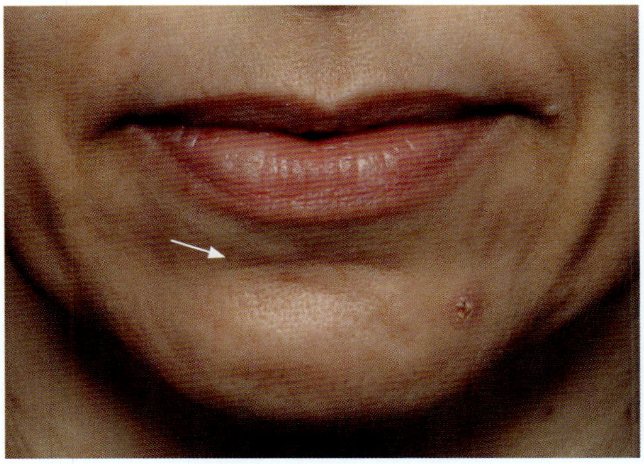

■图 7-65 唇颏皱褶位于下唇下方，呈水平方向

## 解剖学考量——下颌线

对于美容医生来说，下颌线衰老是最常见的主诉之一，同时下颌线如果治疗到位，是求美者满意度最高的区域之一。要想获得这种效果，医生必须非常了解下颌线解剖结构。下颌线分为前部和后部，前部包括下颌韧带前的所有结构，止于下颏；后部位于咬肌前韧带之后。

### 骨骼

水平走向的下颌体和下颌支为下颌线提供了骨性支撑。下颌支垂直向上延伸形成下颌角，也被称为颌角（图 7-61）。下颌角在面部改善中发挥着重要作用，并因年龄、性别和种族有所差异。男性的下颌角在侧面有助于形成标准的方脸，其下部与中部体积大致相等，被视为男性面部的一种标准特征。下颌支的最上端前部形成冠突，后部形成髁突，由下颌切迹分隔。髁突与颞骨的关节连接处是引起耳朵、下颌线和颞部转移疼痛的常见原因。颞肌附着于冠突，影响面部咀嚼和下颌运动。外侧翼肌附着于髁突的颈部。

与年龄相关的骨质流失和变化会导致颌角变大，进而造成下颌线轮廓模糊（图 7-66）。

### 肌肉

咬肌是定义后部下颌线线条轮廓的主要肌肉，这块肌肉厚实且强壮，在面部形态和下面部比例中发挥核心作用。咬肌起自颧弓，延伸至下颌角和下颌支的外侧表面（图 7-67）。

咬肌有两块肌腹分别为浅层肌腹和深层肌腹。具体而言，浅层肌腹起自颧骨的上颌突和颧弓下方，而深层肌腹则起自颧弓的下表面。咬肌的功能是上提和前突下颌。咬肌前部是颊肌，腮腺管穿过颊肌到达口腔。咬肌后部是腮腺的浅层和深层部分，腮腺几乎环绕了咬肌后方和浅层部分。下颌韧带内侧的前部下颌线肌肉包括降口角肌和降下唇肌。

从颈外动脉发出的面动脉，流经下颌角附近的下颌下腺，越过下颌骨前方到达咬肌，可在此处触摸到脉搏。这也是我们不建议在下颌深层行平面注射的原因。

## 浅层脂肪、隔膜和支持韧带

下面部的浅层脂肪室和下颌隔膜在年龄变化中扮演着重要的角色，特别是在下颌形成的过程中。上下颌脂肪室位于下颌隔膜上方，下颌隔膜与颈阔肌纤维共同附着在下颌体的前缘表面（图7–68）。下颌隔膜还将其上层皮肤固定在下颌边缘。随着时间的推移，上下颌脂肪萎缩和下颌隔膜裂开会导致下颌脂肪下垂，甚至滑入颈部，导致下颌线不流畅（图7–69）。

由于下颌隔膜与其上层皮肤紧密相连，隔膜老化裂开会导致下颌线皮肤松弛和运动。沿着下

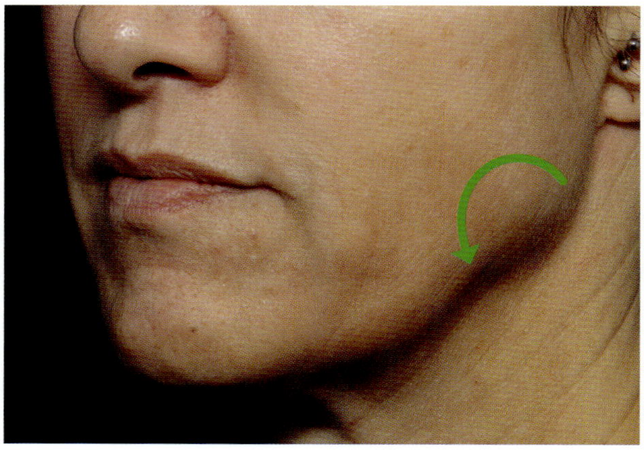

■图 7–66　加宽下颌角会导致该区域轮廓模糊，该特征一般与年龄相关。箭头指示为下颌角随时间变宽的方向，下颌角轮廓会变模糊，逐渐远离标准下颌轮廓

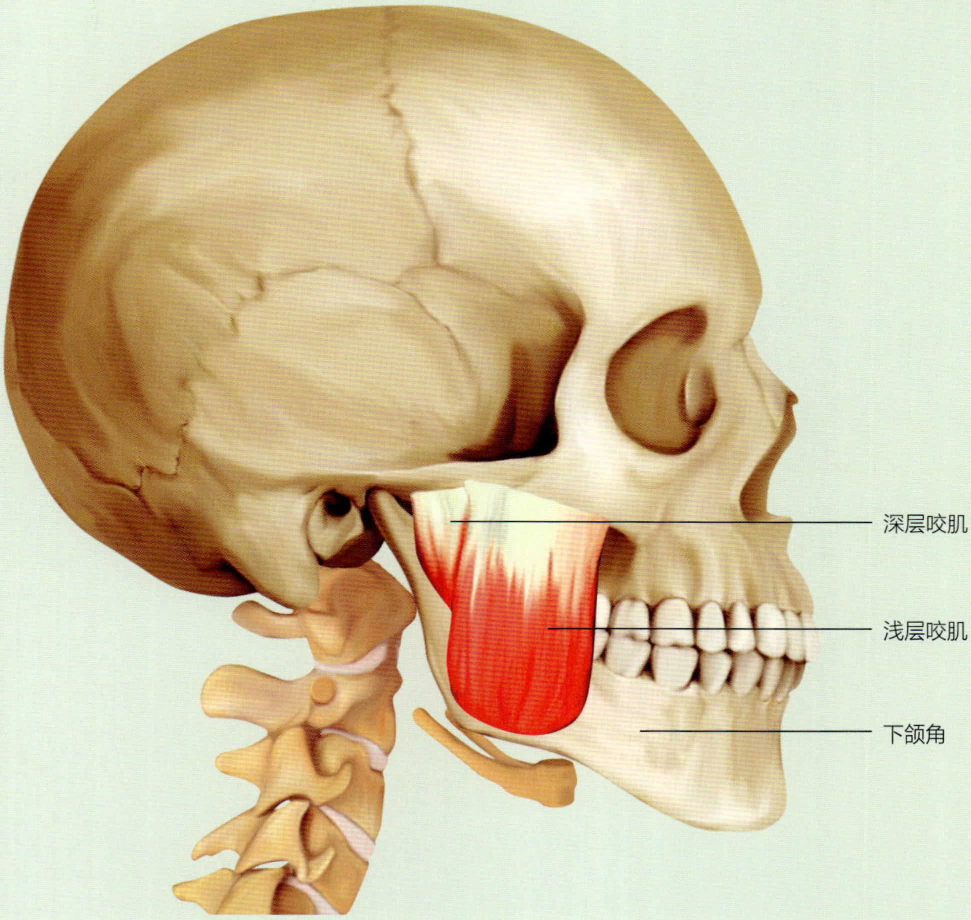


■图 7–67　咬肌的两块肌腹

颌线从前至后，皮下脂肪或皮下平面内无主要血管结构。此外，颈阔肌可以保护面动脉。

咬肌皮肤韧带被视为假性韧带，因为该韧带的起点不是骨骼。它的真正起点在咬肌上层的咬肌筋膜，并连接了 SMAS 和上层真皮。这些韧带为上层皮肤提供了固定点，上颌脂肪室不会延伸至该点后方。下颌脂肪室下垂至下颌边缘下方时，其位置局限于咬肌皮肤韧带的后部和下颌韧带的前部之间。

## 皮肤

下颌线及其周围或下面颊皮肤平均厚度为 1.35 mm。对于这种相对较厚的皮肤来说，注射时需要采用合适的技术以确保将填充剂填充在正确的解剖平面内。该区域容易出现因衰老导致的皮肤变薄，吸烟可能会加重这种情况。

技巧提示

### 下颏治疗

- 一些下颏的审美标准需要获得广泛认同。女性的下颏应和鼻子同宽，这有助于确定下面部轮廓。男性的下颏应与嘴同宽，且决定面部的主要特征。
- 下颏治疗应基于预期的治疗效果，医生应对以下内容进行评估，再确定是否需要改善下颏：
  - 二类错颌畸形导致的前突。
  - 女性化特征：收窄下颏。
  - 男性化特征：加宽下颏。
  - 延长下颏优化面部高度，使脸部看起来更窄。
  - 消除唇颏皱褶。
  - 改善木偶纹。
- 为了改善下颏前突，建议使用锐针和高 G 值的填充剂。填充剂应注射于下颏中线处，直接注射在下颏前表面最前突出的点，也就是颏隆凸或颏前点的中部（图 7-70）。女性下颏的注射剂量为 0.3~0.5 mL，男性下颏的注射量则可以超过 0.5 mL。
- 骨骼内的浅表肌肉有升颏动脉，流经中线两侧。所以将填充剂注射在骨面上是更安全的选择。
- 注射该区域时，用非注射手施加压力以定位填充剂，避免其向两侧移动。这种方法除了可以改善下颏前突和优化侧面轮廓外，还可以使下颏看起来更具备女性化特征，让下颏看起来更窄。
- 若治疗目标是让下颏更男性化，应沿颏隆凸外侧注射填充剂。可以在距下颏中线 1.5 cm 处注射填充剂，以免损伤升颏动脉。若使用锐针和高 G 值的填充剂，平均填充量为 0.5~1.0 mL（图 7-71）。

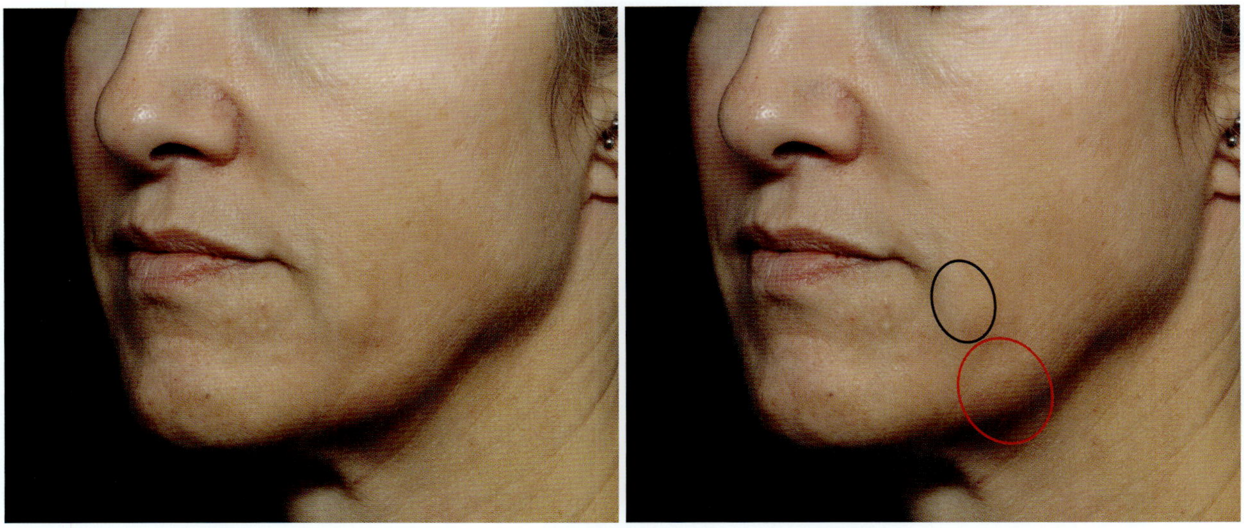

■图 7-68 随着求美者年龄的增长，下颏上方的脂肪室（已用黑色标记）和下颏下方的脂肪室（已用红色标记）会逐渐下垂至下颌线以下

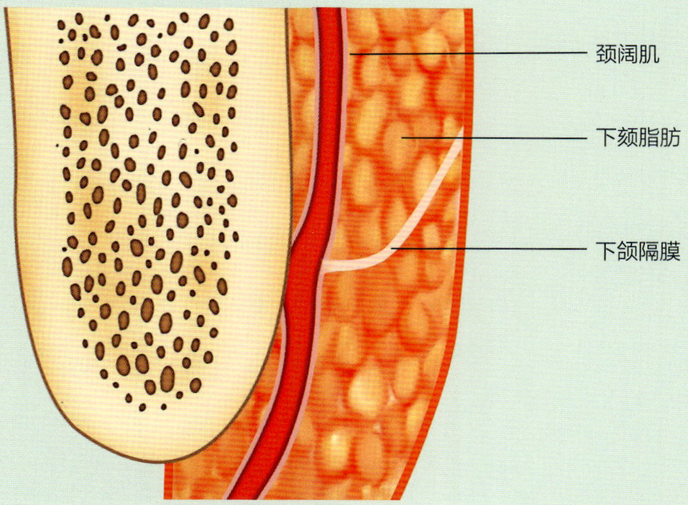


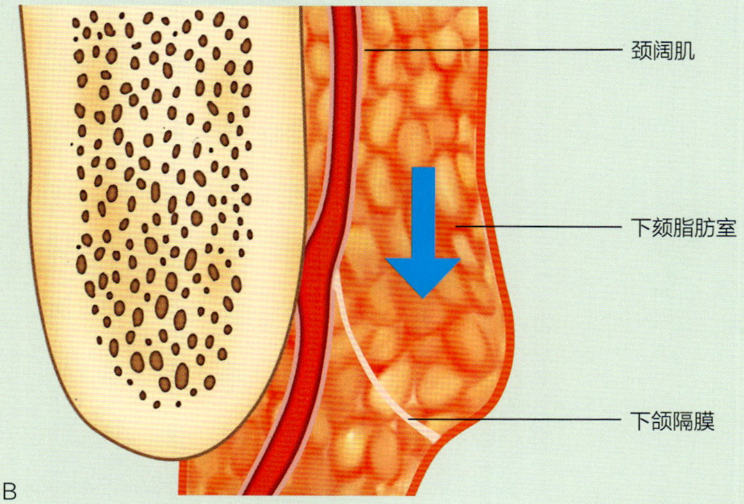


■ **图 7-69**　图 A 表示正常状态下的下颌隔膜。图 B 表示下颌隔膜破裂，使下颏脂肪室下垂

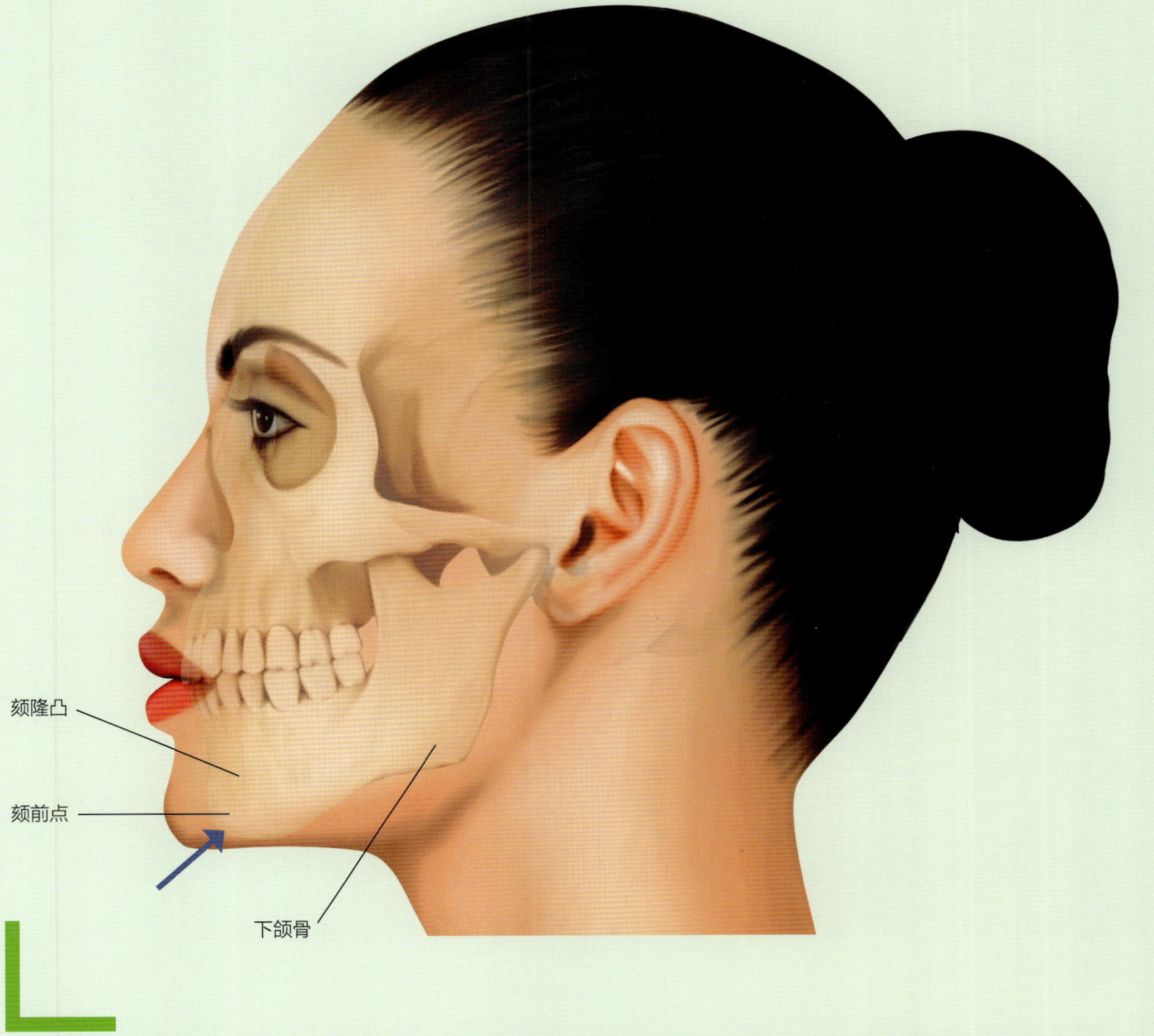


■图 7-72 为了延长下颏并增加面部高度，直接将高 G 值的填充剂注射于颏前点。按照图中蓝色箭头的方向调整进针角度

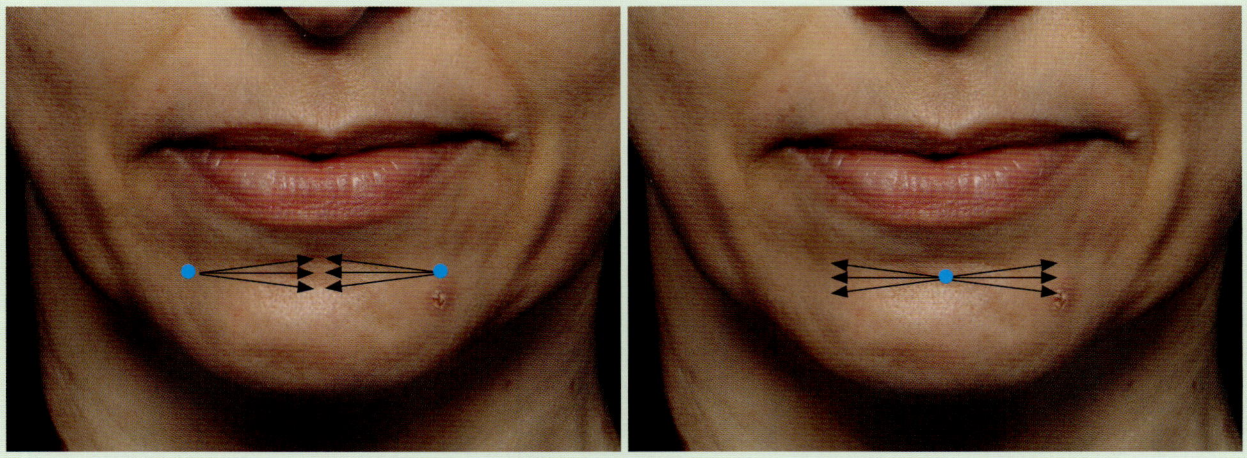

■ 图 7-73　左图是唇颏皱褶治疗的注射方法，右图是颌结技术注射方法。蓝点为钝针进针点

间的距离，有时需要使用更长的钝针。

- 在治疗下颌线后部时，建议将钝针插入下颌脂肪室的皮下平面，应沿下颌线将钝针轻轻推至下颌角（图 7-49）。由于咬肌皮肤韧带的存在，钝针推注过程中可能会遇到阻力。通常需要用非注射手反向牵引，确保将钝针推入下颌角。
- 若求美者为女性，建议沿下颌边缘下部线形注射填充剂，避免过度加宽面部。若求美者为男性，最好在下颌中部注射填充剂以增加面部宽度（图 7-49）。考虑到面动脉位于咬肌前方及其距骨深度，我们推荐沿下颌线使用钝针。
- 对于女性求美者，将填充剂注射至下颌角骨面可能会加宽面部，使其看起来具有男性化特征。因此，我们建议在该位置使用钝针将填充剂注射于皮下平面。推荐剂量为 0.1～0.2 mL，有助于塑造下颌角度并优化下颌线。
- 随后，应以线性后退注射技术填充，直至下颌脂肪室结束注射。这样有助于下颌脂肪室实现轮廓流畅的效果。
- 下颌线后部单侧填充剂为 0.4～0.8 mL。
- 接着治疗下颌线前部。可以用锐针在下颌皮肤韧带前的下颌沟内推注少量高 G 值填充剂，或者是用直径为 25G、长度为 50 mm 的钝针来改善下颌缺陷，治疗方法类似于下颌线后部。
- 通常来说，下颌前部的钝针进针点可以和下颌线后部相同，在皮下平面内将钝针推入下颌前沟内。
- 若治疗目的是缓解下颌前沟，可采用线形后退注射技术填充（图 7-76），治疗线应低于下颌骨。

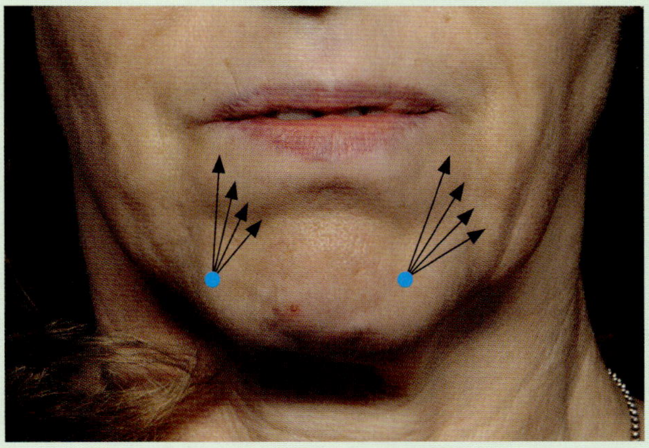

■ 图 7-74　图示两种注射方式皆可用于治疗木偶纹。蓝点代表钝针的潜在进针点

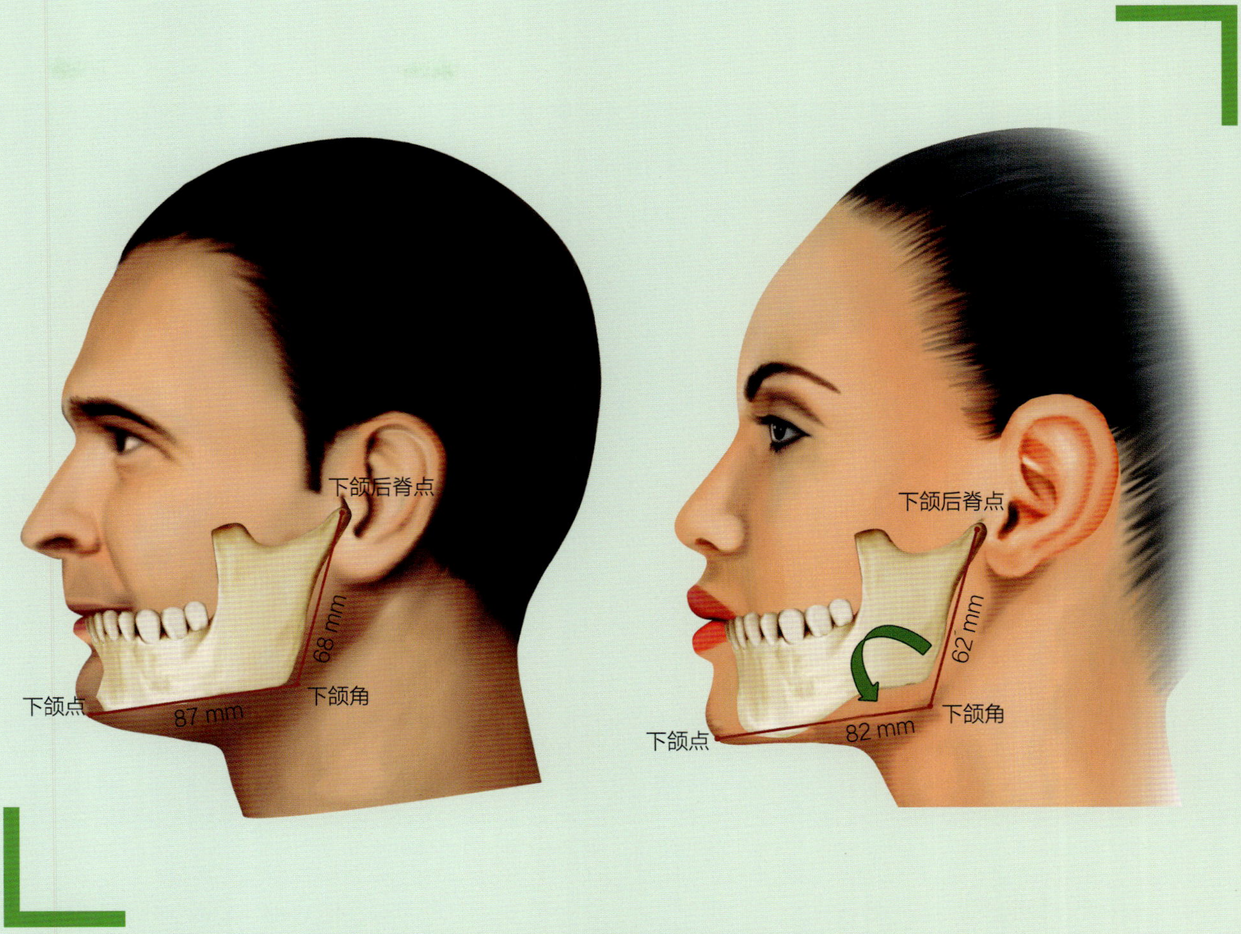


■图 7–75　男性（左）和女性（右）下颌角在理想状态下解剖结构差异示意图

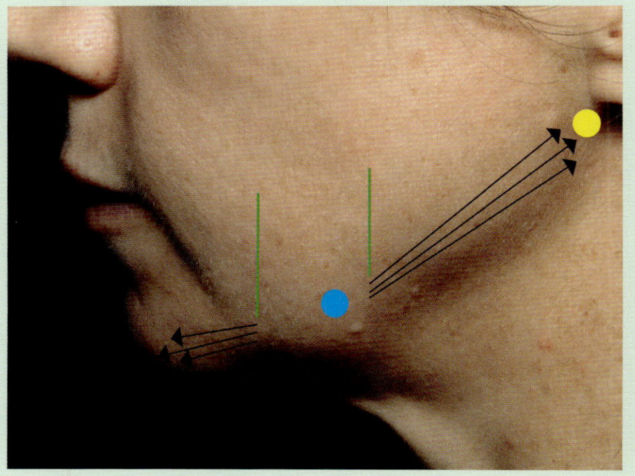

■图 7–76　蓝点代表钝针在下颏浅表脂肪室内的进针点。以线形后退注射的方式注射高 G 值填充剂，图中用黑色箭头标记的下颏脂肪无须注射填充剂。黄点代表下颌角，是填充剂注射点。男性求美者注射深度为骨面以拓宽面部；女性求美者注射深度则为皮下，使下颌线轮廓清晰。两条绿色的线代表下颏脂肪室的左右边界

## 总结

想要在使用注射填充剂时获得安全有效的美容效果，了解解剖结构至关重要。在对目标区域进行解剖学考量时，要充分理解其深度和潜在的血管结构。这些解剖学变量会影响注射时使用的工具（如锐针或钝针）和注射技术（推注、扇形或线形），应适用于目标解剖区域和注射舒适度及熟练度。同时，还应意识到潜在的血管风险和损伤危险，以及了解潜在并发症的处理方法。■

## 参考文献


[1] Stocks D, Sundaram H, Michaels J, et al. Rheological evaluation of the physical properties of hyaluronic acid dermal fillers. *Journal of drugs in dermatology: JDD*. 2011;10(9):974–980.

[2] Pavicic T, Webb KL, Frank K, et al. Arterial Wall Penetration Forces in Needles versus Cannulas. *Plastic and reconstructive surgery*. 2019;143(3):504e–512e.

[3] Urdiales–Gálvez F, Delgado NE, Figueiredo V, et al. Treatment of Soft Tissue Filler Complications: Expert Consensus Recommendations. *Aesthetic plastic surgery*. 2018;42(2): 498–510. https://doi.org/10.1007/s00266-017-1063-0.

[4] Moon HJ, Lee W, Kim JS, et al. Aspiration Revisited: Prospective Evaluation of a Physiologically Pressurized Model with Animal Correlation and Broader Applicability to Filler Complications. *Aesthetic surgery journal*. 2021;41(8):NP1073–NP1083. https://doi.org/10.1093/asj/sjab194.

[5] Biesman BS, Bowe WP. Effect of Midfacial Volume Augmentation with Non Animal Stabilized Hyaluronic Acid on the Nasolabial Fold and Global Aesthestic Appearance. *Journal of drugs in dermatology*. 2015;14(9):943–947.

[6] Reece EM, Rohrich RJ. The aesthetic jaw line: management of the aging jowl. *Aesthetic surgery journal*. 2008;28(6):668–674. https://doi.org/10.1016/j.asj.2008.09.007.

[7] Gierloff M, Stöhring C, Buder T, et al. Aging changes of the midfacial fat compartments: a computed tomographic study. *Plastic and reconstructive surgery*. 2012;129(1):263–273. https://doi.org/10.1097/PRS.0b013e3182362b96.

[8] DeLorenzi C. Complications of injectable fillers, part 2: vascular complications. *Aesthetic surgery journal*. 2014;34(4):584–600. https://doi.org/10.1177/1090820X14525035.

[9] van Loghem J, Humzah D, Kerscher M. Cannula Versus Sharp Needle for Placement of Soft Tissue Fillers: An Observational Cadaver Study. *Aesthetic surgery journal*. 2017; 38(1):73–88. https://doi.org/10.1093/asj/sjw220.

[10] Lee H, Thong H. CHAP–Hyaluronic Acid (CHAP–HA) Filler as an Optimal Candidate for Forehead Filler Augmentation Using a 3–Point Injection Technique. Journal of Cosmetics, Dermatological Sciences and Applications. 2021;11:76–83. doi: 10.4236/jcdsa.2021.112008.

[11] Cotofana S, Velthuis PJ, Alfertshofer M, et al. The Change of Plane of the Supratrochlear and Supraorbital Arteries in the Forehead – An Ultrasound–Based Investigation. *Aesthetic surgery journal*, sjaa421. 2021. Advance online publication. https://doi.org/10.1093/asj/sjaa421.

[12] Cong LY, Phothong W, Lee SH, et al. Topographic Analysis of the Supratrochlear Artery and the Supraorbital Artery: Implication for Improving the Safety of Forehead Augmentation. *Plastic and reconstructive surgery*. 2017;139(3):620e–627e. https://doi.org/10.1097/PRS.0000000000003060.

[13] Rho NK, Chang YY, Chao Y, et al. Consensus Recommendations for Optimal Augmentation of the Asian Face with Hyaluronic Acid and Calcium Hydroxylapatite Fillers. *Plastic and reconstructive surgery*. 2015;136(5):940–956. https://doi.org/10.1097/PRS.0000000000001706.

[14] Pavicic T, Frank K, Erlbacher K, et al. Precision in Dermal Filling: A Comparison Between Needle and Cannula When Using Soft Tissue Fillers. *Journal of drugs in dermatology*. 2017;16(9):866–872.

[15] Kim YS, Lee K, Kim JS, et al. Regional thickness of facial skin and superficial fat: Application to the minimally invasive procedures. *Clin Anat*. 2019 Nov;32(8):1008–1018. https://doi.org/10.1002/ca.23331.

[16] de Maio M, Swift A, Signorini M, et al. Facial Assessment and Injection Guide for Botulinum Toxin and Injectable Hyaluronic Acid Fillers: Focus on the Upper Face. *Plastic and reconstructive surgery*. 2017;140(2):265e–276e. https://doi.org/10.1097/PRS.0000000000003544.

[17] Ugradar S, Hoenig J. Measurement of the Force Required by Blunt–Tipped Microcannulas to Perforate the Facial Artery. *Ophthalmic Plast Reconstr Surg*. 2019;35(5):444–446. https://doi.org/10.1097/IOP.0000000000001302.

[18] Wong CH, Hsieh M, Mendelson B. The tear trough

ligament: anatomical basis for the tear trough deformity. *Plast Reconstr Surg*. 2012;129(6):1392–1402. https://doi.org/10.1097/PRS.0b013e31824ecd77.

[19] Hufschmidt K, Bronsard N, Foissac R, et al. The infraorbital artery: Clinical relevance in esthetic medicine and identification of danger zones of the midface. *Journal of plastic, reconstructive & aesthetic surgery*. 2019;72(1):131–136. https://doi.org/10.1016/j.bjps.2018.09.010.

[20] Cotofana S, Schenck TL, Trevidic P, et al. Midface: Clinical Anatomy and Regional Approaches with Injectable Fillers. *Plastic and reconstructive surgery*. 2015;136 (Suppl 5):219S–234S. https://doi.org/10.1097/PRS.0000000000001837.

[21] Alghoul M, Codner MA. Retaining ligaments of the face: review of anatomy and clinical applications. *Aesthetic surgery journal*. 2013;33(6):769–782. https://doi.org/10.1177/1090820X13495405.

[22] Kwon HJ, Choi YJ, Cho TH, et al. Three-dimensional structure of the orbicularis retaining ligament: an anatomical study using micro-computed tomography. *Scientific reports*. 2018;8(1):17042. https://doi.org/10.1038/s41598-018-35425-0.

[23] Chopra K, Calva D, Sosin M, et al. A comprehensive examination of topographic thickness of skin in the human face. *Aesthetic surgery journal*. 2015;35(8):1007–1013. https://doi.org/10.1093/asj/sjv079.

[24] Sharad J. Treatment of the tear trough and infraorbital hollow with hyaluronic acid fillers using both needle and cannula. *Dermatologic therapy*. 2020;*33*(3):e13353. https://doi.org/10.1111/dth.13353.

[25] Kontis TC, Bunin L, Fitzgerald R. Injectable Fillers: Panel Discussion, Controversies, and Techniques. *Facial plastic surgery clinics of North America*. 2018;26(2):225–236. https://doi.org/10.1016/j.fsc.2017.12.008.

[26] Flowers RS. Periorbital aesthetic surgery for men. Eyelids and related structures. *Clinics in plastic surgery*. 1991;18(4):689–729.

[27] Moreno Uribe LM, Howe SC, Kummet C, et al. Phenotypic diversity in white adults with moderate to severe Class II malocclusion. *American journal of orthodontics and dentofacial orthopedics*. 2014;145(3):305–316. https://doi.org/10.1016/j.ajodo.2013.11.013.

[28] Siegel MA. A Matter of Class: interpreting subdivision in a malocclusion. *American journal of orthodontics and dentofacial orthopedics*. 2020;122(6):582–586. https://doi.org/10.1067/mod.2002.129194.

[29] Alghoul M, Codner M. Retaining ligaments of the face: review of anatomy and clinical applications. *Aesthetic surgery journal*. 2013;33(6):769–782. https://doi.org/10.1177/1090820X13495405.

[30] Rohrich RJ, Pessa J. The fat compartments of the face: anatomy and clinical implications for cosmetic surgery. *Plastic and reconstructive surgery*. 2007;119(7),:2219–2227. https://doi.org/10.1097/01.prs.0000265403.66886.54.

[31] Tatlisumak E, Yoleri L. True Retaining Ligaments of Face as Surgical Landmarks Los Verdaderos Ligamentos de Retención de la Cara como Marcadores Quir ú rgicos. *Int J Morphol*. Sept. 2016;34(3):854–859.

[32] Fundar ò S. Anatomy and aging of cheek fat compartments. *Med Dent Res*. 2018;Vol 1(3): 3–7.

[33] de Maio M. Myomodulation with Injectable Fillers: An Innovative Approach to Addressing Facial Muscle Movement. *Aesthetic plastic surgery*. 2018;42(3):798–814. https://doi.org/10.1007/s00266-018-1116-z.

[34] Evans TW. In *Maxillofacial Surgery* 3rd ed. Elsevier 2017

[35] Suwanchinda A, Webb KL, Rudolph C, et al. The posterior temporal supraSMAS minimally invasive lifting technique using soft-tissue fillers. *Journal of cosmetic dermatology*. 2018;17(4):617–624. https://doi.org/10.1111/jocd.12722.

[36] LaTrenta G. *Atlas of aesthetic face & neck surgery*. Saunders 2004.

[37] Pilsl U, Anderhuber F, Rzany B. Anatomy of the cheek: implications for soft tissue augmentation. *Dermatologic surgery*. 2012;38(7 Pt 2):1254–1262. https://doi.org/10.1111/j.1524-4725.2012.02382.x.

[38] Koziej M, Trybus M, Holda M, et al. Anatomical Map of the Facial Artery for Facial Reconstruction and Aesthetic Procedures. *Aesthetic surgery journal*. 2019;39(11):1151–1162. https://doi.org/10.1093/asj/sjz028.

[39] Yang HM, Lee YI, Lee JG, Choi YJ. *Korean J Phys Anthropol*. 2013;26(4):131–140.

[40] Cotofana S, Koban KC, Konstantin F, et al. The Surface-Volume Coefficient of the Superficial and Deep Facial Fat Compartments: A Cadaveric Three-Dimensional Volumetric Analysis. *Plastic and reconstructive surgery*. 2019;143(6):1605–1613. https://doi.org/10.1097/PRS.0000000000005524.

[41] Standring S. *Gray's Anatomy: The Anatomical Basis of Clinical Practice*. 41st ed. Elsevier 2016.

[42] Trevidic P, Sykes J, Criollo-Lamilla G. Anatomy of the Lower Face and Botulinum Toxin Injections. *Plastic and reconstructive surgery*. 2015;136(5 Suppl):84S–91S. https://doi.org/10.1097/PRS.0000000000001787.

[43] Piccinin MA, Zito PM. Anatomy, Head and Neck, Lips. In *StatPearls*. StatPearls Publishing 2021.

[44] Samizadeh S, Pirayesh A, Bertossi D. Anatomical Variations in the Course of Labial Arteries: A Literature Review. *Aesthetic surgery journal*. 2019;39(11):1225–1235. https://doi.org/10.1093/asj/sjy235.

[45] Nakajima H, Imanishi N, Aiso S. Facial artery in the upper lip and nose: anatomy and a clinical application. *Plastic and reconstructive surgery*. 2020;109(3):855–863. https://doi.org/10.1097/00006534-200203000-00003.

[46] Lee YI, Yang HM, Pyeon HJ, et al. Anatomical and histological study of the arterial distribution in the columellar area, and the clinical implications. *Surgical and radiologic anatomy*. 2014;36(7):669–674. https://doi.org/10.1007/

s00276-013-1253-7.

[47] Braun M, Braun S, van Eijk T. Lip tenting: a simple technique for better lip enhancement. *Journal of drugs in dermatology*. 2010;9(5):559–560.

[48] Cotofana S, Pretterklieber B, Lucius R, et al. Distribution Pattern of the Superior and Inferior Labial Arteries: Impact for Safe Upper and Lower Lip Augmentation Procedures. *Plastic and reconstructive surgery*. 2017:139(5):1075–1082. https://doi.org/10.1097/PRS.0000000000003244.

[49] de Maio M. Ethnic and Gender Considerations in the Use of Facial Injectables: Male Patients. *Plastic and reconstructive surgery*. 2015;136(5 Suppl):40S–43S. https://doi.org/10.1097/PRS.0000000000001729.

[50] Gravely JF, Johnson DB. Angle' s classification of malocclusion: an assessment of reliability. *British journal of orthodontics*. 1974;1(3):79–86. https://doi.org/10.1179/bjo.1.3.79.

[51] Kqiku L, Sivic E, Weiglein A, et al. Position of the mental foramen: an anatomical study. *Wien Med Wochenschr*. 2011;161(9–10):272–273. https://doi.org/10.1007/s10354-011-0898-2.

[52] Mendelson B, Wong CH. Changes in the facial skeleton with aging: implications and clinical applications in facial rejuvenation. *Aesthetic plastic surgery*. 2012;36(4):753–760. https://doi.org/10.1007/s00266-012-9904-3.

[53] Rohrich RJ, Pessa JE. The anatomy and clinical implications of perioral submuscular fat. *Plastic and reconstructive surgery*. 2009;24(1):266–271. https://doi.org/10.1097/PRS.0b013e3181811e2e.

[54] Cotofana S, Lachman N. Anatomy of the Facial Fat Compartments and their Relevance in Aesthetic Surgery. Journal der Deutschen Dermatologischen Gesellschaft = *Journal of the German Society of Dermatology: JDDG*. . 2019;17(4):399–413. https://doi.org/10.1111/ddg.13737.

[55] Walker L, Cetto R. Facial Ageing and Injection Anatomy. An Evidence Based Compendium. 2021.

[56] Campbell CD, Loft GH, Davis H, et al. TMJ symptoms and referred pain patterns. *The Journal of prosthetic dentistry*. 1982;47(4):430–433. https://doi.org/10.1016/s0022-3913(82)80096-6.

[57] Vazirnia A, Braz A, Fabi SG. Nonsurgical jawline rejuvenation using injectable fillers. *Journal of cosmetic dermatology*. 2020;19(8):1940–1947. https://doi.org/10.1111/jocd.13277.

[58] Freytag DL, Frank K, Haidar R, et al. Facial Safe Zones for Soft Tissue Filler Injections: A Practical Guide. *Journal of drugs in dermatology*. 2019;18(9):896–902.

[59] Flynn C, Nazari M, Perrier P, et al. Computational modeling of the passive and active components of the face. Biomechanics of Living Organs: Hyperelastic Constitutive Laws for Finite Element Modeling. Elsevier; 2017. pp. 377–394.

[60] Farage MA, Miller KW, Elsner P, et al. Intrinsic and extrinsic factors in skin aging: a review. *International journal of cosmetic science*. 2008;30(2):87–95. https://doi.org/10.1111/j.1468-2494.2007.00415.x.

[61] Tansatit T, Phymyoo T, Sawatwong W, et al. Implication of Location of the Ascending Mental Artery at the Chin Injection Point. *Plastic and reconstructive surgery*. 2020;145(1):51e–57e. https://doi.org/10.1097/PRS.0000000000006394.

[62] Henderson A. Focusing on chin augmentation: treating the lower face using dermal filler. *Journ Aesth Nursing*. 2020;9(5):10.12968/joan.2020.9.5.191.

[63] Mommaerts MY. The ideal male jaw angle–An Internet survey. *Journal of cranio-maxillo-facial surgery: official publication of the European Association for Cranio-Maxillo-Facial Surgery*. 2016;44(4):381–391. https://doi.org/10.1016/j.jcms.2015.12.012.

# 第八章

# 治疗方案和治疗效果

在现代医美行业中，有多种治疗方法可供从业人员选择。根据其形式不同，大致可分为注射和医疗设备两类。例如，借助医疗设备达到美容目的的方法有剥脱性或非剥脱性激光治疗、射频或超声波以改善皮肤松弛，以及微针和各种深度化学换肤等。

医生和求美者在面对这么多选择时，往往会感到困惑，特别是对于刚踏入医美行业的医生来说，难以拿出资金购买价格不菲的医疗设备，而且也不确定是否能收回成本。这对于已经在牙科设备上花费大量资金的人来说更为困难。同时，这也是大多数牙医和初级美容从业人员仅提供注射类美容治疗的原因。其实，仅依靠注射治疗也能实现理想的美容效果。但是从业人员应辨别哪些求美者可能需要其他类型的治疗，如医疗设备甚至外科手术。若出现该情况，则需要将这些求美者成功转诊给其他科医生。

从业人员在熟练掌握肉毒毒素和填充剂等相关知识的基础上，适用于合适的求美者，可同时达到既放松了面部肌肉又填充了面部软组织的美容效果。

## 治疗方案

在本书的第三章，我们提供了一种可供选择的咨询和治疗方法，即 TEOPLAN 美容评估体系。该体系可以帮助从业人员同时进行咨询、评估，以及和求美者沟通是否需要适当的填充剂治疗。但是，从业人员需要清楚何时须结合肉毒毒素和填充剂进行治疗，并且如何治疗。因此，我们必须考量求美者的预期和拟达到的美容效果。有观点普遍认为，初次接受美容治疗的求美者认为肉毒毒素比填充剂的门槛低，因为注射填充剂导致并发症的风险更高。再加上填充剂效果持续时间较长，可持续 9 个月甚至更久。

一般来说，治疗时推荐先注射肉毒毒素放松肌肉，接着再注射填充剂，这样可以获得更佳的美容效果。例如，放松眼轮匝肌和鱼尾纹有助于改善中面部填充效果。又比如，先放松颏肌有助于注射医生顺利完成在下颏的皮下平面上注射填充剂。

所以，先注射肉毒毒素是有道理的。我们建议初次注射 2 ~ 3 周后进行随访，若需要可酌情追加剂量。往往也是在该阶段，求美者开始进行注射填充剂的治疗。

# 临床案例 1

本案例中涉及的医学场景是很多从业人员都会遇到的。案例中的求美者为女性，年龄为 54 岁，尚未接受过任何美容治疗。主诉自己看起来很累，不像自己。求美者无病史，无定期用药，无药物过敏史。

以下是 TEOPLAN 美容评估体系在该案例中的具体应用：

**“T”**：求美者的脸形为方脸，出现了典型的面部下垂。其原因是深层脂肪室萎缩及大多数浅表脂肪室萎缩下垂。

**“E”**：脂肪室下垂至下面部会削弱女性化特征。双颌距离增大，导致与双颧距离的比例失调，而且因下颌下垂导致下颌线不清晰。上述变化会因中面部脂肪流失而加剧，影响从脸颊外侧过渡到脸颊内侧的轮廓流畅度，该流畅度被认为是女性标准面部特征。同时，求美者皮肤呈现出的年龄变化也比较明显，如静态纹和嘴角下垂。特别是眉间肌群、眼轮匝肌和降下唇肌呈现出静态收缩状态，导致求美者的面部肌肉看起来较紧张，且不符合女性化的特征。此外，因年龄导致的嘴唇脂肪减少，也会削弱女性化特征。

**“O”**：求美者的当务之急是改善“生气”的面部外观，增加嘴唇厚度和减少口周细纹。和大多数求美者的诉求一样，她不希望有明显的美容痕迹，但可以让自己看起来更年轻和自信。而注射医生的当务之急是改善面部细纹和肌肉的静态收缩状态，填充中面部流失的脂肪、改善下颌轮廓和填充唇部。尽管我们告知了求美者治疗中面部的好处，但她不愿意进行中面部治疗。因此，该求美者的治疗方案包括两个阶段。

**“方案”**：在阶段一，注射医生将肉毒毒素注射至眉间、前额、眼轮匝肌、降下唇肌和颏肌。在阶段二，注射医生在唇部注射低 G 值填充剂。

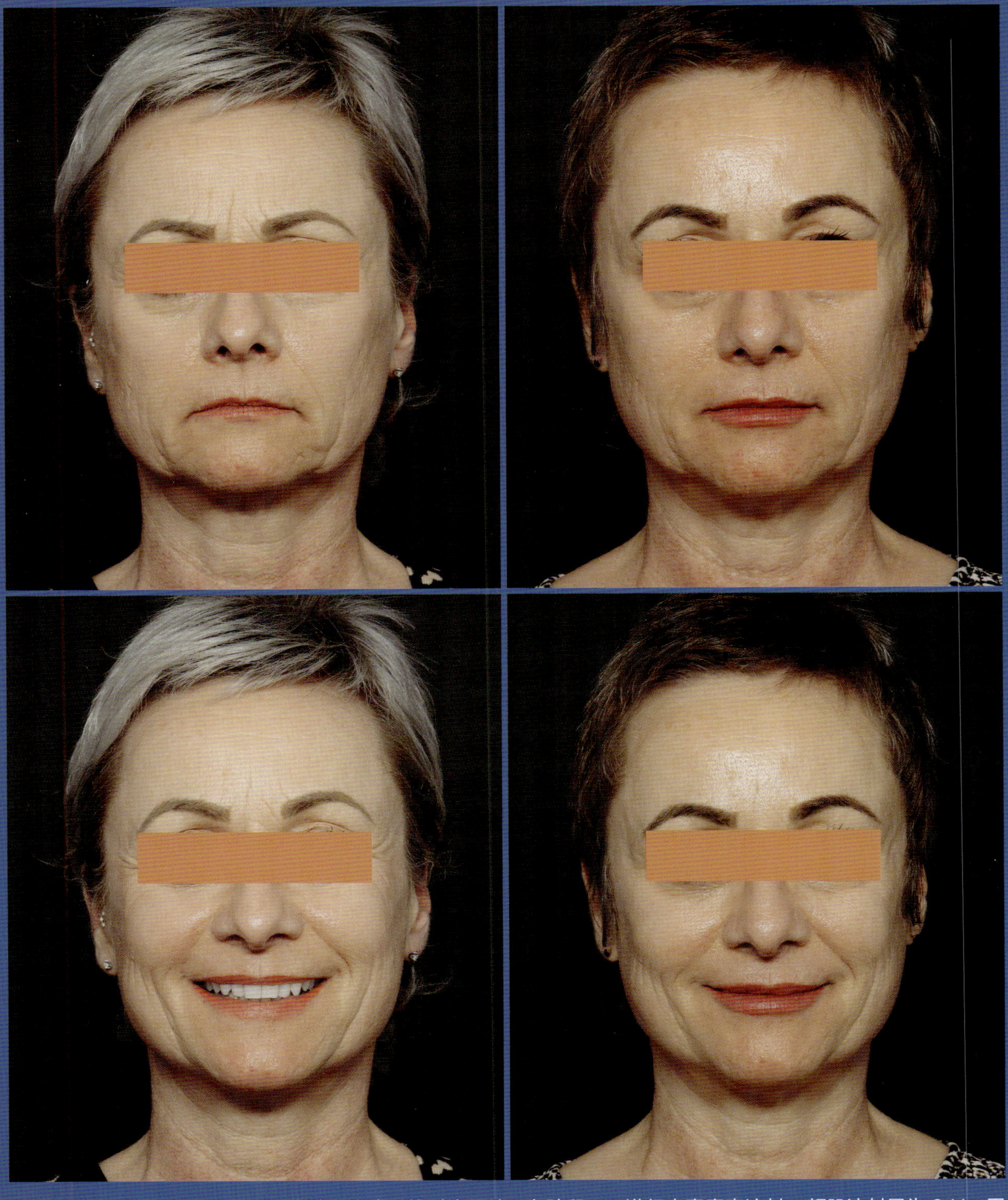

■图 8-1 左图和右图分别为治疗前和治疗后的对比照片。在阶段一，进行肉毒毒素注射：额肌注射量为 8 U，眉间肌群注射量为 20 U，眼轮匝肌注射量为 18 U，颏肌注射量为 4 U，每侧降口角肌注射量为 2 U。在阶段二，将 0.8 mL 的低 G 值填充剂注射至唇部

## 临床案例 2

本案例中的求美者为女性，年龄为 38 岁，主诉感觉自己看起来很累，面部呈现疲态。此外，她对自己看起来“苦情”的嘴也不满意。求美者无病史，无定期用药，无药物过敏史。

以下是 TEOPLAN 美容评估体系在该案例中的具体应用：

**“T”：** 求美者的脸形介于心形和方形之间，中面部存在因年龄导致的一定程度的脂肪流失。在理想情况下，应进一步考虑中面部的侧面投影以优化脸形。

**“E”：** 存在几个与年龄相关的变化削弱了求美者的自然美。首先，眉毛和上睑出现了一定程度的下垂，会影响眼睛的外观，使眼睛变小、眼神暗淡，从而影响了女性吸引力。眶下区域和中面部内侧脂肪流失导致泪沟和面中沟明显。此外，求美者出现轻微嘴角下垂，其原因要么是下颌脂肪室下垂，要么是降口角肌过度活跃。结合求美者相对年轻，出现面部下垂的可能性较小。求美者的上下唇比例也出现轻微失调，唇峰较平。

**“O”：** 求美者的当务之急是为了改善中面部脂肪流失和眼睛疲态，以及改善嘴唇体积，使其看起来不会太苦情。而注射医生的当务之急则是填补中面部和眶下脂肪流失，使嘴唇看起来有女性化特征，并改善口连合。

**“方案”：** 在阶段一，将肉毒毒素注射至眉间、眼轮匝肌（为了实现眉毛提升，不需要注射至额肌区域）和降口角肌。在阶段二，主要治疗中面部（尤其是内侧 SOOF 和外侧 SOOF）、泪沟和上唇。

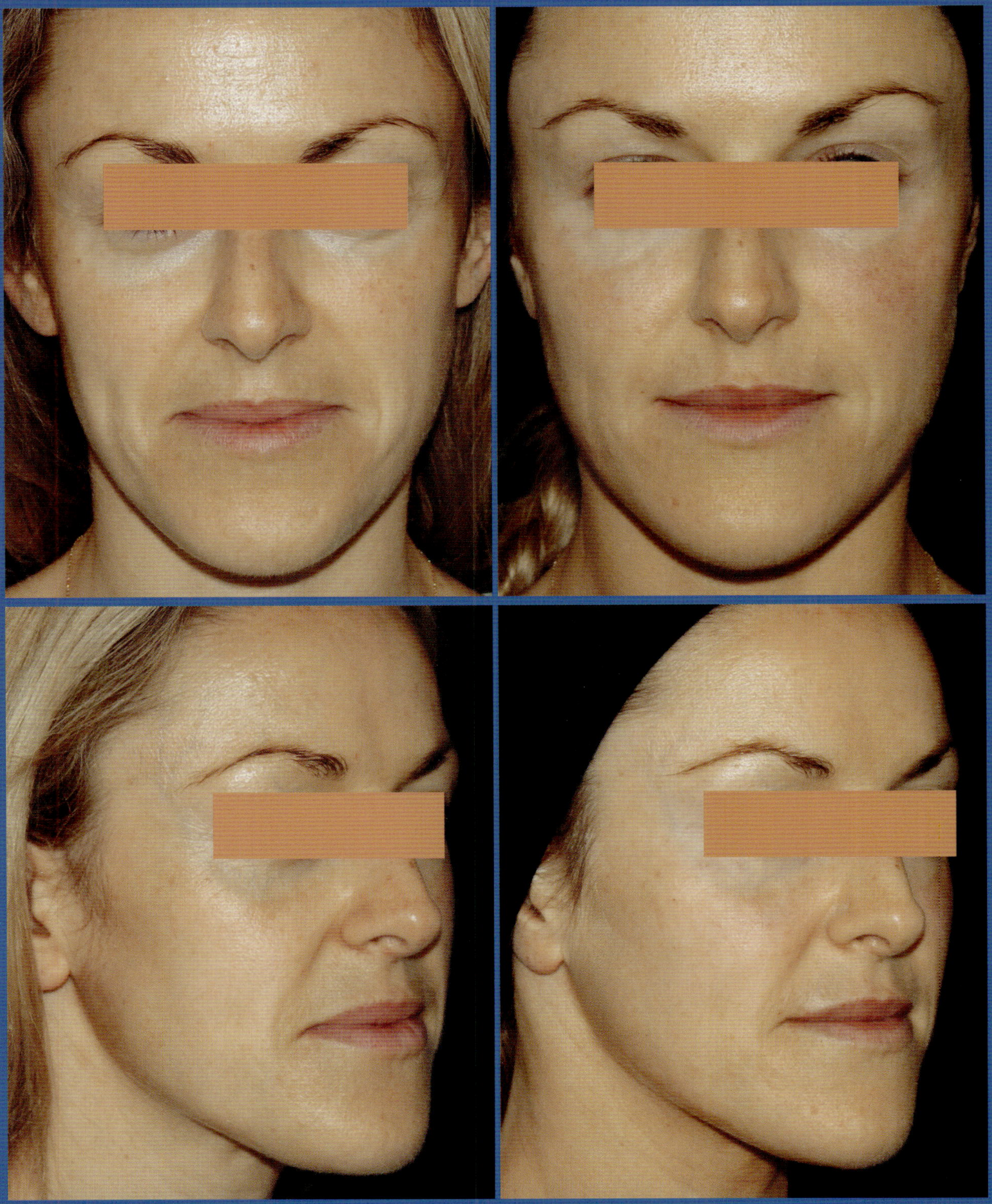

■图 8-2　左图和右图分别为治疗前和治疗后的对比照片。在阶段一，进行肉毒毒素注射：眼轮匝肌 28 U、眉间肌群 20 U。在阶段二，注射总量为 3 mL 的填充剂，中面部使用高 G 值填充剂、嘴唇使用低 G 值填充剂

## 临床案例 3

求美者为女性，年龄为 31 岁，主诉下颌线轮廓模糊。求美者无病史，无定期用药，无药物过敏史。

以下是 TEOPLAN 美容评估体系在该案例中的具体应用：

**“T”：**求美者脸形为方形，不属于标准脸形范畴。面部主要问题是咬肌肥大。此外，求美者的下颏过宽，几乎与嘴同宽，大于鼻子的宽度。这进一步导致下面部变宽，形成的下颌线具有男性化特征。

**“E”：**本案例中双颧和双颌几乎同宽，因此要么扩大双颧距离，要么缩小双颌距离。通过上述调整，可以打造出更符合女性化特征的脸形，使面部趋向于心形或椭圆形。

**“O”：**求美者希望下颌线更柔和，符合女性化特征。

**“方案”：**在阶段一，将肉毒毒素注射于咬肌。3 周后，开启第二阶段治疗，将填充剂注射于颏前点，以延长和缩窄下颏。

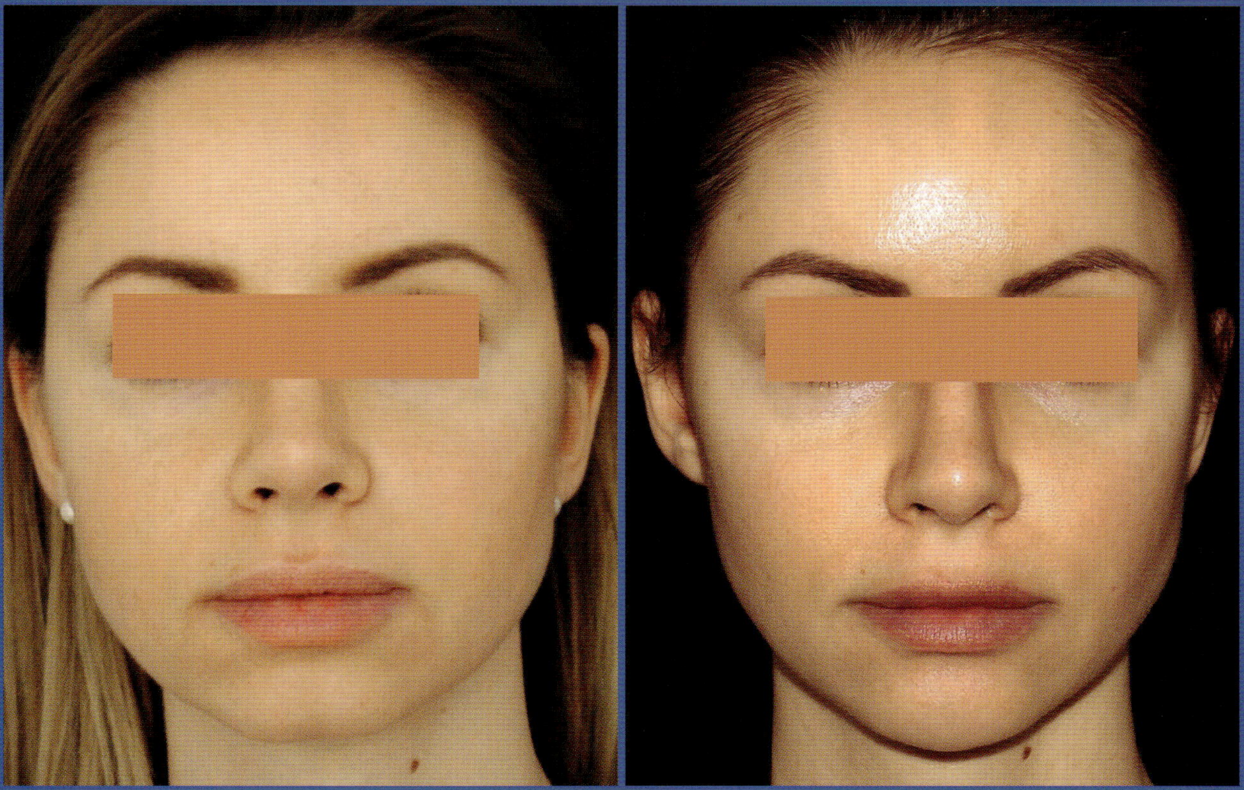

■图 8-3　左图和右图分别为治疗前和治疗后的对比照片。在阶段一，进行肉毒毒素注射：每侧咬肌注射量为 20 U。在阶段二，注射总量为 0.3 mL 的高 G 值填充剂，注射点为颏前点

## 治疗效果

以下病例概述了特定指征的治疗结果。

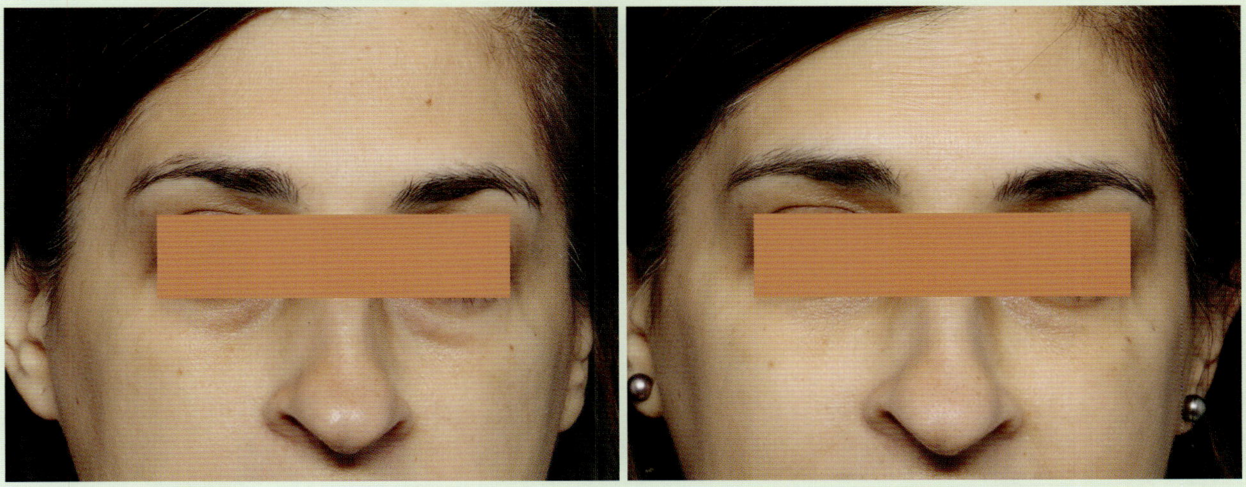

■图 8-4 左图和右图分别为治疗前和治疗后的对比照片。主要填充中面部和泪沟。在阶段一，使用直径为 25G、长度为 38 mm 的钝针在内侧 SOOF 中注射 0.3 mL 的高 G 值填充剂。3 周后进行第二阶段治疗，使用直径为 25G、长度为 38 mm 钝针直接在泪沟中注射 0.5 mL 的低 G 值填充剂

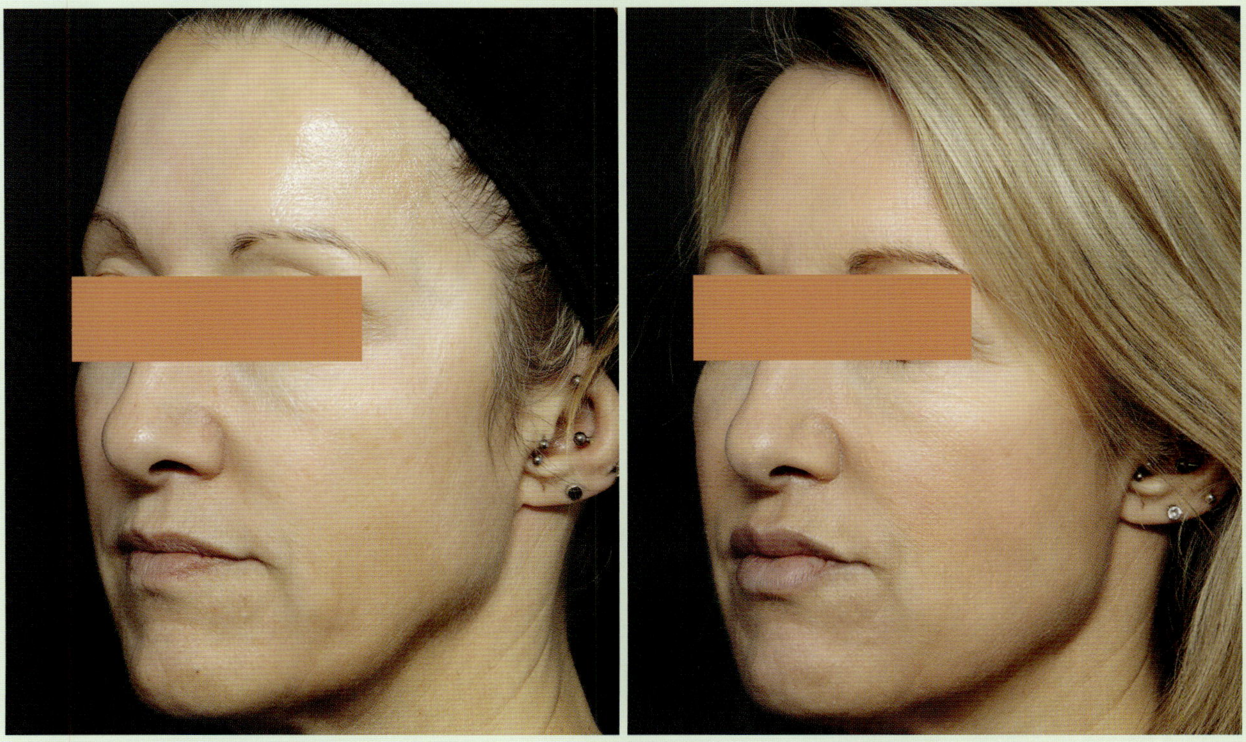

■图 8-5 左图和右图分别为治疗前和治疗后的对比照片。主要填充下颌线。使用直径为 25G、长度为 50 mm 的钝针沿下颌线后部和前部边缘注射高 G 值填充剂（每侧下颌线共计 1 mL），然后用钝针在下颌角注射少量的同产品填充剂，剂量为 0.2 mL

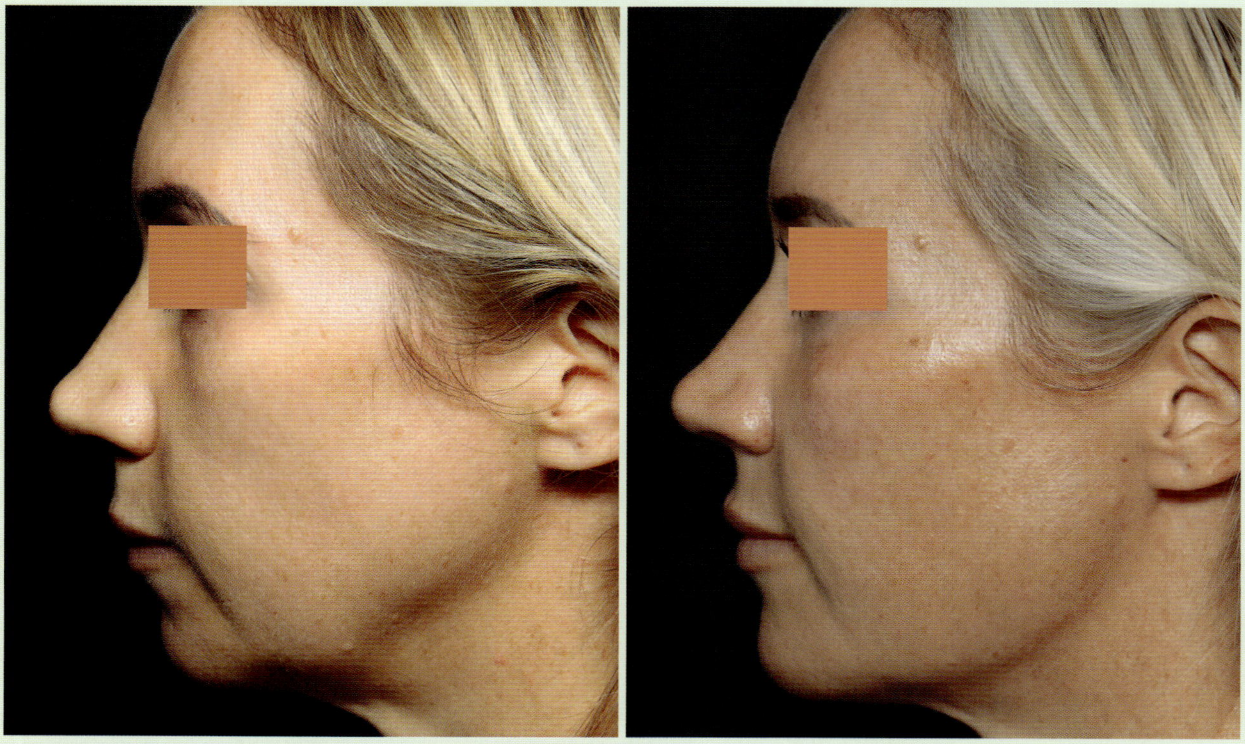

■**图 8-6** 左图和右图分别为治疗前和治疗后的对比照片。针对多个面部指征，进行综合治疗。在阶段一，使用直径为 25G、长度为 38 mm 的钝针在内侧 SOOF 和内侧面颊深层脂肪（DMCF）中注射 0.6 mL 的高 G 值填充剂。同时在该阶段还应使用锐针在外侧 SOOF 注射 0.3 mL 的高 G 值填充剂（沿颧弓每侧注射 0.1 mL，共计 0.3 mL）。两周后进行第二阶段治疗，使用直径为 25G、长度为 38 mm 的钝针沿下颌线后部和前部边缘注射高 G 值填充剂（每侧下颌线 1.2 mL），并在下颌角用钝针皮下注射少量填充剂（0.3 mL）；使用直径为 25G、长度为 38 mm 钝针在唇颏皱褶中注射 0.6 mL 的高 G 值填充剂以实现唇外翻和下颏延长；往颏前点注射 0.4 mL 的高 G 值填充剂以改善下颏前突。两周后进行第三阶段治疗，使用直径为 32G 的锐针和线形后退技术在唇部注射 0.6 mL 的中等 G 值填充剂

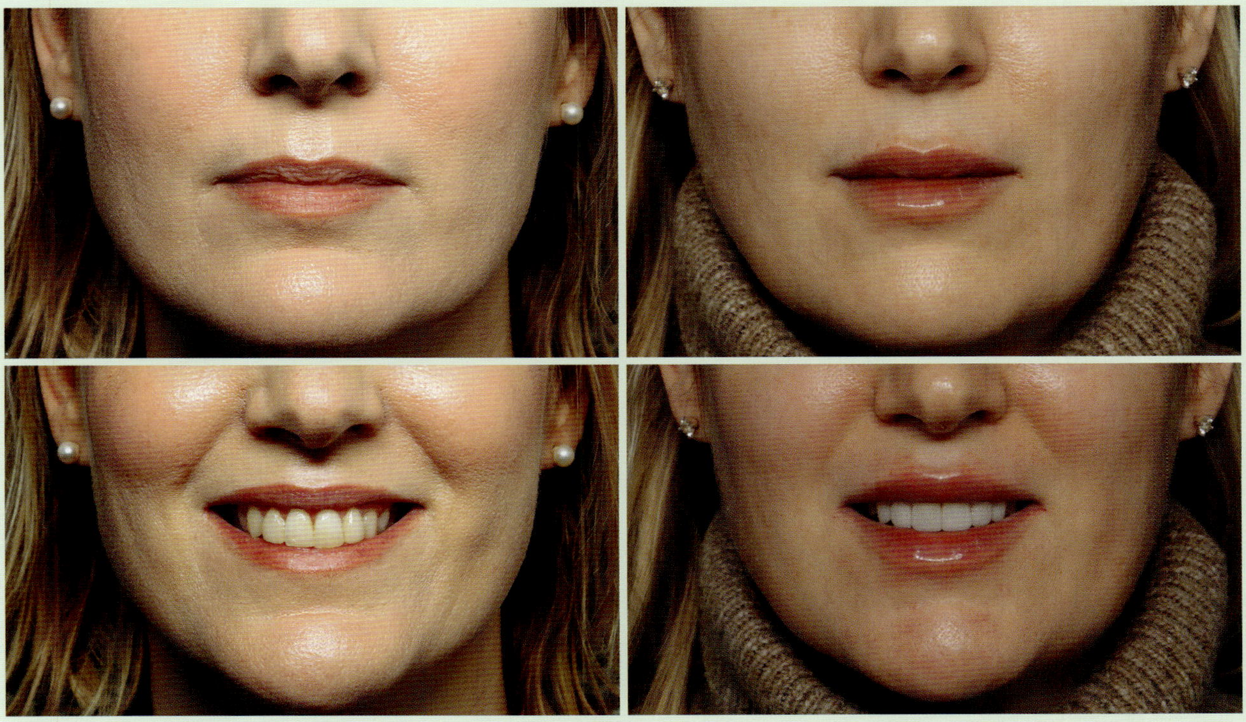

■图 8-7 左图和右图分别为治疗前和治疗后的动静态对比照片。在阶段一，使用直径为 32G 的锐针在唇部以帐篷注射技术和线形后退技术注射 0.7 mL 的中等 G 值填充剂。由于所注射的填充剂容量、注射技术和所用产品的影响，在做面部表情时唇部可以获得自然的移动效果

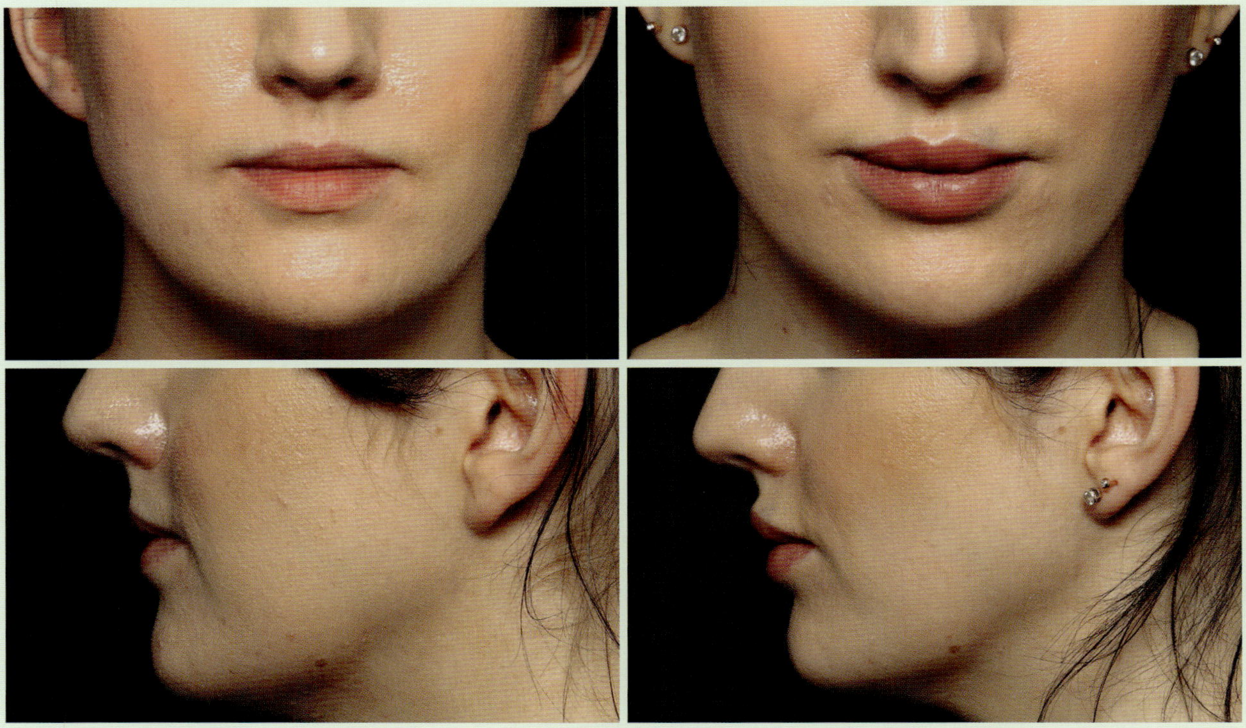

■图 8-8 左图和右图分别为治疗前和治疗后的静态下的正视图和侧视图。在阶段一，使用直径为 32G 的锐针在唇部以帐篷注射技术和线形后退技术注射 0.8 mL 的中等 G 值填充剂。在治疗前，要注意美线的位置，确保唇部不会过度突出，以保持面部比例协调

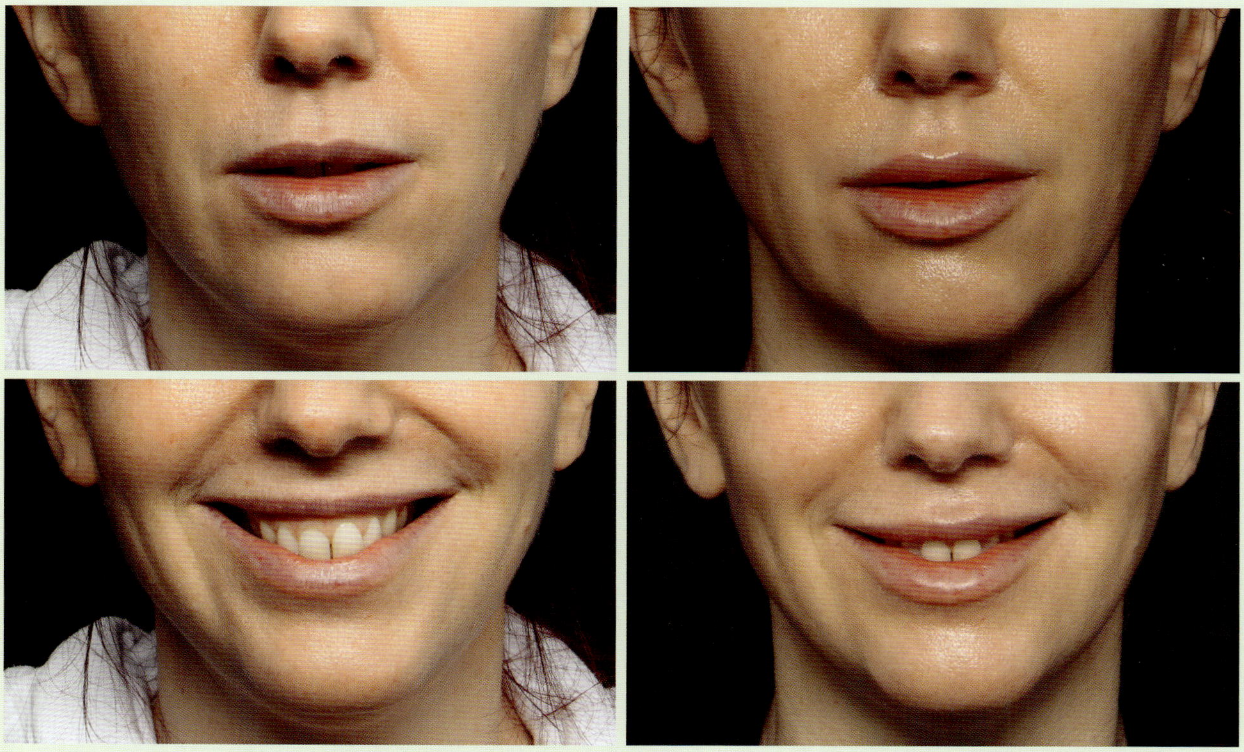

■图 8-9　左图和右图分别为肉毒毒素和填充剂结合治疗前和治疗后的动静态对比照片。在阶段一，注射 2 U 的肉毒毒素于梨状窝，目标肌肉为上唇鼻翼提肌，可有效改善露龈笑。两周后进行第二阶段治疗，使用直径为 32G 的锐针在唇部以帐篷注射技术和线形后退技术注射 0.6 mL 的中等 G 值填充剂

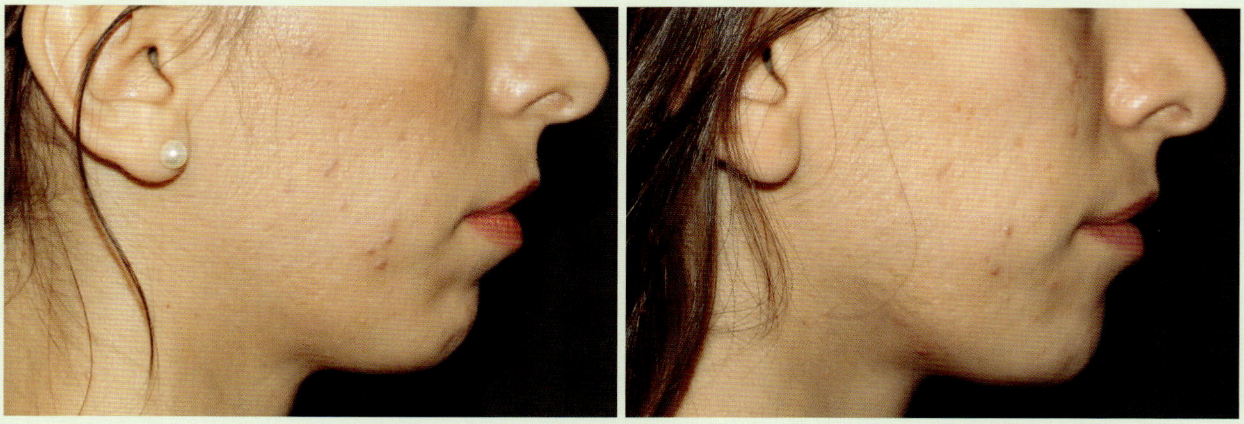

■图 8-10　左图和右图分别为下面部侧面轮廓治疗前和治疗后的对比照片。使用直径为 25G、长度为 28 mm 的钝针在唇颏皱褶中注射 0.6 mL 的高 G 值填充剂，使用直径为 27G 的锐针在颏隆凸中注射 0.6 mL 的填充剂

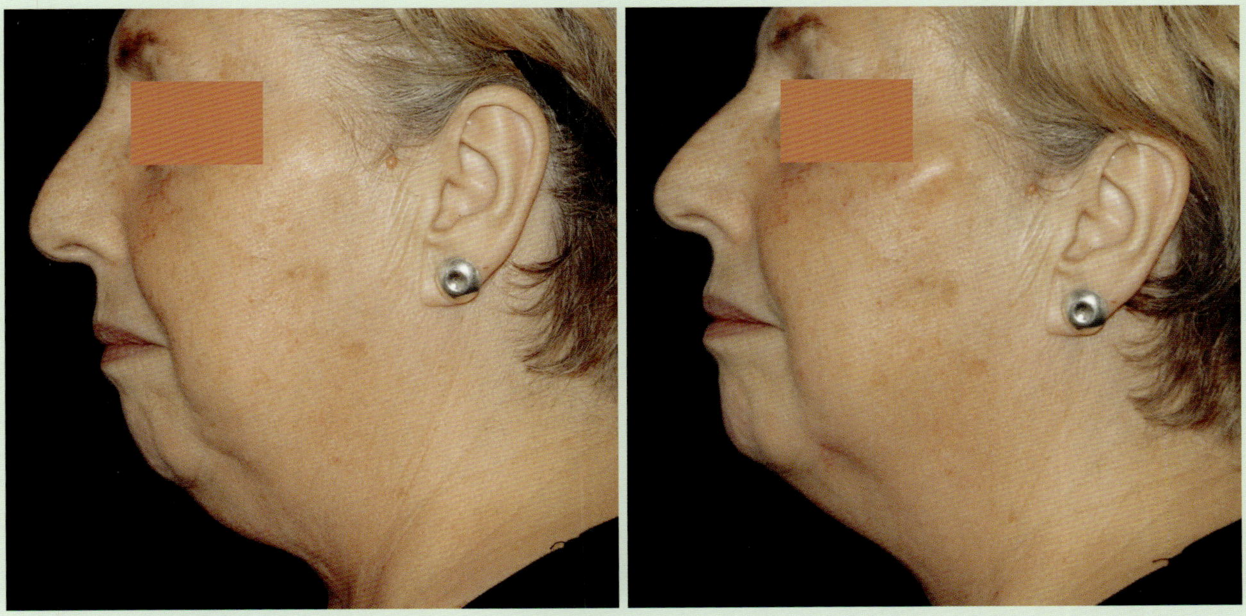

■图 8-11 左图和右图分别为下面部侧面轮廓治疗前和治疗后的对比照片。使用直径为 27G 的锐针在颏隆凸注射 1 mL 的高 G 值填充剂，使用直径为 27G 的锐针在每侧颧骨弓内侧 SOOF 注射 0.5 mL 同产品的高 G 值填充剂

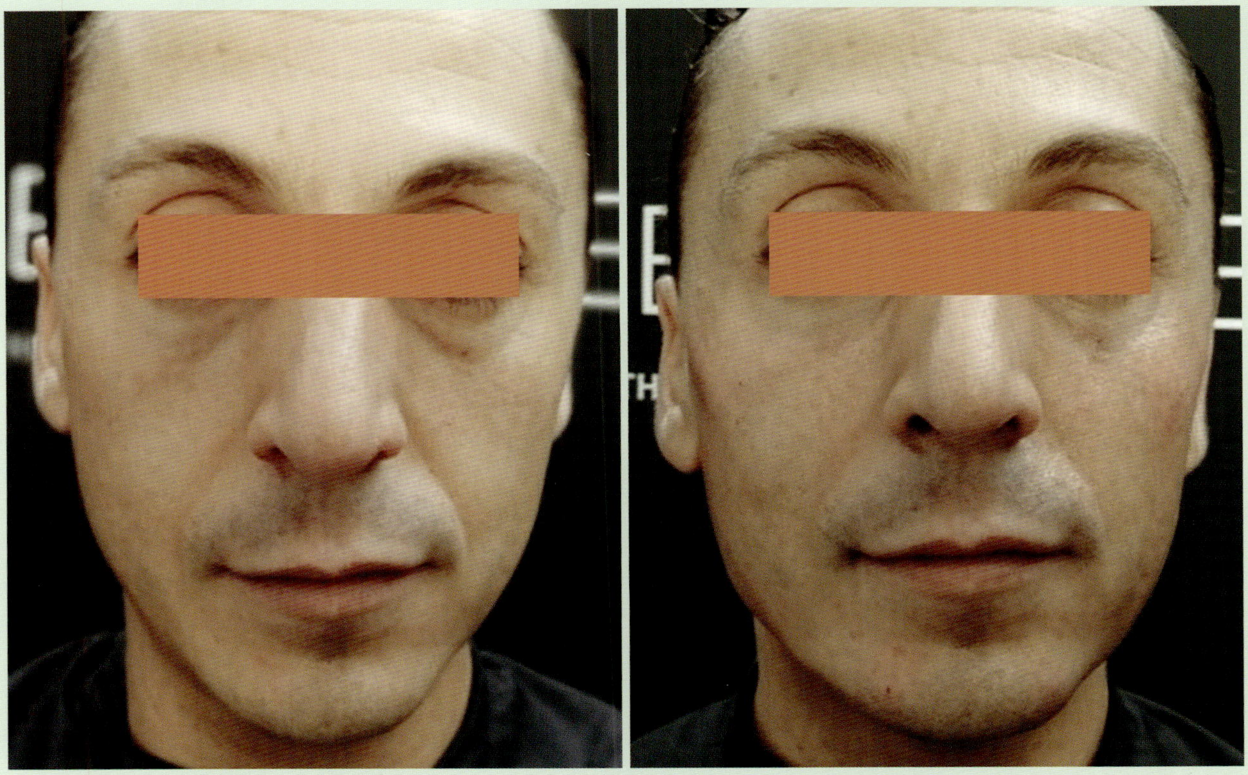

■图 8-12 左图和右图分别为治疗前和治疗后的对比照片。在某次治疗中，使用直径为 25G、长度为 38 mm 的钝针在内侧 SOOF 和内侧面颊深层脂肪（DMCF）注射高 G 值填充剂，两块区域剂量各 0.4 mL。接着，使用直径为 25G、长度为 38 mm 的钝针在内侧浅表脂肪和中面部脂肪中注射另一种高 G 值的填充剂。将 0.5 mL 的高 G 值填充剂产品注射于下颌角骨膜上方和下颏外侧骨膜上，达到增宽下颏的美容效果，钝针直径为 25G、长度为 50 mm。然后将 1.5 mL 的高 G 值填充剂皮下注射至下颌沿线，钝针直径为 25G、长度为 50 mm

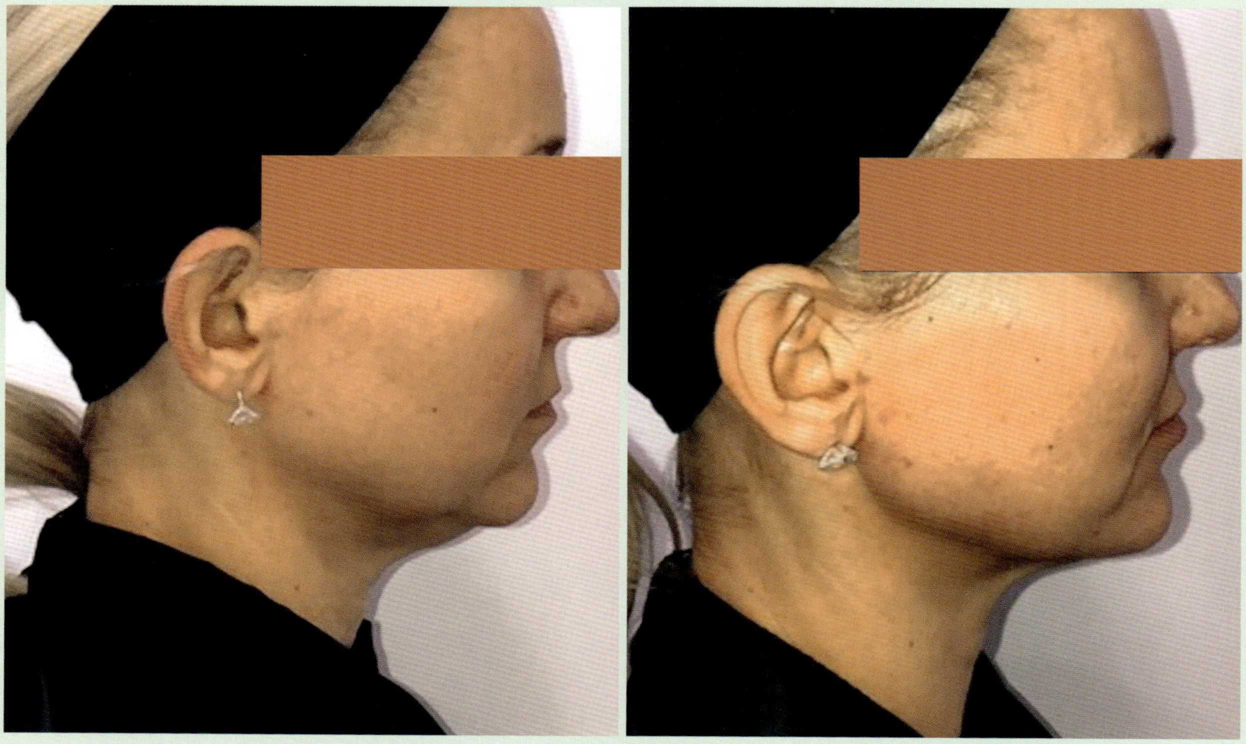

■图 8-13　左图和右图分别为治疗前和治疗后的对比照片。治疗中使用直径为 25G、长度为 38 mm 的钝针沿下颌线注射 1.0 mL 的高 G 值填充剂

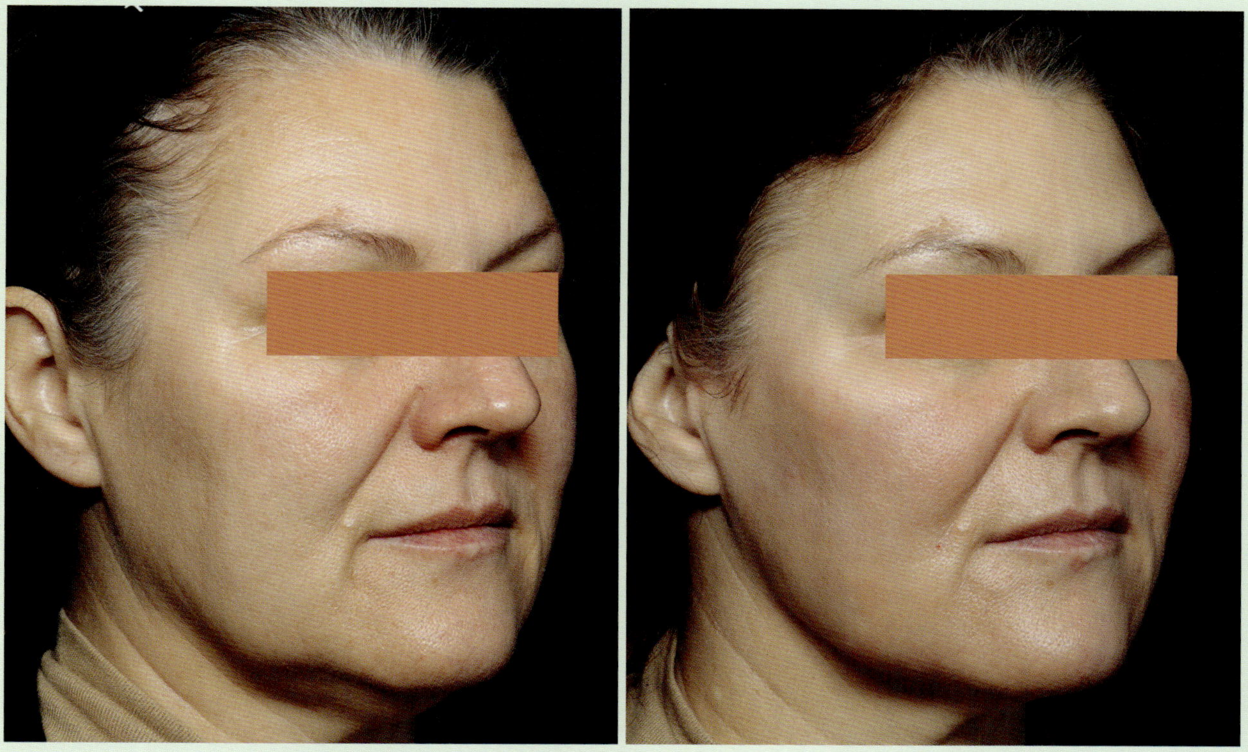

■图 8-14　左图和右图分别为治疗前和治疗后的对比照片。治疗中使用直径为 25G、长度为 38 mm 的钝针沿下颌线注射 1.0 mL 的高 G 值填充剂

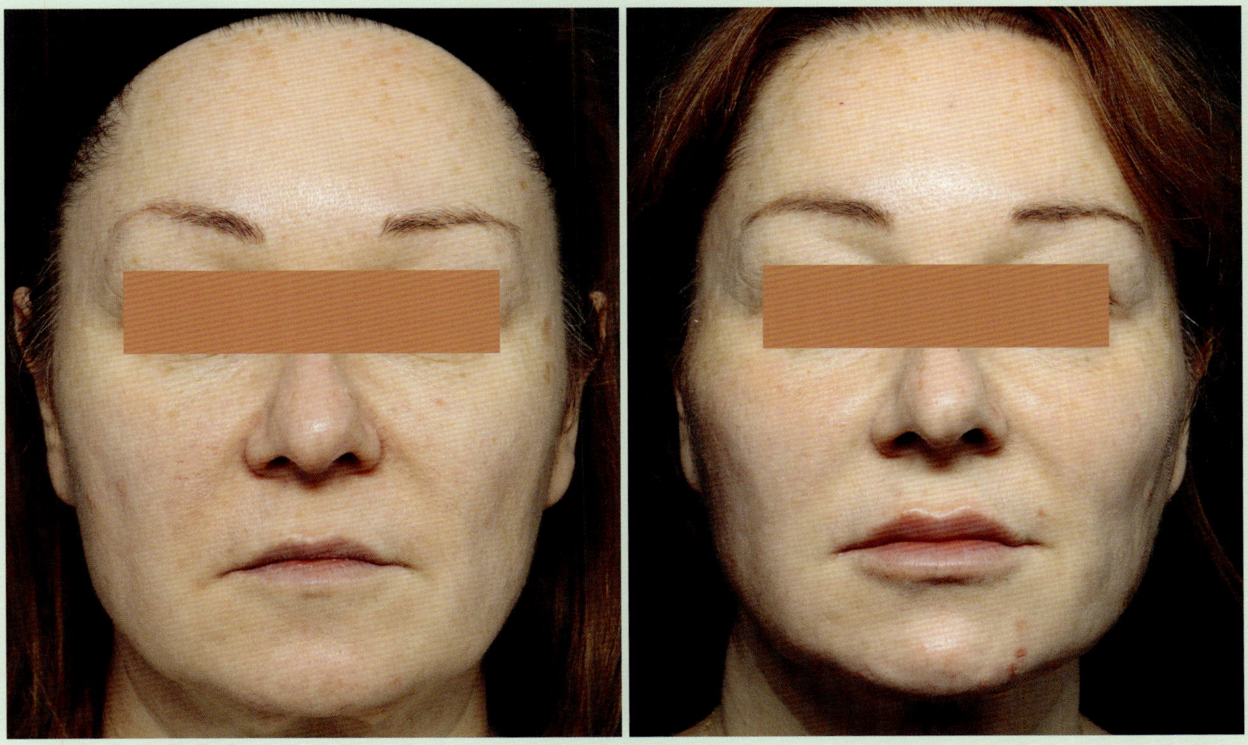

■ 图 8–15 左图和右图分别为治疗前和治疗后的对比照片。在阶段一，将 0.5 mL 的高 G 值填充剂注射至外侧 SOOF，再往内侧 SOOF 注射 0.3 mL 填充剂，钝针直径为 25G、长度为 38 mm。将 0.4 mL 的高 G 值填充剂注射至浅表脂肪室和中面部脂肪室中，钝针直径为 25G、长度为 38 mm；接着在颏隆凸中注射 0.5 mL 的高 G 值填充剂。在阶段二，将 1 mL 的高 G 值填充剂皮下注射至下颌沿线，钝针直径为 25G、长度为 38 mm；并使用直径为 32G 的锐针在唇部以帐篷注射技术和线形后退技术注射 0.7 mL 的低 G 值填充剂

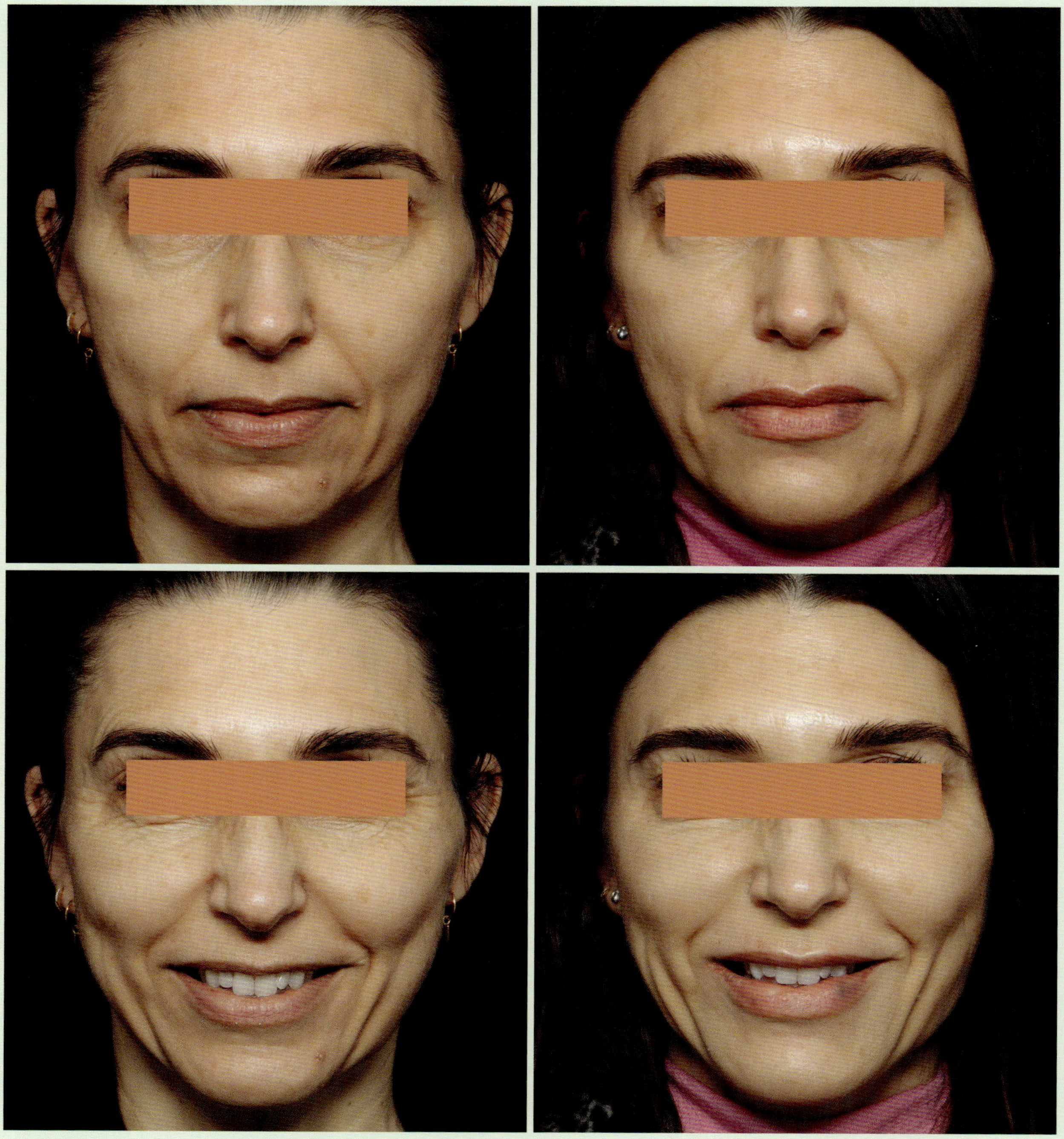

■图 8-16　左图和右图分别为治疗前和治疗后的动静态对比照片。在阶段一，使用直径为 27G 的锐针在颧弓注射 0.4 mL 的高 G 值填充剂；用直径为 25G、长度为 38 mm 的钝针在内侧 SOOF 注射 0.3 mL；用直径为 25G、长度为 38 mm 钝针以领结技术在唇颏皱褶和下颏外侧皮下注射 0.6 mL 的高 G 值填充剂；用直径为 25G、长度为 38 mm 的钝针在浅表脂肪室的内侧、中部和外侧注射 0.4 mL 的中 G 值填充剂。在阶段二，使用锐针在上下唇以帐篷注射技术和线形后退技术注射 0.5 mL 的低 G 值填充剂。注意泪沟区域（未治疗）的改善效果

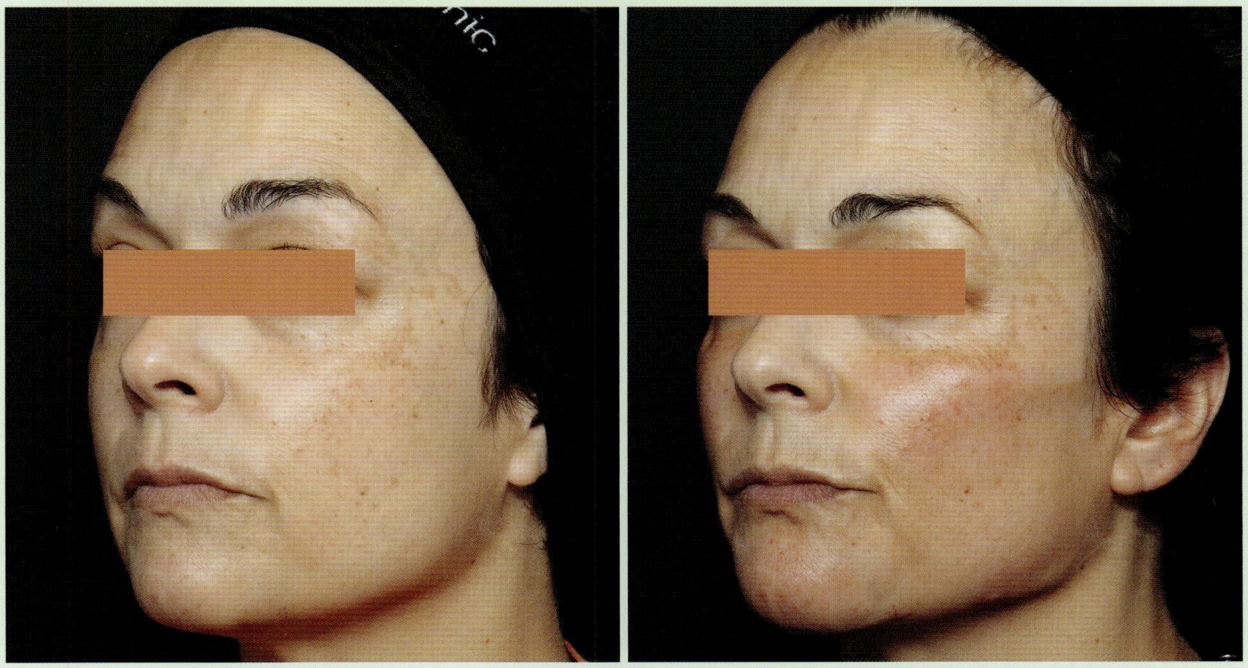

■图 8-17　左图和右图分别为使用 2.2 mL 的填充剂的治疗前和治疗后的对比照片。在单次治疗中，以面部每侧 0.5 mL 填充剂注射至外侧目标 SOOF，使用锐针进行多次推注；使用直径为 25G、长度为 38 mm 的钝针沿下颌线皮下注射 0.4 mL；使用直径为 27G 针头在颏隆凸注射 0.2 mL

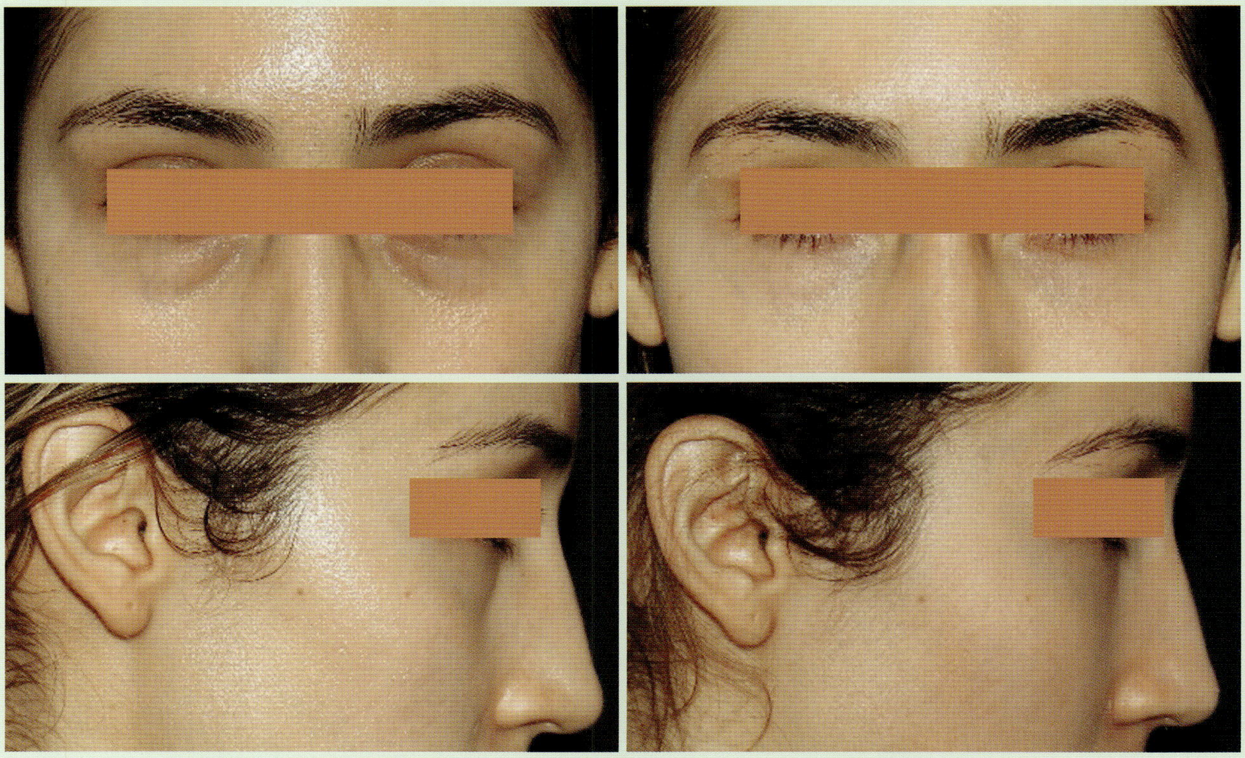

■图 8-18　左图和右图分别为治疗前和治疗后的对比照片。在单次治疗中，使用直径为 25G、长度为 38 mm 的钝针在内侧 SOOF 中注射 0.3 mL 的高 G 值填充剂，在相同进针点用直径为 25G、长度为 38 mm 的钝针直接在泪沟中注射 0.5 mL 的低 G 值填充剂

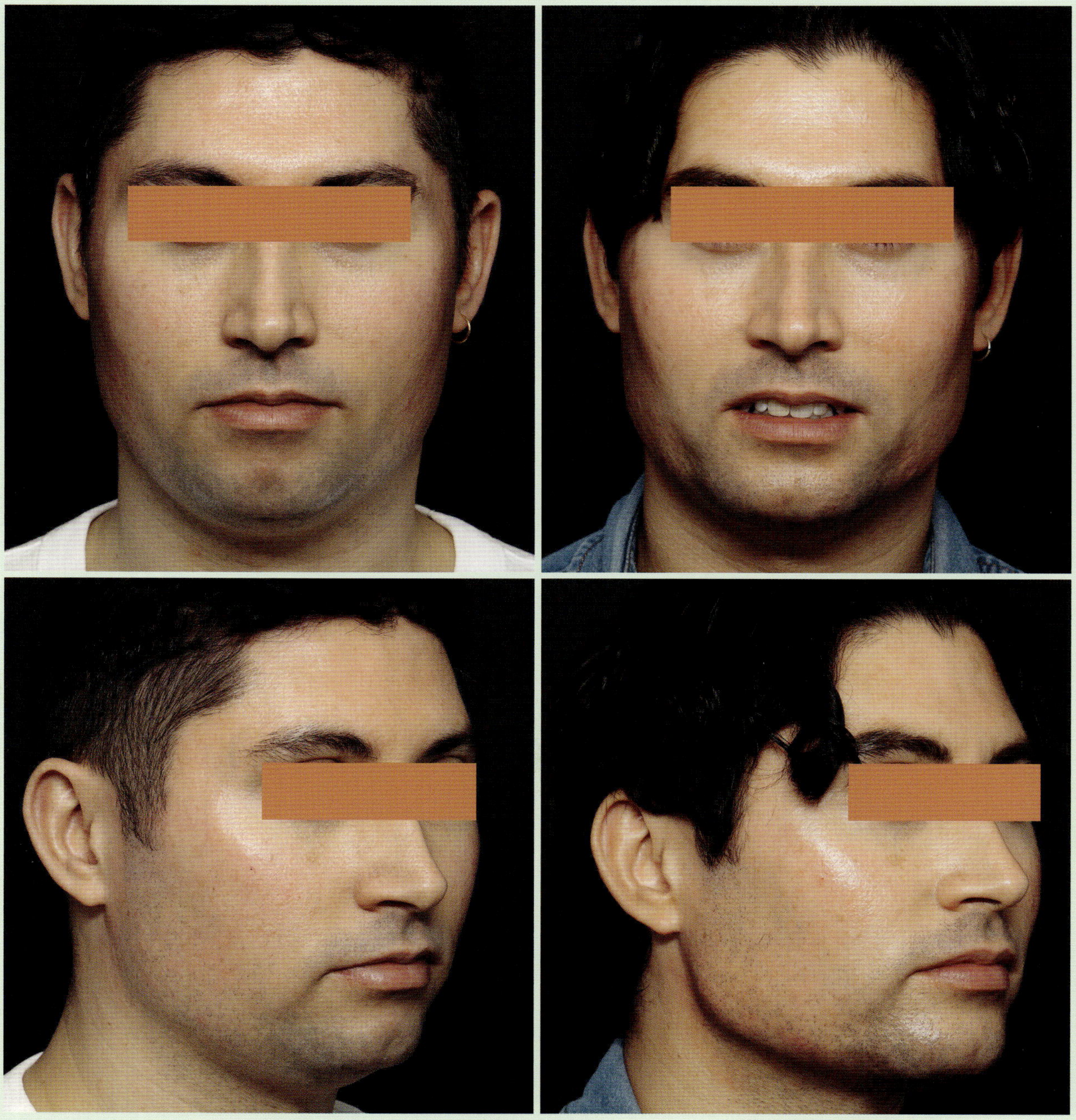

■ **图 8-19** 左图和右图分别为阶段一和阶段二治疗前和治疗后的对比照片，间隔时间将近 12 个月。在阶段一，使用直径为 27G 的锐针在颏隆凸和下颌体外侧注射 0.8 mL 的高 G 值填充剂，获得拓宽下颏和改善前突的美容效果。在阶段二，使用直径为 27G 的锐针在下颌角骨膜上注射 0.5 mL 的高 G 值填充剂，使用直径为 25G、长度为 50 mm 的钝针沿下颌线注射 1.0 mL 的高 G 值填充剂；使用直径为 27G 的锐针在颧弓处注射 0.5 mL 的同产品的高 G 值填充剂

## 参考文献


[1] Coleman KR, Carruthers J. Combination therapy with BOTOX and fillers: the new rejuvenation paradigm. *Dermatologic Therapy*. 2006;19(3):177–188. https://doi.org/10.1111/j.1529-8019.2006.00072.

[2] Dhillon B, Patel T. A Retrospective Analysis of Full-face Dermal Filler Treatments: Product Choice, Volume Use, and Treatment Locations. *The Journal of clinical and aesthetic dermatology*. 2020;13(9):33–40.

# 第九章

# 肉毒毒素在牙科中的治疗应用

## 肉毒毒素治疗

谁能想到，肉毒毒素作为人类已知毒性最强的一种毒素，如今却被广泛应用于医学领域。迄今为止，肉毒毒素已知有超 100 种潜在的医疗用途。其实，肉毒毒素的广泛应用对人们来说是一件好事，其相关研究记录已有多年历史。虽然它不能包治百病，但可以缓解因不同疾病引起的肌肉痉挛和疼痛。

偶然性在医学领域并不是一个全新的概念。历史上发生的许多美丽的意外带来了新的突破，彻底革新了治疗方案的制订方法。但毋庸置疑的是，这些发现不仅仅是偶然或纯粹的运气。显然，这些发现需要一个人具备创新思维、智慧、洞察力和坚持不懈的精神，以及意识到自己正在获得伟大发现的道路上，即使最终偏离了预期的目标。Alexander Fleming 的经历就是一个很好的例子。1928 年，他在研究流感时注意到，葡萄球菌的培养皿上长出了霉菌。通过进一步检查得知，霉菌周围形成了一个无菌环。

青霉素的发现改变了医学进程，使医生能够治愈严重和危及生命的疾病，如细菌性心内膜炎、脑膜炎、肺炎链球菌肺炎、淋病和梅毒。医学上出现过很多偶然的发现，如 X 线、勃起功能障碍药物、罗盖全、化疗药物和巴氏涂片。如今，肉毒毒素也和这些发现一样被列入医学奇迹。

### 肉毒毒素治疗面部疼痛

牙医的重要职责是控制疼痛、诊断疼痛原因和治疗疼痛。众所周知，牙医重点关注口腔，但无论从物理上还是生理上来看，头部肌肉和颈部肌肉之间关系密切。可是，有许多求美者称自己出现的口颌面疼痛常常未引起医生的重视，不是被误诊就是治疗不当。求美者因此感到沮丧和失望，最糟糕的是长期忍受口颌面疼痛。本章将重点介绍头颈肌肉疼痛和牙源性疼痛之间的相似性，以及前者是如何加剧和掩盖后者的。同时，会介绍肉毒毒素在治疗疼痛时发挥的重要作用。此外，本章还会讨论肉毒毒素在其他口颌面部后遗症治疗中的应用。

### 口颌面疼痛

在定义口颌系统时，常与头面部、颈部的软硬组织相关。任何组织只要受到了有害刺激，冲动会通过三叉神经传递至大脑。而人体的大脑回路主要负责处理复杂行为，将这些信号解释为实际或潜在的组织损伤或某种损伤，以及与其相关的不愉快感觉和情感体验。

口颌面解剖结构严密，这无疑加大了诊断难度。求美者在描述疼痛部位时，往往不知道疼痛的真实来源在其他部位。牵涉痛是由多个感觉神经汇聚，将疼痛从头颈皮肤和深层组织中传入三叉神经脊髓核。

在牙科诊疗中，一旦排除了牙痛或牙痛已痊

愈，那么颞下颌关节紊乱和头痛则被认为是口颌面疼痛的首要原因，其次是神经疼痛。在大多数情况下，口颌面疼痛和神经疼痛会同时出现，形成共病，从而使诊断和治疗变得更复杂。此外，若求美者曾患有纤维肌痛、慢性疲劳综合征、关节炎或其他导致慢性疼痛的综合征，确定当前疾病的病因则更加困难。虽然上述情况会使诊断变得复杂，但我们可以像剥洋葱一样，循序渐进地治疗这些疾病并缓解相应症状。

## 颞下颌关节紊乱病（TMD）

颞下颌关节（TMJ）由下颌髁突、关节盘和颞骨关节窝及其相互关系构成（图 9-1），主要参与下颌运动，包括咀嚼、发音和吞咽。关节盘将颞下颌关节分成不同的腔室，分别具有不同的机械功能。人体在做张口运动时，关节盘沿关节窝表面向前运动，而下颌髁突则在关节盘的凹面下旋转。颞下颌关节运动由咀嚼肌控制，该肌肉为下颌提供滑动和旋转功能，并由滑液润滑关节。

关节盘前部没有血管和神经，但后部分布着丰富的血管和神经。颞下颌关节由前外侧的颞深神经和前内侧的咬肌神经共同支配。耳颞神经（AT）则从后方支配颞下颌关节，最终汇入该关节的内侧和外侧神经分支中。颞下颌关节的前部由咬肌神经和后方的颞深神经共同支配。

求美者经常将这一区域的慢性疼痛称为“颞下颌关节有问题”。其实，更适合描述这种情况的术语是颞下颌关节紊乱病或颞下颌关节功能障碍（TMD）。

牙痛是最常见的口颌面急性疼痛的来源，而 TMD 则是最常见慢性疼痛的来源。这些疼痛会给求美者的生活带来重大影响，求美者的工作、饮食、睡眠和社交互动能力会变低。有许多求美者

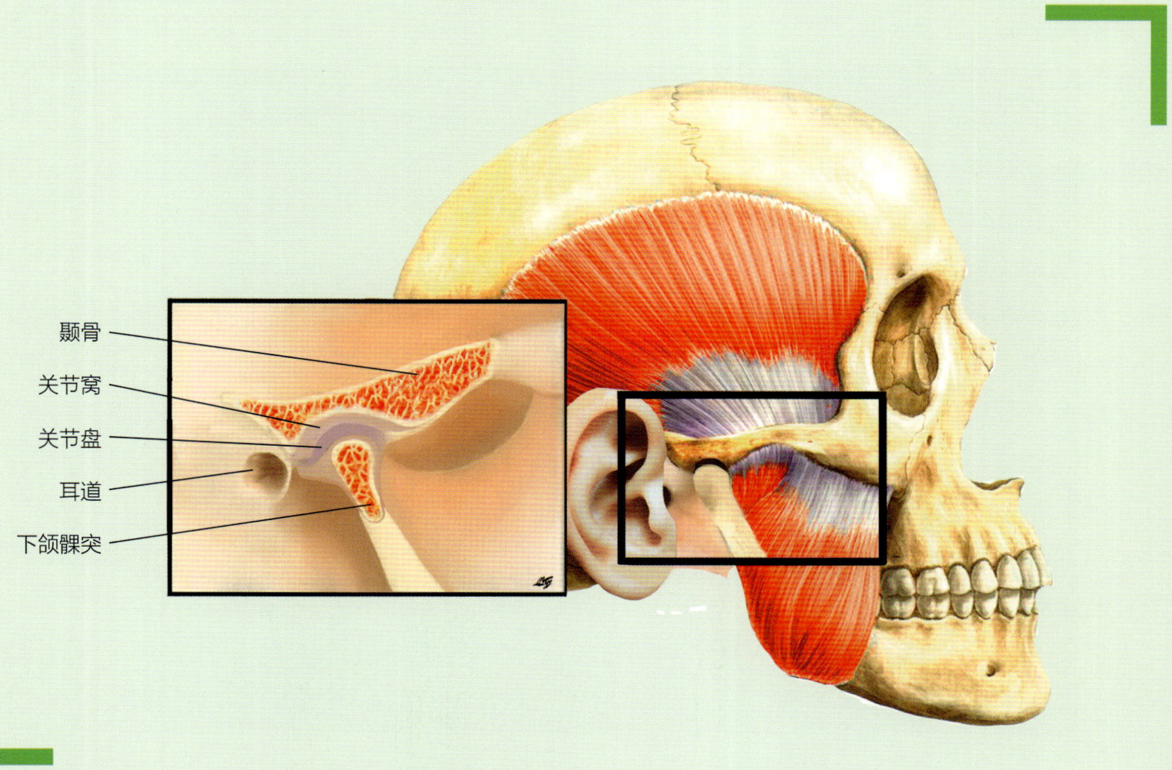


■图 9-1 颞下颌关节解剖结构示意图，包括关节盘、髁突、颞骨关节窝及近耳道区域

发现这种慢性疾病会让人完全丧失身体机能，而且常常会和其他疾病同时出现形成共病，如头痛、耳痛、耳鸣（无原因的耳鸣）和听力丧失。同时 TMD 还和全身性的疾病相关，如肠易激综合征、溃疡、高血压、过敏症、心血管疾病、纤维肌痛、慢性疲劳综合征、关节炎，以及其与颈椎的结构性关系导致颈痛和背部疼痛。因此，回顾求美者病史至关重要。同时，充分了解求美者现病史也是成功治疗 TMD 的关键，因此，主治医生需要对求美者进行访谈和检查。这种方式可以为求美者提供讲述自己病情的机会，无疑会揭示出许多影响病情表现的细微因素。在了解求美者情况的同时，还有助于医生观察求美者的唇部和下颌习惯、面部表情和说话姿势，从而获得与求美者情绪状态相关的信息。若求美者发泄沮丧情绪时，牙医可以确认求美者的担忧，建立两者之间的关系和信任。为了准确诊断 TMD，应详细记录求美者现病史，包括主诉、症状部位、疼痛发作和持续时间、疼痛类型和剧烈程度、缓解措施以及加重病情的因素。求美者除了主诉有持续的下颌疼痛外，可能还会出现耳痛、头痛和弥漫性面部疼痛。此外，求美者还会出现以下问题：面部、下颌或颈部放射性疼痛或僵硬；下颌运动受限或锁闭；嘴巴开合时下颌关节出现异常响声并伴有疼痛，以及牙齿咬合方式出现潜在变化。这些症状在早上醒来时会更加严重，或者随时间逐渐恶化。疼痛阈值、疼痛点和疼痛的临床描述因求美者的遗传基因和环境因素而异。这一事实加上疼痛机制的复杂性，凸显了准确诊断和个性化施治的重要性。询问求美者是否曾接受过与现病史相关的任何治疗，以及是否患有夜间磨牙症、阻塞性睡眠呼吸暂停（OSA）或者其他任何口腔功能障碍，对于接下来的治疗是有益的。

## 口腔功能异常

虽然磨牙和咬紧牙齿是最常见的口腔功能异常，但除进食、吞咽、说话等正常的口腔活动外，其他均被视为口腔功能异常。无论这些习惯的严重程度或出现频率如何，都会损伤口腔结构，如牙齿磨损、牙周骨流失、组织萎缩、楔状缺损、颞下颌关节内部紊乱、肌肉功能障碍和口颌面疼痛。

求美者往往没意识到自己有这些口腔功能异常的习惯。他们主动称伴侣没听到磨牙声，或者是在被问到是否磨牙时回答“没有”。然而就算没有磨牙，他们可能会习惯咬紧牙齿，这种无声的行为会严重损伤口腔结构。目前，夜间磨牙被视为睡眠运动障碍，发生于快速眼动时期和深浅睡眠过度期。多数求美者还会出现日间不良习惯，如咬唇、咬指甲、吮拇指、习惯性磨牙，以及在压力和焦虑状态下咬紧牙齿。此外，有很多处方药物也会导致求美者咬紧牙齿和磨牙，如选择性血清再吸收抑制剂（SSRIs)，这与该药物用于缓解焦虑和压力的初衷相矛盾。

口腔功能异常的治疗通常会涉及压力管理、药物治疗、行为矫正和生物反馈。治疗的最终目的是保护口腔结构并减少颞下颌关节负荷。我们通常建议求美者在夜间或白天，甚至全天佩戴咬合器。肉毒毒素也会产生类似的效果，通过放松咀嚼肌降低咬合力，减少咬合负荷并减轻疼痛。

阻塞性睡眠呼吸暂停综合征（OSA）属于睡眠障碍的一种，其特征是睡眠期间上气道反复地出现完全阻塞或部分阻塞。OSA 发作期间，膈肌和胸肌被迫费力打开阻塞气道并将氧气吸入肺部。调查显示，患有 OSA 的求美者很可能会出现 TMD 和夜间磨牙症，这也是 OSA 临床表现之一。

传统观点一直认为错颌畸形是导致 TMD 的主要原因。但最近有研究表明，错颌畸形直接导致的 TMD 病例并不常见。其实，在 TMD 的病因中，我们常常忽视了颈部和颈椎肌肉间的关系，它们是导致口颌面疼痛综合征严重共病的重要原因。相关的肌电图（EMG）研究表明，颈部的肌肉活动和咬合接触存在关系。因此，触诊颈部肌肉可为求美者的疼痛来源提供进一步的信息。我们建议成立一个由神经科医生、耳鼻喉科医生、其他牙科专家和理疗医生组成的专业团队，以协助 TMD 的诊断和治疗。

TMD 有多种分类体系。简单来说，疼痛可分为关节源性和肌源性两类。患有肌源性 TMD 的求美者往往有更多共病问题，疼痛程度也比关节源性 TMD 求美者更严重。关节源性（涉及关节和关节盘）TMD 最常见的原因包括关节盘移位、继发于退行性椎间盘疾病（DDD）、关节强直、脱臼、关节感染或肿瘤。在治疗肌源性 TMD 前或正在治疗时，需要先排除或治愈上述疾病。由磨牙、肌肉过度活跃或外部压力引起的肌肉过度活跃和功能障碍是导致肌源性 TMD 的根本原因。肉毒毒素治疗的关键是利用肉毒毒素抑制咀嚼肌过度活跃。若求美者的 TMJ 结构正常，则肉毒毒素在缓解疼痛上具有巨大潜力。

## 肌筋膜疼痛综合征（MPS）

根据美国国立牙科与颅面研究所的说法，TMD 常表现为肌筋膜疼痛综合征（MPS）。MPS 是一种慢性肌肉骨骼疼痛障碍，特征是局部疼痛和牵涉痛，求美者会感觉到深层肌痛隐痛。该疼痛可能仅出现于某个部位，但通常会牵涉其他区域，并可能成为痛觉过敏的来源。MPS 通常为慢性病，会影响肌肉、筋膜、肌腱和韧带。重复做某个动作、肌纤维损伤以及韧带和肌腱过度拉伸都是诱发 MPS 的重要原因。若患有 MPS，求美者常常会感到抑郁和疲劳，甚至出现行为改变。

与其他肌肉疼痛综合征不同，与 TMD 相关的 MPS 存在触发点。这些触发点可以将疼痛牵涉至头部和颈部的其他区域。触发点由肌肉过度收缩和运动终板功能障碍所致（图 9-2）。这种局部肌肉痉挛不同于整个肌肉出现的紧张状态。局部肌肉过度收缩会导致该区域的血流停止，造成血供受限，即缺血。而代谢废物和毒素的积累会使触发点变得更加敏感，其发出疼痛信号后进一步加强了肌肉收缩。因此，触发点的生理机制就被卷入了代谢危机的恶性循环中。症状包括慢性和急性，最终都会导致求美者疼痛和出现功能丧失。

口腔功能异常是引起肌源性 TMD 的另一个主要原因，它们之间存在着密不可分的关系。

在口腔功能习惯中，施加在牙齿上的压力为 20 psi ～80 psi（0.14 MPA ～0.55 MPA），但磨牙时压力可达到 300 psi ～3000 psi（2.07 MPA ～20.7 MPA）。这大大增加了咀嚼肌的压力，咀嚼肌过度活跃会形成 MPS 和触发点。

在临床上，通过检查求美者体征、再现症状和触诊可以帮助医生识别触发点。用力按压肌腹会在紧张肌肉纤维带内发现一个或多个疼痛结节（图 9-3）。施加压力时，常会引发抽搐，随后是牵涉痛出现扩散。

但并不是所有触发点都会出现相同的反应。在检查求美者是否有触发点时，需要考虑疼痛位置、触痛程度、慢性程度，以及是否会牵涉其他区域。

主要触发点位于肌肉中心区域，是触痛最明显、最成熟和最活跃的区域。主要触发点最初通常出现于肌腹中部，即运动终板进入肌肉的区域。肌肉兴奋收缩时，在最厚的点通常会有一个非常敏感的区域，会将疼痛牵涉至其他地方。每块肌肉中可能有多个触发点。触发点被激活时，肌肉正常功能活动会引起疼痛。

次要触发点也被称为卫星触发点，位于牵涉痛范围内，能够对邻近肌肉骨骼区域的主要触发点做出反应。所以次要触发点也要引起重视，但主要触发点仍是治疗干预的关键。主要触发点一旦放松，那么次要触发点也会相应消退。若次要触发点没消退，则需要对此进行进一步评估和治疗。求美者往往在医生完全触诊到次要触发点时，才知道其存在。他们通常会说："啊！我没想到那里也会痛。"

附着触发点常出现于肌腱和骨骼相连接的区

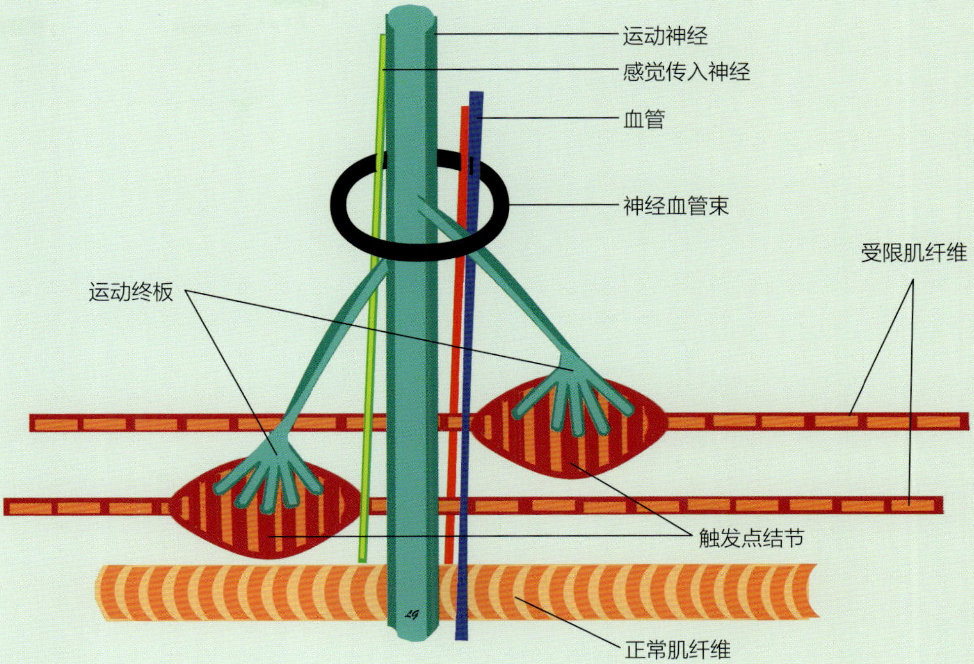


■图 9-2　触痛肌筋膜触发点由运动终板上的肌肉过度活跃、纤维变短和肌肉功能丧失引起

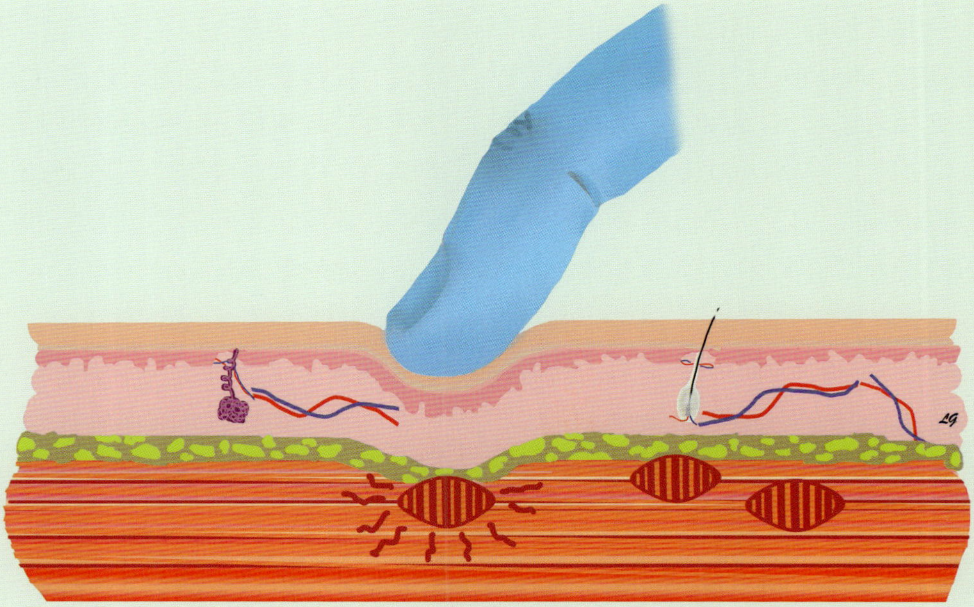

■图 9-3　触诊触发点时，用食指用力按压肌腹，以便定位疼痛结节

域，即腱骨连接处，该区域触痛明显。附着触发点既可以是主要触发点，也可以是次要触发点。次要触发点会在肌肉主要触发点放松时自行消退，若肌腱仍存在疼痛，则需要做进一步的评估和治疗。

活跃触发点的特点是触诊时有触痛感，并且会将疼痛牵涉至其他区域。它既可以是主要触发点，也可以是次要触发点。不活跃或潜在触发点是指医生在触诊肌腹或肌腱时，可以触到类似触发点的结节或硬块。而且，对其施加压力也不会引发疼痛反应或牵涉性疼痛反应。只要主要触发点得到治疗，潜在触发点通常会保持不活跃和无症状状态。通常来说，潜在触发点的存在往往与局部肌肉功能过度活跃造成整体肌肉僵硬有关。如果求美者出现损伤或创伤等情况，则可能激活潜在触发点。例如，疼痛会带动肌肉活动从而激活潜在触发点。如果求美者本身存在慢性疼痛，不及时治疗触发点，则可能引发和加速形成关节退行性变化。

目前，有多种姑息疗法可以单独或结合使用，以管理 TMD 疼痛。现有的姑息疗法包括但不限于口腔咬合板疗法、按摩法、物理疗法、生物反馈法、针灸法、脊椎疗法和氯乙烷喷洒拉伸疗法，以及使用抗抑郁药、麻醉药、肌肉松弛剂和非甾体抗炎药（NSAIDs）等。肉毒素毒除了被广泛用于美容领域之外，还被 FDA 批准用于缓解与 TMD 相关的潜在疼痛疾病，如颈部肌张力障碍（CD）和偏头痛。因此，在治疗 MPS 时，将肉毒毒素用于治疗其他头颈疼痛虽属于非说明书用药范畴，但合乎逻辑。

咀嚼肌持续功能障碍收缩是导致与 MPS 相关 TMD 触发点的主要潜在原因。从理论上来说，肉毒毒素注射至咀嚼肌中某一块或多块肌腹内的几个触发点时，会抑制肌肉过度活跃，从而减轻求美者疼痛感。和其他治疗方法相比，肉毒毒素治疗 MPS 有许多优势。虽然不能立即见效，但可以长期缓解疼痛。肉毒毒素开始失效不会带来任何负面影响，也不会影响求美者说话、吞咽和咬合等正常功能活动。肉毒毒素的作用就是缓解求美者的局部疼痛，不会影响全身肌肉骨骼系统，因此不同于全身性药物。不论触发点是否活跃，对这些注射都反应良好。此外，因注射本身具有干针效应，求美者定期报告称注射可立即缓解疼痛。

定期注射肉毒毒素治疗的求美者发现，效果会随时间愈发持久，并将其视为疼痛管理的重要手段。一些求美者称缓解效果可持续 6~8 个月。目前，肉毒毒素疗法已被成功应用于对其他治疗均无反应的求美者中。

## 肉毒毒素治疗咀嚼肌肌筋膜疼痛

咀嚼肌共有 4 块主要肌肉，分别是咬肌、颞肌、翼内肌和翼外肌，均由三叉神经（第五条颅神经）支配，各肌肉的具体位置和功能见表 9-1。咬肌和颞肌块头较大、位置较浅（图 9-4）。而翼内肌和翼外肌作为辅助肌，块头较小、位置较深（图 9-5）。这两块翼状肌肉因其

■ 表 9-4　4 块主要咀嚼肌的位置和功能总结表

| 肌肉 | 起点 | 插入点 | 功能 |
|---|---|---|---|
| 咬肌 | 颧弓 | 下颌骨外表面 | 闭口 |
| 颞肌 | 颞骨 | 下颌骨冠突 | 闭口 |
| 翼内肌 | 蝶骨、腭骨和上颌骨 | 下颌支内侧表面内 | 闭口 |
| 翼外肌 | 蝶骨 | 下颌髁突前表面 | 张口、推动下颌骨向前和向对侧运动 |

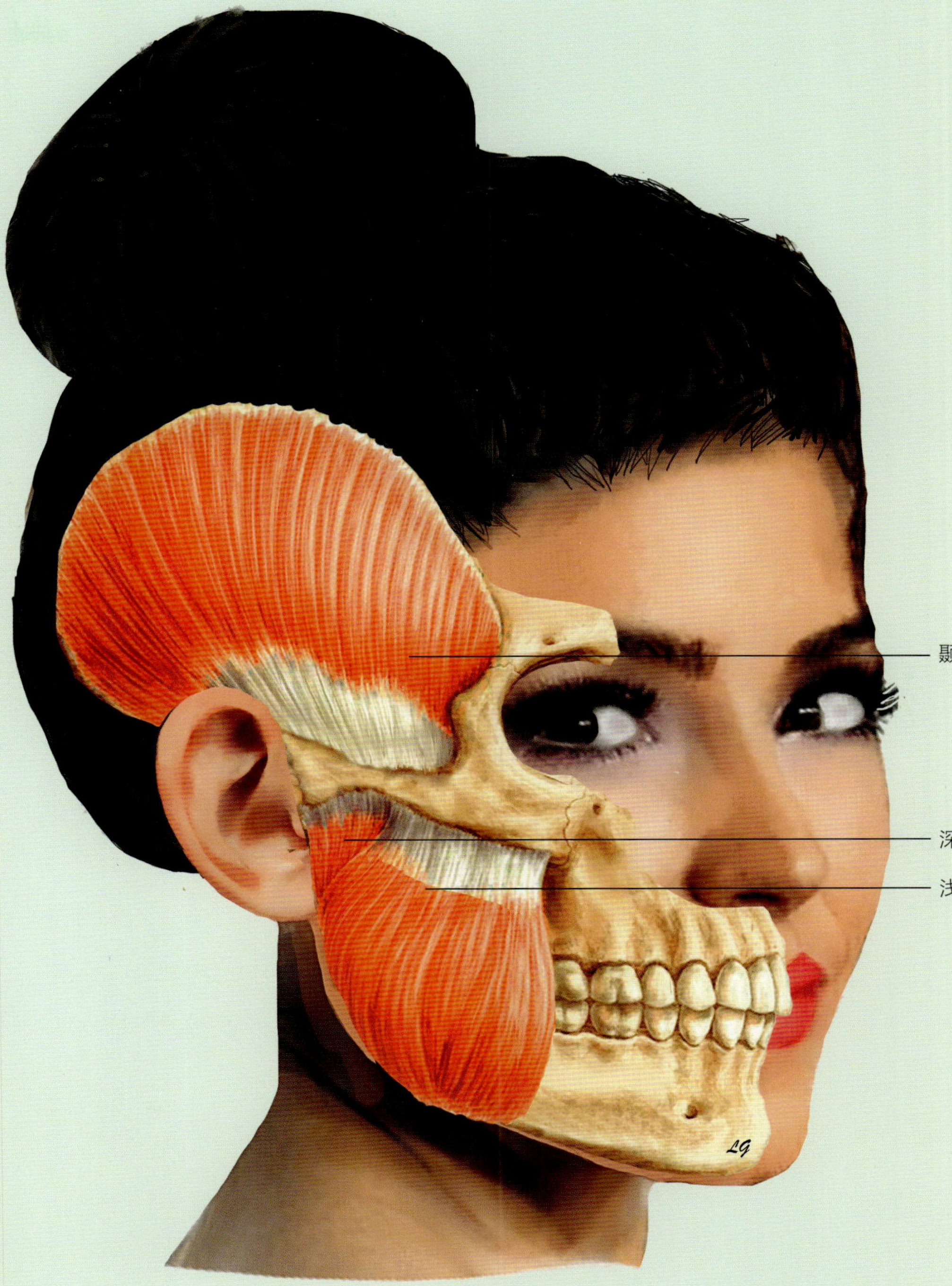


■图 9-4　面部最大的两块咀嚼肌分别为咬肌和颞肌，位置较浅，易识别定位

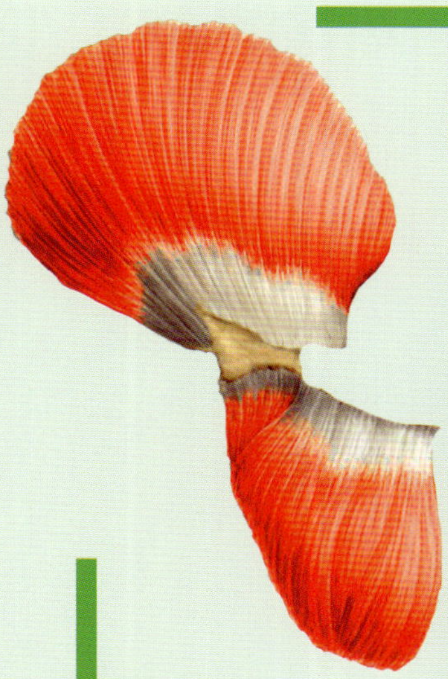

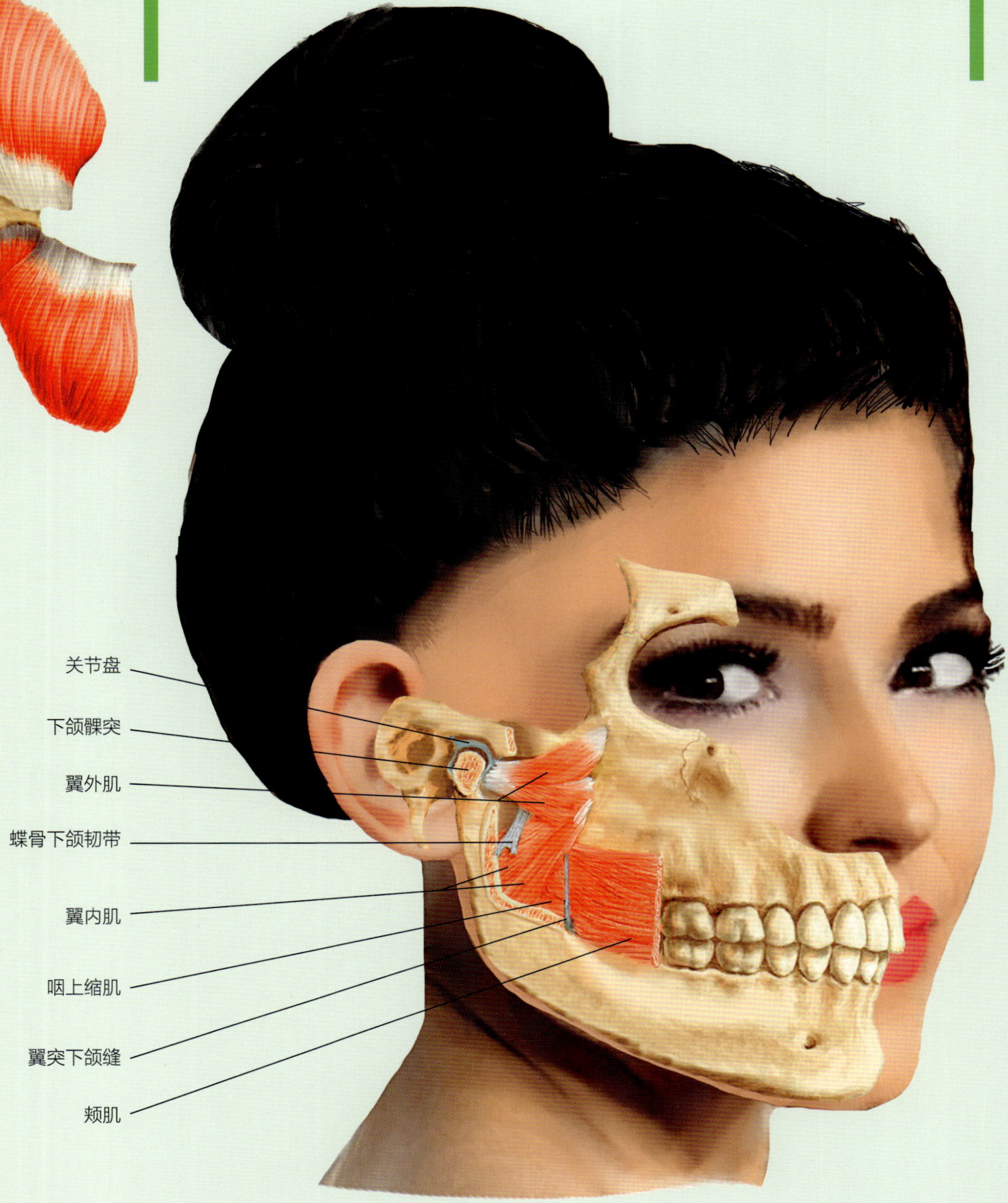


■图 9-5　本图已手动剔除了咬肌和颞肌（见左上插图），以暴露出其下方的翼状肌。翼状肌位置较深，不易识别定位

解剖位置较深，用手无法触到。

在用肉毒毒素治疗咀嚼肌时，为了方便诊断，必须将以上 4 块主要肌肉视为整体，了解肌肉之间的相互影响机制和其对咬合力的影响机制。咬肌、颞肌和翼内肌同时两侧对称运动可实现下颌骨简单上提。然而在咀嚼过程中，若存在旋转力，则会导致咬肌不对称活动。咀嚼单侧力量过大，会导致该侧肌肉过度活跃，从而出现疼痛感。下颌骨移动而上颌骨保持不动，颞肌和翼外肌共同作用以抵消下颌骨的下拉重力，努力将下颌骨中心固定在一个较稳定的位置。在下颌闭合的机械运动中，咬肌发挥主要作用，翼内肌为辅。它们在下颌支和下颌角的后下部形成了一个共同的腱性附着点，即翼下颌悬带，平行排列以支撑下颌（图 9-6）。

面部提肌力量大小是决定咬合力大小的基本因素，肌肉厚度、肌纤维的大小和排列情况都会影响咬合力。从生理差异上看，男性的肌肉比女性的肌肉发达，因此咬合力更大。但咬合力还受年龄和口腔功能异常影响。如果你已经理解了上述概念，那么逻辑上可以用肉毒毒素来放松这些肌肉，以缓解肌肉活动频繁所引起的疼痛。此外，咬合力会直接影响面部形态。随着咀嚼肌肉变发达，求美者的面部趋向扁平、下颌轮廓变模糊，而且脸形会因咬肌肥大变得更方。若咬合力大到足以形成肌肉肥大，求美者就算没出现疼痛或 TMD，也会出于美容考虑而选择注射肉毒毒素，以达到瘦脸的效果。

相反，若面部提肌力量较弱，咬合力可能会因咀嚼少、牙齿缺失或疼痛而迅速下降。这样下

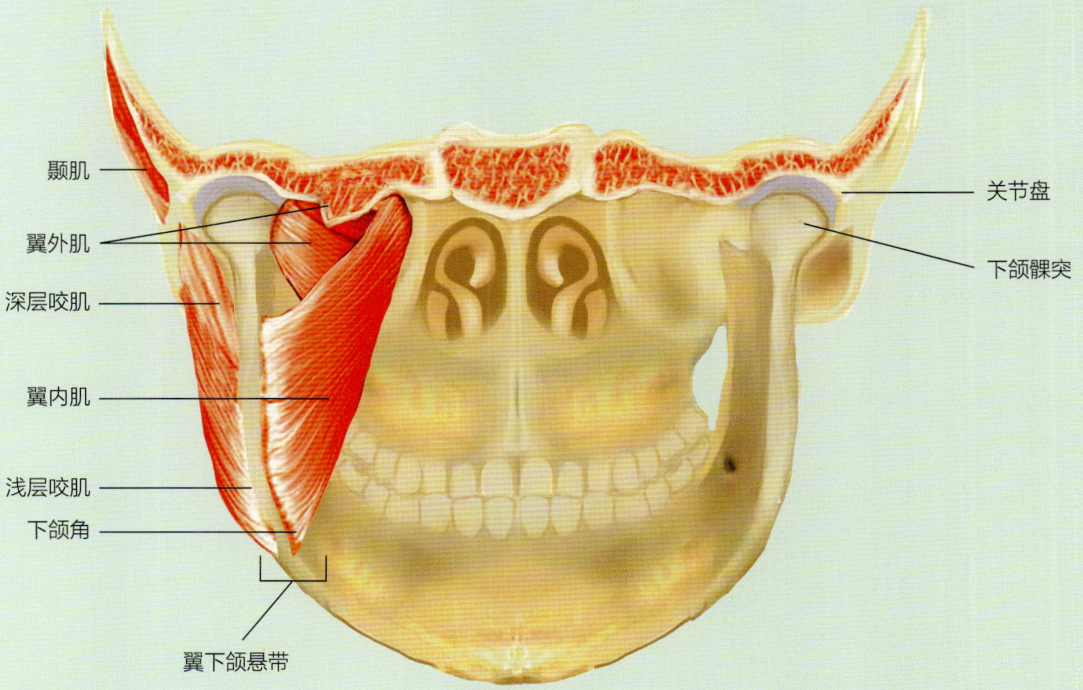


■图 9-6 翼下颌悬带位于咬肌和翼内肌各自的插入点，可固定下颌骨

去会形成肌肉萎缩，面部形态会变得瘦长，颞颊部出现明显凹陷。所有初次接受肉毒毒素注射的MPS求美者，应在注射后两周返回诊所复诊。医生需要对求美者进行疼痛评估，以确定初次注射的效果。初次注射剂量较保守，若求美者症状减轻但仍存在触发点，可酌情追加剂量。在用肉毒毒素治疗咀嚼肌时，我们建议使用生理盐水溶液，以降低溶液浓度，即低浓度配方。这样做有助于肉毒毒素在整块肌肉中弥散得更远。这种配制方法和常规的美容治疗中建议的“高浓度低体积”配制不同，美容治疗中如果溶液体积过多，一方面会导致肉毒毒素弥散至非目标注射区域，其实没有必要；另一方面若肉毒毒素浓度低，则达不到理想的肌肉放松效果。重要的是，我们需要明白溶液体积大小并不会影响注射的总单位数。如果在1 U的肉毒毒素中加入2.5 mL的生理盐水，肉毒毒素仍为1 U。由于液体体积增加，肉毒毒素会弥散得更远，而不是仅加了1 mL的生理盐水。关于进一步的稀释说明，请参见第五章的技巧提示“注射额肌应少量多次”和图5-18。下一节我们将讨论每块咀嚼肌的治疗方法。

## 咬肌

咬肌是咀嚼肌中最发达的肌肉，得名于希腊词“to chew（咬）”。在人体肌肉中，咬肌是同重量级肌肉中力量最强的。咬肌呈四边形，分为深层和浅层两部分，整块肌肉位于颞肌、翼内肌和翼外肌的浅表层。咬肌浅层部分起自颧骨上颌突和颧弓下缘前2/3处，止于下颌支外表面下面部及下颌角。而咬肌深层部分起自颧弓下缘后1/3处及整个颧弓的内表面，止于下颌支外表面的上半部分。闭口时，咬肌会上提下颌骨。下颌骨是颅骨中唯一可以移动的骨头，上颌骨位置固定，因此咬肌经常处于运动状态。咬肌位于面部两侧、下颌后部的腮腺区，咬紧牙齿时咬肌收缩明显，在前下方区域可以看到或用手摸到。一般来说，成人的咬合力约为150磅（约68kg），若超过250磅（约113kg）也属于正常。咬肌的咬合力看似不大，但是其具有机械优势，该肌肉的杠杆臂短于其他肌肉。

咬肌由于高度活跃，在情绪紧张、专注或愤怒时更容易紧张。咬肌触发点可能在许多疾病情况下形成或者被激活，尤其是紧张持续时间较长时。这些情况包括牙关紧闭（下颌严重受限）、颞下颌关节痛、紧张或压力型头痛、同侧耳鸣、牙痛、磨牙、鼻窦炎痛、嚼口香糖、长期牙科治疗、压力、情绪紧张和头前倾的职业姿势。

一般来说，咬肌触发点会引发眼睛、面部、下颌和牙齿疼痛，还可能导致不明原因的耳痛，Travell和Simons在研究中指出，咬肌触发点甚至会引发求美者无法抓挠的耳内深处瘙痒。咬肌深层肌肉触发点可能也会引起耳鸣，根据位置不同，触发点会将疼痛牵涉其他解剖区域。咬肌有一些常见的疼痛牵涉模式（图9-7至图9-9中的蓝色区域）。

### 咬肌注射

TMD求美者一旦疑似有肌源性成因，无论其描述的疼痛点位于何处，最理智的做法是评估所有的咀嚼肌触发点。由于咬肌是主要咀嚼肌，可以先对此进行评估。首先，我们应要求求美者做咬紧和放松两个动作，以便观察肌肉运动。若咬肌严重肥大，耳朵前部区域可以明显看到下颌突出。建议在咬肌激活和放松的过程中，触诊感受肌肉运动，以确定其起止点。接着，在熟悉了咬肌的解剖结构后，触诊肌肉以寻找位于肌腹内部的疼痛带，这块区域通常处于紧张状态。但需要注意的是，触发点的位置并非完全准确。我们可以用指尖向肌肉多个点施加压力，找到结节最明显的区域。同时，在每个疼痛点上施加长达30 s的压力，以确定疼痛是否会牵涉其他区域。

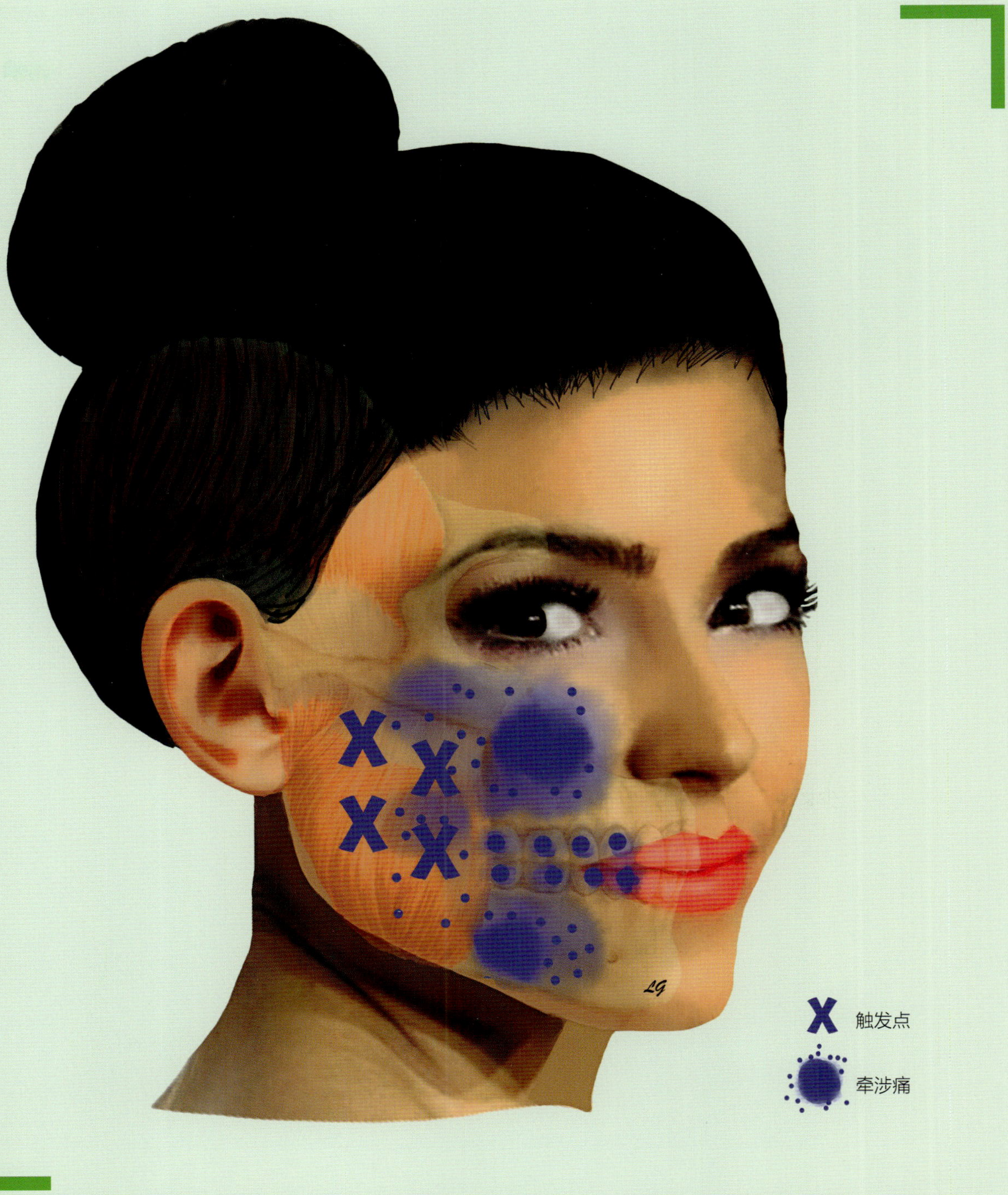


■图 9-7 图示触发点靠近浅层肌肉上方肌肉肌腱连接处（MTJ），分别为咬肌附着触发点和浅层咬肌主要触发点，疼痛牵涉下颏下方、牙齿和牙龈区域

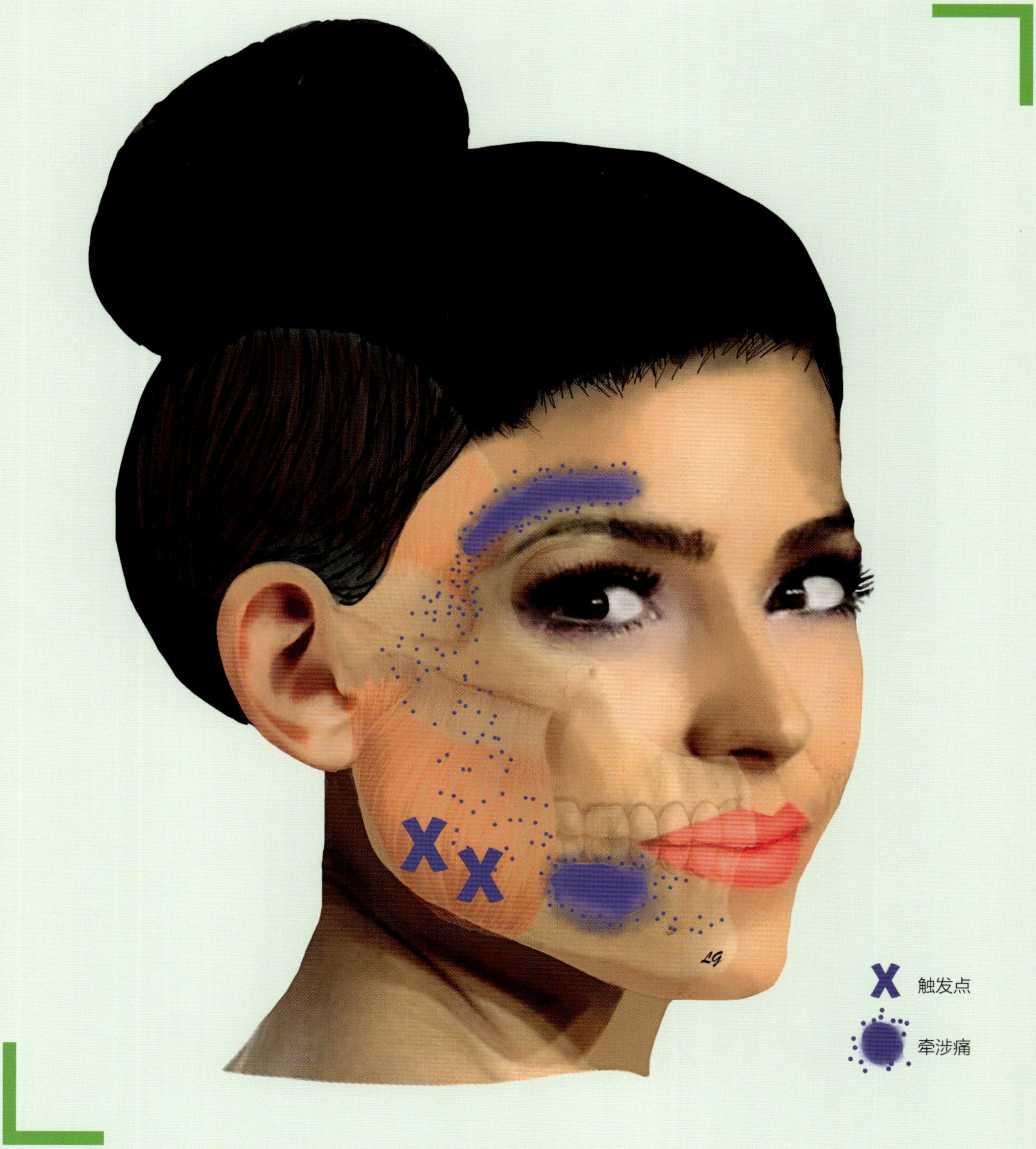


■图 9-8　下层浅表咬肌附着触发点及其疼痛牵涉模式，疼痛牵涉下颏下方和眉上方区域

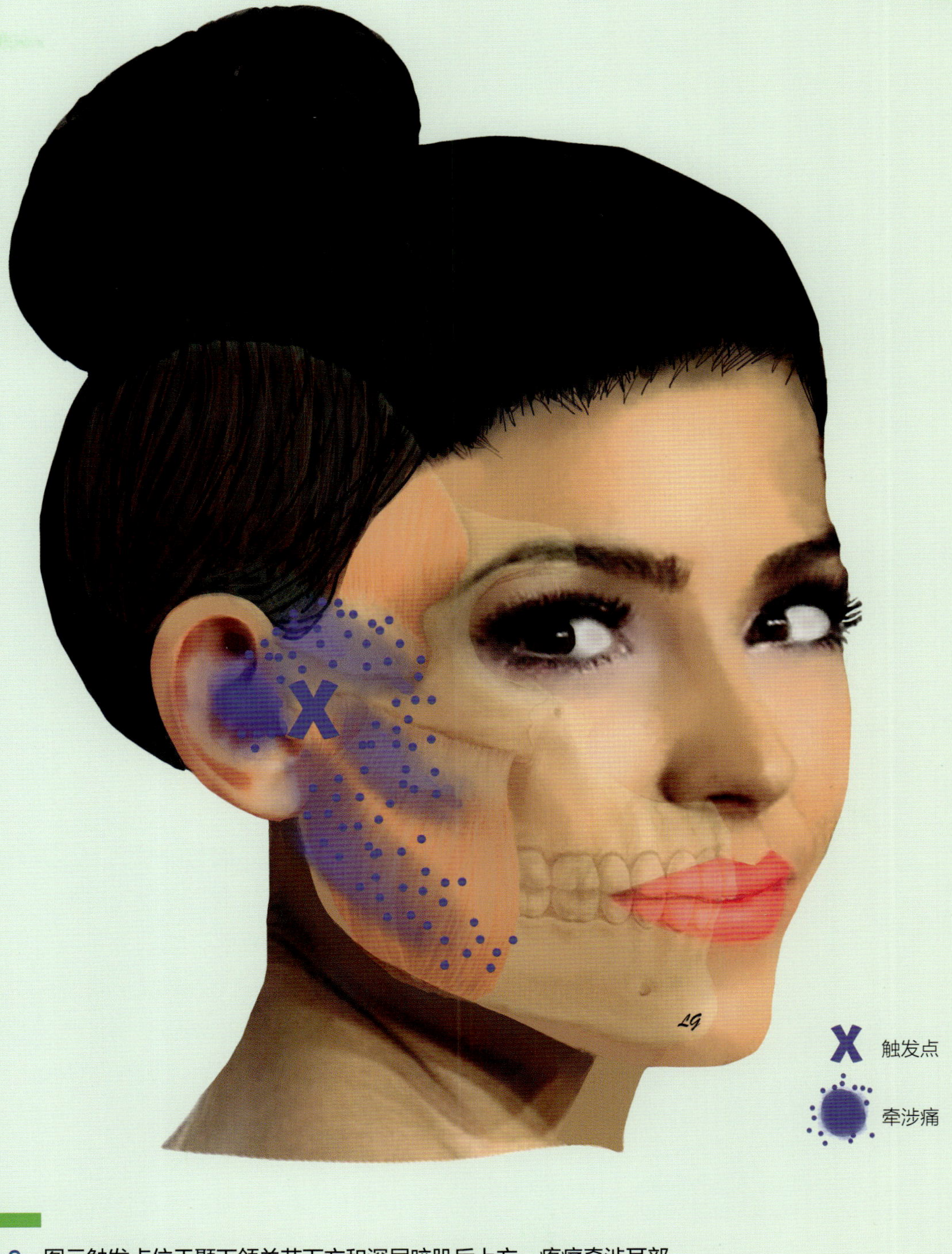


■图 9-9　图示触发点位于颞下颌关节下方和深层咬肌后上方，疼痛牵涉耳部

上述检查会帮助医生确定求美者主诉的疼痛来源。这些疼痛有可能会被描述成耳痛或牙痛，其实可能是某块主要肌肉触发点导致的牵涉痛。如果按压某块肌肉中的触发点会引发牵涉部位出现疼痛，那么牵涉疼痛会在主要触发点治愈后自行消失。非常重要的是，我们需要定位主要触发点并且在疼痛的起源处注射肉毒毒素，而不是在疼痛牵涉处。

由于目标注射区域较深（图 9-10），需要使用至少半英寸（约 1.27 cm）长的针头注射至深层肌肉。稀释比例为 1∶2.5，在肌肉隆起下方确定 3～4 个注射点，使肉毒毒素分布于整个肌腹。初始保守注射剂量为每侧 20～30 U 的保妥适、德国肉毒毒素或吉欧韦（60～90 U 的吉适）。若咬肌宽度超过 5 cm，则每侧的剂量可酌情增加至 40 U 的保妥适、德国肉毒毒素或吉欧韦（120 U 的吉适）。然而，与前文注射操作一样，必须先评估求美者对初始剂量的反应。如果一味增加剂量，最终可能会适得其反，肉毒毒素效果无法逆转。

**技巧提示**

**确定疼痛来源**

- 求美者主诉牙痛，但是在牙齿中找不到疼痛来源。在这种情况下，很可能存在肌肉触发点，手指按压有触痛感。这时可以用手指持续按压潜在区域 30 s，基本就可以确定牵涉痛模式了，从而从源头上治疗疼痛，而不是治疗疼痛牵涉区域。若求美者除了疼痛还有其他症状，那么确定疼痛来源对于后续诊断和治疗至关重要。大多数情况下，求美者称某颗牙齿是导致疼痛的“元凶”，医生对此进行根管治疗或拔牙后，才发现这颗牙齿根本没有病变。而求美者依旧处于疼痛中，并且还可能面临新的牙齿问题。

## 注射安全区

明确注射安全区的位置可降低发生并发症的风险。咬肌的注射安全区为下至下颌缘、上至嘴角和耳垂线、两侧边界则在下颌前后边界之间。虽然安全区为此四边形，但最理想的区域应为每条边界线向内 1 cm（图 9-11）的区域。

在准备用肉毒毒素治疗过度活跃的咬肌时，应要求求美者咬紧牙关以便看到收缩最强烈的区域（图 9-12），需要准确标出任何可能的触发点。此外，应让求美者微笑以激活笑肌，并标注位置，避免注射至笑肌中（图 9-13）。我们需要注意，通过诱导兴奋收缩笑肌并且将注射点确定在此笑肌运动范围的外侧和下方，可以避免治疗后求美者出现功能缺陷和笑容不对称。腮腺也是在咬肌注射时需要避开的解剖结构，它位于咬肌外侧缘、耳朵下方和下颌角处。若肉毒毒素不慎弥散至腮腺，则会导致暂时性口干症。注射深度应达到肌腹部的触发点，在肌肉隆起的下部进行注射，以避免肉毒毒素不慎弥散至笑肌（图 9-14）。注射两周后，应对该区域进行重新评估，以确定疼痛是否有所缓解和肌肉收缩时隆起是否肉眼可见的变小了（图 9-15）。注射效果一般可持续 3～4 个月，若求美者每 3 个月定期回访，效果则会持续更久，因为咬肌的大小和力量在逐渐变小。虽然肉毒毒素产生的美容效果是有目共睹的，但对于治疗疾病，它的效果评价则更为主观，取决于求美者的个人感受。通常来说，一般需要长达两周的时间才能感受到症状的缓解，因为此时肉毒毒素开始对肌肉和触发点起作用了。

## 副反应

和所有肉毒毒素治疗一样，咬肌注射可能也会出现副反应，下面将讨论治疗中最常见的副反应。瘀青和血肿是最常见的副反应，一般由注射部位血管损伤引起，射后按压 1～2 min 可缓解。头痛也较为常见，但持续时间短，并且原因不明。我们需要向求美者保证，头痛症状会在 2～4 天内自行消退，但是以后若再次注射，则可能会复发。

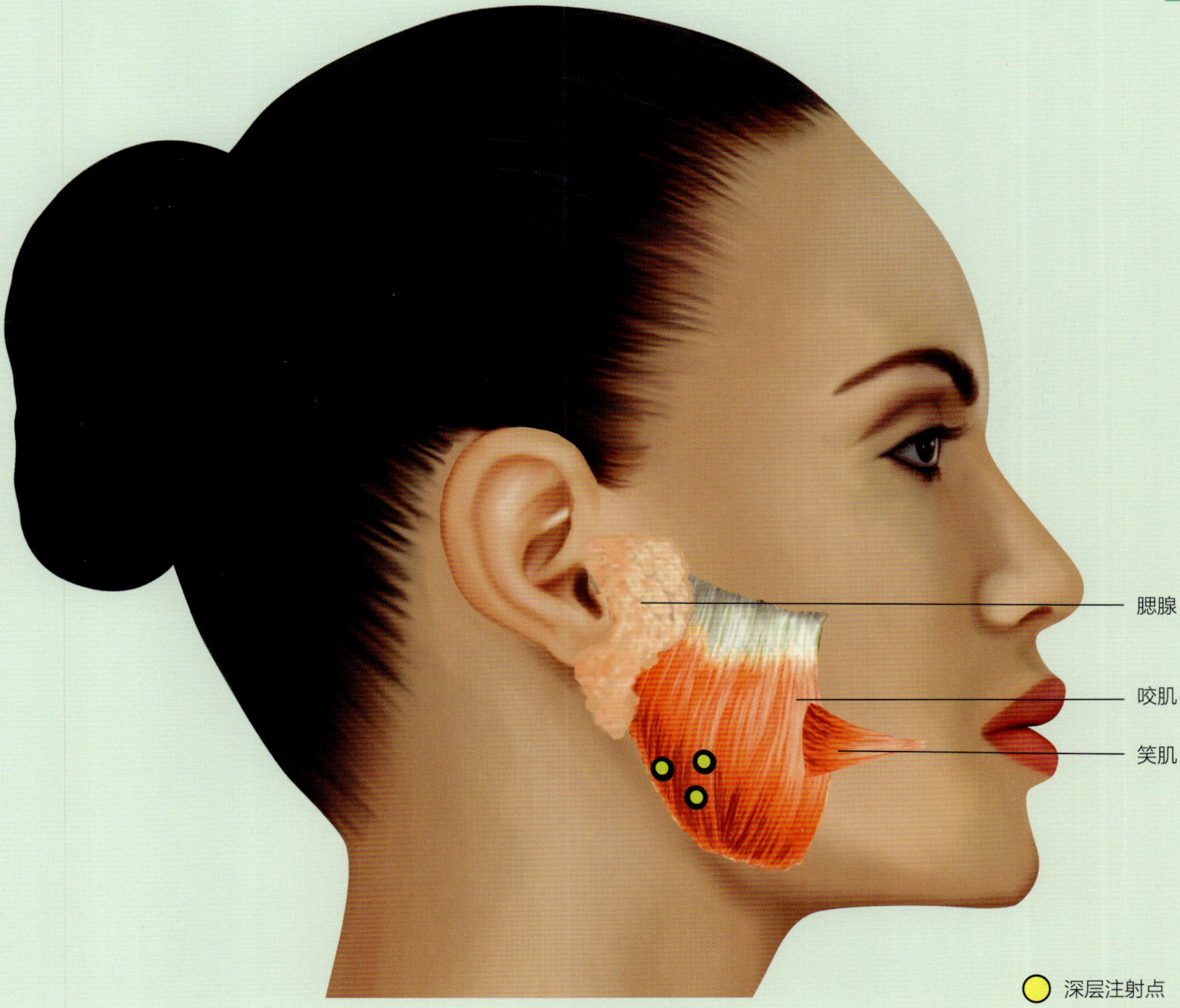


■图 9-10 在咬肌处确定 3～4 个深层注射点，注射时须避开笑肌和腮腺

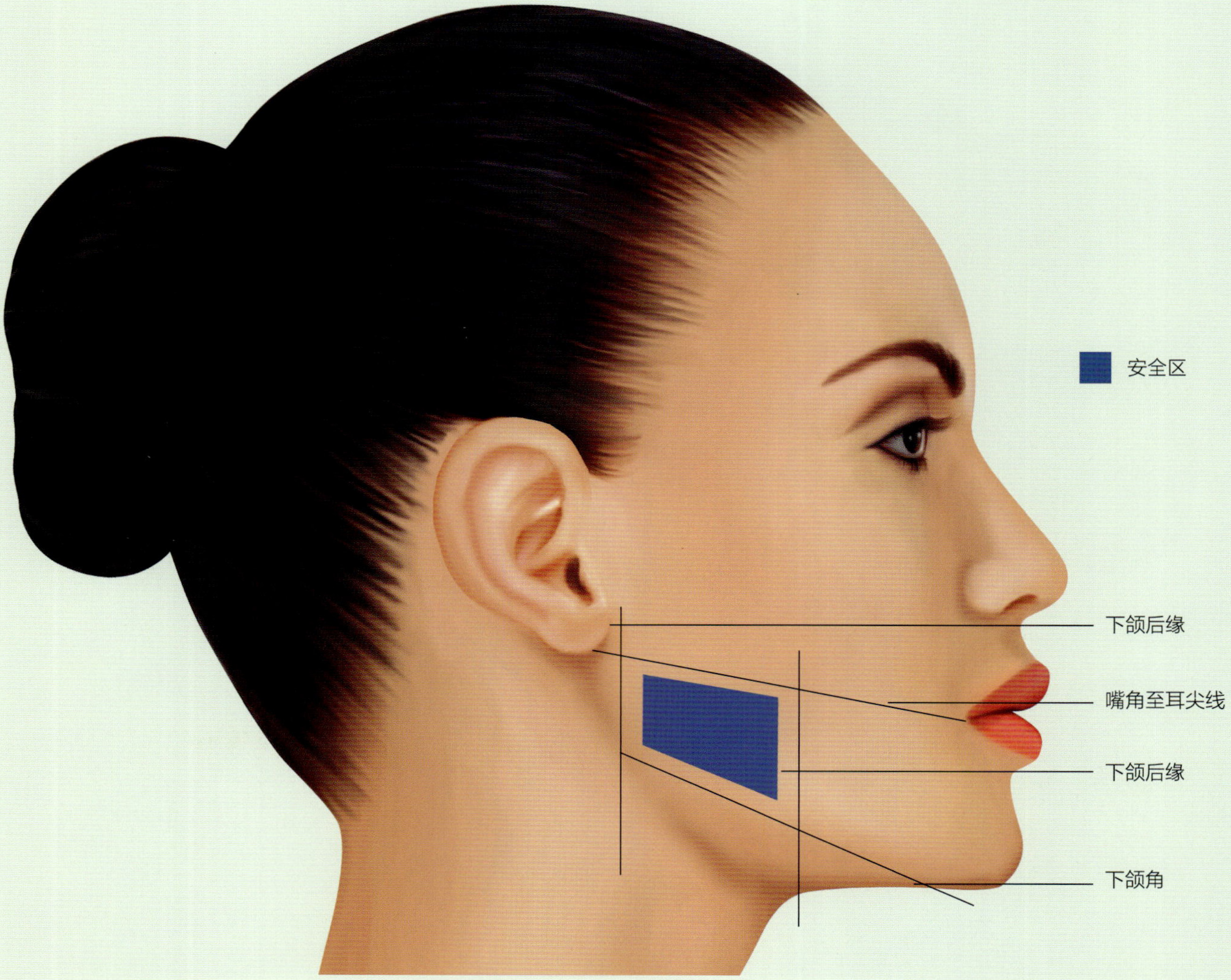


■图 9-11　咬肌注射安全区呈四边形，其外侧边界由下颌后缘至前缘的直线确定，上边界由嘴角至耳垂的直线确定，下边界由下颌角确定。建议在该区域内进行注射，最好每条边界向内再延伸 1 cm，以避免出现不良治疗结果

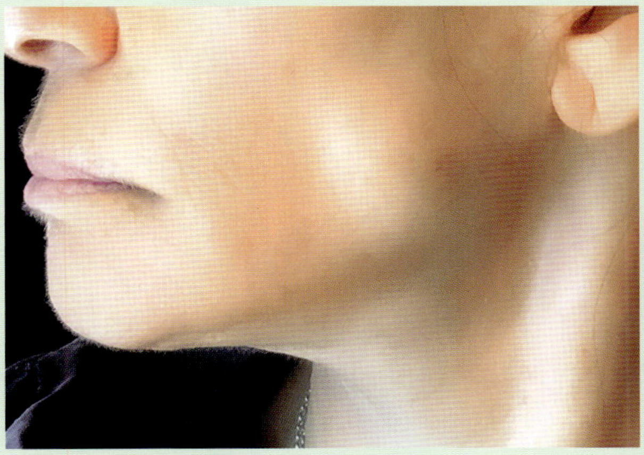

■图 9-12 求美者咬紧牙关以激活咬肌

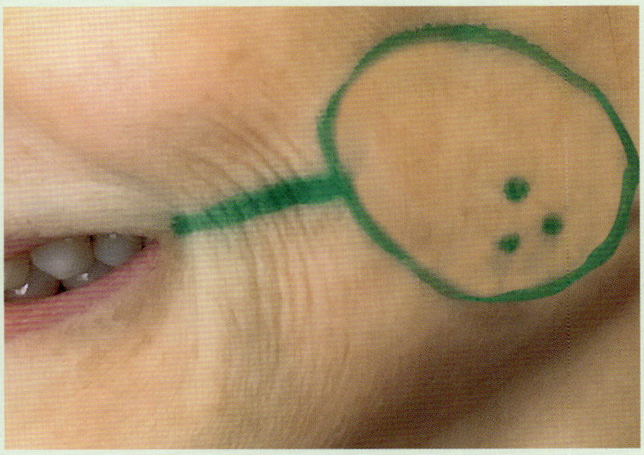

■图 9-13 用标记笔在咬肌隆起处画一个圆。嘱求美者微笑以定位笑肌，并画一条线标记嘴角收回时的轨迹。直接在圆内的肌肉隆起处标记 3 个注射点，使肉毒毒素尽可能远离笑肌和腮腺，避免因肉毒毒素不慎弥散其中而出现功能缺陷和笑容不对称

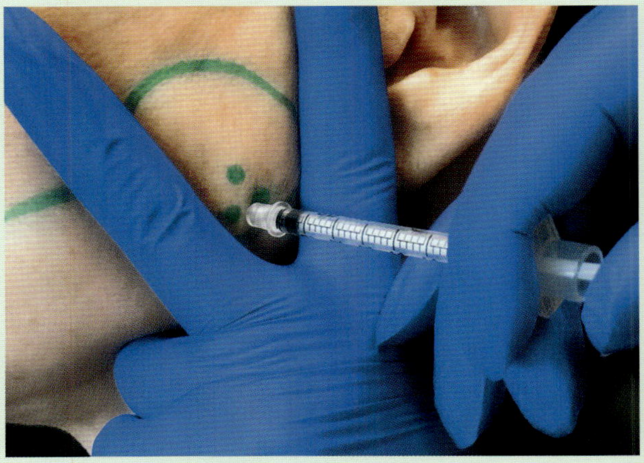

■图 9-14 在肌腹的 3 个注射点内进行深层注射

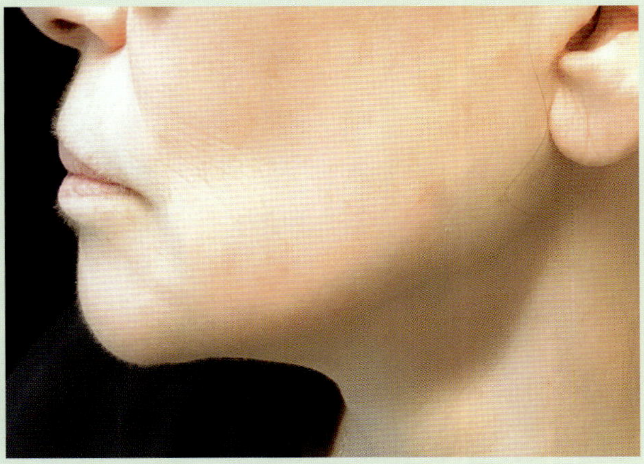

■图 9-15 注射后咬肌放松的照片，肌肉隆起随咬合力减弱而变小

若注射剂量过高导致咬肌过度放松，则会出现更严重的副反应——咀嚼困难。咀嚼功能属于自限性的功能缺陷，需要 4～6 周才能恢复正常。此外，咬肌注射可能会导致颞肌过度活跃，颞肌代偿会造成肌筋膜疼痛综合征（MPS）及相关触发点。若出现上述情况，则应重新评估颞肌并采取相应治疗。同样地，我们建议在治疗颞肌时，注射剂量不宜过高，因为治疗的目的是缓解疼痛而不是造成进一步的功能缺陷。在后续治疗中，咬肌和颞肌的注射剂量都应减少。

一般来说，触发点疼痛如果没有得到缓解，那么可能是因为剂量不足或者注射点过浅。也有可能是求美者对肉毒毒素效果产生免疫。但是，临床医生也不能忽视将疾病最初误诊为肌源性 TMD 的情况。若出现误诊，则应重新评估该区域，可以咨询相关专家，并指导求美者进行进一步的测试或治疗，确保他们了解存在的可能性，这一点至关重要。

若一侧咬肌对肉毒毒素反应比对侧更有效，则可能会出现不对称的问题。许多求美者习惯于单侧咀嚼，但会导致单侧肌肉过于发达。治疗记录和术前照片应作为求美者记录的一部分，以便提供参考。若治疗前就发现不对称的问题，则应酌情调整剂量。

还有一种副反应非常罕见，但在医学上也有记录，即求美者咀嚼时咬肌出现蛙腮。潜在原因可能是大部分的剂量注射到了深层咬肌，而浅层肌肉为了代偿整块肌肉力量而过度收缩。如果这种情况在治疗后 10～14 天内没有得到改善，可以在未注射的浅层肌肉中注射 5～10 U 保妥适、德国肉毒毒素或吉欧韦（30 U 吉适）来纠正蛙腮。

肉毒毒素不慎弥散至笑肌可能会限制求美者的微笑能力。在 97% 的人群中，笑肌附着于咬肌的前部和中部。不幸的是，这种不良结果通常需要 3～4 个月的时间才能恢复正常，也就是肉毒毒素效果完全消退时。我们需要确保在咬肌注射安全区内再往内 1 cm 的肌肉深层区域进行注射，这样可避免肉毒毒素不慎弥散至笑肌。

肉毒毒素弥散至腮腺会引起口干症，注射位置准确可避免出现该情况。可在安全区内保持注射点距离咬肌后方 1 cm，可有效避免肉毒毒素弥散至腮腺。虽然肉毒毒素的主要作用是放松骨骼肌，但也会干扰腺体分泌。因为乙酰胆碱可以调节腺体组织，并通过阻断神经递质抑制其分泌。肉毒毒素注射于腮腺中，会抑制腺体分泌。这也是肉毒毒素可以治疗多汗症的原因，本章后续内容会对此进行深入讨论。如果只对一侧肌肉进行治疗，而忽视了另一侧肌肉，那么未放松的一侧可能会出现症状。随着触发点严重一侧的疼痛和肌肉紧张逐渐减轻，另一侧的肌肉可能会变得过度活跃。所以在求美者进行首次注射后两周，应进行重新评估。若需要，可以在另一侧新的触发点注射肉毒毒素，剂量要少于初次注射时一侧肌肉的注射量，以达到功能平衡。

### 咬肌肥大治疗

求美者通常会出现咬肌肥大，使该处肌肉隆起导致面部畸形。针对咬肌肥大，我们建议采取和咬肌 TMD 疼痛一样的治疗方案，即注射肉毒毒素。通过注射肉毒毒素，可以抑制肌肉收缩强度，咬肌开始放松时求美者咬合力减小，牙齿咬紧力度削弱。除了可以减轻疼痛外，咬肌肥大得到缓解，面部轮廓明显变窄（图 9-16 和图 9-17）。

## 颞肌

颞肌位于颅骨两侧、耳前上方。肌肉形状呈扇状，面积较大、较薄。尽管颞肌不如咬肌发达，但也是一块非常重要的咀嚼肌。颞肌起于颞骨至颞下线和颞筋膜，止于下颌骨冠突的顶部和内侧。颞肌的前部纤维可以上提下颌骨以闭合口腔，可协助咬肌。而颞肌的后部纤维则将下颌骨往后拉，实现下颌后缩。颞肌还可以协助下颌骨完成

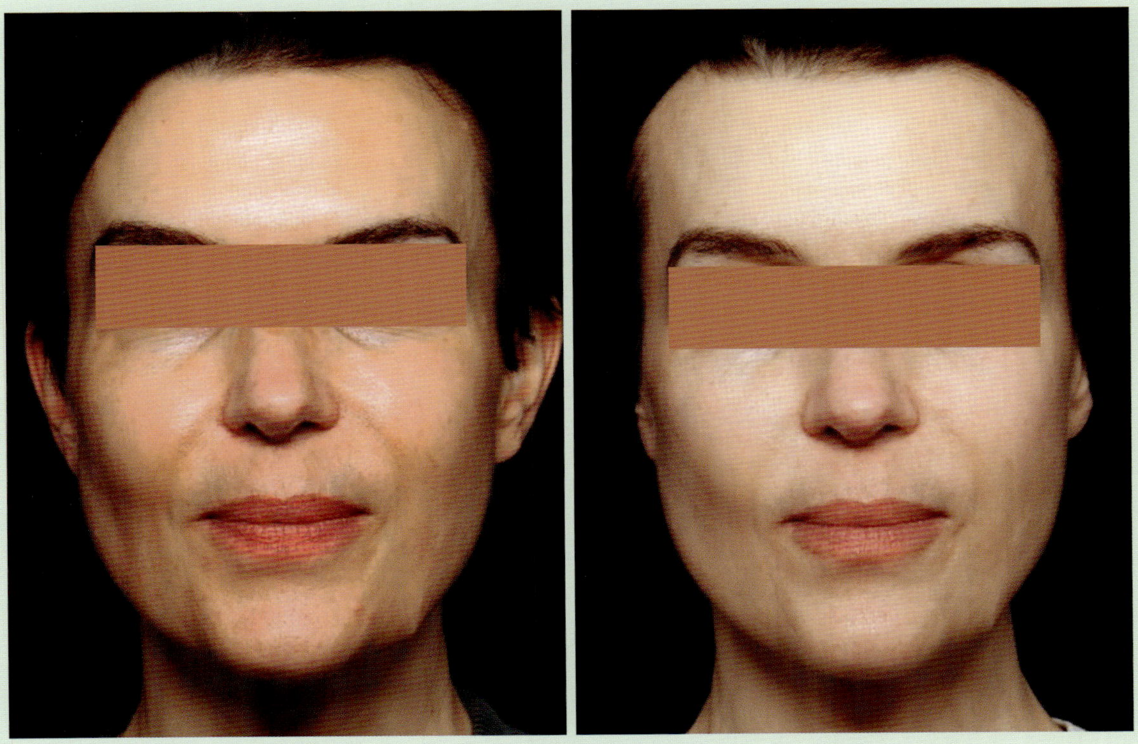

■图 9-16　治疗前后的临床照片，显示咬肌注射肉毒毒素后对脸形的影响

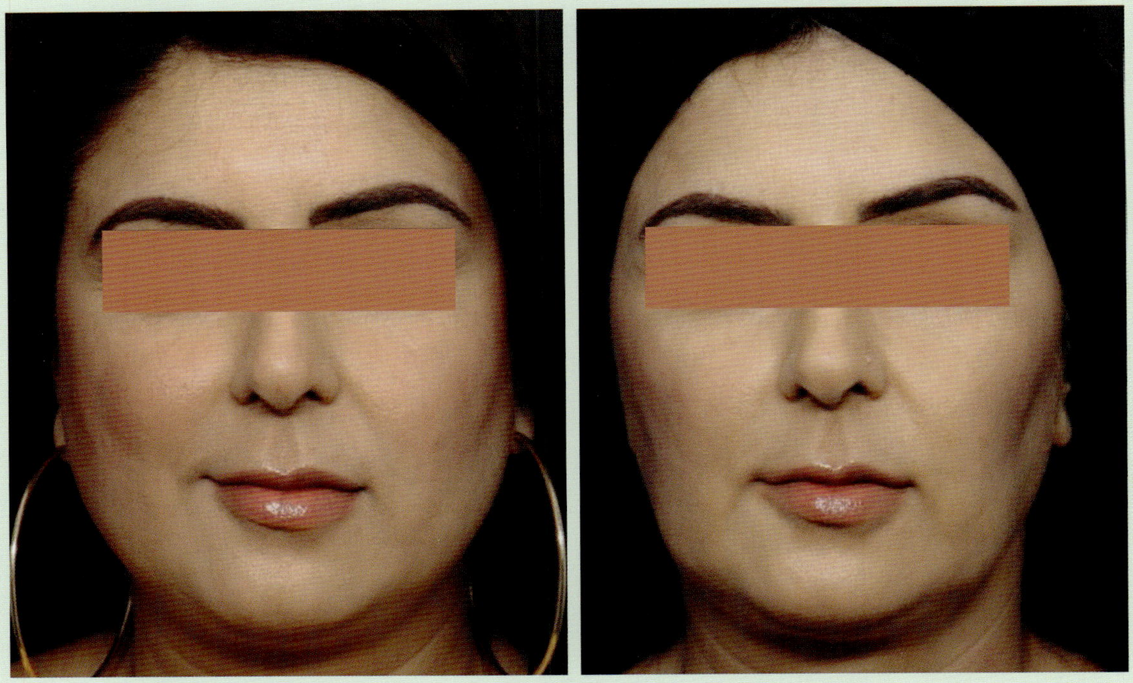

■图 9-17　治疗前后的临床照片，显示咬肌注射肉毒毒素后脸形明显变窄

前突、上提和运动动作，以及稳定静止状态时的下颌骨。

在咬紧牙关和放松下颌时，将手指放在耳朵上可以感受颞肌运动。如果使劲咬紧下颌，手指会感受到颞肌强烈收缩。已有文献一致认为由颞肌痉挛引起的 TMD 和头痛相关。那些被诊断为偏头痛或紧张型头痛的求美者，原因很有可能是颞肌肌痛或 MPS，求美者的体征症状与 TMD 一致。同时也有文献记录，头痛求美者接受 TMD 治疗后疼痛症状得到缓解，这进一步证实了 TMD 和头痛之间的关联。最近也有证据表明，那些被诊断为血管性头痛或偏头痛的求美者，其 TMD 的患病率要高于普通人群，同时 TMD 也是导致这些疼痛的潜在原因。除了三叉神经，面神经和面部表情肌也和头痛或 TMD 连续体有着内在联系。所以在治疗头痛或 TMD 求美者时，应充分重视颞肌。肉毒毒素如何治疗头痛及具体方案将在本章后半部分进行讨论。

颞肌各个部位都会存在触发点。颞肌是一块扁平状肌肉，可细分为 4 个区域，各区域皆有常见的 MPS 牵涉痛模式，具体见图 9-19 至图 9-22。我们建议在颧弓上缘触诊颞肌的前部和内侧部分（图 9-18 和图 9-19），在耳上触诊颞肌后部（图 9-20 和图 9-21）。如图 9-18 所示，触发点疼痛牵涉颞部、眼上和头顶。图示区域存在触发点时，求美者称眼后方有疼痛感。如图 9-19 所示，触发点疼痛向上牵涉头顶、向下沿眶缘经脸颊牵涉至上切牙。如图 9-20 所示，触发点疼痛牵涉头后方、向下牵涉脸颊、磨牙和前磨牙。如图 9-21 所示，触发点疼痛位于耳上并牵涉枕骨颈线。在检查颞肌的触发点时，应要求求美者嘴微张，以便纤维舒展时进行检查。

颞肌与咬肌协同作用以实现张口动作。为了了解颞肌疼痛的原因，重要的是要考虑咬肌受到抑制后对颞肌产生的影响，鉴于前者比后者肌肉更发达。咬肌纤维过度活跃、紧张和萎缩时，会导致其肌肉功能丧失，颞肌会因此被迫运动以代偿咬肌。肌肉频繁处于紧张状态，加上口腔功能异常产生的额外压力，会导致颞肌肌纤维变短，最终形成可引起疼痛的主要触发点。颞肌功能丧失时，求美者可能会经历失衡、眩晕、恶心、听力困难、耳鸣和视觉模糊问题。我们认为，许多被诊断为“不明原因面部疼痛”的病例，实际上是因颞肌试图在没有咬肌的协同下独立工作而造成自身功能丧失，进而形成疼痛。

颞肌中出现 MPS 可能有多重病因。任何创伤、物理冲击或摔倒都可能导致触发点的形成。其他诸如磨牙症、颌骨骨折后进行的长时间固定和长期牙科就诊也被视为常见病因。这些病因有时是间歇性的，有时表现为在疼痛量表上波动较大的慢性疾病。

我们经常会忽视面部和头颈部肌肉力量对整体身体功能的重要性，其重要性等同于核心肌群（腰椎 - 骨盆 - 髋关节复合体）。通常来说，患有 TMD 和 MPS 的求美者的斜方肌和头颈部的其他肌肉也有主要触发点。求美者常称自己有过车祸的经历，这种意外导致了身体其他部位整块肌肉骨骼出现疼痛。甚至求美者身体姿势不佳或者身体两侧不对称，也会导致不明原因口颌面疼痛。不良习惯或职业需要所导致的头前倾，会导致颞肌长期处于静态拉伸状态，若长此以往，极有可能成为触发点生长的“温床”。

## 颞肌注射

颞肌的形态结构由宽阔的纤维肌腱附着和一块大而扁平的扇状肌床构成。对于颞肌来说，肉毒毒素的主要目标注射区域为肌腹，不涉及肌腱。我们建议注射点应位于垂直于颧弓上方 45 mm 处，该结论是基于对 21 具人体标本中肌腱位置的研究成果所得出的，旨在找到一种可重复的方法使肉毒毒素绕过肌腱直接作用于肌肉，以最少剂量的肉毒毒素实现最佳的临床治疗效果。虽然这是一个不错的方法，但是我们认为如果能在肌腱区触诊到触发点，并且该区域激活时

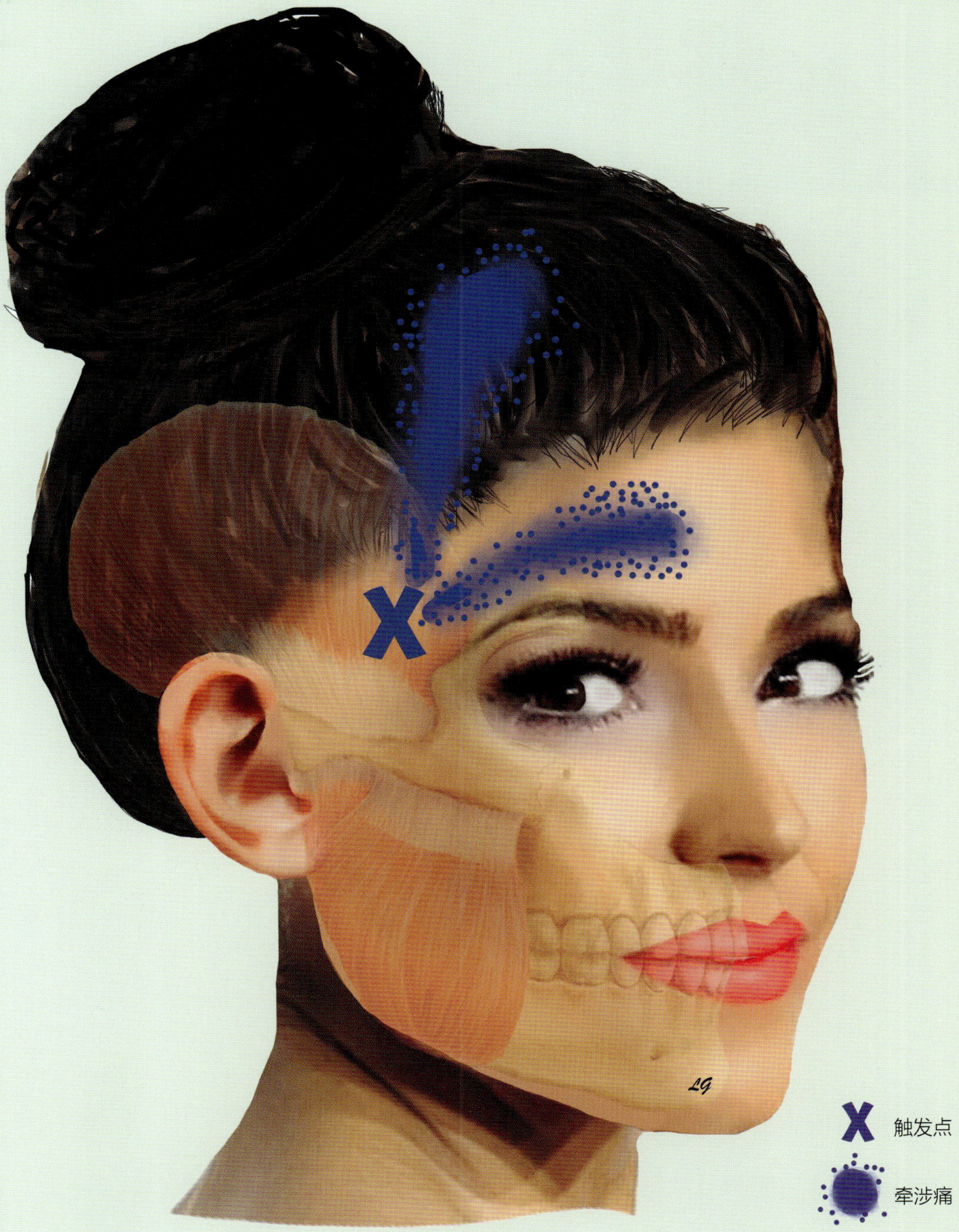


■ 图 9-18 该图显示若触发点位于额肌最前部纤维，深层疼痛常出现于眉毛并偶发于头顶

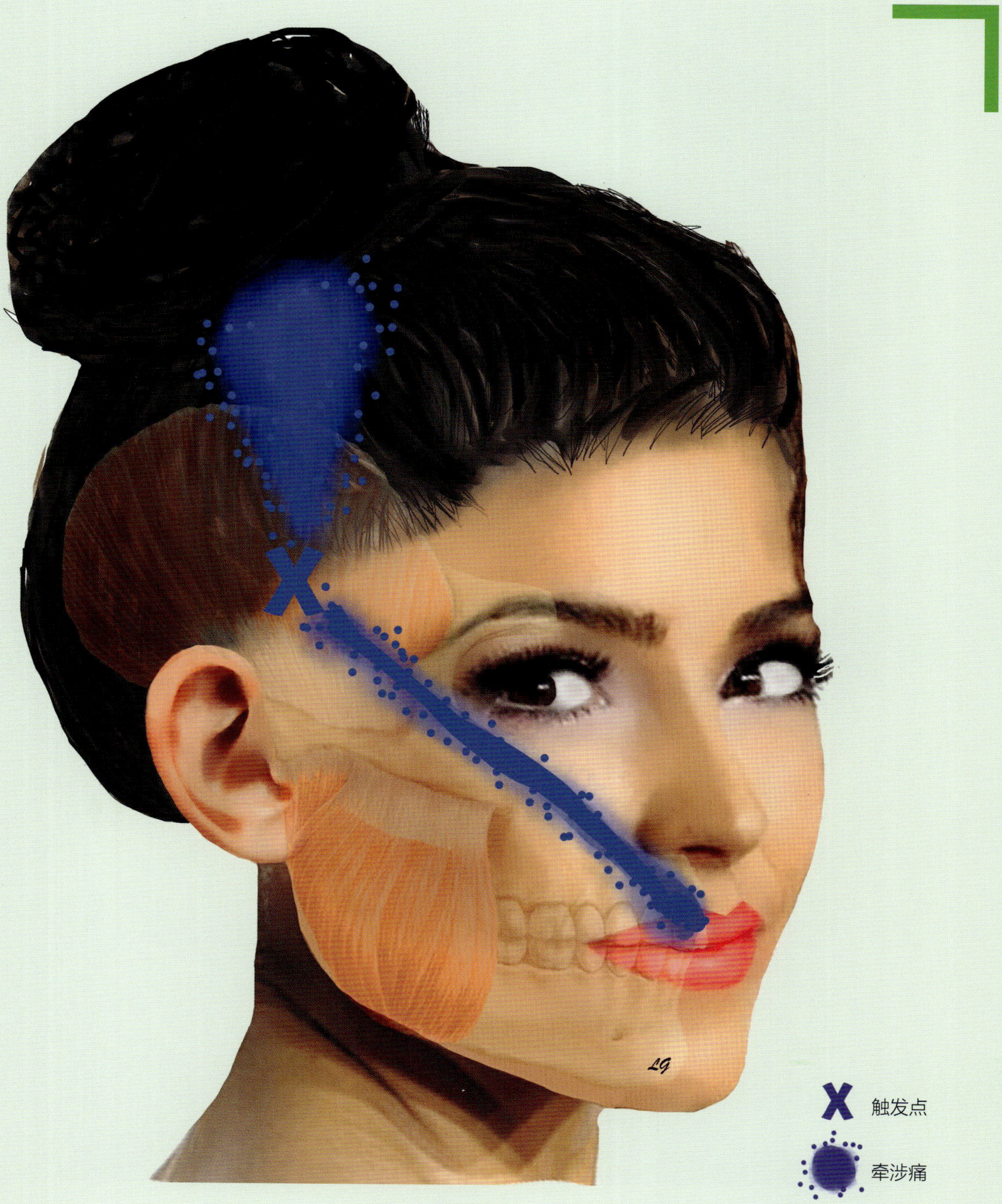


■ **图 9-19** 该图显示随着触发点进一步向后移动，疼痛会向上牵涉头部，向下牵涉面颊和上切牙

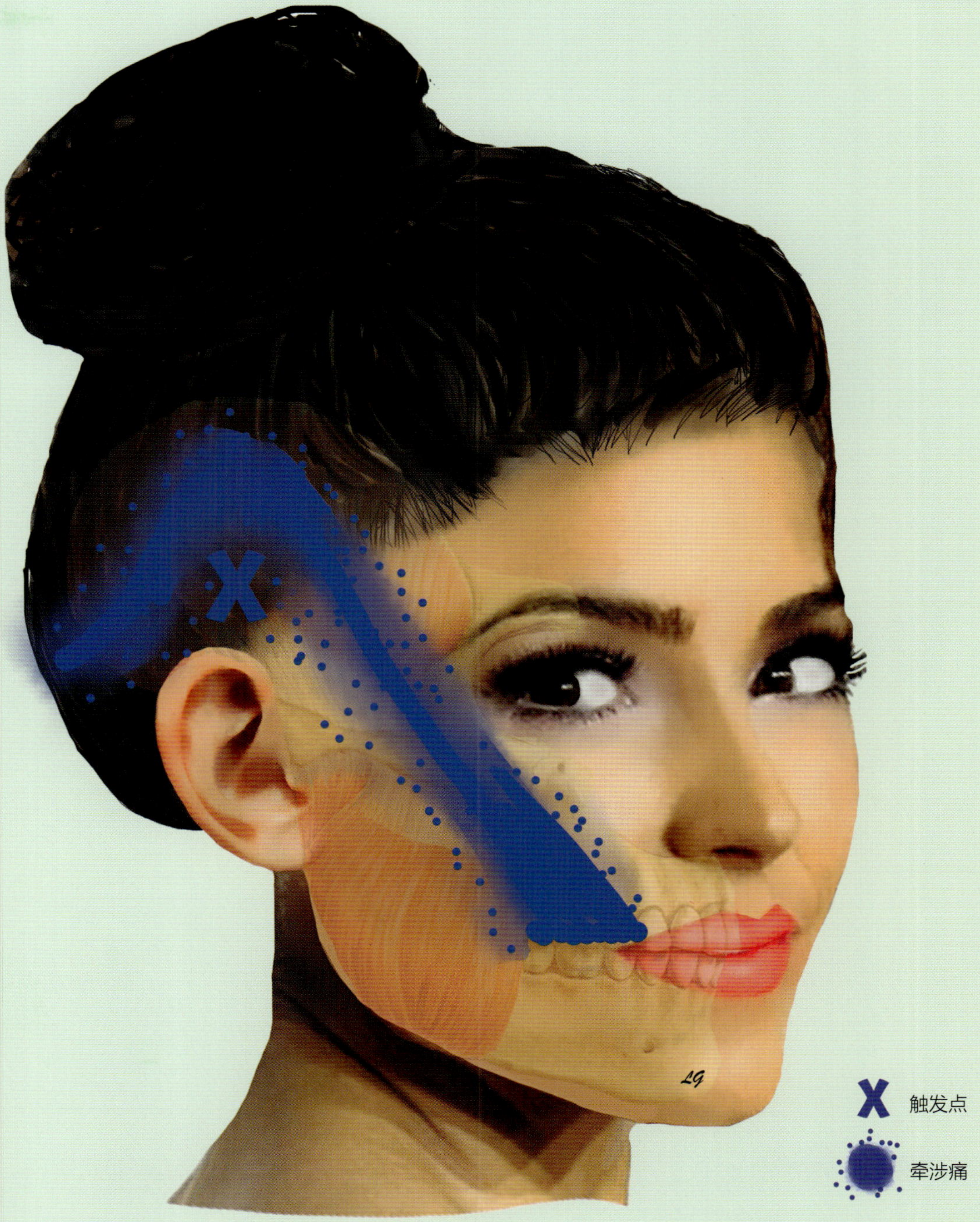


■图 9-20 该图显示随着触发点进一步向后移动，疼痛会向上和向后辐射至脑后，向下牵涉磨牙和前磨牙

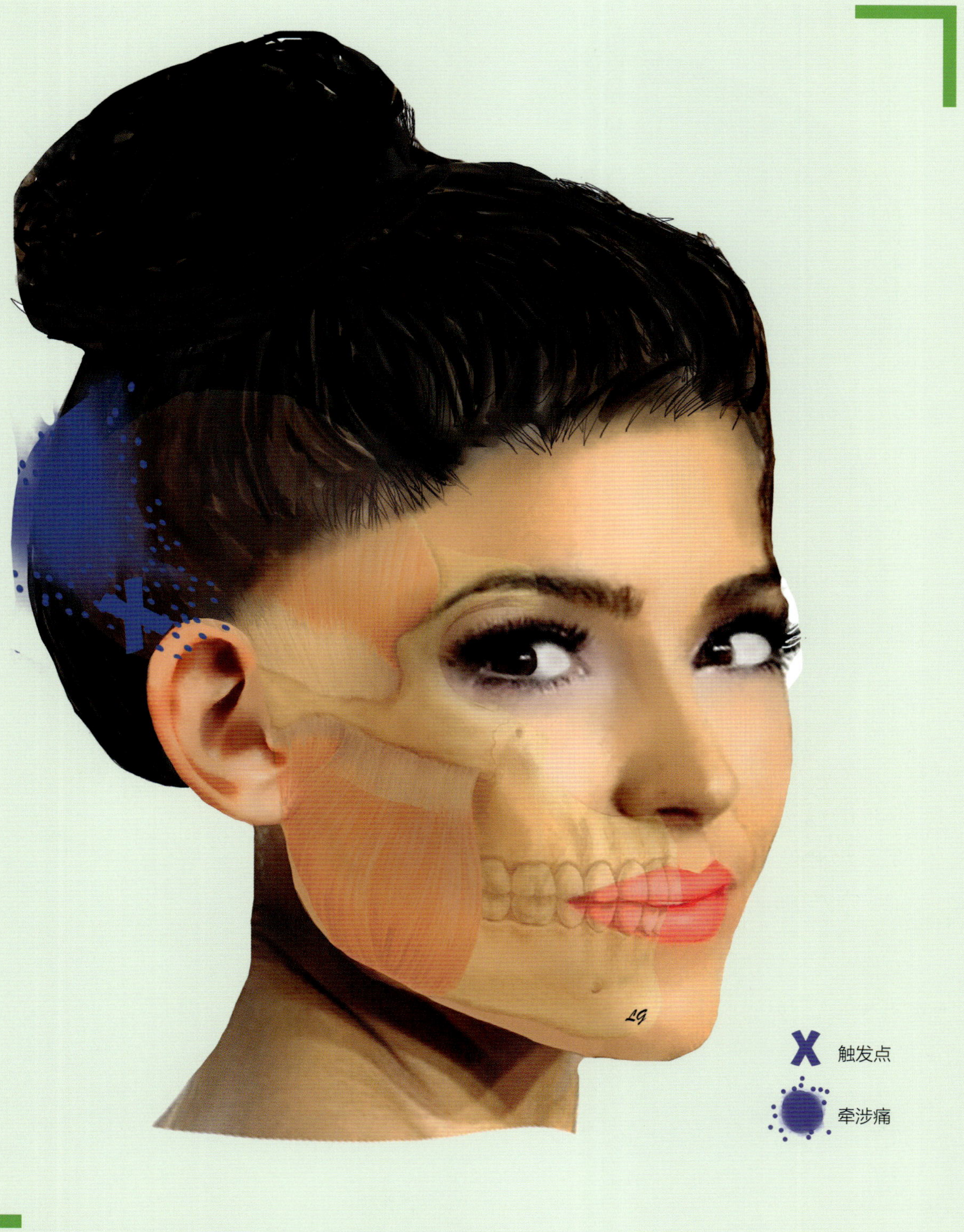


■ 图 9-21　该图显示疼痛已牵涉耳上和枕骨颈线内

也能触诊到触发点运动，那么在这个点注射也是可行的。因为大多数情况下，肌肉纤维与肌腱组织交织在一起。而且不同求美者的解剖结构会存在细微差异。

和咬肌注射一样，为了将肉毒毒素分布在宽阔的颞肌中，我们建议使用较大体积的稀释溶液。浓度为每 0.1 mL/5 U，因为稀释溶液体积增大可以将肉毒毒素弥散得更远。这和美容时所需的浓度刚好相反，因为不需要将肉毒毒素弥散得更远，具体操作方法请参见第五章或参见产品说明。初始注射剂量为每侧 10 ~ 20 U 的保妥适、德国肉毒毒素或吉欧韦（30 ~ 60 U 的吉适），可根据求美者反应，再决定是否追加剂量。注射时要考虑触发点的位置，每个区域确定 3 ~ 6 个注射点，具体数量取决于该区域主要触发点的数量。

### 注射安全区

与其定义一个实际的注射安全区，不如确定一个最有效的区域（图 9–23）。具体注射区域可通过手动触诊触发点的位置和精确保守的治疗策略评估得出。注射时应避开颞浅动脉，该动脉皮下可见而且可用手触及（图 9–24）。

### 副反应

目前已有文献报道称，颞浅动脉假性动脉瘤是由肉毒毒素注射引起的并发症。因此在注射时，要了解颞浅动脉的具体位置，避免不慎注射至血管中，形成上述并发症。

最常见的副反应是咀嚼困难，尤其是同时在咬肌和颞肌中注射高剂量的肉毒毒素。如果属于轻微咀嚼困难，那么 4 ~ 6 周可自行缓解。若求美者注射后出现头痛，特别是治疗前曾主诉颞部疼痛，那么疼痛会进一步加剧疼痛。不过幸运的是，疼痛通常不会超过 48 h。

若仅注射单侧颞部，则未注射一侧可能会出现症状。由于具有严重触发点的一侧颞部疼痛和肌肉紧张逐渐缓解，对侧肌肉会变得过度活跃。注射两周后，求美者回到诊所接受随访治疗时，应对其进行再次评估。若有必要，可在另一侧新的触发点注射肉毒毒素，剂量应少于初次注射时一侧肌肉的注射量，以实现均衡。

## 翼状肌

翼状肌由于位置较深、肉眼不容易观察，再加上肌肉组织较小，因此在肉毒毒素注射时翼状肌分离难度较大。因此，只有在咬肌和颞肌充分放松但未能缓解疼痛和关节负荷时，我们才建议考虑对翼状肌进行注射。而且，翼状肌内必须存在触痛的触发点，并且该触发点是疼痛的潜在来源。大多数文献已经讨论了使用 EMG 引导法结合 MRI 和 CT 成像来定位翼状肌并进行注射治疗，可以获得预期效果。借助这些工具，医生治疗时不易出错。有些医生倾向于不借助这些工具，仅根据触发点的位置来注射肉毒毒素，本书接下来将详细介绍在注射治疗中如何分离翼状肌肉。

## 翼内肌

翼内肌（翼状肌内侧）位于下颌骨内表面。翼内肌有两个头，分别是深头和浅头。深头位于深层头部，块头较大，起自翼突外侧板上方。浅头则位于浅层头部，块头较小，起自上颌结节和颚骨锥突。深头和浅头的肌纤维向下方、两侧和后方延伸，止于下颌支和下颌角内表面的下部和后部。翼状肌的止点和咬肌构成强韧肌腱附着，形成翼下颌悬韧带。翼下颌悬韧带可以固定下颌骨，允许翼内肌协助上颌提升动作（闭口），具体见图 9–6。该悬韧带还参与咀嚼和下颌前突运动中。在偏移运动中，单侧肌肉收缩会导致对侧偏移，下颌骨会向对侧移动。

翼内肌最合适的触诊点位于口腔内部、靠近下颌支内侧。从横断面看，翼内肌的解剖位置刚好在咬肌内侧。

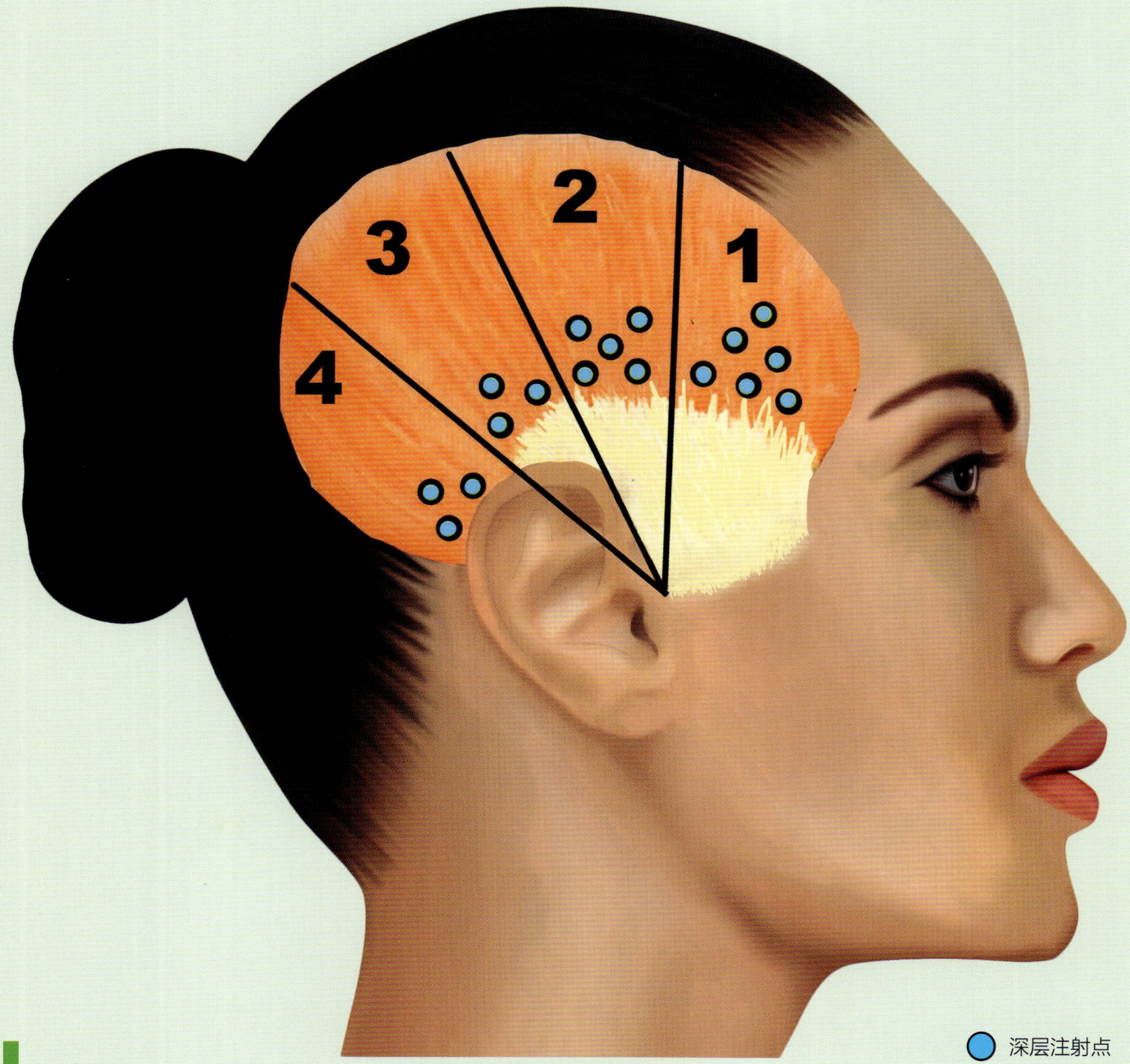


■图 9-22　该图显示了颞肌 4 个分区中涉及的所有触发点和每个分区进行深层注射的平均注射点数量。若求美者未存在上述所有触发点，则不宜注射整个肌肉，应根据疼痛点和临床评估确定具体注射部位和注射点数量

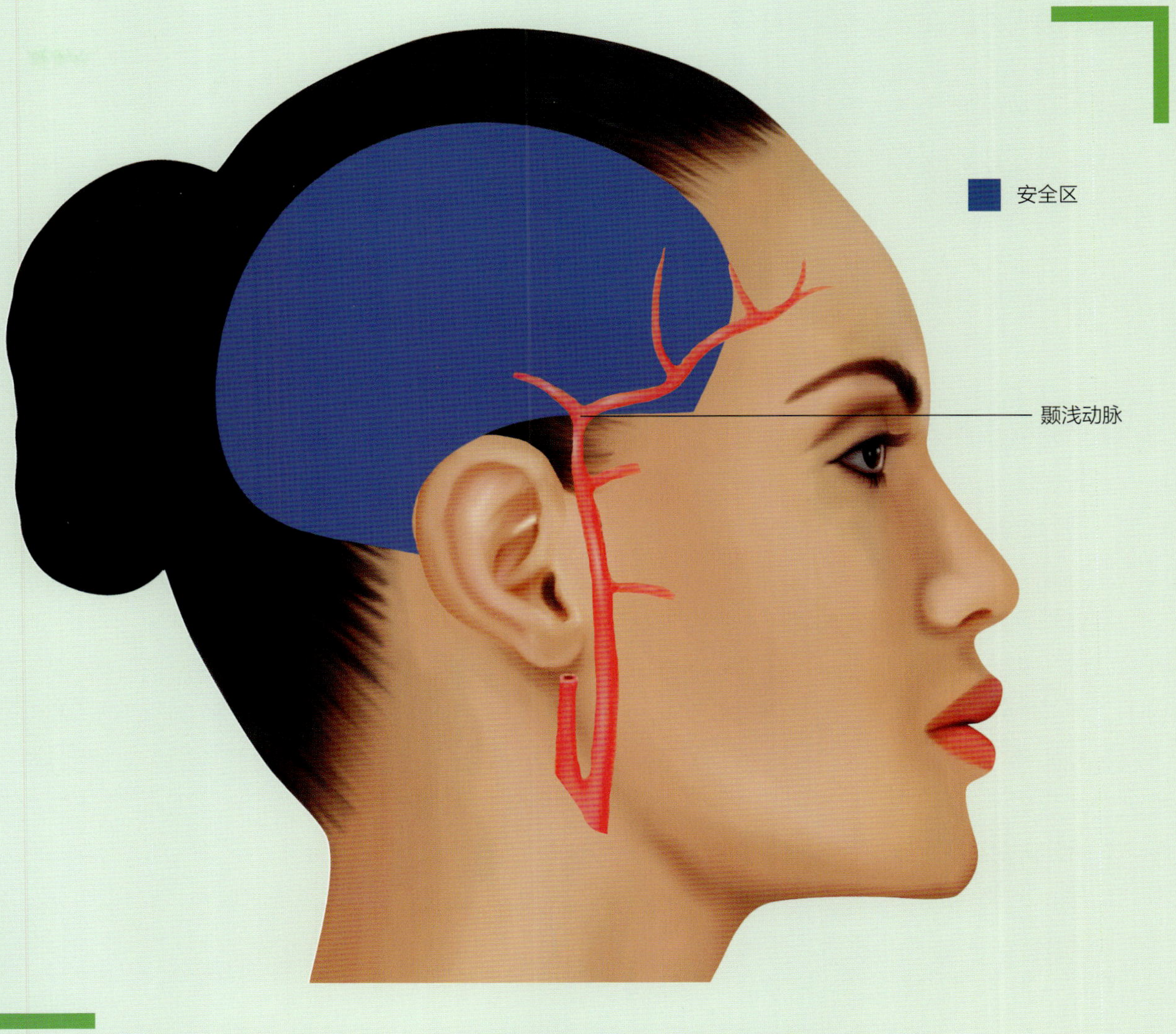


■图 9-23　与其定义颞肌注射安全区，不如确定一个最有效且不会引起副反应的区域

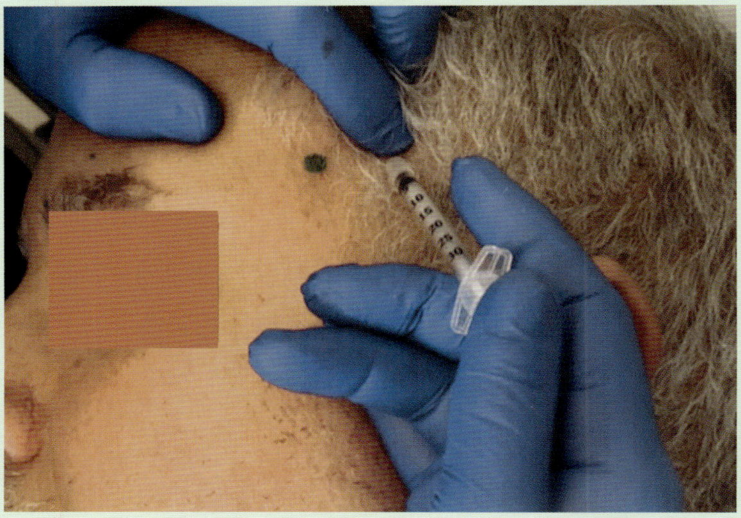

■图 9-24　向颞肌的第一分区内被标记为疼痛结节的触发点中注射肉毒毒素

咬肌和翼内肌由翼突下颌缝分隔。在进行下颌神经阻滞注射（Halstead 法）时，常将翼突下颌缝视为解剖标志之一。因此，在定位翼内肌时，及时回顾上述注射技术可帮助我们找到翼内肌的确切位置。

在实施下颌神经阻滞注射时，针头应朝向始于对侧前磨牙区域的平面。进针点位于翼下颌缝线和冠状切迹之间，可用非注射手触诊外斜嵴、一直按压至最深处。一旦确定冠状切迹的位置，非注射手沿斜嵴滑动至后外侧以绷紧组织，暴露出三角形凹陷（也被称为翼下颌凹陷或后磨牙三角）。三角形凹陷位于翼下颌缝线外侧，应由此凹陷处进针（图 9-25）。

触诊翼内肌时，求美者应处于仰卧位。求美者口张开一半、下颌骨移动至对侧。医生将非注射手的手指放在三角形凹陷内，该凹陷同时也是下颌神经阻滞注射的进针点。要注意，不宜呈角度进针，而应平行于同侧下颌牙齿上方进针（图 9-26 和图 9-27）。我们建议，触诊最好选在翼内肌处于静止、收缩和伸展这三种状态时进行。持续按压翼内肌，同时要求求美者缓慢开合口腔以收缩肌肉，帮助我们确定触诊施加的压力是否会引起触发点反应。如果触发点有反应，那么注射时应采取与触诊时一致的施力方向。选用长度为 20～25 mm、直径为 25G～27G 的锐针，拧在螺口注射器（Luer lock）上（图 9-28 至图 9-30）以注射肉毒毒素。稀释比例应为 100 U 的肉毒毒素对应 2.5～5 mL 的生理盐水。初始保守剂量为 5 U，注射深度为 1～2 cm，并注射至指定点。

### 副反应

注射角度必须准确，以避免肉毒毒素弥散至腭咽肌和（或）腭舌肌。由于这两块肌肉协助吞咽运动，肉毒毒素不慎弥散至其中，可能导致功能缺陷（图 9-31）。

要注意注射点不宜离翼内肌肌腹过远，尽管不存在危险区，但肉毒毒素会弥散至颞肌的皮肤插入点中，因此不能有效放松翼内肌。

## 翼外肌

翼外肌（翼状肌外侧）位于翼内肌的上方，为扇形肌肉，有上下两个头。上头较小，起于蝶骨大翼的颞下面和颞下嵴，止于颞下颌关节的关节盘和纤维囊。下头较大，约为上头体积的 3 倍，起于翼外板的外表面，止于下颌骨髁突颈部和翼状窝（前窝）。上头和下头两块肌腹交织形成附着于下颌骨颈部的肌腱。

翼外肌的上头和下头肌腹分别由各自的肌筋膜包裹，在距颞下颌关节前方约 10 mm 处集中。翼外肌的主要功能是使髁突从下颌窝滑出沿关节隆突前移，以实现下颌骨前突。下颌骨向下拉，实现张口动作。此外，翼外肌和翼内肌协同咀嚼运动时，可以将单侧下颌骨移动至对侧。翼外肌是 4 块咀嚼肌中唯一一个能下拉下颌骨的肌肉。翼外肌收缩时，二腹肌、下颌舌骨肌和颏舌骨肌（舌骨上群肌肉）协助其完成张口动作。

### 翼外肌注射

如果 TMD 求美者已排除关节源性病因，那么翼外肌中的触发点被视为颞下颌关节出现咔哒声和弹响的潜在原因。因为翼外肌主要控制髁突在关节盘上的滑动情况，如果肌纤维变短或者求美者紧张时会导致髁突滑动受阻。翼外肌触诊时，求美者应处于仰卧位。指示求美者将口张开一半，并将下颌稍微移动至检查的一侧。把食指插入上颊前庭，抵达第二磨牙后方区域，并在颧弓下方稍微向侧面推向头颅方向。用食指用力按压（图 9-32）并示意求美者微微张口以激活肌肉，并检查该区域是否存在疼痛触发点。

### 副反应

与其他肉毒毒素注射一样，准确的注射点至关重要（图 9-33 和图 9-34）。我们建议注射

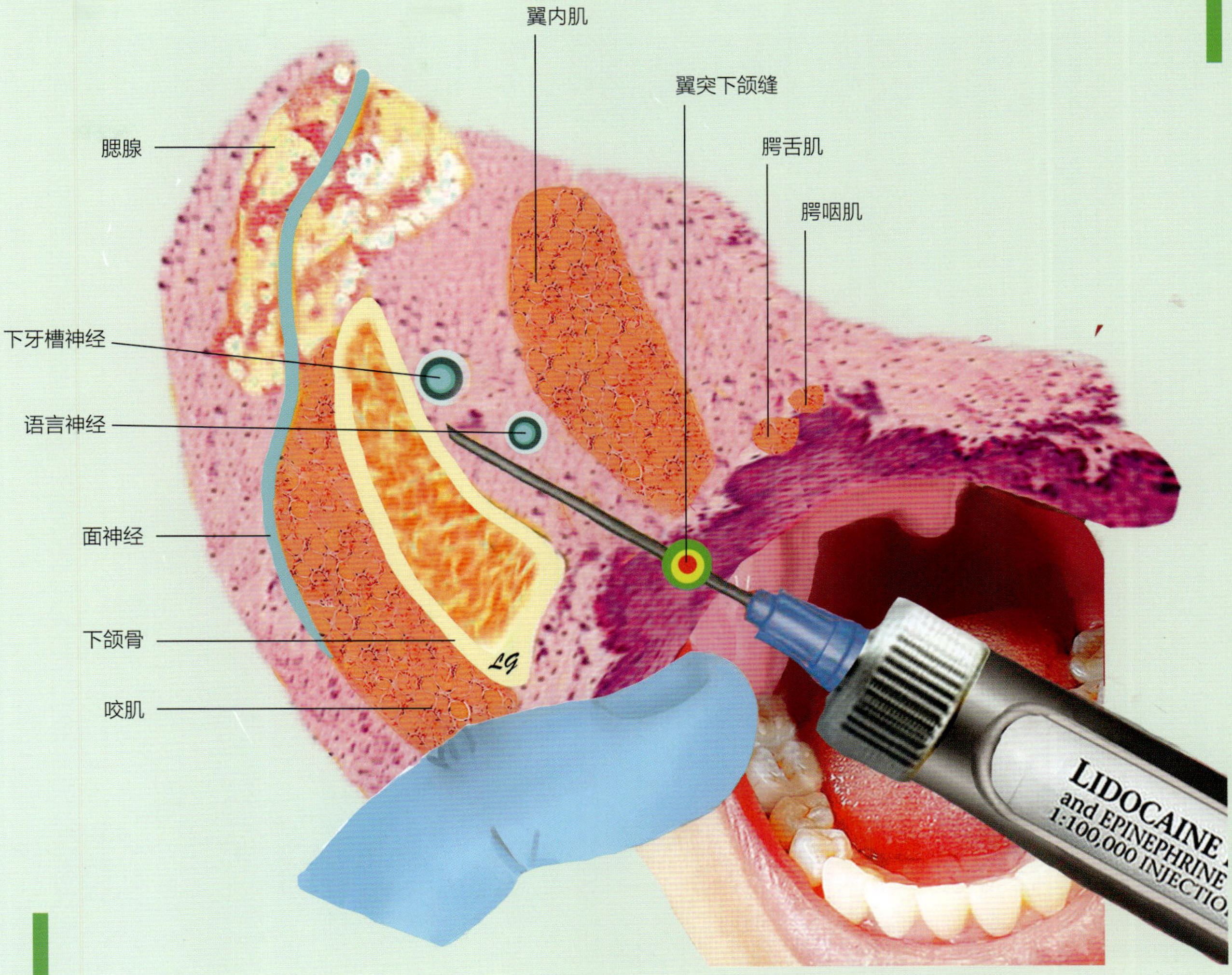


■图 9-25　下牙槽神经阻滞注射示意图，有助于定位三角形凹陷

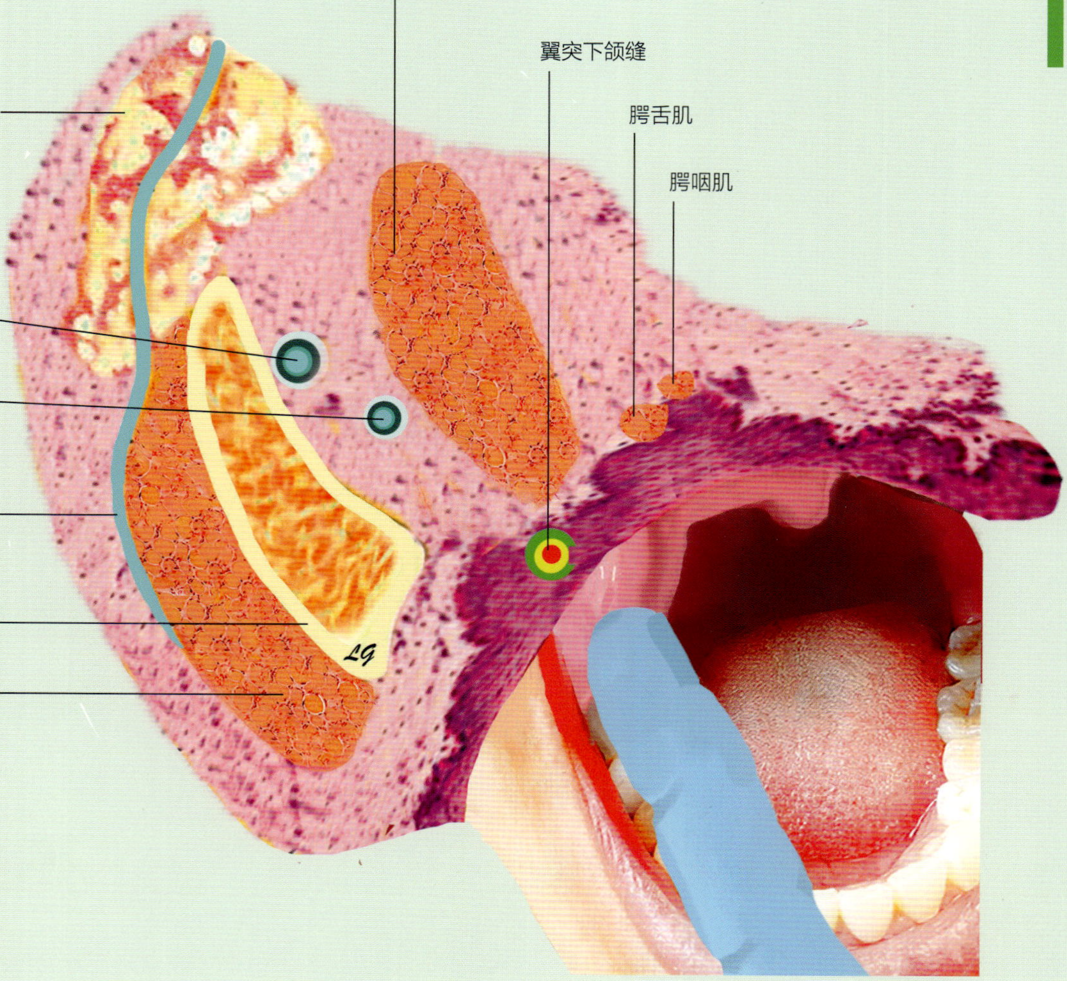


■ 图 9-26　用食指触诊翼内肌。为了定位触发点，用力按压位于后磨牙垫上方且平行于下颌牙齿的三角形凹陷

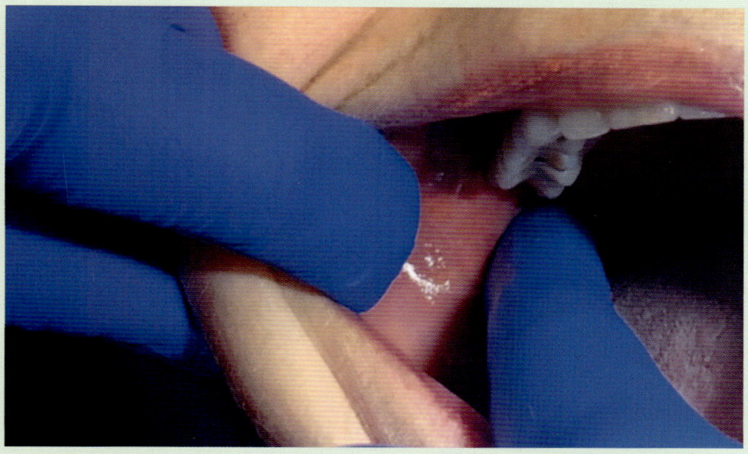

■ 图 9-27　临床照片显示用食指触诊翼内肌中的触发点，手指应平行于牙齿，用力按压三角形凹陷

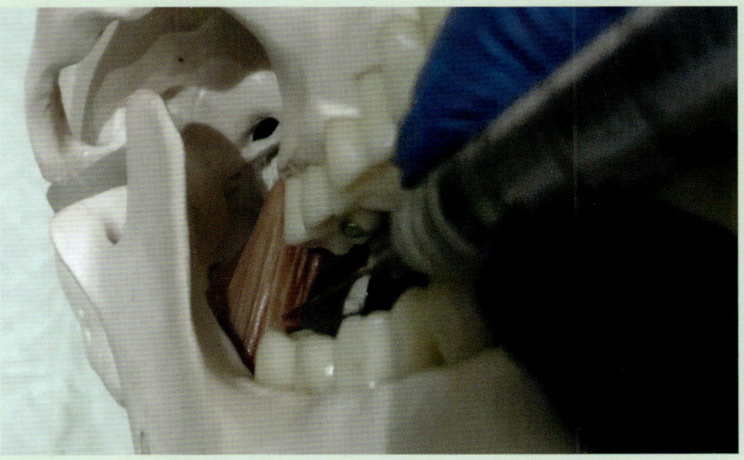

■ 图 9-28　翼内肌相对于注射器的解剖位置

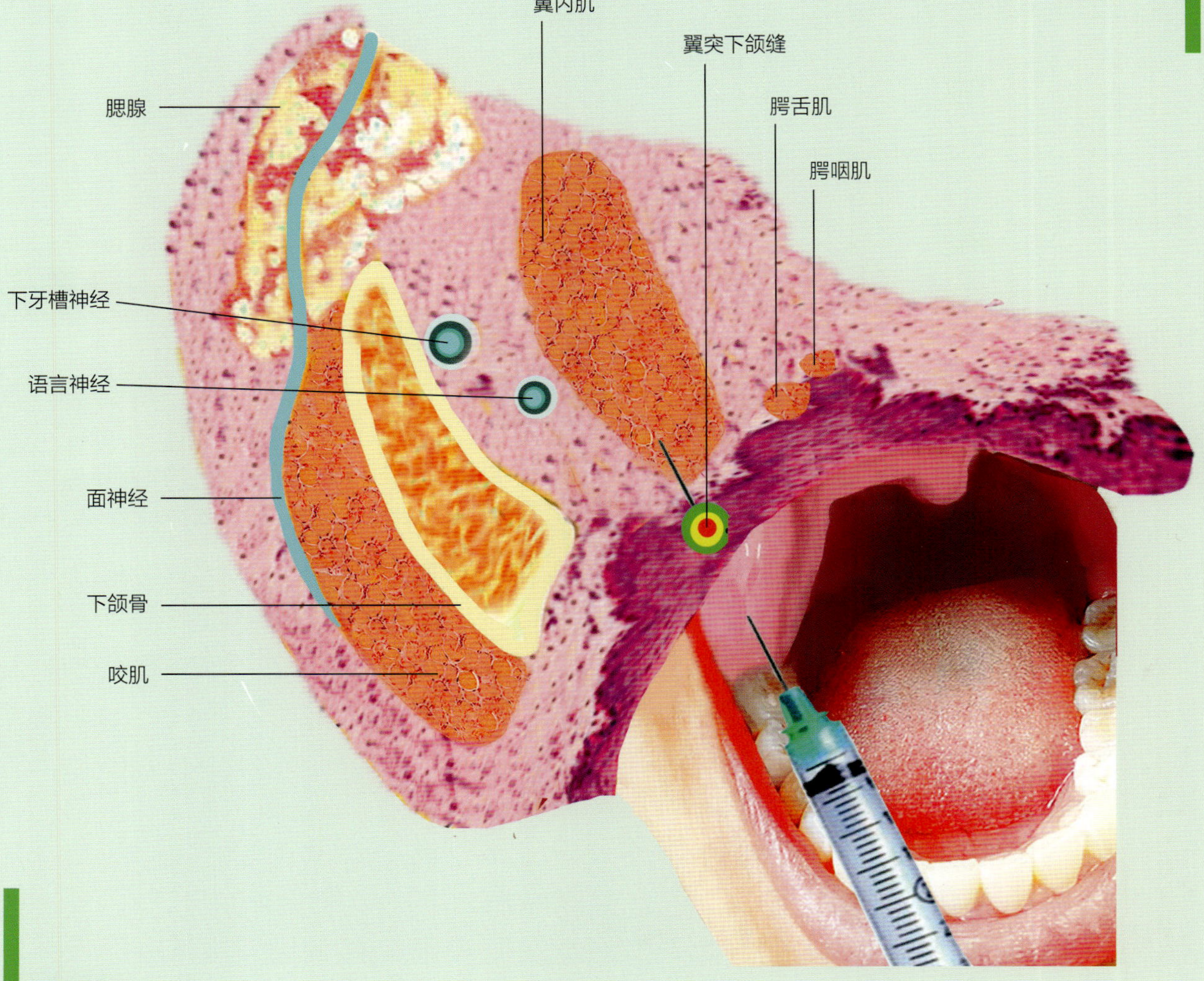


■ 图 9-29　注射器针头与下颌牙齿平行可以确保肉毒毒素注射至翼内肌

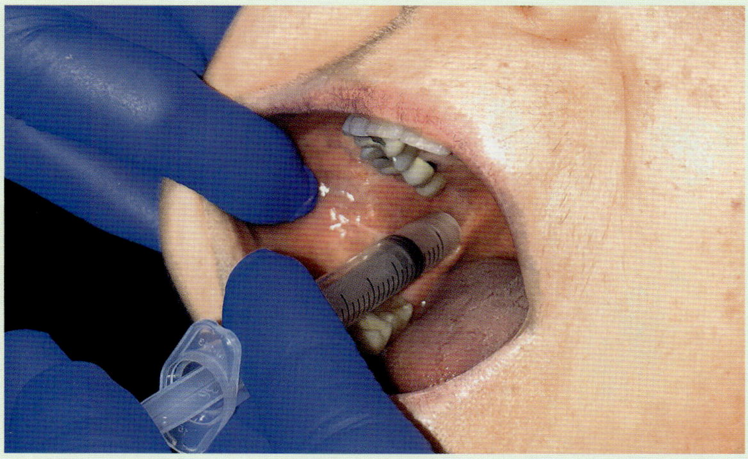

■图 9-30 肉毒毒素注射于翼内肌

时，最好使用EMG引导法。肉毒毒素不慎弥散至邻近肌肉可能导致暂时性吞咽困难、咀嚼痛、鼻腔反流、构音障碍和（或）鼻音。这些并发症通常在2~4周内消退。

## 头痛疾病

大多数人都会经历不同程度的头痛，这可能对我们的身体、日常生活和工作产生负面影响，有时甚至会经历更剧烈的头痛。尽管有约30%的头痛求美者会定期出现机体功能损伤，但很多人并未寻求医疗干预。然而，许多求美者在接受牙科检查时，往往会主诉有头痛的症状。

基于此，所有的牙科医生都应深入研究头痛疾病。本书与头痛相关的讨论，仅限于求美者病史中可能提到的几种最常见的原发性头痛，特别是和睡眠障碍、磨牙症和TMD相关的头痛。其实，头痛诊疗涉及多个学科，在决定注射肉毒毒素之前，需要专业医疗团队进行评估、测试和成像，以排除潜在的任何病理。同时，治疗必须符合其所在国家或地区的法律规定。

### 紧张型头痛（TTH）和偏头痛

紧张型头痛（TTH）是最常见的原发性头痛，几乎所有人都会经历一次这种疼痛。

一般情况下，检查结果显示紧张型头痛源自咀嚼肌肉，发作形式既有间歇性的，也有慢性的，临床上难以将其与偏头痛进行区分。有人把一些紧张型头痛与其对应的TMD视为偏头痛的一类，因为它们和偏头痛存在相似点。其实，颞下颌关节紊乱病诊断标准（DC/TMD）和国际头痛学会（IHS）标准都指出头痛成因较多，包括TMD引起的头痛。

《头痛疾病的国际分类（第三版）》(ICHD-3）对所有已知的头痛疾病进行了定义和分类。头痛被分为原发性头痛（如偏头痛）和继发性头痛（作为其他疾病症状）两类。口颌面疼痛已被纳入ICHD并给出了确切的定义，但ICHD未将牙痛和其他面部疼痛疾病纳入口颌面疼痛。针对上述不足，国际头痛学会于2020年1月首次发布了《口颌面疼痛国际分类》(ICOP)。建议参考ICHD和ICOP这两类标准，以规范术语用于教学和临床目的。

已有文献一致认为头痛和TMD之间存在紧密的联系。那些被诊断为偏头痛或紧张型头痛的求美者，表现出和TMD一致的体征或症状，其病因可能是颞肌肌痛。有事实证明，接受TMD治疗的求美者头痛症状得到缓解，这进一步说明

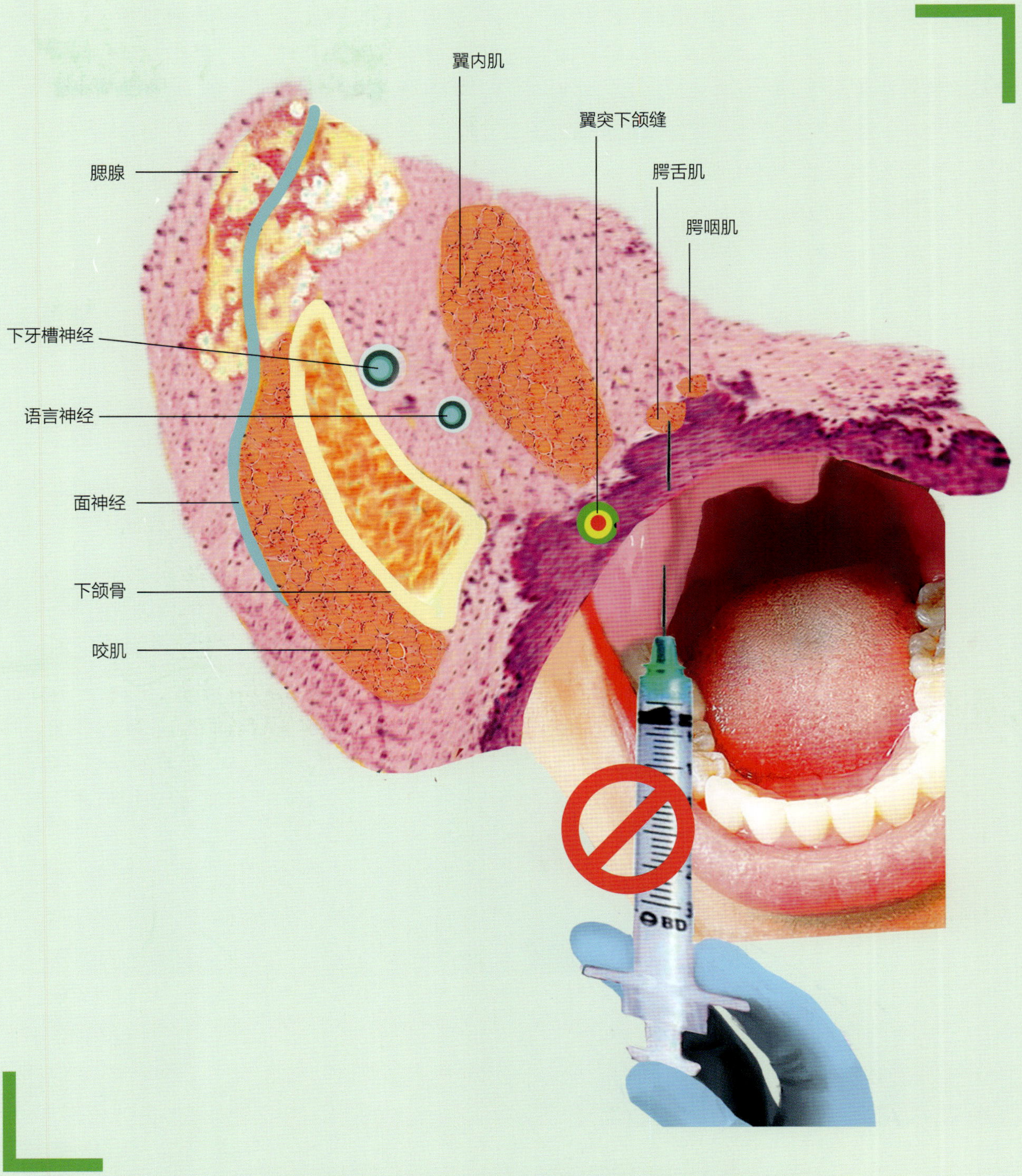


■图 9-31　在注射翼内肌时，进针角度要非常准确，避免不慎注射至负责吞咽运动的肌肉中

了头痛和 TMD 之间的关系。最新的证据也表明，被诊断为血管性或偏头痛的求美者，其 TMD 的患病率高于普通人群，TMD 疼痛可能是这些疼痛的诱因之一。除三叉神经外，面神经和面部表情肌也与头痛或 TMD 连续体密切相关。

肉毒毒素可以缓解偏头痛的机制尚未完全清楚。有人认为，由于肉毒毒素控制下颌无意识运动，降低了肌肉负荷，从而缓解了因磨牙导致的头痛。然而，人们认为神经肽的释放是偏头痛病理生理学的一部分，尤其是降钙素基因相关肽（CGRP）。肉毒毒素除了影响自主神经系统外，还有证据证明它可以直接减少三叉神经元释放的 CGRP 数量。上述发现表明肉毒毒素可以通过调节神经递质的释放改变受体和细胞因子的表面表达，增强阿片类传输，直接影响中枢神经系统，从而缓解头痛。该发现还表明肉毒毒素的作用范围不仅局限于注射部位，还可以通过轴突运输与其他部位连接。

## 慢性偏头痛肉毒毒素治疗方案

根据相关定义，慢性偏头痛是指每次头痛持续 4 h 或更久，而且每个月至少有 15 d 会出现头痛。若出现频率低、持续时间短则被视为间歇性偏头痛。美国食品药品监督管理局（FDA）于 2010 年 10 月 15 日批准使用注射肉毒毒素来预防成人（18 岁及以上）慢性偏头痛。治疗方案是

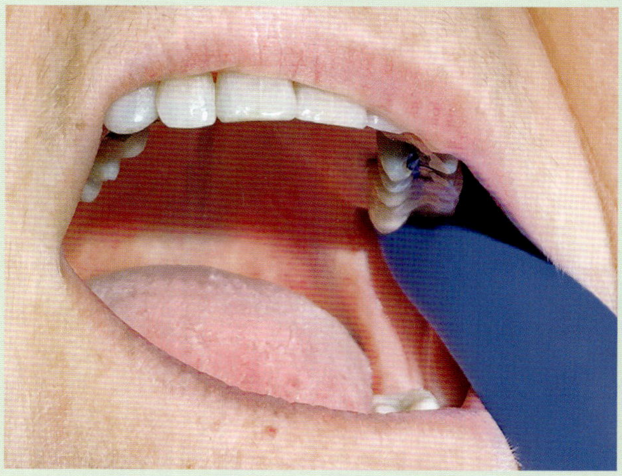

■图 9-32 触诊翼外肌时，用食指用力按压上颌第二磨牙的远端和上方。注射时，可采用直径为 25G ~27G，长度为 20~25 mm 的针头和螺旋口注射器。稀释比例应为每 100 U 肉毒毒素加入 2.5~5 mL 生理盐水。初始保守注射剂量为每侧 5 U。注射深度应为 2~3 cm，精确注射于把目标肌腹内

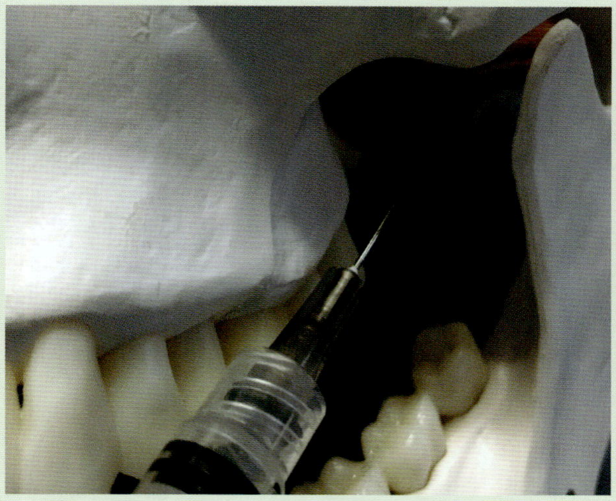

■图 9-33 注射时，翼外肌的解剖位置

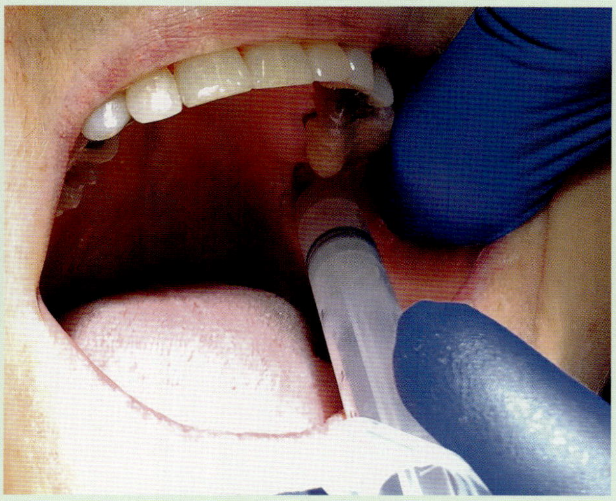

■图 9-34 肉毒毒素注射于翼外肌中

利用肉毒毒素选择性放松咀嚼肌及抑制颈部和面部肌肉过度活跃。治疗的目的是施用最小的有效剂量达到缓解头痛的目的，由于不同求美者对治疗的反应也不同，所以具体剂量应因人而异。紧张型头痛（TTH）和间歇性偏头痛也可以用肉毒毒素治疗，但这属于超说明书用药的情况。

目前，使用肉毒毒素治疗慢性偏头痛有两种不同的治疗方案，分别是“随痛点注射法”和“注射点和注射剂量双固定法”。在实际操作中，也可以将这两种治疗方案结合使用。“注射点和注射剂量双固定法”主张在 7 个不同的肌群中的 31 个部位注射肉毒毒素。若偏头痛涉及颈部、脑后及额颞区域，这种方法符合逻辑。本书根据“随痛点注射法”方案的思路，将治疗分成两部分，颈源性头痛单独治疗。这样做的目的是为了施用较少量的肉毒毒素，秉持“不疼痛的区域不注射”的原则。

## 额颞头痛

如果你在网上搜索关于慢性偏头痛的图片，其内容大多是人们按压颞肌疼痛触发点的场景。慢性头痛求美者经常会出现颞肌疼痛，同时眼后疼痛（眼性头痛）也较为常见。在头痛治疗中，我们常建议将较高剂量的肉毒毒素注射于额肌中，该剂量远超用于美容的剂量。然而，大家普遍认为偏头痛的预防激活机制是基于肉毒毒素对神经递质的阻滞能力，神经递质可以传递大脑中的疼痛信号。基于此，肉毒毒素除了可以放松肌肉外，还能阻止疼痛肽这种神经递质到达头颈部的神经末梢。尽管目前还不清楚肉毒毒素预防慢性偏头痛的作用机制，但用于治疗头痛的剂量与用于肌肉放松和消除皱纹的剂量是不同的。治疗的目的是在人体内设置类似路障的东西，以阻止疼痛信号进一步传播。请注意，应在指定区域内注射，即眉毛上方且靠近发际线的位置。若求美者前额较小，则应将眉毛下垂风险及时告知求美者。鉴于不同求美者对治疗的反应不同，建议用“注射点和注射剂量双固定法”治疗皱眉肌、降眉间肌和颞肌。接着调整治疗方案，按照“随痛点注射法”在额肌的 4 个注射点各注射 1 U 的肉毒毒素。两周后求美者随访时，若该区域仍存在疼痛，可追加剂量于额肌中。了解美容操作的指导原则对于达到任何治疗目的的肌肉注射都是极为重要的。如果注射后出现嘴角下垂、眉毛下垂或两侧不对称等副反应，就算头痛有所缓解，求美者也会不满意。治疗额颞头痛相关注射剂量和注射点，请参见图 9-35 和图 9-36。

## 颈源性头痛

颈痛和颈部肌肉触痛是原发性头痛的常见症状。若头痛源于颈部骨骼结构或软组织时，则可确诊为颈源性头痛（CGH）。如果未能确定疼痛的确切来源，那么可能会演变成对任何治疗无反应的复杂疼痛性疾病。颈源性头痛的病理生理学涉及颈部一处或多处的肌肉、神经、骨骼、关节或血管等结构，这些结构出现的问题通常是由头部或颈部损伤引起的后遗症，但也会在无创伤的情况下出现。颈源性头痛的临床特征与原发性头痛的表现相似，如紧张型头痛或偏头痛，因此想要区分这些头痛存在较大难度。

颈源性头痛的诊断可通过求美者病史和体格检查获得。可由下述一种或多种症状判断求美者是否存在该疾病：①求美者枕部、额部、颞部、眼眶、颈部和背部中度至重度疼痛；②慢性疼痛或间歇性疼痛通常位置较深，表现为非搏动性；③头痛由颈部运动引起；④求美者颈部活动受限。颈源性头痛的求美者的另一个特点是头前倾。肌肉触发点常出现于枕下肌和肩颈肌群。这些疼痛触发点一旦被按压或物理激活时，会将疼痛牵涉至头部。

有研究表明，44.1% 的颈源性头痛的求美者会出现与 MPS 相关的 TMD。此外，研究还指出颈源性头痛的求美者接受 TMD 治疗可有效缓解颈部活动受限问题。通过触诊可发现触发点存在

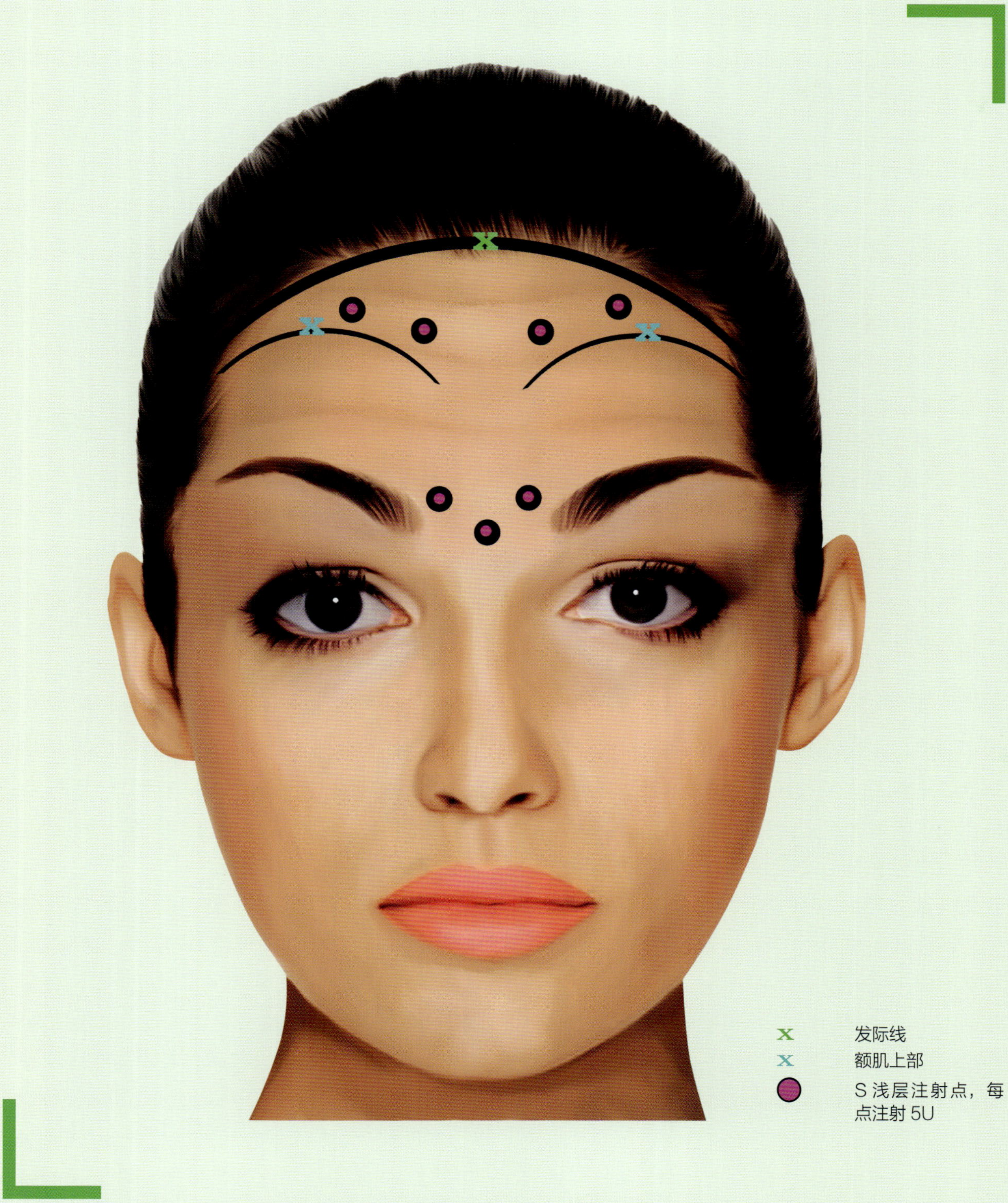


■ 图 9-35　肉毒毒素可用于治疗降眉肌、皱眉肌和额肌上部，以预防慢性偏头痛

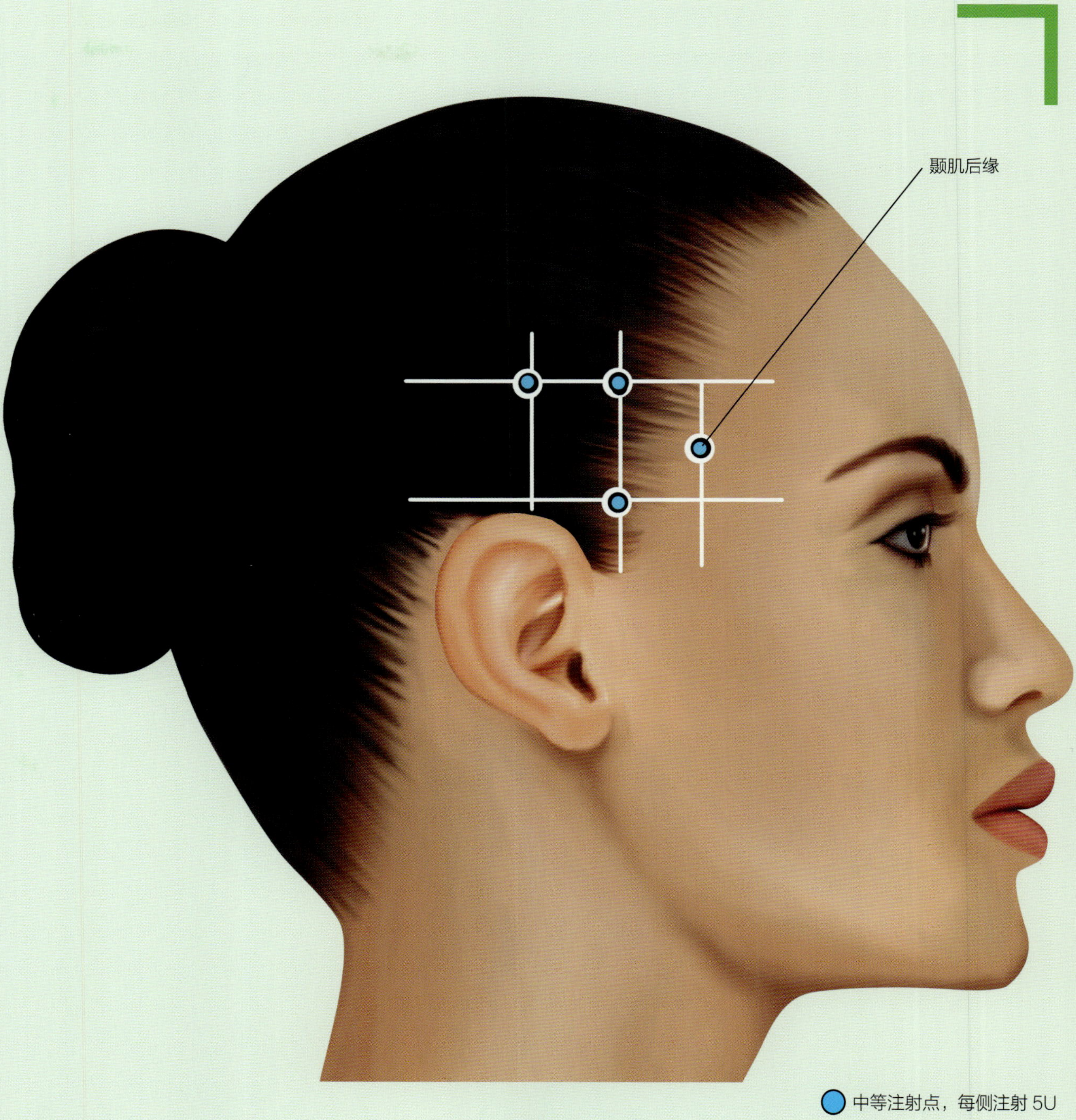


■图 9-36　肉毒毒素可用于治疗颞肌，因为该肌肉与多种头痛的形成有关

于枕下肌和肩颈肌群中。一旦按压到触发点，疼痛会牵涉头部，尽管疼痛来自颈部肌肉。和其他MPS相关的疼痛一样，颈部肌肉对肉毒毒素注射反应良好，治疗方案与治疗慢性头痛的方案一致。关于颈源性头痛的注射剂量和部位，请参见图9-37至图9-39。

## 肉毒毒素在其他口面部的治疗应用

越来越多的证据表明，肉毒毒素在牙科治疗中具有巨大潜力，并且其应用范围不断扩大。正是这种创新的做法促使肉毒毒素在治疗中逐渐成为主流，并且具有安全性，促使不少执业医生在面对因肌肉过度活跃导致的牙科疾病时，选择超说明书用药的做法。

### 颏肌

肉毒毒素可以用来预防正畸和正颌手术后的复发症，可减少下前嵴骨移植后的骨吸收和抑制过度活跃肌肉以提高活动义齿的固定效果。医生可以通过在颏肌注射肉毒毒素来实现上述效果，其治疗方案与下面部美容注射中颏肌的方案相同。若求美者有意愿，可通过治疗颏肌消除下颏凹陷。

### 慢性口角炎

口角炎（口角唇炎）是一种真菌或细菌感染，主要影响嘴唇的口连合。可出现于单侧口角或两侧，既可能变为慢性炎症，也可能只持续几天。轻微症状有红斑，严重的可能会出现开放

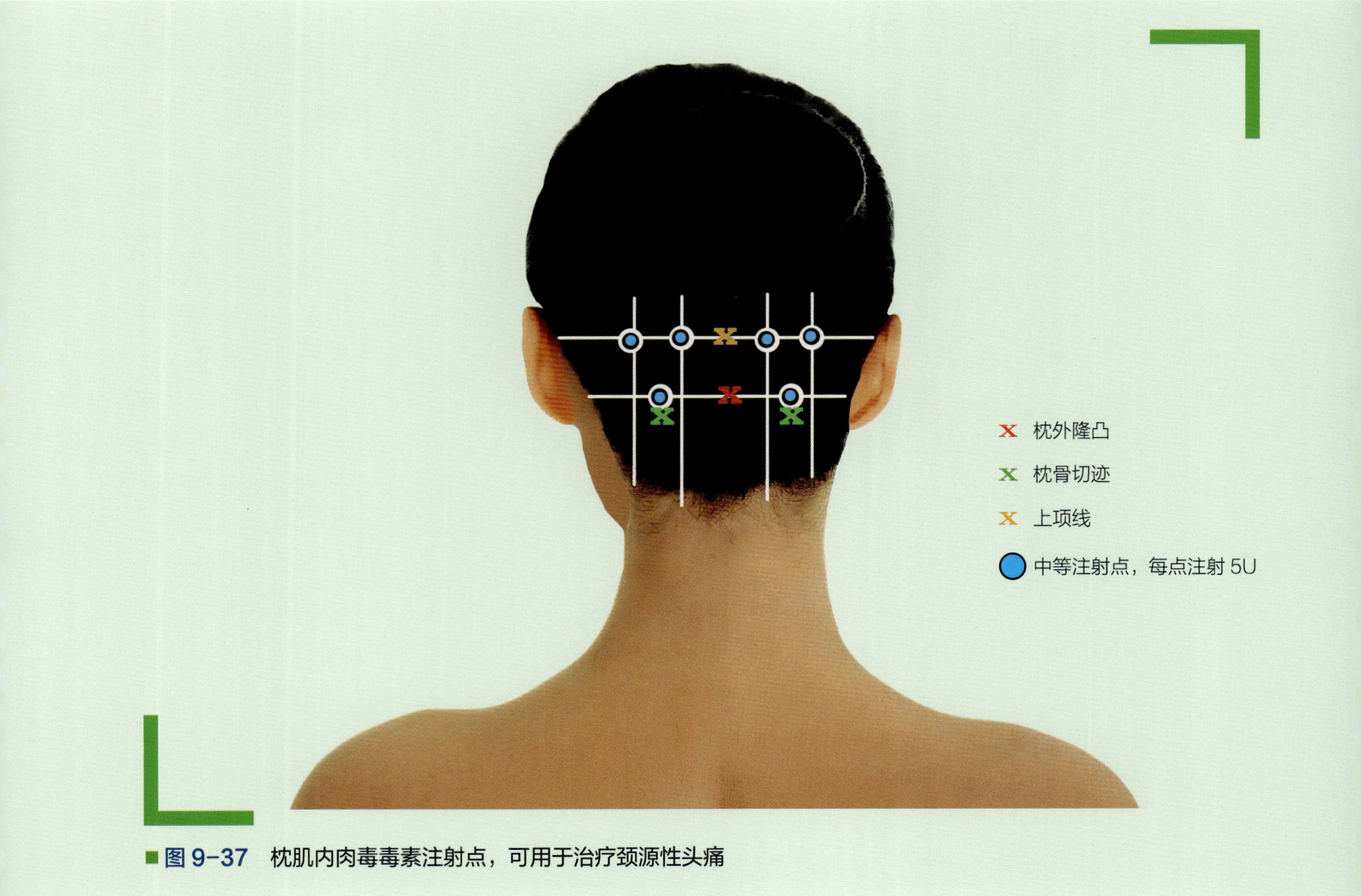


■图 9-37 枕肌内肉毒毒素注射点，可用于治疗颈源性头痛

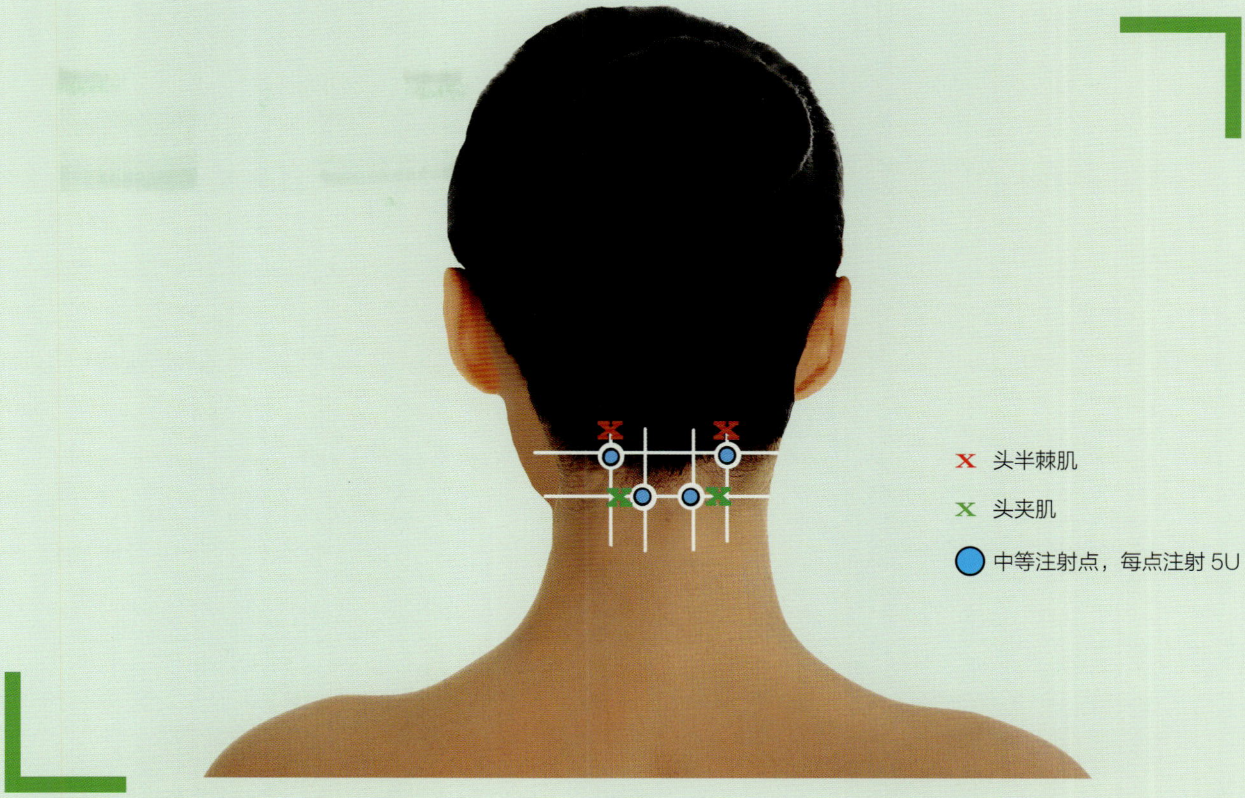


■ 图 9-38　颈椎两侧肌肉内肉毒毒素注射点，可用于治疗颈源性头痛

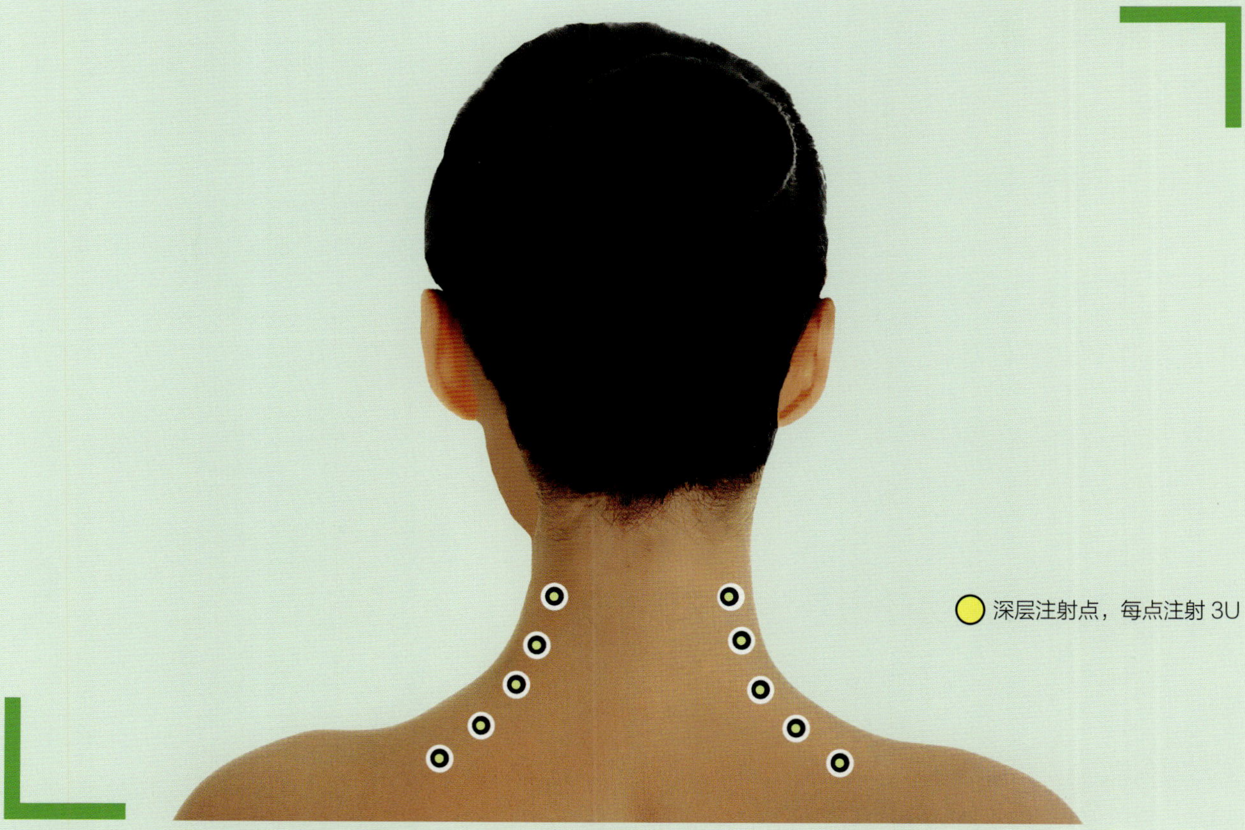


■ 图 9-39　斜方肌内肉毒毒素注射点，可用于治疗颈源性头痛

性出血和水疱。同时，嘴角会积聚唾液，最终出现干裂，导致求美者进食、喝水和说话时感到疼痛。

若嘴角因唾液一直积聚于口连合皱纹中而无法保持干燥，建议仅注射肉毒毒素获得口连合上提的效果，情况严重时可与填充剂联合应用。干裂的嘴角暴露在空气中最终会愈合（图 9-40 至图 9-45）。关于降口角肌的注射技术，请参见第六章。

## 流涎症

流涎症就是我们常说的流口水或唾液过多，是指唾液过度积聚在口腔并流出唇缘。这种疾病通常由唾液分泌过多引起，或者因年龄或疾病导致吞咽能力丧失，或者由药物引起，且经常出现于服用氯氮平的精神分裂症的求美者中。很多像脑瘫、帕金森病和肌萎缩侧索硬化（ALS）这样的神经系统疾病在临床上均会表现为流涎症。

病理性流涎症给人体带来的影响是毁灭性的，可以导致功能衰退。尽管这种疾病作为神经系统疾病求美者最常见的主诉之一，但并未引起重视和进行治疗。患有神经系统疾病的求美者流涎的原因在于形成吞咽反射的肌肉运动功能丧

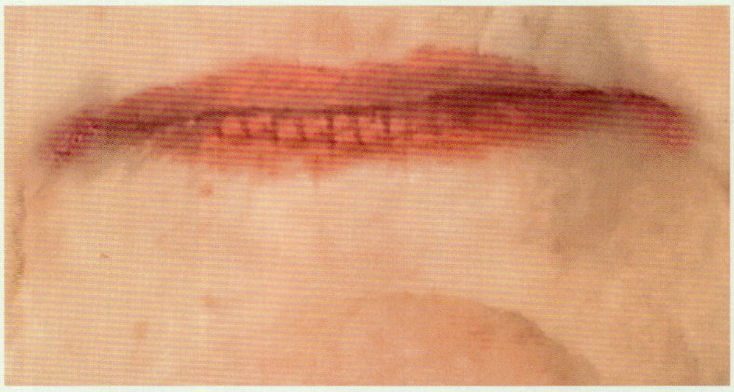

■图 9-40　肉毒毒素治疗前，慢性口角炎求美者的术前照片

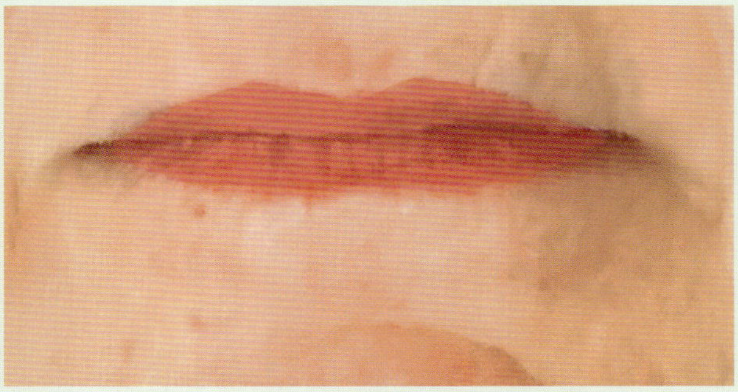

■图 9-41　求美者在 10 天前接受了肉毒毒素注射治疗口角炎。可以看到求美者的嘴角处于中性状态，木偶纹显著减少。由于嘴角周围较弱的皮肤得到了更好的支撑，促使该区域愈合

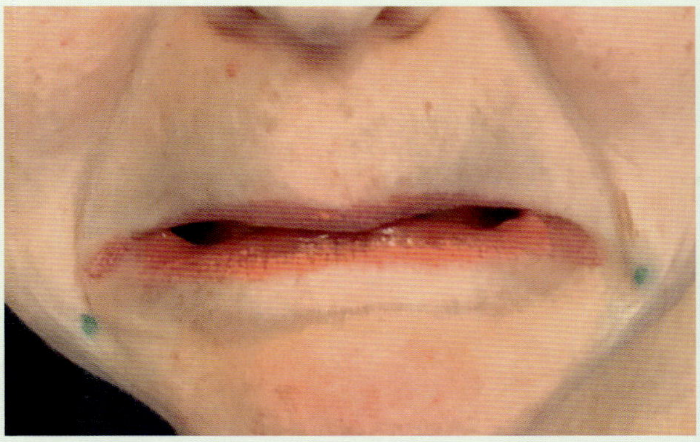

■图 9-42　要求求美者皱眉以激活降口角肌，有利于看清肉毒毒素注射点位置（已标记为绿色圆点）

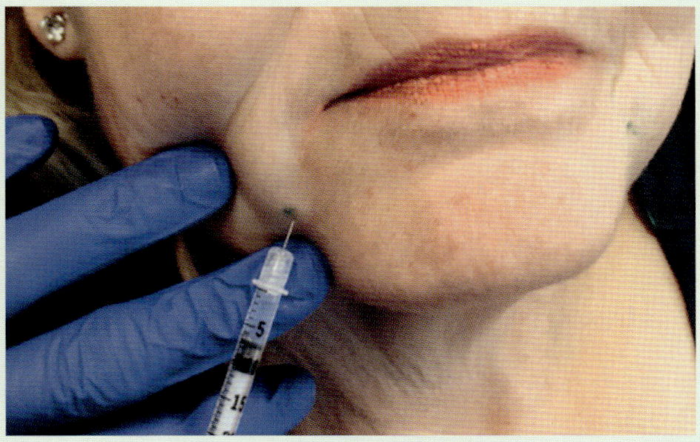

■图 9-43　将肉毒毒素注射于木偶纹后方，并呈角度注射至降口角肌

失。求美者一旦失去吞咽能力，唾液就会积聚于口腔中无法流入咽部。目前有研究估计，在患有帕金森病的人群中，有超过 80% 的求美者会出现流涎症。这种疾病不仅让求美者感到不适和尴尬，还可能会引起皮肤感染、异味和吸入性肺炎。目前已有证据表明，在唾液腺中注射肉毒毒素可有效治疗流涎症，减少分泌唾液量。因为腺体受乙酰胆碱调节，而肉毒毒素可以抑制乙酰胆碱的释放，因此可减少唾液分泌量，其作用机制和放松肌肉组织一致。用肉毒毒素治疗流涎症的目标唾液腺为腮腺和下颌下腺。

目前主要有两种公认的方法可帮助我们在肉毒毒素注射中定位唾液腺，分别是解剖学定位法和超声引导定位法。解剖学定位是指利用已知解剖标志和过往研究中推荐的方法进行定位，而超声引导定位则针对腺体的最厚处进行定位。FDA 建议的腮腺解剖学定位法需要找到耳屏与下颌角之间的中点，中点再往前 1 cm 处就是目标区域。而下颌下腺的解剖学定位法则是确定下颌角与下颏尖之间的中点，并在下颌骨内表面一指宽处进行注射。

目前，解剖定位法和超声引导法都获得了人们的广泛认可，尽管有些人认为后者更准确。一些研究指出，用解剖标志法定位腮腺和下颌下腺的注射成功率为 30%～70%，具体因人群、研究

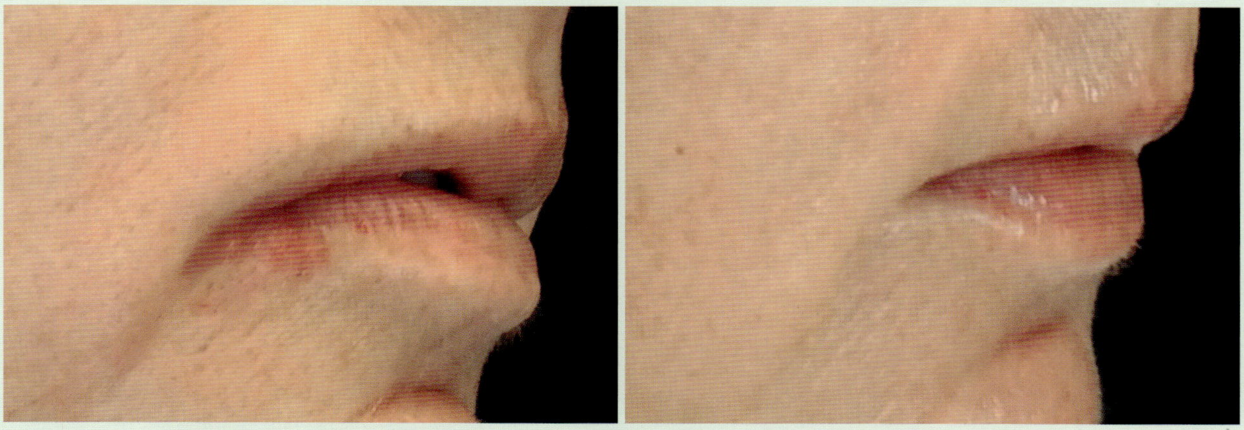

■图 9-44 注射前后照片显示结合肉毒毒素和填充剂治疗顽固性口角炎的效果

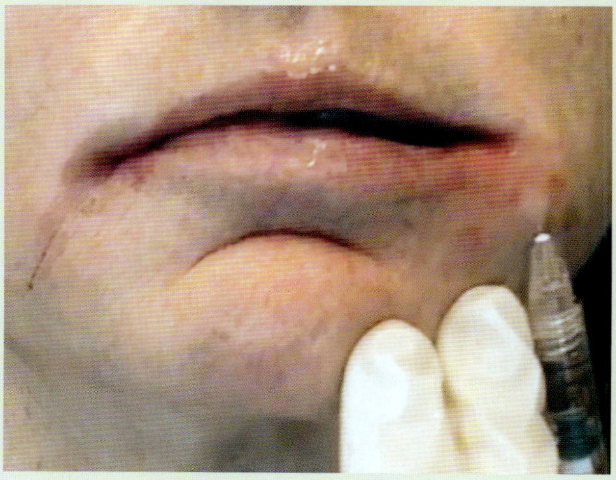

■图 9-45 注射填充剂于木偶纹中以治疗口角炎。若仅注射肉毒毒素不足以充分治疗皱纹，促进炎症愈合，可以通过填充剂支撑较弱皮肤以改善口角炎

类型、目标腺体、用药剂量和注射人员的技术熟练度不同而存在显著差异。同时，另一项研究也表明，上述两种方法在标本中定位腮腺，其注射成功率分别为79%（解剖学定位法）和96%（超声引导定位法），尽管该结果在统计学上不显著。该研究还指出，若目标腺体为下颌下腺，则注射成功率分别为50%（解剖学定位法）和91%（超声引导定位法），结果具有统计学显著性。因此该研究认为，在下颌下腺的注射中，超声引导法比解剖学定位法更准确。尽管超声引导定位法在某些情况下既安全又有效，但目前没有大型临床试验评估证明超声引导法优于解剖定位法（图9-46）。

## 三叉神经痛

来牙科诊所看病的求美者，常常认为甚至希望任何与三叉神经痛相关的刺痛都具有牙源性原因。

无论是否存在标志性触发点，三叉神经痛在临床上常具有突发性和反复性的特点，疼痛区域为三叉神经的一个根部或多个根部。对于这种情况，尽管我们可以将求美者转诊至神经科进行进一步的诊断和治疗，但是了解肉毒毒素在治疗这种病症所具有的潜力是有益的。理论上来说，肉毒毒素除了可以抑制肌肉活跃外，还可以镇痛。有研究报道指出，肉毒毒素作用于神经源性炎症介质，并抑制与难治性特发性三叉神经痛相关的感觉和自主神经末梢的神经递质释放。上述观点需要通过双盲试验及进一步的研究来进行确定。

### 总结

尽管注射肉毒毒素可以显著改善皱纹，但是在治疗肌肉痉挛、腺体问题和各类疼痛疾病方面也不容小觑。肉毒毒素注射由于其无创和操作可逆，被认为是一种理想的诊断工具。很多时候，求美者几乎放弃了缓解疼痛的希望，在最后尝试肉毒毒素治疗时，对其产生的效果感到意外。肉毒毒素在牙科中的应用范围也不断扩大，不仅可用于TMD、磨牙症、正畸、口角炎和露龈笑等，而且还可注射到唾液腺中以缓解流涎症，此外，其在治疗三叉神经痛方面也显示出了潜力。■

## 参考文献


[1] Lee KS. Happy Accidents: Serendipity in Modern Medical Breakthroughs. *Korean J Radiol*. 2007;8(4):263.

[2] Awan KH. The therapeutic usage of botulinum toxin (Botox) in non-cosmetic head and neck conditions – An evidence-based review. *Saudi Pharm J*. 2017;25(1):18–24.

[3] Balasubramaniam R, Klasser GD. Orofacial pain syndromes: evaluation and management. *Med Clin North Am*. 2014 Nov; 98(6):1385–1405.

[4] Merskey H, Bogduk N. Classification of Chronic Pain, ed 2. Seattle: IASP Press. 1994:59–71.

[5] Okeson JP. *Bell's Orofacial Pains*, ed 6. Chicago Quintessence, 2005:162–167.

[6] Lipton J, Ahip J, Larach-Robonson D. Estimated prevalence and distribution of orofacial pain in the United States. *JADA*. 1991;124:115–121.

[7] Aaron LA, Burke mm, Buchwald D. Overlapping conditions among patients with chronic fatigue syndrome, and temporomandibular disorder. *Arch Intern Med*. 2000; 160:221–227.

[8] Merskey H, Bogduk N, editors. *Classification of Chronic Pain: Descriptions of Chronic Pain Syndromes and Definitions of Pain Terms*, 2 ed. Seattle: IASP Press. 1994.

[9] Derasari MD. Taxonomy of pain syndromes: Classification of chronic pain syndromes. In: Raj PP, editor. *Practical*

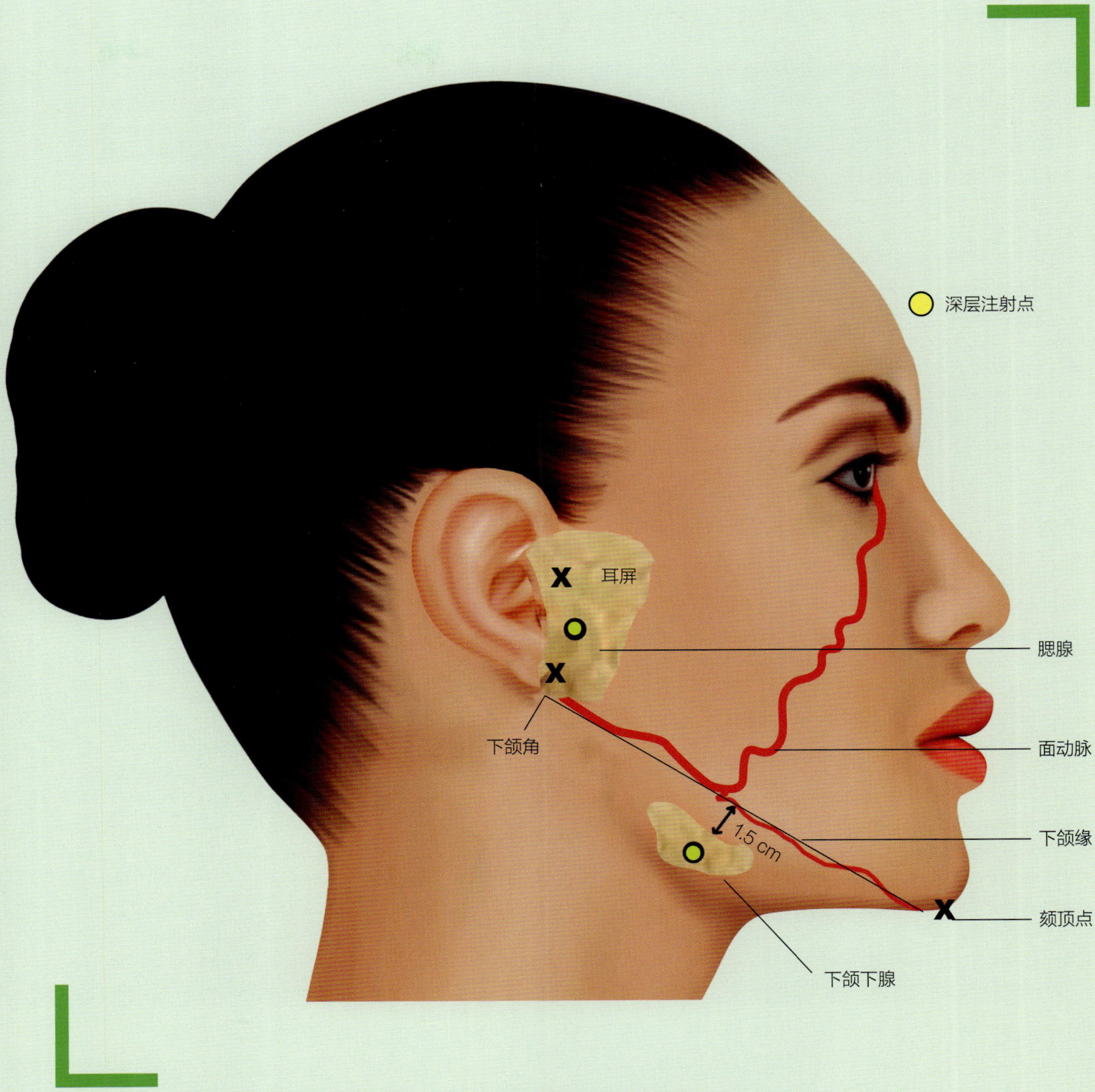


■图 9-46 应谨慎定位下颌下腺和腮腺，通过注射肉毒毒素以治疗流涎症

*Management of Pain*, 3 ed. St. Louis, MO: Mosby. 2000;10–16.

[10] Waldman SD. *Atlas of Uncommon Pain Syndromes*. Philadelphia: W.B. Saunders. 2003.

[11] Coda BA, Bonica JJ. General considerations of acute pain. In: Loeser JD, et al., editors. *Bonica's Management of Pain*, 3 ed.). Philadelphia: Lippincott/Williams & Wilkins. 2001; 222–240.

[12] Brookoff D. Chronic pain: 1. A new disease? *Hosp Pract* (1995). 2000;35(7):45–52, 59.

[13] Fitzcharles MA, Cohen SP, Clauw DJ, et al. Nociplastic pain: towards an understanding of prevalent pain conditions. *Lancet*. 2021;397(10289):2098–2110.

[14] Smith BH, Penny KI, Purves AM, et al. The Chronic Pain Grade Questionnaire: validation and reliability in postal research. *Pain*. 1997;71:141–147.

[15] Von Korff M, DeBar LL, Krebs EE, et al. Graded chronic pain scale revised: mild, bothersome, and high–impact chronic pain. *Pain*. 2020;161(3):651–661.

[16] Alomar X, Medrano J, Cabratosa J, Clavero JA, Lorente M, Serra I, Monill JM, Salvador A. Anatomy of the temporomandibular joint. *Semin Ultrasound CT MR*. 2007; 28:170–83.

[17] Gülekon N, Anil A, Poyraz A, et al. Variation in the anatomy of the auriculotemporal nerve. *Clin Anatom*. 2005;18:15–22.

[18] De Leeuw R, Klasser GD, Albuquerque RJ. Are female patients with orofacial pain medically compromised? *JADA*. 2005;136(4):459–68.

[19] Korszun A, Papadopoulos E, Demitrack M, et al. The relationship between temporomandibular disorders and stress–associated syndromes. *Oral Surg Oral Med Oral Pathol Oral Radiol Endod*. 1998;86(4):416–20.

[20] Lundstrom IM. Orofacial and general disorders in oral medicine patients: oral and medical history. *Swed Dent J*. 2009;33(1):27–39.

[21] Ciancaglini R, Testa M, Radaelli G. Association of neck pain with symptoms of temporomandibular dysfunction in the general adult population. *Scand J Rehabil Med*. 1999;31(1):17–22.

[22] Okeson JP Management of Temporomandibular Disorders and Occlusion, ed 5. St Louis: Mosby 2003;10–79.

[23] Glaros AG. Incidence of diurnal and nocturnal bruxism. *J Prosthet Dent*. 1981;45:545–9.

[24] Goulet JP, Lund JP, Montplaisir J, et al. Daily clenching, nocturnal bruxism, and stress and their association with TMD symptoms. *J Orofac Pain*. 1993;7:89.

[25] Simmons JH, Prehjn R. Airway protection: The missing link between nocturnal bruxism and obstructive sleep apnea; *Sleep*. 2009; 32:218.

[26] The International Classification of Sleep Disorders (ICSD–3); Darien, IL: The American Academy of Sleep Medicine, 2014.

[27] Garrett AR, Hawley JS. SSRI–associated bruxism: A systematic review of published case reports. *Neurology. Clinical practice*. 2018;8(2): 135–141.

[28] Noshir R. Mehta, Egilius LH. Spierings Practical Management of Pain (Fifth Edition) 2014:424–440.

[29] Manfredini D, Lobbezoo F. Relationship between bruxism and temporomandibular disorders: a systematic review of literature from 1998 to 2008. *Oral Surg Oral Med Oral Pathol Oral Radiol Endod*. June 2010; 109(6): e26–50.

[30] Glaros AG. Incidence of diurnal and nocturnal bruxism. *J Prosthet Dent*. 1981; 45:545–9.

[31] Goulet JP, Lund JP, Montplaisir J, et al. Daily clenching, nocturnal bruxism, and stress and their association with TMD symptoms. *J Orofac Pain*. 1993;7:89.

[32] Turp J, Schindler H. The dental occlusion as a suspected cause for TMDs: Epidemiological and etiological considerations. *J Oral Rehabilitation*. 2012;39:502–512.

[33] Luther F. TMD and occlusion. Part 2. Damned if we don' t? Functional occlusal problems: TMD epidemiology in a wider context. *Br. Dent J*. 2007;202–203.

[34] Turp JC, Kowalski CJ, Stohler CS. Temporomandibular disorders–Pain outside the head and face is rarely acknowledged in the chief complaint. *J Pros Dent*. 1997;78:592–595.

[35] Tecco S, Tetè S, Festa F. Electromyographic evaluation of masticatory, neck, and trunk muscle activity in patients with posterior crossbites, *European Journal of Orthodontics*. 2010 Dec; 32 (6):747–752

[36] Klasser GD, Bassiur J, de Leeuw R. Differences in reported medical conditions between myogenous and arthrogenous TMD patients and its relevance to the general practitioner: *Quintessence Int*. 2014;Feb; 45(2):157–67.

[37] Schiffman E. Diagnostic Criteria for Temporomandibular Disorders (DC/TMD) for Clinical and Research Applications. *Journal of Facial Pain and Headache*. 2014;28(1):6–27.

[38] Simons DG, Travell JG, Simons LS. Myofascial Pain and Dysfunction: The Trigger Point Manual vol 1: The Upper Half of the Body. Baltimore: Williams & Wilkins 1999: 11– 178.

[39] Todic J, Martinovic B, Pavlovic J, et al. Assessment of the impact of temporomandibular disorders on maximum bite force. *Biomed Pap Med Fac Univ Palacky Olomouc Czech Repub*. 2019 Sep;163(3):274–278. doi: 10.5507/bp.2019.001. Epub 2019 Jan 10. PMID: 30631208.

[40] Stohler CS, Zarb GA. On the management of temporomandibular disorders: a plea for a low–tech high prudence approach. *J Orofacial Pain*. 1999;13:255–261.

[41] Greene CS, Laskin DM. Long term evaluation for myofascial pain dysfunction syndrome: a comparative analysis. *JADA*. 1983;107:235–238.

[42] Management of Temporomandibular Disorders. NIH Technology Assessment Statement 1966; April 29–May 1: 1–31.

[43] Ludlow CL, Hallett M, Rhew K, et al. Therapeutic use of botulinum toxin. *N Engl J Med*. 1992; 326:349–350.

[44] Navarro-Santana MJ, Sanchez-Infante J, Fern á ndez-de-Las-Peñas C, et al. Effectiveness of Dry Needling for Myofascial Trigger Points Associated with Neck Pain Symptoms: An Updated Systematic Review and Meta-Analysis. *J Clin Med.* 2020 Oct 14;9(10):3300.

[45] Butts R, Dunning J, Pavkovich R, Mettille J, Mourad F. Conservative management of temporomandibular dysfunction: A literature review with implications for clinical practice guidelines (Narrative review part 2). *J Bodyw Mov Ther.* 2017 Jul;21(3):541-548.

[46] Nikolis A, Enright KM, Rudolph C, et al. Temporal volume increase after reduction of masseteric hypertrophy utilizing incobotulinumtoxin type A. *J Cosmet Dermatol.* 2020 Jun;19(6):1294-1300.

[47] Mor N, Tang C, Blitzer A. Temporomandibular Myofacial Pain Treated with Botulinum Toxin Injection. *Toxins* (Basel). 2015 Jul 24;7(8):2791-800.

[48] Bakke M, Michler L, Han K, et al. Clinical significance of isometric bite force versus electrical activity in temporal and masseter muscles. *Scand J Dent Res.* 1989 Dec;97(6):539-51.

[49] Peng, H-LP, Peng, J-H. Complications of botulinum toxin injection for masseter hypertrophy: Incidence rate from 2036 treatments and summary of causes and preventions. *J Cosmet Dermatol.* 2018;17:33-38.

[50] Yeh YT, Peng JH, Peng HL. Literature review of the adverse events associated with botulinum toxin injection for the masseter muscle hypertrophy. *J of Cosmet Dermatol.* 2018 Oct; 17 (5):675-687. 17. 10.1111/jocd.12721.

[51] Lee SJ, Kang JM, Kim YK, et al. Paradoxical bulging of muscle after injection of botulinum neurotoxin type A into hypertrophied masseter muscle. *The Journal of Dermatology.* 2012;39(9):804-805.

[52] Bae JH, Choi DY, Lee JG. The Risorius muscle: Anatomic considerations with reference to botulinum neurotoxin injection for Masseteric hypertrophy. *Dermatologic Surgery.* 2014;40(12):1334-1339.

[53] Peng HLP. Masseter Hypertrophy: Toxin Treatment Techniques, Causes of Complications, and Prevention. 2018 Nov. *IntechOpen.*

[54] Bolay H, Reuter U, Dunn AK, et al. Intrinsic brain activity triggers trigeminal meningeal afferents in a migraine model. *Nat Med.* 2002; 8:136-142.

[55] Manfredini D, Lobbezoo F. Relationship between bruxism and temporomandibular disorders: a systematic review of literature from 1998 to 2008. *Oral Surg Oral Med Oral Pathol Oral Radiol Endod.* 2010 Jun;109(6): e26-50.

[56] Schiffman E, Ohrbach R, Truelove E, et al. Diagnostic Criteria for Temporomandibular Disorders (DC/TMD) for clinical and research applications: Recommendation of the International RDC/TMD Consortium Network and Orofacial Pain Special Interest Group. *J Oral Facial Pain Headache.* 2014;28:6-27.

[57] Ludlow CL, Hallett M, Rhew K, et al. Therapeutic use of botulinum toxin. *N Engl J Med.* 1992;326:349-350.

[58] Binder WJ, Blitzer A. Treatment of migraine headache with botulinum toxin type A. *Facial Plast Surg Clin North Am.* 2003 Nov;11(4):465-75.

[59] Lee WK, Bae JH, Hu KS, et al. Anatomical recommendations for safe botulinum toxin injection into temporalis muscle: a simplified reproducible approach. *Surg Radiol Anat.* 2017 Mar;39(3):263-269.

[60] Skaf GS, Domloj NT, Salameh JA, et al. Pseudoaneurysm of the superficial temporal artery: a complication of botulinum toxin injection. *Aesthetic Plast Surg.* 2012 Aug;36(4):982-5.

[61] Prado A, Fuentes P, Guerra C, et al. Pseudoaneurysm of the frontal branch of the superficial temporal artery: an unusual complication after the injection of botox. *Plast Reconstr Surg.* 2007 Jun;119(7):2334-2335.

[62] Montes-Carmona JF., Gonzalez-Perez LM, et al. Treatment of Localized and Referred Masticatory Myofascial Pain with Botulinum Toxin Injection. *Toxins.* 2020;13(1):6.

[63] Emara AS, Faramawey MI, Hassaan MA, et al. Botulinum toxin injection for management of temporomandibular joint clicking. *Int J Oral Maxillofac Surg.* 2013 Jun;42(6):759-64.

[64] Tintner R, Jankovic J. Botulinum toxin type A in the management of oromandibular dystonia and bruxism. In: Brin MF, Hallett M, Jankovic J, Tintner R, Jankovic J, editors. *Scientific and Therapeutic Aspects of Botulinum Toxin.* Philadelphia, PA, USA: Lippincott Williams & Wilkins, 2002.

[65] Saper JR, ed. *Clinician's Manual on Headache.* Philadelphia: Science Press, 1995;1-86.

[66] Schiffman E, Halet D, Baker C, et al. Diagnostic criteria for screening headache patients for temporomandibular disorders. *Headache.* 1995;35:121-135.

[67] Sharav Y, Benoliel R. Orofacial Pain and Headache. 2 ed. Illinois: Quintessence Pub 2015:123.

[68] Haley D, Schiffman E, Baker C, Belgrade M. The comparison of patients suffering from temporomandibular disorders and a general headache population. *Headache* 1993;33:210-13

[69] Schokker RP, Hansson TL, Ansik BJJ. Differences in headache patients regarding response to treatment of the masticatory system. *J Craniomand Disord Facial Oral Pain.* 1990; 4:228-232.

[70] Gerwin RD, Dommerholt J, Shah JP. An expansion of Simons' integrated hypothesis of trigger point formation. *Curr Pain Headache Rep.* 2004; 8:468-475.

[71] Göbel CH, Karstedt SC, M ü nte TF, et al. ICHD-3 is significantly more specific than ICHD-3 beta for diagnosis of migraine with aura and with typical aura. *J Headache Pain.* 2020;21(2).

[72] International Classification of Orofacial Pain, 1st edition (ICOP). *Cephalalgia.* 2020 Feb;40(2):129-221.

[73] Aoki KR. Evidence for Antinociceptive Activity of

Botulinum Toxin Type A in Pain Management Headache. *The Journal of Head and Face Pain.* 2005 July;9–15.

[74] Edvinsson L. Calcitonin gene–related peptide (CGRP) and the pathophysiology of headache. *CNS Drugs.* 2001; 15:745–753.

[75] Do TP, Hvedstrup J, Schytz HW. Botulinum toxin: A review of the mode of action in migraine. *Acta Neurol Scand.* 2018 May;137(5):442–451.

[76] Ilgaz Aydinlar E, Yalinay Dikmen P, Sağduyu Kocaman A. Botulinum Toxin in Migraine Treatment. *Noro psikiyatri arsivi*, 2013;50(Suppl 1): S36–S40.

[77] Haldeman S, Dagenais S. Cervicogenic headaches: a critical review. *Spine J.* 2001;1(1):31–46.

[78] von Piekartz H, L ü dtke K. Effect of treatment of temporomandibular disorders (TMD) in patients with cervicogenic headache: a single–blind, randomized controlled study. *Cranio.* 2011 Jan;29(1):43–56.

[79] M ü cke T, Löffel A, Kanatas A, et al. Botulinum toxin as a therapeutic agent to prevent relapse in deep bite patients. *J Craniomaxillofac Surg.* 2016 May;44(5):584–9.

[80] Hur MS, Kim HJ, Choi BY, et al. (2013) Morphology of the mentalis muscle and its relationship with the orbicularis oris and incisivus labii inferioris muscles. *J Craniofac Surg.* 2013 Mar;24(2):602–4.

[81] Harradine NW, Kirschen RH. Lip and mentalis activity and its influence on incisor position—a quantitative electromyographic study. *Br J Orthod.* 1983 Jul;10(3):114–27.

[82] Zide BM, McCarthy J. The mentalis muscle: an essential component of chin and lower lip position. *Plast Reconstr Surg.* 1989 Mar;83(3):413–20.

[83] Zarb GA, Hobkirk J, Eckert S, et al. Prosthodontic Treatment for Edentulous Patients: Complete Dentures and Implant Supported Prostheses. 13th Edition, Mosby, 2013 p. 86–88.

[84] Federico JR, Basehore BM, Zito PM. Angular Chelitis. 2021 May 3. In: *StatPearls* [Internet]. Treasure Island (FL): StatPearls Publishing; 2021 Jan–. PMID: 30725614.

[85] Oliveira AF, Filho Silva GA, Almeida DM. Application of botulinum toxin to treat sialorrhea in amyotrophic lateral sclerosis patients: a literature review. *Einstein (Sao Paulo, Brazil).* 2016;14(3):431–434.

[86] Restivo DA, Panebianco M, Casabona A, et al. Botulinum Toxin A for Sialorrhoea Associated with Neurological Disorders: Evaluation of the Relationship between Effect of Treatment and the Number of Glands Treated. *Toxins.* 2018;10(2):55.

[87] Morgante F, Bavikatte G, Anwar F, et al. The burden of sialorrhoea in chronic neurological conditions: current treatment options and the role of incobotulinumtoxinA (Xeomin®). *Therapeutic advances in neurological disorders.* 2019 Nov;12:1756286419888601.

[88] Türk Börü Ü, Duman A, Bölük C, Coşkun Duman S, Taşdemir M. Botulinum toxin in the treatment of trigeminal neuralgia: 6–Month follow–up. *Medicine* (Baltimore). 2017 Sep;96(39): e8133.

# 附录 1

## 治疗目标和技术总结

| 脸形 | 目标 | 拟治疗面部子单位 | 拟治疗解剖结构 | 解剖风险 | 注射技术 | 产品 |
|---|---|---|---|---|---|---|
| **椭圆脸** | 改善面部子单位，如嘴唇或泪沟 | 依具体情况变化 | 依具体情况变化 | 依具体情况变化 | 依具体情况变化 | 高 G 值产品、中等 G 值产品、低 G 值产品 |
| **心形脸** | 改善面部子单位，如嘴唇或泪沟 | 依具体情况变化 | 依具体情况变化 | 依具体情况变化 | 依具体情况变化 | 高 G 值产品、中等 G 值产品、低 G 值产品 |
| **方脸** | 拓宽面颊 | 外侧脸颊 | 外侧 SOOF | 面横动脉（静脉） | 锐针或钝针 | 高 G 值产品 |
| | 收窄下颌线 | 咬肌 | 咬肌 | 腮腺或笑肌 | 不适用 | 肉毒毒素 |
| | 延长下面部 | 下颏 | 唇颏皱褶 | 升颏动脉、唇下动脉、颏动脉 | 钝针 | 高 G 值产品 |
| | | | 颏前点 | 升颏动脉 | 锐针 | 高 G 值产品 |
| **圆脸** | 填充中线 | 下颏下缘 | 唇颏皱褶 | 颏动脉 | 钝针 | 高 G 值产品 |
| | | | 深层下颏脂肪室 | 颏动脉 | 锐针或钝针 | 高 G 值产品、中等 G 值产品 |
| | | 嘴唇 | 嘴唇 | 唇上动脉或唇下动脉 | 锐针或钝针 | 中等 G 值产品、低 G 值产品 |
| | | 耳前 SMAS | SMAS | 面横动脉或腮腺 | 钝针 | 高 G 值产品、中等 G 值产品 |
| | | 面中投影 | 中层或内侧浅表脂肪、DMCF、内侧 SOOF | 眶下动脉或面动脉 | 钝针 | 高 G 值产品 |
| **长脸** | 拓宽脸颊 | 外侧脸颊 | 外侧 SOOF 或浅表外侧脸颊脂肪 | 面横动脉或静脉 | 锐针或钝针 | 高 G 值产品 |
| | 拓宽下颌线（女性求美者） | 下颌角 | 骨膜上颌角（女性）、沿下颌角皮下（男性） | 面动脉、颞浅动脉 | 锐针或钝针 | 高 G 值产品 |
| **钻石脸** | 拓宽下颌线 | 下颌角或下颌线 | 骨膜上颌角（女性）、沿下颌角皮下（男性） | 面动脉、颞浅动脉 | 锐针或钝针 | 高 G 值产品 |

# 附录 2 · 知情同意书样本

求美者 ______________________________

出生日期 ______________________________

住址 ______________________________

电话 ______________________________

提供此知情同意书的目的是告知肉毒毒素注射风险、注射效果和与替代方案相关的书面信息。此材料是您（求美者）与医生或提供医疗服务人员讨论的补充内容。理解此书面信息非常重要，因此请仔细阅读此文件。若您对手术有任何疑问，请在签署同意书之前咨询您的医生或专业医疗人员。

### 治疗

肉毒毒素（如保妥适和其他类似产品）是由 A 型梭状芽孢肉毒杆菌产生的神经毒素。肉毒毒素可以放松面颈部所导致皱纹或疼痛的肌肉。通过注射肉毒毒素，可以抚平甚至消除面部表情纹或皱纹。最常见的治疗区域：①位于两眼之间的眉间皱眉纹；②眼睛外侧的鱼尾纹；③前额皱纹；④放射状唇纹（吸烟纹）；⑤头颈肌肉。肉毒毒素被严格控制稀释剂量，并且用极细锐针注射至肌肉中，几乎不会产生痛感。求美者可能会在注射后有轻微的灼烧感。注射时长为 15～20 min，效果可长达 3 个月。若定期注射，效果可能会持续更久。

**求美者签名：** __________

### 风险与并发症

注射前，了解风险是至关重要的。不存在完全无风险的手术。可能会出现下述风险，但还包括我方未遇见或未列入的风险。若出现其中的某些并发症，可能需要住院或延长门诊治疗。任何侵入性的手术都具有某些固定和潜在的风险及副作用。在这种特殊情况下，这些风险包括但不限于：①术后不适、手术部位肿胀、发红和瘀青；②复视；③泪管无力；④术后出现细菌和或真菌感染，须进一步治疗；⑤过敏反应；⑥约 2% 的注射病例会出现暂时性眼睑轻微下垂，通常持续 2～3 周；⑦额头有时会麻木，最长可达 2～3 周；⑧暂时性头痛；⑨类流感样症状。

**求美者签名：** __________

### 妊娠、过敏与神经系统疾病

我未处于妊娠期和哺乳期，且无备孕计划。我没有任何严重的神经系统疾病，包括但不限于重症肌无力、多发性硬化症（MS）、兰伯特 · 伊顿综合征、肌萎缩侧索硬化症（ALS）和（或）帕金森病。我对肉毒毒素成分或人血清蛋白无过敏反应。

**求美者签名：** __________

### 替代方案

我已完全了解此手术的替代方案和选择。

**求美者签名：** __________

### 费用支付

我了解这是一个选择性手术，费用由我自行承担，并在治疗时支付。

**求美者签名：** ＿＿＿＿＿＿

### 有权中断治疗

我了解可随时中断治疗。

**求美者签名：** ＿＿＿＿＿＿

### 材料公开

我已授权将我的临床照片和视频用于科研和营销，包括书籍和公开演讲。在由美国牙科常识协会（Common Sense Dentistry）或美国面部美容学会（AAFE）主办的课程中，我了解可能会出于教育或营销目的展示我的临床照片。若由此产生的任何责任，我不追究 AAFE。我放弃任何版税和费用的权利，我放弃检查最终制作的广告材料的权利。

**求美者签名：** ＿＿＿＿＿＿

### 治疗结果

我已了解将少量纯化肉毒毒素注射至肌肉中会导致肌无力或瘫痪。通常出现于注射后 2～10 天内，常持续 3 个月，具体持续时间会有所波动。在极少数人中，注射效果会低于预期，或者持续时间低于标准时间，或者一些人对注射无反应。我了解在注射生效期内，我的被注射肌肉可能功能不如以前，但在几个月后会出现逆转，届时可重新注射。我了解在注射后 2 h 内必须保持直立姿势，且不能触摸注射部位。

**求美者签名：** ＿＿＿＿＿＿

我了解这是一项选择性的美容操作，我愿意并同意接受注射肉毒毒素治疗面部动态皱纹、颞下颌关节功能障碍、磨牙症和各种口面痛，包括头痛和偏头痛。医生已向我充分解释了这些手术。我也了解任何治疗都是我与医生或医疗提供人员之间的事，我会将出现的所有术后问题或担忧直接向主治医生提出。我已阅读并理解上述内容，我的问题已得到满意解答。我接受出现的任何手术风险和并发症，并理解手术结果无任何保证。我还声明，若我的病史有任何变动，我会立即通知主治医生。我声明我具有中英文读写能力。

求美者姓名（打印） 求美者签名 日期

我是治疗医生或医疗专业人员。我和求美者已就上述风险、效果和替代方案进行了讨论。求美者有机会提出所有问题，我已向求美者提供此知情同意书的副本。我已告知求美者若治疗后有任何问题或疑问，可直接联系我所在的办公室。

医生姓名（打印） 医生签名 日期

## 附录 3 · 求美者记录表

姓名：

日期：

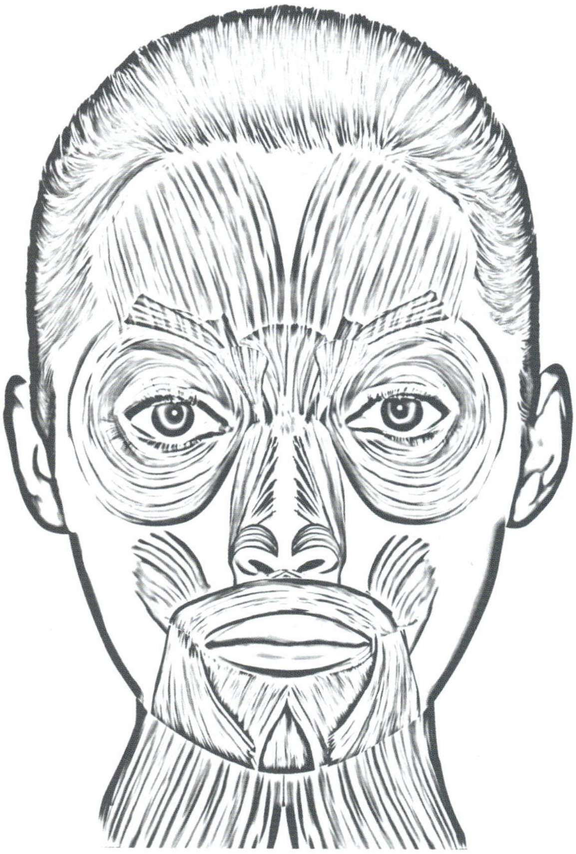

产品：

稀释比例：

批次号：

有效期：

总单位数：

备注：

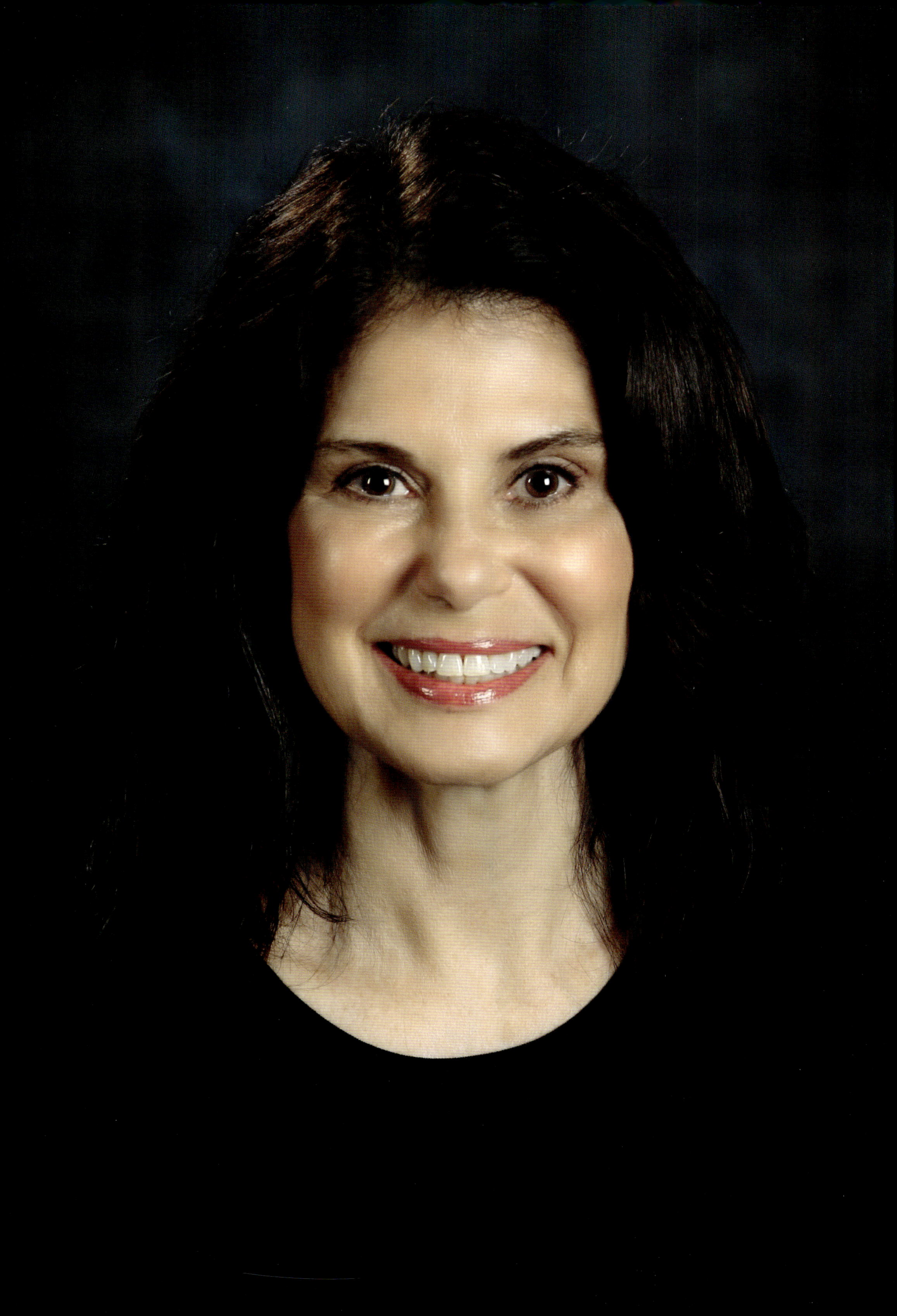

# 作者简介

## Lisa Germain（牙外科博士、牙科理学硕士）

Germain 医生是经美国认证委员会认证通过的牙髓病医生，在路易斯安那州新奥尔良市私人执业。1978 年，Germain 医生获得马里兰大学牙科学院牙外科博士（DDS）学位；1982 年，获得美国波士顿大学牙医学院颁发的牙髓病专业学位和理学硕士学位。她是米施口腔种植研究所（Misch Implant Institute）和美国口腔种植医师学会的会员。

Germain 医生在牙髓病执业经历中诊疗了许多非牙源性面部疼痛的求美者。这促使她进一步投身于非牙源性面部疼痛综合征的诊疗研究中。其间出现的挑战也激发了 Germain 医生对肉毒毒素的兴趣，挖掘其用于疼痛治疗和面部美容的巨大潜力。她开发的课程《肉毒毒素训练营》（“BotoxBootcamp”）被用来培训其他牙医从业者如何应用肉毒毒素。

面向全球牙科从业者，Germain 医生主讲了多场与牙髓病和肉毒毒素应用相关的系列讲座。在担任 DC 牙科公司（DC Dental Company）临床总监期间，Germain 医生还开发了网络研讨会系列讲座。该继续教育讲座每两个月举办一次，致力于为临床医生提供最前沿的牙科资讯。她撰写了多篇期刊文章，并在上个十年被《今日牙科》(Dentistry Today）杂志评为最顶尖的教育家之一。

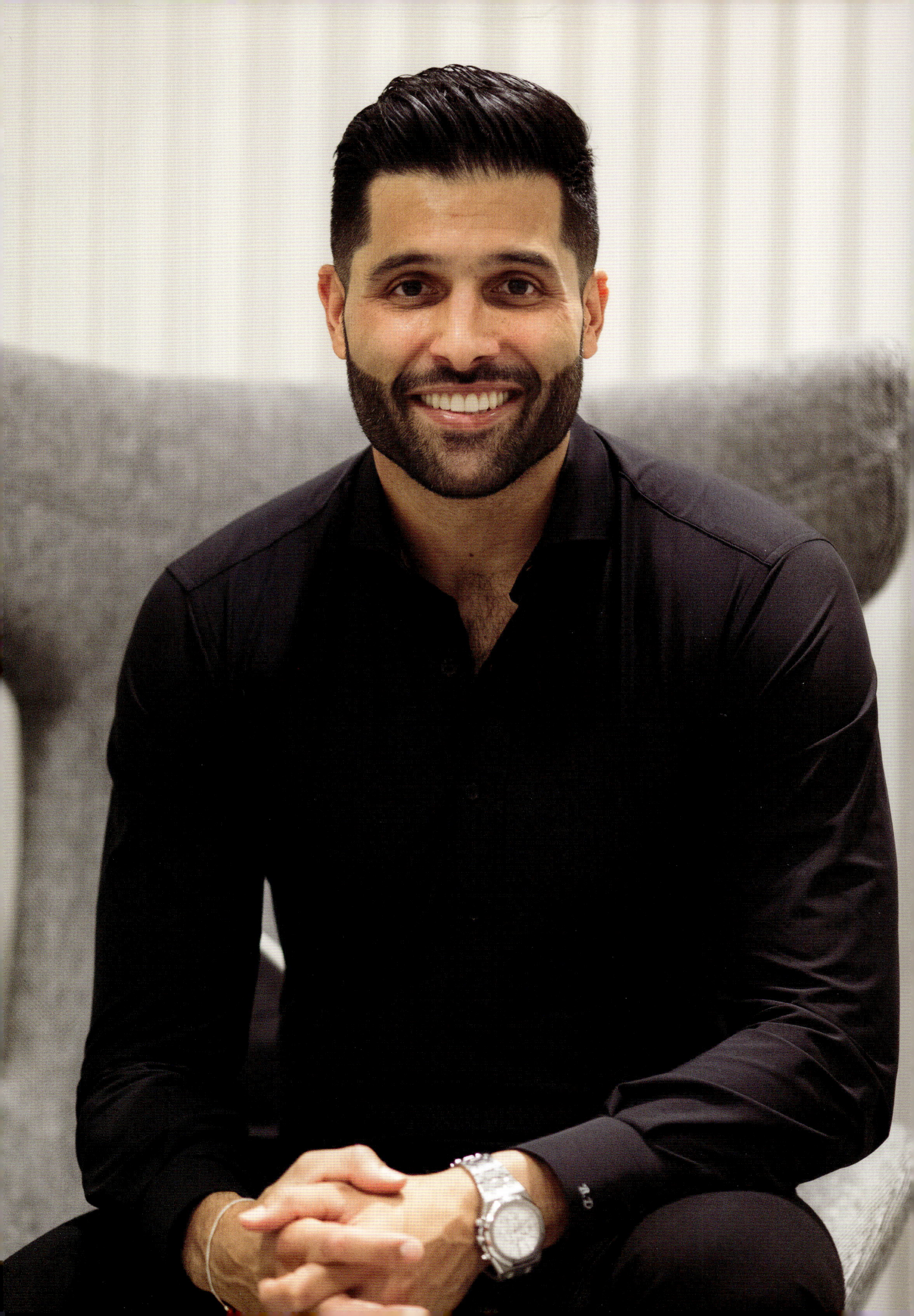

## Benji Dhillon（医学博士）

Dhillon 医生是英国狄凡诊所（Define Clinic）的创始人兼医学总监，是全球美容领域的思想先锋。他是英国皇家外科医学院的成员，并且在英国多家顶尖医院接受整形外科培训。除了独创的面部评估体系外，Dhillon 医生还担任皮肤填充剂和面部解剖学大师班的主讲专家，并且在美国、英国、约旦、俄罗斯、西班牙、法国、意大利、摩纳哥、爱尔兰、波兰和罗马尼亚的众多会议上发表演讲。

Dhillon 医生曾在多家跨国美容公司担任医学总监，多次监督了三期和四期美容临床研究试验。他在多本整形美容评议期刊上发表文章，包括《整形与重建手术》(*Plastic and Reconstructive Surgery*) 和《临床美容皮肤学杂志》(*Journal of Clinical and Aesthetic Dermatology*)。

# 致谢

撰写教材既是发挥创造性的过程，也是学术性的过程。有时，两者的界限往往模糊不清，这时就需要从可信赖的顾问那里寻求建议、支持和帮助。我很幸运，生活中有这么一群人，他们给了我新的视角、支持和帮助，帮我扫清了写作路上的绊脚石——不管是真实存在的还是想象的。从他们身上，我学到了坚持和毅力才是成功的关键。

首先，我想感谢所有教过我的老师和我教过的学生。他们渴求知识和追求卓越的精神不断激励我挑战自我，使我最终完成了这本书的撰写工作。

感谢 AnnMarie Olson 医生、Elaine Halley 医生和 Bao-Tran Nguyen 医生在百忙之中评阅本书，你们的反馈于我而言非常宝贵。

同时，我想向我所在的上城牙髓治疗中心（Uptown Endodontics）的团队成员致以诚挚的感谢，他们分别是 Renee Rich、Amanda Groth、Jenny Gegenheimer、Colleen Kemp 和 Dr. George Arch。是你们帮助我在工作、生活和教材编写中保持平衡。我很幸运在日常生活中能够得到你们的支持。

我真心感谢 Tommaso Albonetti、Paola Sammaritano、Louise Demetrescu 和艾德拉出版社（Edra Publishing）给我提供编写本教材的宝贵机会。虽然书的作者是我，但最终你们付出的努力让这本书能够成功出版。

感谢我的导师 Mark Ferber，同时也是我的朋友。他在帮助我保持写作进度的同时，让我在瓶颈期时始终能够保持幽默感。如果没有导师给我的智慧、建议和信任，以及时常提醒我坚守底线的重要性，这本书不可能完成。

我衷心感谢我的家人和朋友一直支持着我、爱着我。他们始终关心着我，乐意字斟句酌书里的每一句话。感谢我的姐姐 Amy Germain 始终在我身边支持着我，发自内心地欣赏我打破常规的行为。感谢我的孩子 Alex 和 Rachel，我相信他们会为我所作的一切感到骄傲。感谢他们团结、鼓励和无条件的爱。最后，我想对 Bennet 说，我对自己还没有信心时，你就已经对我充满了信心。是你教会了我什么时候该坚持原则。我想如果你还在人世，肯定会为我自豪。

Lisa Germain

首先，我想感谢我的家人，他们是这个世界上对我最重要的人。感谢我的妻子Amrita，在我心里，她不仅漂亮而且有耐心。在2019年新型冠状病毒期间，我投身于本书的撰写工作，而你在家无微不至地照顾和教育我们的4个孩子。如果没有你的付出，这一切可能会乱成一团。我还要感谢我们的4个可爱的孩子——Orissa、Osara、Oraia和Oren。我希望你们看到这本书的时候，能够意识到世界就是你们表现自己的舞台。如果你们继续保持善良、尊重他人和谦虚的品质，世界会为你们提供绝佳的机会。

其次，我要感谢我的父母。你们牺牲了一切，只为让我接受更优质的教育。感谢我的爸爸，是您日复一日的努力和坚持激励了我，培养了我永不言弃的精神。感谢我的妈妈，是您教会了我善良和耐心，教会我如何尊重他人和保持自己的尊严。现在，您把这些优良的品质教给了我的孩子。此外，我还想感谢我的岳父岳母，感谢你们平时对我的关爱。在充满泪水和快乐的生活中，你们的支持让爱得以延续。感谢Anita、Harry和Arun，如果没有你们3个人，我和Amrita会找不到前进的方向。你们的爱、善良和支持指引我们在人生道路上走得更远。我还想感谢狄凡诊所的所有员工，在我忙于本书写作时，你们保证了诊所的正常运营。我发自内心地感谢Mark Ferber，感谢你长期以来的支持、指导和耐心。我很珍惜我们之间宝贵的友谊。我还要感谢本书的合著者——Lisa Germain医生，感谢你的智慧、毅力、承诺和对细节的关注。最后，感谢医学美容领域的同人，感谢你们不断提高标准，推动我不断进步。如果没有你们始终致力于推进医美行业的发展，我们也不会获得这么大的发展。

Benji Dhillon